医学高职高专规范教材　供护理学专业使用

儿科护理学

主　　编　肖建武

副 主 编　扇敏娜　曾建武　谢玲莉

编　　委　（按姓氏笔画排列）

丁幼娥　湘潭市中心医院

成幼林　湘潭市中心医院

肖建武　湘潭职业技术学院

李　锋　唐山职业技术学院

张淑彦　大庆医学高等专科学校

杨　坚　湘潭职业技术学院

林小芹　湘潭职业技术学院

周　琦　雅安职业技术学院

徐　慧　长沙卫生职业学院

扇敏娜　西藏自治区人民医院

谢玲莉　长沙卫生职业学院

曾建武　湘潭市妇幼保健院

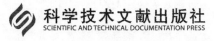

科学技术文献出版社

SCIENTIFIC AND TECHNICAL DOCUMENTATION PRESS

·北京·

图书在版编目(CIP)数据

儿科护理学 / 肖建武 主编——北京:科学技术文献出版社,2012.5

ISBN 978-7-5023-7215-6

Ⅰ.①儿…… Ⅱ.①肖…… Ⅲ.①儿科学:护理学－高等职业教育－教材 Ⅳ.R473.72

中国版本图书馆 CIP 数据核字(2012)第 050064 号

儿科护理学

策划编辑:薛士滨　　责任编辑:张宪安 李乐德　　责任校对:李乐德　　责任出版:张志平

出 版 者　科学技术文献出版社
地　　址　北京市复兴路 15 号(中央电视台西侧)/100038
编 务 部　(010)58882938　58882087(传真)
发 行 部　(010)58882868　58882874(传真)
邮 购 部　(010)58882873
网　　址　www.stdp.com.cn
发 行 者　科学技术文献出版社发行 全国各地新华书店经销
印 刷 者　湖南雅嘉彩色印刷有限公司
版　　次　2012 年 6 月第 1 版　2014 年 6 月第 2 次印刷
开　　本　787×1092　1/16
字　　数　610 千
印　　张　25.25
书　　号　ISBN 978-7-5023-7215-6
定　　价　55.00 元

前　言

随着人民群众对健康需求水平的不断提高，医学已从单纯的生物医学模式向生物、心理、社会、环境医学模式转变，医疗护理服务也相应地从单一化、片面化更新扩展为以整体化、多元化为主体的服务体系，新世纪给护理工作赋予了新的内涵，护理的职能发生转变，护士的角色向多元化发展，护理工作对象从个体扩大到群体；工作场所从医院扩大到家庭、社区；护理模式从功能制护理扩大到身心整体护理；工作范围从疾病护理扩大到健康维持和促进。为了满足现代护理学迅猛发展的现实要求，为了落实全国职业教育工作会议精神，进一步提高医学高职高专教材质量，我们编写了本套教材。

本教材紧扣教育部对高职高专教育的要求，以现代护理理论为指导，以护士执业考试大纲为指南，以护理程序为框架，以人为中心，以全面提高学生素质为核心，以培养学生职业能力为重点，坚持思想性、科学性、启发性、先进性、适用性相结合的原则，对内容进行精选、调整和更新，力求反映本学科基本理论、基础知识和基本技能，将护理程序有机地贯穿于教材始终，体现护理专业特点，使理论与实践相结合，使学生能更全面、系统地领会和掌握临床观察、分析、判断问题和解决问题的能力，能运用护理程序对护理对象实施整体护理，适应现代儿科护理的需要。

本书内容包括胎儿期至青少年时期健康和患病儿童护理，共十七章。本书使用对象为高职高专护理专业学生。通过学习，学生能够认识、了解现代儿科护理的观念及原则，掌握小儿正常生长发育的规律及评估方法，熟悉小儿解剖生理特点、心理发育特点、小儿预防保健措施，促进小儿健康成长；同时，熟悉儿科常见病、多发病的病因、病理生理、临床表现和治疗原则，并能运用护理程序对患儿实施整体护理，提出常见护理诊断，采取适当的护理措施，掌握儿科常见操作技能和危重儿监护，为今后从事儿科临床护理及小儿保健工作奠定良好的基础。

本书特色：①贯彻整体护理思想，强调以人的健康为中心的现代护理理念，以护理程序为思维框架编写每个疾病，以护理诊断为核心，护理措施与护理诊断相对应；②教材的内容与我国护士执业资格考试大纲相衔接，包含2011年全国护士执业考试儿科护理涉及到的全部内容。

本书凝聚了作者们多年来丰富的临床护理教学心得，但由于时间和水平有限，错误和疏漏之处难免，恳请使用本书的同仁和师生惠予指正。

主　编　肖建武

内 容 提 要

本教材共十七章。内容包括儿科护理学的范围、特点、儿科护士的角色及素质要求,儿童生长发育、健康小儿的护理、小儿营养与喂养、儿童保健和疾病预防,患病儿童的护理与常用儿科护理技术操作等。为适应儿科护理发展的需要,并与国家护士执业资格考试相衔接,本教材增加了学海导航、学科经纬等内容,配有适量习题。

本课程的任务是使学生树立"以人的健康为中心"的现代护理理念,掌握专业知识与技能,培养良好的职业素质,能运用现代护理理论和技术对健康及患病儿童进行整体护理,能对个体、家庭及社区进行保健指导与健康教育,本书使用对象为高职高专护理专业学生,也可作为临床护理人员和社区育婴早教中心、幼托机构卫生保健人员的培训教材。

目 录

第一章 绪 论

1.掌握小儿年龄分期及各期特点。
2.熟悉儿科护理学的特点、范围和任务。
3.了解儿科护理学的发展趋势。

儿科护理学(nursing care of children)是一门研究自胎儿期至青春期小儿生长发育、健康保健、疾病防治与临床护理,以促进小儿身心健康的专科护理学。

小儿是社会中最为脆弱的群体,他们应当得到社会特别的关注。儿科护理的目的是保护小儿免受疾病和伤害,在关注小儿疾病的预防、促进转归过程的同时,也关注社会和环境因素对小儿及其家庭健康状况的影响,帮助他们尽可能地达到最佳健康状态。现代儿科护理的发展模式是"以家庭为中心的全方位整体健康护理",儿科护士在关注小儿的生理过程和疾病的同时应关注社会和环境因素对小儿及其家庭健康状况的影响,无论是在社区还是在医疗机构,应充分运用先进的医学、护理及相关学科的理论和技术措施,全方位地对小儿提供健康护理,包括提供直接照护、健康教育、健康咨询等,以保障和促进小儿的身心健康。

第一节 儿科护理学的范围

随着医学模式从生物模式向生物、心理、社会模式的转变,儿科护理从单纯照顾患儿的生活和疾病护理,发展为全面照顾患儿的生物、心理、社会方面的需要。凡涉及小儿时期健康和卫生问题都属于儿科护理的范围。从年龄跨度来说,应从精子和卵子结合开始至青少年时期。根据我国卫生部的规定,临床上以初生至 14 周岁作为儿科的就诊范围。近年来,我国有许多城市和地区的儿童医院已经开设了青春期门诊。儿科护理学研究小儿的生长发育、营养和喂养、保健、疾病预防和临床疾病的护理。服务对象不单是到医院就诊的小儿,而且包括在家庭、社区、托幼机构和学校的儿童。

儿科护理学的任务是通过研究小儿的生长发育特点、小儿疾病防治和小儿保健规律,根据各年龄阶段小儿的体格、智力发育和心理行为特点提供"以小儿家庭为中心"的全方位整体护理,增强小儿体质,最大限度地降低小儿发病率和死亡率,提高疾病的治愈率,保障和促进小儿的身心健康。随着社会的进步,医学知识的普及,有关小儿免疫接种、遗传性疾病的筛查及小儿康复等内容将会占据越来越重要的地位。

儿科护士的工作职责是：①收集资料，评估小儿及其家庭的健康状况；②遵照医嘱协助医生为小儿提供各类治疗；③尽可能维护小儿及其家庭的正常生活规律；④与小儿家庭和其他卫生保健人员合作，制订小儿的护理计划和出院计划。

儿科护理工作的内容有：①临床护理工作，包括临床医院的各项护理工作对急、危、重症患儿，协助医生急救与监护工作等；②儿童保健工作，儿科护士在医院和社区（包括家庭、托幼机构、学校等地）宣传科学育儿和疾病防治的知识，以防治儿童在体格、精神、心理发育中可能遇到的障碍；③儿童及家庭的健康教育工作，儿童的健康教育必须通过成人来实施，因此要积极取得家长和社会的支持，同时要针对儿童及家庭教养中的身心健康问题，进行多种形式的宣传教育，并适时给予指导，提高儿童的健康水平和家庭的生活质量；④儿科护理研究工作，儿科护理工作者应在临床护理、社区护理、护理教学等方面，不断积累经验，积极开展护理科研工作，提高儿科护理的工作质量。

随着医学模式和护理模式的转变，儿科护士在任务、范围、角色转换方面不断更新和扩展。儿科护理已由单纯的患儿护理发展为小儿及家庭为中心的身心整体护理；由疾病护理扩展为包括所有小儿的生长发育、疾病防治与护理及促进儿童身心健康的研究；由单纯的医疗保健机构承担其任务逐渐发展为全社会都来参与儿童的预防、保健和护理工作。此外，儿科临床的护理工作与儿童心理学、社会学、教育学等多门学科也有着广泛的联系。因此，应树立整体护理的理念，在儿科护理学理论的指导下，熟练掌握护理程序和护理技能，同时还应不断学习新知识、新技术。学会应用先进的医疗器械，以适应儿科护理学的飞速发展。必须将科学育儿知识进行多种形式的宣传教育，普及到每个社区、家庭，并取得社会各个方面的支持。

小儿时期处于不断生长发育的过程中，小儿不是缩小的成人，不论在解剖、生理、营养、病理、免疫等方面，还是在疾病发生、发展、表现、治疗、护理、预后、预防等方面均与成人存在差异。熟悉和掌握小儿特点，对儿童保健和护理十分重要。

第二节　儿科护理学的特点

小儿时期处于不断生长发育的过程中，不论在解剖、生理、营养、病理、免疫等方面，还是在疾病发生、发展、表现、治疗、护理、预后、预防等方面均与成人存在差异。熟悉和掌握小儿特点，对儿童保健和护理十分重要。

一、根据小儿特点，针对性地实施护理

（一）身体方面的特点

1. 解剖特点　小儿体格发育处于不断成长变化过程中，并遵循一定的规律，小儿体重、身高、头围、胸围、骨骼，以及小儿内脏器官、肌肉、神经、淋巴等系统均随小儿年龄的增长而变化。只有了解小儿的正常生长发育规律，才能对其进行正确的护理评估，从而发现问题，做好保健和护理工作。此外，小儿各器官在解剖结构方面有着许多特殊性，如：新生儿和小婴儿头部与身长比例相对较大，颈部肌肉和颈椎发育相对滞后，故怀抱婴儿时应注意保护头部；小婴儿髋关节附近韧带较松，臼窝较浅，容易发生髋关节脱位，护理时动作应轻柔。

2. 生理特点 小儿代谢旺盛,水的需要量相对较多,应供给足够水分,以免发生脱水和电解质紊乱。此外,不同年龄小儿均有不同于成人的生理、生化正常值,如心率、血压、呼吸、周围血象、体液成分等。

3. 免疫特点 小儿无论是先天或后天免疫均较差。小儿皮肤、粘膜柔嫩,淋巴系统发育未成熟,母体 IgM 不能透过胎盘,故新生儿的 IgM 含量低,易受革兰阴性细菌感染;新生儿可通过胎盘从母体获得 IgG;但 6 个月后逐渐消失。其主动免疫 IgG 一般要到 6 ~ 7 岁时才达到成人水平;婴儿期分泌型 IgA(SIgA)也缺乏,易患呼吸道及消化道感染。其他体液因子,如补体、趋化因子、调理素等的活性及白细胞吞噬能力也较低,因此,对小儿做好感染性疾病的预防护理特别重要。

(二)心理社会方面的特点

小儿大脑的结构与功能不够成熟,故小儿的心理发育如感知觉、情绪、记忆、思维、意志和个性等方面的发展,与成人有不同的特点,依赖性较强,合作性较差。小儿的生长发育过程从不成熟到成熟、从不定型到定型,是可塑性最大的时期,也是接受教育最佳的时期。小儿心理、行为受家庭、学校和社会的影响,因此护理中应以小儿及其家庭为中心,在护理工作中,根据不同年龄阶段小儿的心理发展特征,采取相应的护理措施,与小儿父母、幼教工作者、教师等共同配合,全社会参与,为小儿创设良好的生活环境,以促进小儿心理健康发展。

(三)患病的特点

1. 疾病种类 小儿的疾病种类与成人有很大区别,如婴幼儿先天性、遗传性疾病和感染性疾病较成人多见。小儿心血管系统疾病以先天性心脏病为多见,成人则常见为动脉粥样硬化性心脏病;小儿肿瘤疾病中急性淋巴细胞白血病多见,而成人则以其他肿瘤(肺癌、胃癌、乳腺癌等)为主。当小儿患急性传染病或感染性疾病时,常表现为起病急、来势猛、变化快,易反复波动,因缺乏局限能力而易发展为败血症,故应加强病情观察。

2. 病理特点 由于小儿发育尚不成熟,相同的致病因素发生在不同年龄的小儿可引起与成人不同的病理反应,如肺部感染,病原菌同为肺炎链球菌,婴幼儿常发生支气管肺炎,而成人则为大叶性肺炎。又如当维生素 D 缺乏时婴儿易患佝偻病,而成人则表现为骨软化症。

3. 预后特点 小儿患病时虽起病急、来势猛、变化多,易恶化及死亡,但如诊治及时,措施恰当,好转恢复也快。由于小儿各脏器组织修复及再生能力较强,后遗症一般较成人为少,痊愈率高。所以,对年幼、体弱、危重的患儿,因病情变化迅速,应抓紧时间准确熟练抢救,严密观察,往往会使患儿病情转危为安。很多疾病经积极正确预防,可降低发病率和死亡率。

4. 预防特点 加强预防工作是降低小儿发病率和死亡率的重要环节。近年来我国广泛开展计划免疫和加强传染病的管理,已使麻疹、脊髓灰质炎、白喉、破伤风、伤寒、乙型脑炎等许多小儿传染病的发病率和死亡率明显下降。由于重视儿童保健工作,普及了科学育儿知识,营养不良、贫血、腹泻、肺炎等常见病、多发病的发病率和病死率也已显著降低。此外,儿童时期注意营养供给均衡,积极参加体格锻炼,可防止小儿肥胖症,同时对进入成年后出现的高血压、动脉粥样硬化性心脏病亦起到预防作用。

(四)儿童及其家庭护理的特点

儿科护理工作应以儿童及其家庭为中心,重视儿童的生理、心理发展,关注、满足儿童及其家庭成员的心理感受和服务需求,积极为儿童及其家庭提供健康指导、疾病护理、教养咨询和家庭支持等服务,以促进小儿身心各方面的健康成长。

二、根据小儿不同年龄阶段的特点,实施重点护理

小儿处于持续生长发育的动态阶段,各年龄时期有不同的生长发育特点。护理工作要根据不同阶段的心理和生理特点采取相应的护理措施。如婴幼儿期小儿好动,住院后其自由活动受到限制,再加上陌生环境及各种检查、治疗带来的痛苦和不良刺激,均会给患儿心理上增加很大负担,使之产生不安和恐惧心理。这就要求儿科护理人员不仅需要使病室环境舒适,更要主动关怀,多接触患儿并与之建立良好的关系,使患儿感到与在家一样得到的爱护。

三、顺应护理模式的转变,对患儿整体护理

人是身心统一的整体,护理工作不应仅限于满足小儿的生理需要或维持已有的发育,还应包括维护和促进小儿心理行为发展和心理的健康。除注意小儿机体各系统之间的关系调整外,还应使小儿的生理、心理活动状态与周围社会变化相适应。要重视把握自然环境和周围环境带给小儿的影响。护理人员需与小儿的父母、保育者、幼教工作者、学校教师等共同配合,保障和促进小儿身心两方面的健康成长。

由于小儿本身的特点,要求儿科护理工作除了以护理专业理论为指导外,还需要有儿科方面的广泛知识,需要儿童心理学、社会学、教育学等学科共同协作地开展工作,以适应现代儿科护理工作的需要。

相关链接

儿科学的历史进程

1802 年,世界上第一家"病童的医院"在巴黎落成;

1896 年,第一部较为完整的西方儿科学教科书《儿科学》出版;

1942 年,国内首家儿童医院"北平私立儿童医院"建成;

1943 年,诸福棠教授主持出版国内第一部大型儿科学参考书《实用儿科学》;

1990 年,纽约首届世界儿童问题首脑会议通过《儿童生存保护和发展世界宣言》和执行 20 世纪 90 年代《儿童生存、保护和发展世界宣言行动计划》。

第三节 儿科临床护理的特殊性

一、儿科护理对儿科医疗诊断和治疗起重要作用

由于患儿不会或不能完全陈述自己的病痛及病情变化,不少疾病的医疗诊断有赖于儿科护士严密、细致地观察与检查。此外,当小儿尤其是婴幼儿患病时,病情变化迅速,必须依

靠护士及时发现,通知医生,才能使患儿得到及时的、正确的治疗及抢救。儿科治疗措施主要依靠护士去实施,有些疾病如急性肾炎、水痘、流行性腮腺炎等,无特异治疗方法,护理工作起到使患儿康复的决定性作用。反之,不良的护理可能延误医疗诊断或治疗,甚至造成医疗事故等严重后果。

二、生活护理多,操作要求高

儿科护士除了给予患儿身心护理之外,必须与其他医务、保育人员一起,共同承担如同患儿家属悉心呵护患儿的全部工作,给予患儿全面的生活照顾和护理。年龄愈小的患儿,所需要的生活护理愈多。此外,小儿躯体较娇嫩,解剖结构显得精细,如周围静脉细小,有时还不易察觉,当需要静脉穿刺时,护士要做到"一针见血",必须不断地在实践中摸索、掌握技巧;同时,对护士的各种操作患儿往往不予合作,从而增加了儿科护士进行操作的难度,这就要求儿科护士提高操作技能水平,更熟练地掌握操作技术。

三、教育儿童是儿科护理的必要内容

小儿好奇心重、模仿性强,正处于获取知识、健全心理的时期。患儿住院后,医院的环境、所有医务人员都成为影响患儿的因素。有些疾病因其转归的时间较长,如肾病综合征、小儿白血病等,使患儿住院时间较长,在此期间,儿科护士对患儿实施整体护理,并经常与患儿沟通,对患儿影响最深。在患儿面前,儿科护士同时扮演家长、教师的角色,必须寓教育于儿科护理之中,做好对患儿的身心护理。同时,要注意培养患儿自理生活的能力及良好的卫生习惯。对于年长患儿,儿科护士还可使他们获得一些医学、自然科学等方面的知识,从而使其积极配合治疗,争取早日康复。

四、儿科护理必须得到患儿家长的支持与配合

患儿病情大多由家长叙述,患儿的护理资料如生活环境、各种习惯、爱好及心理特点等,大多由家长介绍,患儿能否安心接受诊疗和护理,受家长的影响颇深。因此,儿科护理工作必须得到患儿家长的支持,才能获得准确的第一手资料,以及对患儿采取的护理措施的正确理解与配合,有利于患儿得到安全有效的个体化整体护理。

第四节 小儿年龄分期及各期特点

小儿处于不断生长发育的动态过程中,这个过程既是连续的,又有各年龄期的阶段性和特殊性。为更准确地评价小儿的生长发育,做好各年龄期的儿童保健、疾病防治护理等,将小儿各年龄阶段划分为七个时期。

一、胎儿期

从精卵细胞结合至小儿出生前称胎儿期,正常约 40 周。妊娠前 8 周为胚胎期,是受精卵细胞不断分裂长大,各系统组织器官迅速分化发育的时期;第 9 周到出生为胎儿期,此时,胎儿体格迅速生长。此期是小儿生长发育的重要阶段,其特点是胎儿完全依赖母体生存,孕母的健康、营养、情绪、环境及疾病等对胎儿的生长发育影响极大,容易受内外不利因素的影响,使胚胎发育受阻,尤其是胚胎前 8 周,若孕母受遗传或遭到各种不利因素的影响(如营养

不足、感染、药物毒害、接触放射性物质及心理创伤等),均可影响胎儿生长发育,引起胎儿畸形,甚至导致流产、死胎、早产等。

临床上将妊娠 12 周以内称为妊娠早期;13 周至未满 28 周称为妊娠中期;满 28 周至出生称为妊娠晚期。

该期应加强孕母的保健,包括孕妇咨询、孕母营养、孕母产前检查、避免理化因素影响、感染性疾病的防治(如弓形类、巨细胞包涵体病毒、风疹病毒、疱疹病毒及梅毒等)。高危妊娠的监测及早期处理,胎儿生长的监测及一些遗传性疾病的筛查等。

二、新生儿期

自出生后脐带结扎时起至刚满 28 天,称新生儿期。此期小儿刚脱离母体,开始独立生活,环境发生了极大变化,适应外界的能力较差,容易出现如体温低于正常、窒息、出血、溶血、感染等各种疾病。新生儿发病率高,病死率也高,约占婴儿死亡率的 1/2 ～ 2/3,故此期应加强保暖、母乳喂养、预防感染及窒息等护理措施,并注意护理时轻柔细致。

胎龄满 28 周至生后 1 周称为围生期。此期是胎儿经历分娩,生命遭受最大危险的时期,是儿科死亡率最高时期。应强调围生期保健,重视优生优育。

三、婴儿期

从出生到满 1 周岁之前为婴儿期,又称乳儿期,包括新生儿期。此期小儿生长发育最快,一年身长增加 50%,体重增加 3 倍。因而需要较高的能量及各类营养素,尤其是蛋白质,以适应生长发育的需要,但婴儿的消化、吸收功能尚不完善,易发生消化功能紊乱或营养缺乏症。此外,从母体获得的免疫抗体逐渐耗尽,而自身免疫功能尚未成熟,易受各种病原侵袭,故在 6 个月以后易患各种传染病及感染性疾病(呼吸道及消化道感染)。

此期的护理要点是进行科学喂养的指导,提倡母乳喂养,按时添加辅食,按免疫程序做好预防接种,预防各种感染性和传染性疾病;同时,应开始培养良好的生活习惯及注意心理卫生。

四、幼儿期

1 周岁后到满 3 周岁前为幼儿期。此期小儿体格生长速度趋缓,但小儿开始探索周围环境,其活动范围渐广,已会独立行走,智能迅速发育,自我意识增强,语言、思维、动作、心理及应人应物能力发展较快。而且小儿乳牙出齐,断乳后饮食由乳类转换为混合膳食,并逐步向成人饮食过渡。小儿识别危险因素、保护自己的能力尚差,易发生中毒、溺水和外伤等意外事故,又因与外界接触增多,易患各种传染病(如水痘、流行性腮腺炎等)。

此期应加强看护,培养小儿良好的生活习惯、饮食习惯和卫生习惯,并根据小儿的心理发育特点,培养与人沟通的能力,养成诚实、活泼、开朗的良好性格。小儿的饮食调配须适应其消化、吸收能力,以及用勺、杯、碗进食的能力,注意口腔卫生护理,防止营养不良及消化紊乱。同时,应加强安全护理,预防疾病的发生。

五、学龄前期

3 周岁后到入小学前(6 ～ 7 周岁)为学龄前期。此期小儿体格发育速度进一步减慢,智能发育更趋完善,求知欲强,好学、好问、好模仿,知识面迅速扩大,可塑性强。虽防病能力有所增强,但因接触面广和受环境影响,易患传染病和发生各种事故及外伤。一些免疫反应性疾病(如急性肾炎、风湿热等)开始增多。

此期的护理重点是培养小儿良好的个性及道德品质,注重群体意识,加强学前教育,重视潜在智能的开发,促进沟通能力发展,培养良好的品德、情感、行为和良好的生活、学习习惯,为入学做好准备。同时,积极做好安全护理及预防保健。

六、学龄期

自6～7周岁始至青春期(12～14岁)开始之前为学龄期。相当于小学阶段,此期小儿体格稳步增长,开始进入正式学校学习,智能发育较前更为成熟,控制、理解、分析、综合能力增强,是长知识、接受文化科学教育的重要时期。到本期末,小儿除生殖系统外,其他器官发育均已接近成人水平,大脑发育更加完善、记忆力强,理解、分析、综合能力逐渐完善,是长知识、接受科学文化教育的重要时期,也是儿童心理发展的一个重大转折时期。此期乳牙被恒牙所替代。

此期护理重点是加强思想品德教育,促其德、智、体、美、劳全面发展。注重预防近视和龋齿,端正坐、立、行、写的姿势,安排有规律的生活、学习和锻炼,保证充足的营养和休息,防治精神、情绪和行为等问题。

七、青春期

从第二性征出现到生殖功能基本发育成熟、身高停止增长的时期称为青春期。一般女孩从11～12岁开始到17～18岁;男孩从13～14岁开始到18～20岁,相当于中学学龄期。此期的特点是体格发育再度加速,生殖系统发育增快并渐趋成熟,智能飞跃发展,第二性征发育逐渐明显,女孩较男孩的体格及性器官发育约提前2年,且个体差异较大。由于神经内分泌调节功能不完善,还遇到升学、就业等社会压力,常不能自控自己的情感和支配自己的行为,易受社会、周围环境的影响,发生心理、精神和行为等方面的问题。此外,在青春期由于神经内分泌调节不稳定,可发生甲状腺肿大、高血压、月经失调、痤疮、贫血、肥胖症等疾病。

此期护理的重点是加强青春期教育,人生观、世界观、价值观教育与引导,生理、心理卫生和性知识的教育,培养良好的思想道德品质,增进青少年的身心健康。同时保证充足的营养,加强体格锻炼。

第五节 儿科护士的角色及素质要求

南丁格尔说过"护理工作的对象不是冷冰冰的石块、木片和纸张,而是具有热血和生命的人类"。儿科护士的工作职责是既包括解除患儿身体上的病痛,也包括帮助患儿心理上的康复和发展,努力为患儿营造出有益于身心健康的氛围,使患儿实现真正意义上的健康修复。这对儿科护士的职业角色行为提出了更高、更具体的要求。

儿科护士的专业角色包括:①护理者:儿科护士对患儿提供直接的、个体化的整体护理,满足患儿的健康需要;②健康教育者:儿科护士帮助儿童及其家长认识自身对健康负有责任,增进健康意识,改变不良行为;③咨询与支持者:儿科护士帮助患儿及其家长掌握应付压力的方法,并通过多种方式提供心理支持,如触摸、陪伴、言语和非言语的沟通等;④合作与协调者:儿科护士应与其他医护人员有效地分工合作,以完成高质量的健康服务;⑤研究者:儿科护士应不断总结经验,积极开展护理研究工作,提高护理工作水平。

因此,儿科护士除了具备一般护士的职业素养(如温馨的职业微笑、得体的举止言谈、出色的人际沟通等),以及业务技能外,还必须符合儿科护士特殊的素质要求。

相关链接

儿科护理学的发展:中医药在儿科疾病预防及护理方面有着丰富的经验。早在公元前2世纪,我国最早的医药经典著作《黄帝内经》中对儿科病症已有记录,唐朝孙思邈所写的《备急千金要方于中系统地描述了小儿生长发育过程,提出了喂养、清洁等护理原则。19世纪,西方医学逐渐传入我国并得到发展,成立了护士学校和妇儿医院,医院中设有产科、儿科,护理工作的重点放在住院患儿的生活照顾和护理上,逐渐形成了我国的儿科护理学。

一、儿科护士应有高尚的道德品质

1. 热爱儿童、爱岗敬业　小儿健康成长不但需要物质营养,也需要精神"哺育",其中"爱"是重要的精神营养要求之一。儿科护士应在工作中表现出同情、敏锐、冷静、严肃、开朗、无私、勤快、求实的职业素质,并以理解、友善、平和、忍耐和博爱的心态,为患儿提供帮助。做到视患儿如亲人,满腔热情地主动关心和体贴患儿,为患儿创设最舒适的休养环境,给予患儿最佳的身心护理。

2. 要有高度的责任感　儿科护士必须具有强烈的责任感,要耐心细致地照顾患儿的生活,应做到对患儿极端负责任,对工作一丝不苟,对技术精益求精。观察病情仔细、周到,言语、态度温柔、和蔼。保持稳重、端庄、文雅、大方的体态和良好的心理素质,自觉遵守各项操作规程,最大限度地满足患儿的身心需求。

3. 言行一致,以身作则　儿科护士应做到时时严于律己,处处以身作则,成为小儿模仿的榜样,担负起教育儿童的责任。

二、儿科护士应有丰富的学识

随着医学模式的转变,护理工作的独立功能日益突出。医学技术迅速发展,新技术和新仪器在护理临床中广泛应用,推动着护理学科向微细、快速、精确、高效的方向发展。这就要求儿科护士除了具备扎实的护理理论知识和熟练的技术操作本领之外,还应掌握其他学科的知识和技能,如临床诊疗学、医学检验学、营养学和预防医学等,熟练掌握护理操作技术及先进仪器的使用技能。此外,还要掌握儿童心理学、儿童教育学以及一些基本的自然科学、社会科学、文学与美学等方面的知识,这样才能胜任儿科护理工作。

三、儿科护士应具备有效的沟通技巧

婴幼儿与较小幼儿不能用或不能完全用口头语言与成人交流,他们的情绪、需要及疼痛等,基本通过表情、手势、哭闹方式或临床体征(如呼吸频率加快、皮肤发红等)表现出来,因此从小儿的非口头语言获得信息尤为重要。儿科护士应当根据不同年龄小儿心理、生理的特点,充分运用日常的护理用语以及非语言的交流技巧,不断与患儿及家长交流信息,沟通思想,全面了解患儿的心理和社会情况。要能准确识别婴幼儿时期的喜、怒、哀、乐的"语言",以便满足小儿的身心需要,逐渐消除小儿对医院的恐惧和陌生感,从而增加小儿对护士的信任感和安全感,以取得他们对护理工作的理解、支持与配合,有利于促进患儿康复。

第六节 我国儿科护理学的发展

一、祖国医学在儿科护理的贡献

祖国医学在小儿疾病的防治与护理方面有着丰富的经验和贡献。在中医发展史和丰富的医学典著中可见到关于小儿保健、疾病预防与护理等多方面的记载。如我国最早期的医学经典著作《黄帝内经》中对儿科病症已有记录;唐代杰出的医学家孙思邈著《备急千金要方》中就比较系统地阐述了小儿的发育过程,提出了小儿喂养、预防保健及卫生等方面的护理原则。

19 世纪下半叶,西方医学传入中国,1937 年成立了中华儿科学会。各国传教士在我国开办了教会医院并附设了护士学校,医院中设立了产科、儿科,护理工作重点放在对住院患儿的生活照顾和护理上,逐渐形成了我国的护理事业和儿科护理学。

二、新中国儿科护理学的发展与展望

新中国成立后,党和各级政府对儿童健康十分重视,在宪法中明确规定"母亲与儿童应受到保护"。儿科护理工作不断发展,从推广新法接生,提倡科学育儿,实行计划免疫,开展"爱婴医院"活动,建立各级儿童医疗保健机构,直至形成和发展了儿科监护中心等专科护理。儿科护理的范围、护理质量也有了很大扩展和提高。小儿传染病发病率大幅度下降,小儿常见病、多发病的发病率、病死率迅速降低,小儿体质普遍增强。20 世纪 80 年代初,我国恢复了中断 30 余年的高等护理教育,90 年代开始又开展了护理硕士研究生教育,培养了一大批高级儿科护埋专业人才,使儿科护理队伍和护理水平向高层次、高素质方向不断发展。

随着社会的发展和科学的进步,人们生活水平的提高和对健康要求的增加,儿科护理学已逐渐发展成为独特功能的专门学科,其研究内容、范围,从治病、防病、促进小儿身心健康,到药物治疗、心理、行为等的护理与预防,儿科护士已成为儿童保健的主要力量。为此,儿科护理工作者要不断学习先进的科学技术,完善最新的护理素质,弘扬求真创新精神、拼搏奉献精神、团队协作精神,为提高儿童健康水平和中华民族的整体素质做出更大的贡献。

（肖建武）

第七节 习题及答案

一、选择题

(一)A1 型题

1. 关于儿童的特点,正确的是
   A.主要是体积小
   B.各器官功能不成熟
   C.体液免疫发育尚好
   D.年龄越小代谢越慢
   E.前半年感染的发生率高于后半年

2. 关于儿童患病的特点,正确的是
   A.起病较慢
   B.预后较差
   C.表现较典型
   D.预防效果差
   E.感染性疾病较多

3. 关于儿科护理的特点,正确的是
   A.健康史可靠
   B.护理操作容易
   C.护理项目繁多
   D.心理护理简单
   E.采集标本容易

4. 小儿出生后生长发育最快的时期是
   A.新生儿期
   B.婴儿期
   C.幼儿期
   D.学龄前期
   E.学龄期

5. 胎儿期是指
   A.受精后的 28 周
   B.受精后的 32 周
   C.受精后的 40 周
   D.从受精到分娩,约 38 周
   E.从受精到分娩,约 40 周

6. 新生儿可从母体获得,但 3 个月 ~ 5 个月后逐渐消失的抗体是
   A.IgA
   B.IgD
   C.IgE
   D.IgG
   E.IgM

7. 小儿年龄阶段的划分中,婴儿期是指
   A.出生 ~ 28 天
   B.出生 ~ 12 个月
   C.生后 1 岁 ~ 3 岁
   D.生后 3 岁 ~ 5 岁
   E.生后 5 岁 ~ 7 岁

8. 关于新生儿期的特点,不正确的是
   A.死亡率高
   B.发病率高
   C.适应能力较差
   D.生活能力较差
   E.各器官功能发育完善

(二)X 型题

9. 儿童护理人员须具备的素质包括
   A.丰富的知识
   B.强烈的责任感
   C.良好的书写能力
   D.良好的模仿能力
   E.良好的人际沟通能力

10. 婴儿期的特点有
    A.各系统功能成熟
    B.是生长发育最迅速的时期
    C.自身免疫功能未成熟
    D.易发生消化紊乱和营养缺乏
    E.不易患传染病及感染性疾病

二、填空题

1. 根据小儿生长发育不同阶段的特点,将小儿年龄划分为七个时期,分别是胎儿期、____、____、幼儿期、____、学龄期、青春期。

三、名词解释

1.儿科护理学

2.新生儿期

四、简答题

简述婴儿期保健的要点。

答案

一、选择题

1.B　2.E　3.C　4.B　5.E

6.D　7.B　8.E　9.ABE　10.BCD

二、填空题

1.新生儿期　婴儿期　学龄前期

三、名词解释

1.研究小儿生长发育、健康保健、疾病防治和护理,以促进小儿身心健康的学科。

2.自胎儿娩出脐带结扎到生后满28天。

四、简答题

答:1.提倡母乳喂养,合理添加辅食;

　　2.有计划进行免疫接种;

　　3.培养良好的卫生习惯;

　　4.做好消毒隔离工作。

第二章 生长发育

学海导航

1.掌握小儿体格生长、神经心理发育及基本评价；。
2.熟悉小儿生长发育的规律及影响因素。
3.了解青春期发育及健康问题。

相关链接

影响优生优育的危险因素：孕妇、母乳营养对胎儿、婴儿的影响；孕妇病毒性感染对胎儿的影响；母亲用药对胎儿、新生儿的影响；职业危害对妊娠和子代的影响；环境因素对胎儿的影响；围产期高危因素对围产儿的危险。

生长发育是小儿时期不同于成人的最基本的特点。生长（growth）是指小儿随年龄的增加，机体各器官和系统的长大，表示机体在量方面的增加，可以用测量的方法表达。发育（development）是指细胞、组织和器官的分化逐渐完善与功能的逐渐成熟，表示机体在质方面的变化，不能用测量的方法表达。生长和发育两者紧密相关，不能截然分开，共同反映机体的动态变化。熟悉和掌握生长发育的规律及其影响因素，有助于儿科临床护理工作者对儿童生长发育状况的正确评价与指导。

第一节 生长发育的规律和影响因素

一、生长发育的一般规律

(一) 生长发育的连续性与阶段性

在整个小儿时期，生长发育不断进行，是一个连续的过程，但各年龄阶段生长发育的速度不同，有各自特点。例如，体重和身长在婴儿期增长很快，尤其在前3个月最快，出现第一个高峰期。第二年以后生长速度减慢，至青春期生长速度又猛然加快，出现第二个生长高峰期。

(二) 各系统器官发育的不平衡性

小儿各系统器官的发育有各自的生长特点，发育速度快慢不同，各有先后，这与其在不同年龄的生理功能有关。例如，神经系统发育较早，脑在胎儿时期和出生后2年内发育较快；淋巴系统在婴儿时期发育迅速，11岁~12岁时达到高峰，继而退化，逐渐下降至成人水平。皮下脂肪在年幼时较发达；而肌肉组织到学龄期才加速发育。生殖系统发育最晚，到青春期

才迅速发育。(如图2-1)

(三) 生长发育的顺序性

生长发育遵循由上到下、由近到远、由粗到细、由低级到高级、由简单到复杂的规律。如小儿出生后运动发育的规律是:先抬头、后抬胸、再会坐、立、行(由上到下);婴儿首先学会控制肩和臂,再控制手以及从腿到脚的活动(由近到远);先用全手掌抓握到手指端捏取物(由粗到细);如儿童先学会画直线,继而能画圈、画人(由简单到复杂);先会看、听、感觉事物、认识事物、再发展到有记忆、思维、分析和判断等高级神经活动(由低级到高级)。

(四) 生长发育的个体差异

小儿生长发育虽按一般规律发展,但在一定范围内受机体内外因素(如遗传、营养、教养及环境等)的影响,会出现显著的个体差异。每个人的生长"模式"不会完全相同。因此,小儿生长发育的所谓正常值不是绝对的,必须考虑个体发育的不同影响因素,并系统、连续地观察,才能做出正确的评价。

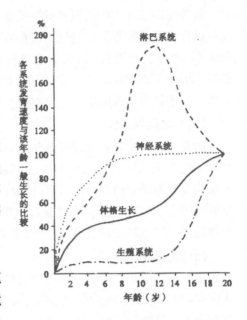

图2-1 不同系统的发育与年龄的关系

二、影响生长发育的因素

遗传因素和环境因素是影响小儿生长发育的两个最基本因素。遗传因素决定了小儿生长发育的潜力,这种潜力又受众多外界因素的影响,两者相互作用,决定了每个小儿的生长发育水平。

(一) 遗传

细胞染色体所载的基因是决定遗传的物质基础,这些遗传基因使小儿具有人类共同的特征。父母双方的遗传基因决定着每个小儿个体发育的特点,不同种族、父母的身材高矮、体型、性格、脸部特征、皮肤、头发的颜色、性成熟的迟早等都与遗传有关。如果有染色体畸形或基因缺陷的精子或卵子结合受孕时,从受精卵开始,就决定了此儿童生长缺陷发生的可能性大。因此,遗传性疾病对生长发育有显著影响。

(二) 性别

男、女小儿生长发育各有其规律与特点。因女孩青春期开始约较男孩早2年,女孩的身高、体重在这时可超过同年龄的男孩,但最终进入成人期后平均身高、体重却较男孩小。因为男孩青春期开始较晚,但其延续时间较女孩长,故最终体格发育明显超越女孩。女孩的语言、运动发育略早于男孩。而肌肉却不如男孩发达。青春期脂肪组织占全身体重的比例有明显的性别差异,女性平均为24.6%,约为男性的2倍,故青春期女孩大多显得比男孩丰满。因此,在评价小儿生长发育水平时应分别按男、女孩标准进行。

(三) 营养

营养是保证儿童生长发育的物质基础。年龄越小受营养的影响越大。宫内营养不良的胎儿不仅体格生长发育落后,脑的发育亦迟缓,甚至可至先天性缺陷。出生后营养不良特别是第1年~2年的严重营养不良会影响体格发育,造成机体的免疫力、内分泌和神经调节功能低下。婴幼儿长期缺乏蛋白质、能量,对智力、心理和社会能力的发展造成不可逆转损害,小儿摄入过多热量所致的肥胖也会对其生长发育造成严重影响。

(四) 母亲情况

胎儿在宫内的发育受孕母的年龄、营养状况、情绪、疾病、生活环境等各种因素影响。如孕母年龄在16岁以下或35岁以上易致高危儿的发生;妊娠期严重营养不良可致流产、早产和胎儿发育迟缓;妊娠早期的病毒感染(风疹病毒)可导致胎儿先天畸形;母亲妊娠早期接受X射线照射、服用某些药物、接触环境中有毒物质等可使胎儿的发育受阻,母亲在哺乳期间身体健康、情绪愉快、母乳充足,可促进婴儿的身心发育。

(五)生活环境

良好的生活环境(居住环境、家庭环境、社会环境)是促使小儿生长发育达最佳状态的重要因素。良好的居住环境应该是阳光充足、空气新鲜、水源清洁、无噪声、室内无放射线、无毒物污染等。良好的家庭环境应该具有和谐的家庭气氛、合理的生活制度和文化习俗,对小孩科学的教育方法;良好的社会环境包括政治、经济、文化、社会风气、学校教育、社会治安及医疗保健服务等。随着社会的进步,生命质量的提高,生活环境对儿童的健康作用不容忽视。

(六) 疾病

疾病对生长发育的干扰作用十分明显。急性感染性疾病常使体重减轻,慢性感染性疾病可使身高与体重增加同时受影响,内分泌疾病引起骨骼生长和神经系统发育迟缓,先天性疾病(先天性心脏病、肾小管酸中毒、糖原累积病)会使小儿生长发育迟缓。

第二节 体格发育及评价

一、体格生长常用指标

体格生长是小儿生长发育的一个方面,应选择易于测量、有较好人群代表性的指标来表示。一般常用的体格生长指标有体重、身高(长) 、坐高、头围、胸围、上臂围等。

(一)体重

体重(Weight)是身体各器官、系统、体液的总重量。体重的变化是反映儿童体格生长与营养状况的重要指标,也是决定临床计算给药量和静脉补液量的重要依据。

新生儿出生时体重与胎次、胎龄、性别和宫内营养状况有关。正常足月新生儿出生时体重为 2.5 ~ 4.0kg,平均为 3.0kg。我国 2005 年九市城区调查结果显示:男婴出生平均体重为 3.3 ± 0.41kg;女婴为 3.2 ± 0.4kg,与世界卫生组织参考值一致(男 3.3kg,女 3.2kg)。生后最初 1 周内由于摄入少,水份丢失、胎粪及小便排出,体重可减轻 3% ~ 9%,7 ~ 10 天可恢复到出生时体重,这种现象称为"生理性体重下降"。如果生后及时喂哺可减轻或避免生理性体重下降的发生。

小儿的体重增长并非等速，年龄越小，增长速度越快。出生后前 3 个月每月平均增长 700 ~ 800g，正常足月新生儿第一月可增长 1000 ~ 1500g；4 个月 ~ 6 个月时每月平均增长 500 ~ 600g；7 月 ~ 12 月每月平均增长 300 ~ 400g。一般出生后 3 月龄的婴儿体重约为出生时 2 倍（6kg）。1 周岁时婴儿体重约为出生时体重的 3 倍（9kg），第一年内婴儿体重在前 3 个月增加的量相当于后 9 个月的增加量，故小儿出生到 6 个月呈现第一个生长高峰。生后第二年体重增加 2.5 ~ 3.5kg，2 岁时体重约为出生时体重的 4 倍（12kg）。2 岁至青春期体重增长减慢，每年增长约 2kg。进入青春期后，由于性激素和雌激素的协同作用，体重平均每年可增加 4kg ~ 5kg，可持续 2 年 ~ 3 年，呈现第二个生长高峰期。

为便于计算用药量和液体量，临床上可按如下公式粗略计算体重：

前半岁婴儿体重（kg）= 出生时体重（kg）+ 月龄 × 0.7

后半岁婴儿体重（kg）= 6 + 月龄 × 0.25

2 岁 ~ 12 岁体重（kg）=（年龄 -2）× 2 + 12

= 年龄 × 2 + 8

12 岁后的青春期发育阶段，受内分泌影响（性激素和生长激素的协同作用），体重增长较快，不能按以上公式推算。

正常同年龄、同性别儿童体重存在个体差异，但其波动范围不超过正常值的 10% 左右。若体重增长过多或不足，应查找原因，采取相应的护理措施。

（二）身高（长）

身高（Height length）是指头顶到足底的全身长度，是反映骨骼发育的重要指标。仰卧位测量称身长，一般适应于 3 岁以下小儿。站立位测量称身高，一般适应于 3 岁以上小儿。身高（长）的增长规律与体重相似，年龄越小增长越快，婴儿期和青春期出现 2 个生长高峰。正常新生儿出生时平均身长为 50cm；1 周岁时约 75cm，其中生后前 3 个月的增长为 11 ~ 12cm，与后 9 月增长量相当。第二年增长速度减慢，约为 10cm，即 2 岁时身长约为 85cm。2 岁以后身高（长）增长平稳，每年约 5 ~ 7cm。因此，2 岁 ~ 12 岁小儿身高（长）的估算公式为：

身高（长）（cm）= 年龄（岁）× 7 + 70

小儿进入青春期后出现第二个身高增长高峰期，其增长速度约为儿童期 2 倍，持续 2 ~ 3 年，故不以此公式计算。女孩进入青春期较男孩早约 2 年，故 10 ~ 13 岁的女孩常较男孩为高，但因男孩的青春期开始较晚到达，青春期后身高加速增长，持续时间较女孩长，最终男孩身高大于女孩。

身高（长）包括头部、躯干（脊柱）和下肢的长度，各部分的增长速度不是一致的。生后第一年头部生长最快，躯干次之。青春期身高以下肢增长最快，故头、躯干和下肢在各年龄期所占身高的比例不同。因此，临床上需要分别测量上部量（从头顶至耻骨联合上缘）和下部量（从耻骨联合上缘至足底），检查身长各部分比例有无异常。初生婴儿上部量大于下部量，中点在脐以上。随着下肢长骨的增长，中点下移。2 岁时中点在脐下。6 岁时中点在脐与耻骨联合上缘之间。12 岁时上、下部量相等，中点在耻骨联合上缘（图 2-2）。

身高（长）的增长与遗传、种族、内分泌、营养、运动和疾病等因素有关。

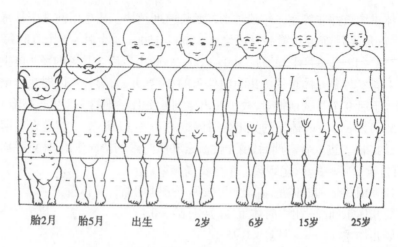

图 2-2　不同年龄身长各部分发育的比例

　　某些疾病如甲状腺功能减退、生长激素缺乏、严重的佝偻病和营养不良等可引起明显身高(长)的变化。一般认为低于正常值 30% 以上时为异常。短期的疾病、营养不良对身高不会有明显影响。

(三)坐高

　　坐高(Sitting height)是指头顶至坐骨结节的长度。坐高代表头颅与脊柱的发育。随着年龄的增加,下肢增长的速度加快,坐高占身高的比例随之下降。出生时坐高占身长的 67%;4 岁时占身高 60%;至 14 岁时占身高的 53%。此百分比显示了上、下比例的改变,比测坐高的绝对值更有意义。

(四) 头围

　　头围(Head circumference)为自眉弓上缘经枕后结节绕头 1 周的长度。头围大小反映脑、颅骨的发育程度。胎儿时期脑发育居全身各系统的领先地位,故出生时头相对大。正常新生儿出生时头围平均为 34cm。生后 3 个月头围增加约 6cm;后 9 个月头围增加约 6cm;1 岁平均为 46cm。生后第二年始速度逐渐减慢, 约为 2cm;2 岁时约为 48cm;5 岁时约 50cm;15 岁时接近成人,约 54cm ~ 58cm。在儿童保健工作中,监测头围以生后 2 年最有价值,头围过小常提示脑发育不良,多见于头小畸形。头围增长过快、过大,则提示脑积水或佝偻病。

(五) 胸围

　　胸围(Chest cicumference)是指经胸部乳头下缘绕胸 1 周的长度。胸围代表胸廓与肺的发育,在胎儿时期胸廓相对脑的发育慢,正常新生儿出生时,胸围比头围小 1 ~ 2cm,平均为 32cm。1 岁左右胸围与头围相等,大约为 46cm。第二年约增加 3cm;3 ~ 12 岁胸围平均每年增加 1cm。故 1 岁至青春期胸围约为头围数加年龄减 1cm。在婴儿时期胸廓呈圆筒形,前后径与左右径相等;2 岁以后左右径逐渐增大。小儿胸廓发育与营养、疾病、体格锻炼等有关。

(六) 上臂围

　　上臂围(Arm circumference)指自肩峰与尺骨鹰嘴连线中点的水平线绕上臂 1 周的长度。上臂围代表上臂骨骼、肌肉、皮下脂肪和皮肤的发育水平。1 岁以内上臂围增加迅速,1 ~ 5 岁期间增长较缓慢,约为 1~2cm。在无条件测量体重、身高的地区,可测量上臂围以普查 5 岁以下小儿的营养状况。1~5 岁小儿上臂围 >13.5cm 为营养良好;12.5~13.5cm 为营养中等;<12.5cm 为营养不良。

二、骨骼和牙齿的发育

(一)颅骨的发育

颅骨随脑的发育而增长,故较面部骨骼(鼻骨、下颌骨)发育为早。临床上除测量头围外,还可以根据骨缝闭合、前囟和后囟闭合迟早来衡量颅骨的发育。婴儿出生时颅骨骨缝尚有分离,约于 3~4 个月龄时闭合。前囟为顶骨与额骨边缘交界处形成的菱形间隙(图 2–3)。大小以对边中点连线长度为准,出生时约为 1.5~2.0 cm;6 个月后逐渐骨化而变小,至 1~1.5 岁时闭合。后囟是两块顶骨与枕骨边缘交界处形成的三角形间隙,后囟在出生时很小或已闭合,最迟

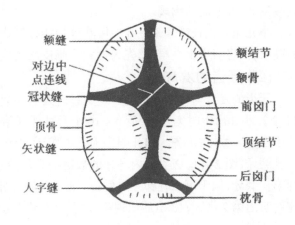

图 2–3 小儿的囟门

约于出生后 6~8 周闭合。前囟检查在儿科临床上很重要,闭合过早或过小见于头小畸形;闭合过迟或过大见于佝偻病、先天性甲状腺功能低下症等;前囟饱满常提示颅内压增高,见于脑积水、脑炎、脑膜炎、脑肿瘤等疾病;前囟凹陷则见于极度消瘦或严重脱水的患儿。

面骨、鼻骨、下颌骨等的发育稍晚,1 岁~2 岁时随着牙齿萌出,面骨变长,下颌骨向前凸出,面部相对变长,使婴儿期的颅骨较大、面部较短的圆胖脸型逐渐向儿童期面部增长的脸型发展。

(二)脊柱的发育

脊柱的增长反映脊椎骨的发育。生后第一年脊柱增长快于四肢;1 岁后四肢增长快于脊柱。出生时脊柱无弯曲仅呈轻微后凸,生后 2~3 月小儿会抬头时,随动作的发育,颈段脊椎前凸会出现第一个弯曲;6 个月后能坐,出现胸椎后凸,为脊柱第二个弯曲;1 岁左右开始站立和行走,出现腰椎前凸,为脊柱第三个生理弯曲;6~7 岁时这 3 个脊椎自然弯曲为韧带所固定。生理弯曲的形成与直立姿势有关,有加强脊柱弹性的作用,有利于保持身体平衡,又能减少在活动时对脑部的震动。因此,应注意儿童坐、立、行走的姿势,确保儿童的脊柱正常形态,防止脊柱的异常弯曲。

(三)长骨的发育

长骨的生长主要由于长骨干骺端的软骨骨化,骨膜下成骨,使长骨增长。长骨生长结束的标志是干骺端骨骼融合。长骨的生长和成熟与体格生长密切相关,随年龄的增长,长骨干骺端的骨化中心按一定的顺序和部位有规律地出现,通过 X 线检查长骨骺端骨化中心的出现时间、数目、形态变化,可判断骨骼发育情况和骨骼发育年龄,即骨龄(Bone age)。骨龄反映

儿童发育成熟程度较实足年龄更为准确,临床上有重要价值。

一般摄左手 X 线片了解其腕骨、掌骨、指骨的发育。出生时腕部无骨化中心;生后 3 个月左右出现头状骨、钩骨;约 1 岁出现下桡骨骺;2~3 岁出现三角骨;3~5 岁出现月骨、大小多角骨;5~6 岁出现舟骨;6~7 岁出现下尺骨骺;9~10 岁出现豆状骨。腕部骨化中心共 10 个,9 岁前腕部骨化中心数约为其年龄加 1。上肢桡骨远端骨化中心于 10 个月时出现,尺骨远端到 6~8 岁时才出现。

小儿患有生长激素缺乏症、甲状腺功能减低症及肾小管酸中毒等疾病时表现为骨龄明显落后,而患有中枢性早熟、先天性肾上腺皮质增生症等疾病时骨龄常超前。

(四) 牙齿的发育

牙齿的发育与骨骺发育有一定关系。人的一生有 2 副牙齿,即乳牙(20 个)和恒牙(28~32 个)。小儿出生时无牙。生后 4~10 个月乳牙开始萌生;12 个月尚未出牙者可视为异常。乳牙于 2 岁~2.5 岁出齐。出牙顺序为下中切牙,上中切牙,上下侧切牙,第一乳磨牙,尖牙,第二乳磨牙(图 2-4)。2 岁以内乳牙的数目约为月龄减(4~6)。6 岁左右开始萌出第一颗恒牙即第一磨牙,位于第二乳磨牙之后;7~8 岁开始乳牙按萌出先后逐个脱落代之以恒牙;12 岁左右萌出第 2 磨牙;18 岁后出现第 3 磨牙(智齿),但也有人终生不出此牙。恒牙一般在 20~30 岁时出齐。

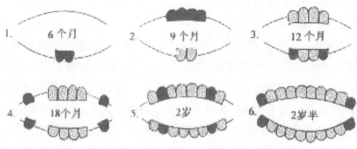

图 2-4 乳牙萌出的时间和顺序

出牙是一种生理现象,但个别小儿可有低热,暂时性流涎,睡眠不安等症状。健康牙齿结构需要充分的蛋白质、钙、磷、维生素 C、D 等,严重营养不良、佝偻病、甲状腺功能低下、唐氏综合征等会使牙齿发育异常。

三、体格生长的评价

体格生长评价有利于尽早发现小儿的生长水平、生长趋势、生长速度,对小儿生长发育过程中出现的异常情况,及时给予指导,采取有效的措施,保证小儿健康成长,这是儿童保健和儿科护理工作的一项重要内容。

(一)资料分析方法

为了了解个体或群体儿童现阶段的生长发育和以后发育趋势,必须选择一个儿童体格生长的标准参值进行比较,目前我国卫生部确定的现有标准是 2005 年调查的中国九大城市儿童体格生长的测量数据作为我国小儿体格的"参数"值,常用的评价方法有:

1. 均值离差法 适合于正态分布的常用统计学方法之一。以平均值( )为基值,以标准差(SD)为离散距,一般认为均值加减两个标准差(含 95.4%的总体)的范围内的被检小儿为正常。

2. 中位数百分位法　适用于正态或非正态分布状况。以第 50 百分位为中位数,把资料分为 3、10、25、50、75、90、97 百分位数 7 个等级,一般认为在 3 ~ 97 百分位(含 95%的总体)范围内被检小儿为正常。

3. 生长发育图法　将各项体格生长指标按不同性别和年龄画成曲线图,对个体小儿进行全程动态监测。该图较为简单,适应于基层,图上有两条曲线,两线之间表示为正常范围,高于上一条曲线为营养过度或肥胖,低于下一条曲线为营养不良或发育障碍。优点是较数字直观,能较准确地了解儿童的发育水平。(图 2-5)

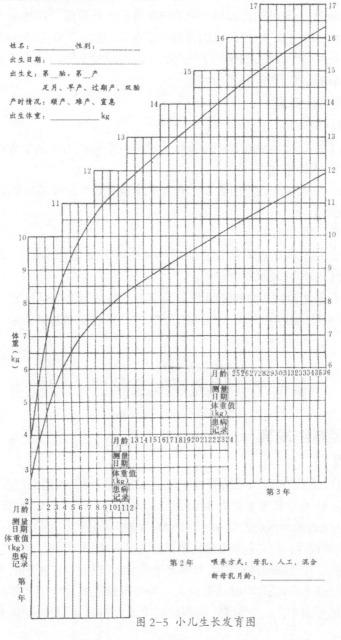

图 2-5　小儿生长发育图

为了正确评价儿童体格生长状况,应注意以下几点:

(1)采用规范的测量工具和正确的测量方法,力求获得准确的测量数据。

(2)必须定期纵向观察,以了解儿童的生长趋势,不能单凭一次结果就做出结论。

(3)根据不同的对象选用合适的参考人群值。

(4)体格生长发育内容应包括发育水平,生长速度和匀称程度三个方面。① 发育水平:包括所有单项体格指标,如体重、身长(高)、头围、胸围、上臂围等,将小儿某一年龄时某一项体格生长指标测量与参考人群值比较,即得到该小儿某一年龄时此项体格生长指标在此年龄的发育水平,但不能预示其生长趋势;②生长速度:对小儿某一项体格生长指标身长(高),体重进行连续监测(纵向)即可得到该项体格发育指标的生长速度。这种动态纵向观察方法,可发现每个小儿自己的生长"轨迹",及时发现生长偏离,加以干预;③匀称程度:对体格发育各项指标之间的关系进行评估,如坐高/身高的比值可反映下肢的发育状况,评价身材是否匀称。体重/身高的比例,评价身材的胖瘦。

(二)体格生长偏离

1. 体重增长的偏离

(1)体重过重　是指体重超过同龄正常儿童体重平均数增加2个标准差（或第97百分位)者,如肥胖症、水肿患儿。

(2)低体重　是指体重低于同龄正常儿童平均数减2个标准差(或第3百分位)者,如营养不良、家族性矮小等。

2. 身高(长)增长的偏离

(1)高身材　指身高超过同龄正常儿童身高平均数加2个标准差(或第97百分位)者,如家族性高身材、垂体性肢端肥大症等。

(2)矮身材　是指身高低于同龄正常儿童身高平均数减2个标准差（或第3个百分位)者,如严重营养不良、家族性矮小、内分泌疾病所致的甲状腺功能减低症、生长激素分泌不足症等。

第三节　神经系统及神经心理发育

一、神经系统发育

(一)脑发育

人大脑发育成熟所需时间是所有器官最早、最长的。小儿神经系统发育在胎儿期就领先于其他各系统。新生儿脑重平均为370g, 占其体重的1/9～1/8;6个月时为600g;1岁时为900g;10岁已达成人的90%(成人脑约为1500g左右)。出生时大脑已有全部主要沟回,但大脑皮层较薄、沟裂较浅。新生儿神经细胞数目已与成人相同,但树状突与轴突少而短。出生后脑重的增加主要是神经细胞体积增大和树突增多、加长以及神经髓鞘的形成与发育。3岁时神经细胞分化已基本完成;8岁时接近成人。神经纤维髓鞘化要到4岁时才完成,故在婴儿期由于神经髓鞘形成不全,当受到外界刺激而传入大脑时,因无髓鞘隔离,传导时波及邻近神经纤维,故小儿对外来刺激反应慢,且易于泛化。

(二)脊髓的发育

脊髓的发育在初生时已相对较成熟,随着年龄的长大而重量增加,至成人时脊髓的重量约为初生时(出生时脊髓的重量为 2~6g)的 3~5 倍。小儿脊髓相对较长,胎儿时期脊髓下端达第 2 腰椎的下缘;4 岁时下端又上移到第一腰椎,故对婴幼儿做腰椎穿刺的部位应偏低,避免损伤脊髓。

(三)神经反射

新生儿出生时就具有一些先天性(非条件)反射,如吸吮、觅食、拥抱、握持等。

1. 吸吮反射(Sucking reflex) 将乳头或其他物体放入小儿口中,即引起吸吮动作.

2. 觅食反射(Rooting reflex) 触及新生儿一侧面颊时,其头即转向该侧,若轻触其上、下唇则有噘嘴唇动作.

3. 拥抱反射(Moro reflex) 用手托起新生儿成半坐卧位,小儿即出现两臂外展伸直,继而出现屈曲内收到胸前呈拥抱状.

4. 握持反射(Grasp reflex) 用物触新生儿手心,可被紧把握.

以上先天性反射随年龄增长而消失,一般在生后 3~4 个月,若在该消失的年龄仍然存在,则会有碍动作的发育,也可能是大脑发育异常。大脑皮质及感觉器官的不断发育,各种各样的条件反射逐渐形成,小儿能更快的适应环境。两岁以下小儿巴宾斯基征(Barbinski)阳性为正常生理现象。

二、神经心理发育

(一)感知觉的发育

感知觉是通过各种感觉器官从环境中选择性地取得信息的能力现象。感知觉是一种最简单生理现象,是知识和经验来源的基础。感知觉是认识客观世界的起点,也是一切高级心理活动的基础。感知觉对小儿运动、言语和社会适应能力的发育起重要的促进作用。

1. 视感知 新生儿出生后对光感已有反应,强光可引起闭目,但眼球的运动不协调,能看见 15~20cm 以内的物体,在安静、清醒状态下有短暂的注视能力。3 个月时出现头眼的协调运动,喜看自己的手,可随物体水平转动 180 度;6~7 个月时目光可随上、下移动的物体垂直方向转动,眼手动作协调,能看到下落的物体,喜红色等鲜艳明亮的颜色;8~9 个月时开始出现深度视觉,能看到小物体;18 个月时能区别各种形状;2 岁时可区别垂直线与横线;5 岁时可区别各种颜色;6 岁时视深度已充分发育,视力达 1.0。

2. 听感知发育 听力与儿童的智能和社交能力发育有关。新生儿出生时鼓室无空气,中耳内有羊水潴留,听力差。生后 3~7 日听觉已相当良好;3~4 个月时头可转向声源,听到悦耳声时会微笑;7~9 个月时能确定声源,区别语言的意义;1 岁时能听懂自己的名字;2 岁时能听懂简单吩咐;3 岁时可精细区别不同声音;4 岁时听感知觉发育完善。

3. 味觉 新生儿出生时味觉发育已完善,对甜与酸等不同味道产生不同反应,如对甜水则吸吮,若苦水则拒绝。4~5 个月龄的婴儿对食物的微小改变非常敏感,此期为味觉发育的关键时期,应及时添加各类辅食,使其习惯于不同味道的食物。

4. 嗅觉　出生时嗅觉中枢与神经末梢已发育成熟,对乳味有特殊的敏感性,闻到乳味就会寻找乳头。3~4个月时能区别好闻与难闻的气味;7~8个月可辨别芳香气味;2岁时能辨别各种气味。

5. 皮肤感觉　皮肤感觉包括触觉、痛觉、温度觉和深感觉等。新生儿触觉很灵敏,其敏感部位是眼、口周、手掌、足底等部位,触之即有反应,如瞬眼、张口、缩回手足等。新生儿对痛觉反应迟钝;2个月起才逐渐改善,对刺激表示痛苦。新生儿温度觉很灵敏,特别是对冷的刺激反应敏感,如环境温度骤降时即啼哭,保暖后即安静;3个月时已能区分31.5℃与33℃的水温差别;2~3岁小儿能区分物体的软、硬、冷、热等属性;5~6岁时能分辨体积相同而重量不同的物体。

6. 知觉　是人对事物各种属性的综合反映。知觉的发展与视、听、触等感觉的发展有密切关系。6个月龄小儿能对一个物体的形状、大小、质地及颜色等产生初步的综合性知觉;1岁以后,随着语言能力的发展,在成人教育下,开始学会用词汇来概括某些感知的综合概念;1岁时能爬高处、躲门后等;3岁能辨上、下;4岁能辨前、后;5岁能辨自身左、右;5~6岁时能区别今天、昨天、明天、上午、下午;10岁时能掌握秒、分、时、月、年的知识。

(二)运动的发育

运动发育与脑的形态、功能发育部位,神经髓鞘化的形成时间与程度有关。运动发育可分为大运动(包括平衡)和细运动两大类。

1. 平衡与大运动　小儿运动的最初形式是妊娠后期出现的胎动。初生儿运动无规律、不协调。随着中枢神经系统和肌肉功能的发育,运动功能逐渐发育。

(1)抬头　新生儿由于颈后肌先于颈前肌发育,俯卧时能抬头1~2秒;3个月时抬头较稳;4个月时抬头很稳,并能自由转动。

(2)坐　新生儿腰肌乏力,3个月时扶坐腰为弧形;6个月时能双手向前撑住独坐;8个月时能坐稳并能左右转身。

(3)匍匐、爬行　新生儿俯卧位时能抬起身躯,2个月时俯卧能交替踢腿;3~4个月可用手撑起上身数分钟;7~8个月时可用上肢支撑胸腹,使上身离开床面或桌面;8~9个月时会用双上肢向前爬;12个月左右爬时能手、膝并用爬行;18个月时可爬上台阶。从小学习爬的动作有助于胸部和臂力的发育,扩大接触周围事物的机会,有利于认知的发育。

(4)站、走、跳　扶新生儿直立位时双下肢可稍负重,可出现踏步反射和立足反射;2~3个月扶立婴儿时髋、膝关节屈曲;5~6个月时扶立双下肢可负重,上下跳动;9个月时可扶物站立;11个月时可独自站立片刻;15个月时可独自走稳;18个月时可跑步和倒退行走;2岁时可双足并跳;30个月时会独足跳1~2次。

2. 精细运动　是指手指精细运动的发育。新生儿两手握拳很紧;3~4个月时握持反射消失,可自行玩手,开始有意识的取物;6~7个月时出现换手与捏、敲等探索性动作;9~10个月时可用拇、食指拾物;12~15个月时学会用匙,乱涂画;18个月时能叠2~3块方积木;24个月时能叠6~7块方积木,会翻书;3岁时在成人的帮助下穿衣服;4岁时能独自穿、脱简单衣服。(图2-6)

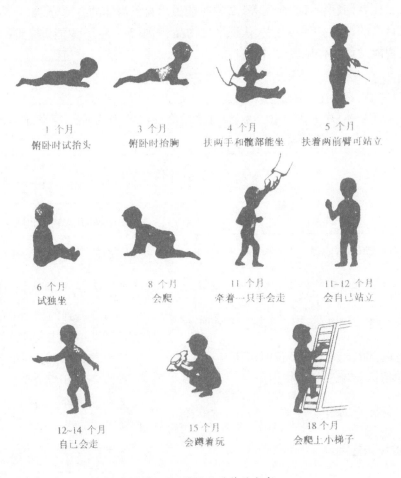

1 个月
俯卧时试抬头

3 个月
俯卧时抬胸

4 个月
扶两手和臀部能坐

5 个月
扶着两前臂可站立

6 个月
试独坐

8 个月
会爬

11 个月
牵着一只手会走

11~12 个月
会自己站立

12~14 个月
自己会走

15 个月
会蹲着玩

18 个月
会爬上小梯子

图 2-6 婴幼儿动作的发育

(三)语言的发育

语言用以表达思维、意识的心理过程,是小儿全面发展的标志。只有神经系统发育到一定程度时才会出现语言,因此,语言发育与智能密切相关。小儿语言的发育除受语言中枢控制外,正常的听觉和发音器官,周围人群经常与小儿的言语交往是促进言语发育的重要条件。语言的发育经过发音、理解和表达 3 个阶段。

1. 发音阶段 哭是小儿最早表现出来的沟通方式。新生儿的第一声啼哭起就表明已具备一套完整的发音器官,具备了语言发育的先决条件。婴儿 1 月~2 个月开始发喉音;7 月~8 个月时能发出"爸爸""妈妈";10 个月时能有意识叫"爸爸""妈妈"。

2. 理解语言阶段 婴儿在发音的过程中逐渐理解语言。小儿通过视觉、触觉、听觉的联系,随年龄的增长,逐步理解一些日常用品(如杯子、电灯、奶瓶)的名称。9 个月左右婴儿已能听懂简单词意,如"再见"、"把手给我"等。亲人对婴儿自发的"妈妈"、"爸爸"等语言的及时应答,可促进小儿逐渐理解这些音的特定含义。10 个月左右婴儿已能有意识叫"爸爸"、"妈妈"。

3. 表达语言阶段 小儿在理解语言的基础上,逐步学会表达,通过听觉中枢与发音中枢建立起联系通路,小儿便学会发出有意义的语言。1 岁开始先会说单词,然后组成句子。先会用名词、动词,后代名词、形容词、介词等。2 岁时能说出自己身体的各部分,如手、足等。3 岁的小儿能说出自己的姓名、年龄、性别,认识常见物品、图画等。5~6 岁能讲完整的故事。小儿运动、言语、智能发育过程见表(2-1)。

相关链接 👆

> 语言发育又可分为:发音阶段:0~4 个月;学语阶段:4 个月~1 岁;单词单句阶段:1~3 岁;成语阶段:3~6 岁。学语阶段最重要。

表 2-1　小儿运动、言语 智能发育过程

年龄	粗细动作	语言	适应周围人物的能力与行为
新生儿	无规律,动作不协调	哭叫	铃声使全身活动减少
2 个月	直立及俯卧位时能抬头片刻	发喉音	能微笑,有面部表情,眼随物动
3 个月	仰卧位变为侧卧位;用手摸东西	咿呀发音	头可随看到的物品或听到的声音转动 180,注意自己的手
4 个月	扶着髋部时能坐,俯卧位时可两手支持抬起胸部;抓握拨浪鼓	大笑出声	抓面前物件,玩手见食物表示喜悦,有意识笑或哭
5 个月	两手各握一玩具	发单音节	伸手取物件,能辨别人声,喜照镜
6 个月	独坐不稳;摇玩具		区别生、熟人、拉衣服、玩足
7 个月	自由翻身,独坐稳,玩具可换手	发出 "ba,ba" "ma,ma" 等唇音	听懂自己名字,自喂饼干
8 个月	会爬(或后退,打转),可卧位到坐位,坐位到卧位,可扶站,会拍手	重复大人所发的简单音节	注意观察大人的行动,开始认识物体
9 个月	扶站,会从抽屉中取出玩具	能懂部分成人语言,如"再见"等	见妈妈会伸出手要抱,可玩简单游戏
10-11 个月	独站片刻,扶椅或推车能走几步,拇示指拾物	开始用单词	模仿成人动作," 招手 "" 再见 ",抱瓶自喂
12 个月	独走,弯腰拾东西,会将圆圈套在木棍上	能叫出物品名字,如灯、碗,指身体部位	有喜恶情绪区别, 穿衣合作,用杯喝水
15 个月	走得好,能蹲着玩,能叠两块方木	能说出几个词和自己的名字	能表示同意不同意
18 个月	爬台阶,有目的的扔皮球	能认识和指出身体各部分	知二便, 听懂成人部分吩咐,会自己进食

年龄	粗细动作	语言	适应周围人物的能力与行为
2岁	双脚跳,准确用勺或筷子进食	说出2~3字的短句	完成简单吩咐,如拾起地上物品,能表达不同情感
3岁	跑、骑三轮车、会洗手、脸、穿脱简单衣服	说短歌谣,数1~5用代名词"我"	看图识物,知性别,产生自尊心,同情心,知羞
4岁	爬梯子,会穿鞋	唱歌	画人3部分,思考简单问题,好发问
5岁	单腿跳,会系鞋带	识简单字	辨认颜色,数1~10数,知道物品用途及性能
6~7岁	参加简单劳动,剪纸,泥塑,结绳等	说故事,描述事情,写字	能数1~50数,做简单加减法,喜独立自主

三、小儿心理发展过程和特征

人的心理活动包括感觉、记忆、思维、想象、情绪、性格等方面。初生小儿不具有心理现象,但一旦条件反射形成,即标志着心理活动发育的开始。小儿心理发育的两个必要条件是脑和环境。脑发育的水平是小儿心理发育的物质基础,生活环境和教养是对心理发育起决定性作用的外界因素。因此,了解不同年龄小儿的心理特征,对促进小儿心理活动的健康发展非常重要。

(一)注意(Attention) 人对环境某一部分或某一方面选择性警觉或对某一种刺激的选择性反应,即为注意力。注意可分无意注意和有意注意,前者为自然发生的,没有目的的注意。后者为自觉的、有目的注意。两者在一定条件下可以互相转化。婴儿期以无意注意为主,随着年龄的增长,语言的丰富和思维能力的发展,逐渐出现有意注意。5~6岁后儿童能较好的控制自己的注意力。但注意时间短,约为15分钟;7~10岁约为20分钟;10~12岁约25分钟;12岁约为30分钟以上。

(二)记忆(Memory) 是大脑处理、储存和提取信息的过程,是人在生活实践中所经历的事情在大脑中遗留的印迹。记忆是复杂的心理过程。记忆包括识记、保持和回忆。识记是事物在大脑中暂时建立的神经联系。保持是经过复习和强化、暂时神经联系、被巩固的过程。回忆是在刺激的影响下暂时神经联系又恢复起来,即将储存在大脑中的外界信息提取的过程。婴幼儿时期的记忆特点是时间短、内容少,易记忆带有欢乐、愤怒、恐惧等情绪的事情,以机械记忆(按事物的表面性质记忆信息)为主,但准确性差。

随着年龄的增长和理解,思维能力的提高,小儿有意识的逻辑记忆逐渐增强。记忆与注意两者密切相关,在提高有意注意的同时应增强训练小儿的记忆能力。

(三)思维(Thinking) 是人脑对客观事物间接的、慨括的反映,是心理活动的高级形式,智能活动的核心。思维分为直觉行动思维(依靠直接接触外界事物的表面现象和自身动作而产生)、具体化形象思维(依据具体事物的形象联想进行)和抽象概括的逻辑思维(通过概念、判断、推理进行)三种。婴幼儿为直觉活动思维,即思维与对客观事物的感知和行动有关,当感知和动作中断,思维就终止。学龄前儿童以具体形象思维为特点,即不依靠事物内部或本质进行理解,而是依据事物具体形象进行联想。如把有胡须的人叫"爷爷",把不同的汽车都叫"车";学龄期儿童生活范围扩大,开始有了初步抽象概括性思维,独立思考的能力有了进一步提高,使思维具有一定的目的性、方向性和灵活性。因此,培养小儿的思维能力,引导儿童自己去发现和探索问题,不断丰富对自然环境和社会环境的感性知识和经验,对其智力发展是一种开拓。

(四)想象(Imagine) 是人感知客观事物后,在脑中创造出以往从未有过的或将来可能实现的事物形象的思维活动。想象有不随意想象(人不由自主地想起某种事物形象的过程)和有意想象(根据自己的意向,有目的,有意识的想象)。这两种想象常常互相交融、互相促进、互相转化,在人的创造活动中都起着重要作用。新生儿无想象能力,1~2岁儿童仅有想象萌芽,如模仿妈妈给布娃娃喂饭。3岁后儿童随经验和语言的发展,具有初步有意想象,但想象的内容非常贫乏、简单,如将几个布娃娃放在一起,设想哥哥、姐姐、弟弟等。学龄儿童因知识的增长,想象的内容逐渐变得完整,具体、细致和系统。

(五) 意志(Will) 是人自觉地支配和调节自己的行为,克服困难以达到预期目的和任务的心理过程。意志可分为积极的意志(自觉性、坚持性、果断性和自制性)和消极意志(依赖性、顽固性及冲动性)。

初生儿没有意志。随着年龄的增长,语言和思维的发展,婴幼儿开始有意识行动或抑制某些行动来达到某种结果时便出现了意志的萌芽。年龄越大,语言思维发展愈深入、社会交往愈多,在成人的教育的影响下,意志逐步形成和发展。在日常生活和学习过程中,从小培养儿童的自制能力、责任感和独立性,促进其积极意志的发展。

(六)情绪(Emotion) 是人们对于事物情景或观念所产生的主观体会和客观的表达。外界环境对情绪的影响大。新生儿因生后不易适应环境,多处于消极情绪中,表现为不安、啼哭。哺乳、抚触等可使其情绪愉快,这些都与生理需要是否得到满足相联系。

情感是在情绪的基础上产生和发展的,对人、对物关系的一种内心体验。随着年龄的增长和周围人交往增加,使小儿对客观事物的认识逐步深化,情感日益增加,产生信任感、安全感、友谊感和荣誉感。

(七) 个性(Personality) 是指能独立思考、有自己行为特征的人。个性又称人格,是由遗传和环境所决定的现实和潜在的行为模式 的总和。个性包括思想方法、情绪反应和行为风格等。因此,不同的人有不同的个性,主要表现在兴趣、能力、气质等方面。

1. 兴趣(Interest) 是指人的认识需要的情绪表现.能使人积极地寻求满足认识需要的途径的方法。儿童兴趣特点具有暂时性、不稳定性。

2. 能力(Ability) 是制约人们完成某种活动的质量和数量水平的心理特征。能力分一般能力和特殊能力。一般能力指从事任何活动都需要的,如学习活动都需要的感知,理解记忆和思维能力。特殊能力为多种能力综合,而不是单一种能力胜任的,如音乐家必须有听力、曲调感、音乐想象力等。

3. 气质(Temperament)　是人生来就具有的心理特征,又称禀赋。气质与人的生物学素质有关。气质主要表现为心理活动过程的速度(如知觉的速度)、灵活性(思维的灵活度)、强度(情绪的强弱、意志努力的程度等)、指向性(倾向于外部事物或内部事物的体验)。气质具有明显的天赋性。研究发现,婴儿在出生后几周就表现明显个体差异。有的婴儿好动、反应灵活,有的婴儿比较平稳、安静、反应缓慢。婴儿的气质可归属为四大类型:(1)易于抚育型:饮食、大小便、睡眠都有规律,对环境的变化容易适应,这类儿童大约有40%。(2)难于抚育型:活动没有什么规律,不容易把握和预测,对新环境很难适应,这类儿童占10%。(3)缓慢型:行为表现居易于护理儿童和困难儿童之间,属于慢性子,对环境变化不适应,反应的强度比较低,不容易兴奋,这类儿童占15%。(4)混合型:具有以上三种气质类型中的两种或三种特点,即混合型,这类儿童占35%。气质与性格、能力等其他个性心理特征相比,具有稳定,不易改变的特点。俗语所谓"江山易改,秉性难移",因此不同气质的儿童在成长的过程中会出现不同的表现。所以气质对儿童行为的定型及在特定环境中塑造出各种不同类型的个性特征,一直起着十分重要作用。

四、小儿神经心理发育评价

小儿神经心理发育的水平表现在感知、运动、语言和心理等各种能力及性格方面,对这些能力和特征的检查称为心理测试。根据1996年全国儿童心理行为发育学术研讨会的建议,检测方法主要包括筛查性测验和诊断性测验两类。

(一)筛查性测验

1. 丹佛发育筛查试验(Denver developmental screening test. DDST) DDST测验旨在早期发现小儿智力发育的问题。对精神发育迟缓有问题的儿童予以证实或否定,可对高危因素的儿童进行发育监测。DDST项目内容分为个人社会技能,测查人际关系和自我帮助行为;精细运动应物能,测查小儿眼手协调运动能;语言能,测查小儿的言语和接受表达功能;粗运动能,测查小儿坐立、行走和跳跃能力。DDST共104个项目,最后评定结果为正常、可疑、异常及无法测定。初测结果为后3项者,2周~3周后复试。可疑或异常者应进一步作诊断性检查。(图2-7)

2. 绘人测试 用于评估儿童一般智力,适用于2岁~9.5岁儿童。方法是要求小儿根据自己的想象在一张白纸上用铅笔画一张全身人像。根据画像的完整性、协调性和各部份的组合情况对73个具体内容进行评分,每个内容分为通过与不通过二级评分。将通过的分数相加得粗分,粗分可转换成量表分,最后换算成智商,绘人测验作为一种心理成熟的发育筛查,对儿童有较大吸引力,易为儿童所接受,实施方便、评分不难掌握。

3. 图片词汇测验(Peabody picture vocabulary test. PPVT) PPVT测验由120张图片组成,每张图片上有四幅不同的图画,每组图按所表达的词义由易到难排列,主试者读其中一个词要求被试者指出其相应的那幅图。根据每张图的应答正确与否评分,根据分数高低评估儿童智力水平。该测验方法简单,适应于4岁~9岁儿童一般智力的筛查,尤适用于语言和运动障碍者。

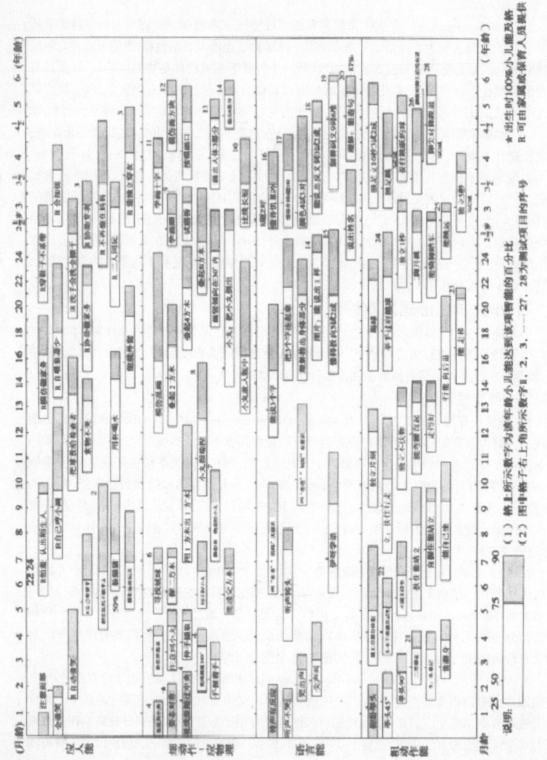

图 2-7 丹佛发育筛查测验图

(二)诊断性测验

1. Gesell 发育量表（Gesell developmental scales GDS） 此量表适应于 0 岁~3 岁婴儿。用于评价和诊断小儿神经系统的发育完善情况及功能成熟情况。测验内容包括适应性行为、大运动、精细运动、语言和个人社会行为 5 个方面。测验结果以发育商（DQ）表示。

2. 贝利得婴幼儿发育量表（Boyley Scales of infant development. BSID） 由 3 部份组成。包括心理量表（Mental scale）163 项；运动量表（Motor scale)81 项；婴幼儿行为记录（infant behavior)24 项；该测验适用于 2 月~30 个月婴幼儿,评估婴幼儿智力发育水平相对较全面、精确,但方法较复杂。

3. 斯坦福一比奈量表（Sfanford–Binet intelligence scales） 适用于 2 岁幼儿至 18 岁的青少年儿童。此表包括言事推理、抽象/视觉推理、数量推理、短时记忆等四个方面。用以评价儿童学习能力和对智能迟滞者进行诊断及程度分类,结果以智商表示。

4. 韦氏学前儿童智力量表（Wechsler preschool and primary scale of intelligence WPPSI）适应于 4 岁~6 岁学龄前儿童,主要用于测验一般智力水平,言语智力水平,操作智力水平和各种具体能力（如知识、计算、记忆和抽象思维等）,是智力评估和智力低下诊断的重要方法之一。

[附]丹佛发育筛查试验（DDST）

1. 检查对象 一般为 6 岁以下小儿。

2. 用物准备

    (1)红色绒线团 1 个（直径 10cm）；

    (2)葡萄干或小糖丸若干粒；

    (3)细柄摇荡鼓 1 个；

    (4)每边 2.5cm 长的方木 10 块(红色 7 块,蓝、黄,绿色各 1 块)；

    (5)透明无色玻璃小瓶 1 个,口径 1.5cm；

    (6)小铃铛 1 只；

    (7)小皮球 1 只(直径 7~10cm)；

    (8)红铅笔 1 支、白纸 1 张。

3. 测验项目 DDST 测验图共有 104 个项目,分布于 4 个能区:应人能、细动作应物能、语言能和粗动作能。图的顶边线及底边线划有月龄或年龄。104 个项目各以横条代表,置于月龄或年龄线间的各能区内,每一横条上标有 4 个点,分别代表 25%、50%、75% 及 90% 的正常儿童能完成该项目的年龄刻度。横条内有"R"的项目,表示该项目允许向家长询问而得到结果。横条右端上方的号码"1、2……28"为测试项目的序号,测试时应按照顺序进行。

4. 测验规则 一般按测验图安排的顺序进行(对照横条右边上角的号码),或选小儿容易成功的项目先做,以建立其自信心。每个能区应先测月龄或年龄线左侧的项目,再测右侧的项目,因右侧项目的难度渐高。每一项目可重复测试 3 次,再判断成败,提问时切忌暗示答案。各项目的评分记在该项目横条的 50%处,评分标记"P"表示通过,"F"为失败,"R"为小儿不合作,"NO"为小儿无机会或无条件表演,"NO"在计算总分是不予考虑。凡月龄或年龄线左侧项目失败者为发育迟滞,切月龄或年龄线的项目失败者不算发育迟滞。测验时检查者应同时观察小儿的行为、表情、注意力、自信心、言语表达情况、有无异常行为、与家长关系及与检查者配合等方面的情况。

第 1 次测验结果为异常、可疑或无法判断者,就应于 2 周~3 周后复试。复试时应更为慎重,选择更为合适的时间和环境,如复试结果仍为异常、可疑或无法判断者,应进一步作诊断性测验;或转至有关专业人员(心理学、神经病学、视听学、发育儿科学等)处作进一步检查和评价。

5. 注解

(1) 检查者试逗引小儿笑。检查者自已向小儿微笑或交谈或挥手,但汪要接触小儿,小儿以微笑应答。

(2) 当上儿正在高兴地玩着玩具时,检查者硬把玩具拿开,他若表示抗拒算通过。

(3) 自已穿鞋时不要求系带,穿衣时汪要求自已扣背部钮扣。

(4) 以弧线方式将毛线球向左、右交替移动,毛线球距离小儿脸部 12cm,小儿视线跟随目标以中线为中央移动 90 度,过中央线 180 度算通过。

(5) 用摇荡鼓接触小儿指端,小儿能握住它。

(6) 小球从桌边滚下时,小儿视线会跟根随它,好像在追逐它,直到小球不见或想看它究竟滚向哪里。检查者掷球时,应敏捷使球滚出,几乎不令小儿见到检查者手,掷球时勿挥臂。

(7) 小儿用拇指和另一指摘小丸(平剪摘)

(8) 用示指、拇指端摘小丸,摘时腕部离桌面,从上面摘(垂指摘)

(9) 照样学画圈,不示范,不要说出式样。要求线的头尾接成圈即可。

(10) 先给看长、短 2 线,然后问哪 1 条线长一些(不要问大一些),然后把纸旋转 180 度,再问哪条长(3 试 3 成或 6 试 5 成)。

(11) 能画“十”字便通过(2 线交叉),不要求指定角度,不示范,不要说出式样。

(12) 先嘱小儿照样画,倘不能做,检查者便示范,不要说出式样。要求图案具有 4 个方角便通过。

(13) 评分时对称部分每对算作 1 个单元(两臂、两腿、两眼等仅算作 1 个单元)。

(14) 指点画片嘱小儿说出画中物品的名称(仅作声而未叫出名称,不算通过)。

(15) 检查者嘱小儿 “把积木给妈妈”、“把积木放在桌上”“把积木放在地上“,3 试 2 成。(注意:检查时不要指点或用头、眼示意。)

(16) 检查者问小儿 ①冷了怎么办? ②饿了怎么办? ③累了怎么办? 3 问 2 答对。

(17) 检查者嘱小儿 ①把积木放要桌面上;②放在桌子下;③放在椅子前;④放在椅子后。(注意:检查者不用手指点或用头、眼示意。)4 试 3 成。

(18) 检查者问以下问题,嘱小儿回答(填空):①火是热的,冰是 __;②妈妈是女的,爸爸是 __;③马是大的,老鼠是 __。3 题 2 对。

(19) 嘱小儿解释下列 9 个字词的意义;球;湖(或河);桌子;房屋;香蕉(或其他水果);窗帘;天花板;篱笆(或围墙);人行道。能说出用途、结构、成分或分类等均算通过(例如香蕉是水是杯只说颜色是黄的)9 项中有 6 项答对通过。

(20) 检查者问小儿‘“汤匙(勺)是什么做的? ”;鞋是什么做的? 门是什么做的? 不准问其

他事物代替。3 试 3 成

（21）小儿俯卧用双侧前臂及（或）用双手撑起胸部离开桌面。

（22）检查者握住小儿双手轻轻拉他，从仰卧位到坐位，这时小儿头不后仰为通过。

（23）小儿上楼梯时允许手扶墙壁或栏杆，但不准成人搀扶或爬行。

（24）小儿举手过肩掷球给 1 米外的检查者。

（25）能并足平地跳动过约 21cm。

（26）嘱小儿向前步行，前、后两脚间距离不超过 2cm。检查者可示范，要求小儿连续走 4 步，3 试 2 成。

（27）检查者在 90cm 外，把球拍给小儿，要求小儿能用手接球，不准用臂抱球。3 试 2 成。

（28）嘱小儿后退走，前、后两足距离不超过 2.5cm。检查者可示范，要求小儿连续 4 步，3 试 2 成。

6. 结果评定 DDST 最后评定可分为正常、可疑、异常及无法判断。

(1) 正常 2 个或更多能区，每个能区有 2 项或更多项目迟滞。

(2) 异常 1 个能区具有 2 项或更多的项目迟滞，加上 1 个能区或更多能区有 1 个项目迟滞和同区切年龄线的项目均失败。

(3) 1 个能区具有 2 项或更多项目迟滞。

(4) 可疑 1 个或更多能区具有 1 项迟滞和同区切年龄线的项目均失败。

(5) 无法判断 由于小儿不合作，评分"NO"的项目太多，以至结果无法判定。注意不能将不合作误评为失败。

(6) 正常 无上述情况。

7. 注意事项

(1) 测验前做好解释工作，向家长说明此法属筛查性测验，并非测智商，检测项目不要求小儿全部完成，以取得家长配合。

(2) 测验前按小儿年龄（根据生日查明岁、月、日确切的年龄，早产儿应减去早产周数）。在测验图上从顶线至底线，经各能区划 1 条正确的年龄线，并在顶线上写明检查日期。

(3) 提供适宜的环境温度和湿度，保持护患之间良好的沟通。测试时应使小儿情绪稳定、身体舒适及注意力集中。

(4) 检查者须受严格训练，并按标准规定的方法及物品进行。

第四节 青春期发育及健康问题

一、青春期的发育

青春期是儿童到成人的过渡期。青春期发育分为三个阶段：1、青春前期，指第二性征出现之前体格形态开始加速发育阶段，约 2～3 年。2、青春期，指从第二性征开始到性发育成熟阶段，约 2～4 年。3、青春后期，指第二性征发育成熟到成人体格停止增长阶段，约 3 年左右。青春期有如下特点。

(一)体格发育方面

进入青春期后,受性激素的影响,男女孩体格生长明显加速,呈现体格发育的第二个高峰期。一般规律是全身体重的增长与身高平行,同时内脏器官也增长。脂肪组织占体重的百分比例上升(出生时占体重的 16%、1 岁占 22%、以后逐渐减少,5 岁时占 2% ~ 15%),尤以女孩为显著,占 24.6%,约为男孩的 2 倍。因此,青春期女孩大多显得丰满。肌肉发育的速度与身高增长速度平行,性成熟时,肌肉发育特别迅速,男孩骨骼肌占体重比例明显大于女孩。肌肉的发育与营养、运动、生活方式有密切关系。在保证青少年营养的基础上,应积极进行运动锻炼,促进肌肉发达,促进机体健壮灵活。

(二)生殖系统发育

从出生到青春期前期生殖系统处于静止状态。进入青春期后,性器官迅速增长,出现第二性征。

1. 男性生殖系统发育　男性生殖器官包括睾丸、附睾、阴茎。10 岁以前男性外阴呈幼稚状态,睾丸小、阴茎短。10 岁后睾丸增大、阴茎增粗、加长,部分男孩乳房发育。第二性征发育主要表现为长毛,阴毛(12 ~ 13 岁)、腋毛(14 ~ 15 岁)、胡须(>16 岁),声音变粗、喉结突起等。

2. 女性生殖系统发育　女性生殖器官包括卵巢、子宫、输卵管、阴道。出生时卵巢已发育完善,但其卵泡处于原始状态。进入青春期后,随着卵巢的迅速增长,雌激素水平不断上升,外生殖器如阴道逐渐变长变宽、黏膜角化、外阴逐渐成熟。第二性征发育主要表现在乳房、阴毛、腋毛的发育。女性性发育顺序,一般是先乳房、阴毛、初潮、腋毛。乳房发育是第二性征中发育最早的征象,一般为 9 ~ 10 岁。阴毛约为 10 ~ 11 岁;腋毛约为 13 岁左右出现。月经初潮是女性性功能发育成熟的主要标志,大多为 10 ~ 16 岁。

遗精是男性青春期的生理现象,一般为 14 ~ 16 岁,较女孩月经初潮晚 2 年左右。一般认为女孩在 8 岁以前,男孩在 10 岁以前出现性发育,即为性早熟。女孩在 14 岁以后,男孩 16 岁以后无第二性征出现,即性发育延迟。

(三)心理健康发育及问题

青春期是从儿童过渡到青年的阶段,这个阶段的少年心理会产生巨大变化。他们在认知、情绪、社会适应等心理方面发展水平不一,心理发展走向成熟而又尚未成熟,具有极大的可塑性。因此,家庭、社会和学校要关注他们的心理健康。常见心理健康问题如下。

1. 自我意识的矛盾　青少年时代大脑已充分发育成熟,智力发育达到高峰。思维敏捷,接受能力强,对外界事物感兴趣。但是,另一方面他们阅历还浅,涉世不深,在许多方面还不成熟,自我认识不完善,对复杂的社会问题常常有幻想,常因动机过强,欲望过高产生苦恼。因此,学校应及时开展青春期的自我教育,使青少年认识自身的发展变化规律,学会客观地认识自己,从实际出发面对现实。

2. 情感丰富而不稳定　青少年对于自己有关的事物体察细致入微,情感丰富。但青少年心理发育不成熟,情感不稳定而情绪起伏大,青少年对任何竞争都有好胜心,自信力强,当遇到矛盾冲突时又表现气馁和退却。

3. 性意识的发展　青春期由于性生理迅速发育,青少年意识到两性的差别,性心理也随之发生变化,开始对异性关心,渴望与异性交往,喜欢在异性面前表现自己、希望得到异性的爱。他们对自身及异性的性发育有强烈的好奇心,想了解性知识,不敢公开阅读有关性知识方面的书刊,更不敢羞于向人询问,常处于困惑之中。因此,应及时地对青少年进行系统的、正面的性知识教育,消除青少年对性器官及第二性征的神秘、好奇、不安、恐惧,培养高尚的道德情操,提高法制观念,自觉抵制黄色书刊的不良影响,学会保护性器官,了解预防性病知识。另外,要引导青少年珍惜青春,防止早恋。

4. 消除心理代沟　代沟(Generation gap)是指父母与子女间心理上的差异和距离。代沟具有两重心理意义,一方面,它意味着青少年心理已趋向成熟,具有积极社会化倾向。另一方面他使家庭关系紧张,对父母产生隔阂、猜疑、苦闷,对父母的良苦用心长期反感,抵触,个别子女可能出现离家出走的严重后果。要指导子女尊重、体谅父母、理解父母有时的唠叨啰嗦。同时也要指导父母尊重、理解和信任孩子。

二、青春期常见的健康问题

(一)遗精

遗精是正常的生理现象,由于受传统观念的影响,青少年往往对遗精有不正确认识,认为遗精会影响身体健康,遗精后产生焦虑心理。对此应加强性发育的健康教育。

(二)月经病

青春期少女常出现月经过多、月经过少及痛经等问题。这些问题的出现与内分泌功能失调、卵巢分泌功能不全有关。环境改变、剧烈的情绪波动或劳累均可导致月经紊乱。多数少女初潮的头 2 年内有月经不规则,且月经期间全身抵抗力减弱;同时,由于子宫内膜脱落、宫颈微张,易发生感染,应注意经期卫生。

(三)青春期自慰行为

青春期自慰行为是指青少年在无异性参与下进行的满足性欲的活动。一般手淫不会危害身体健康,但由于手淫而引起的心理冲突却可干扰青少年的生活、学习和情绪。因此,应通过性教育使青少年正确对待手淫,减轻恐惧、苦恼和追悔的心理反应。

(四)意外伤害

意外事故是青少年的重要问题。青少年体格迅速增长,感情冲动,但常过高估计自己的能力,易发生打架、欧斗、车祸及溺水等创伤、事故。因而,应加强自我保护意识及安全教育。

(五)吸烟、酗酒、吸毒及滥用药物

近年来,我国青少年吸烟状况较为显著,随着对外交流的日益发展,吸毒、滥用药物状况也不容忽视。应加快对青少年进行有关知识的教育,同时,要加强毒品及有关药品的管理。

(六)自杀

青春期自杀发生率有增高的趋势,原因较为复杂。在日常生活中成人要用适当的方法多与青少年交淡,使其表达内心的真实感受,帮助他们提高解决问题的能力,学习使用应对压力和危机的方法,适时进行必要的心理治疗。

(肖建武)

第五节 习题及答案

一、选择题

(一)A1型题

1. 小儿乳牙全部出齐的时间为
   A. 4个月～6个月
   B. 6个月～8个月
   C. 1岁～1.5岁
   D. 2岁～2.5岁
   E. 3岁～4岁

2. 正常2周岁小儿,其体重约为出生体重的
   A. 1倍
   B. 2倍
   C. 3倍
   D. 4倍
   E. 5倍

3. 2岁内小儿乳牙数目的推算公式是
   A. 月龄减1～2
   B. 月龄减2～4
   C. 月龄减4～6
   D. 月龄减6～8
   E. 月龄减8～10

4. 5岁小儿的体重依公式计算应为
   A. 10kg
   B. 14kg
   C. 18kg
   D. 20kg
   E. 24kg

5. 6岁小儿的身高依公式计算应为
   A. 110cm
   B. 112cm
   C. 114cm
   D. 116cm
   E. 118cm

6. 正常4个月婴儿按体重公式计算，标准体重应是
   A. 5kg
   B. 5.5kg
   C. 5.8kg
   D. 7.5kg
   E. 8.5kg

7. 3岁以下儿童测量身长时应采取的体位是
   A. 坐位
   B. 立位
   C. 俯卧位
   D. 仰卧位
   E. 侧卧位

8. 新生儿出生时平均身长为
   A. 40cm
   B. 45cm
   C. 50cm
   D. 55cm
   E. 60cm

9. 儿童上部量与下部量相等的年龄是
   A. 11岁
   B. 12岁
   C. 13岁
   D. 14岁
   E. 15岁

10. 儿童2岁时头围约为
    A. 42cm
    B. 44cm
    C. 46cm
    D. 48cm
    E. 50cm

11. 新生儿出生时胸围平均为
    A. 30cm
    B. 31cm
    C. 32cm
    D. 33cm
    E. 34cm

12. 儿童胸围与头围相等的年龄为

A. 1 岁

B. 2 岁

C. 3 岁

D. 4 岁

E. 5 岁

13. 小儿前囟闭合的时间为

A. 4 个月 ~ 6 个月

B. 7 个月 ~ 9 个月

C. 10 个月 ~ 12 个月

D. 1 岁 ~ 1.5 岁

E. 2 岁 ~ 3 岁

14. 小儿乳牙萌出的时间最常见为

A. 1 个月 ~ 2 个月

B. 4 个月 ~ 10 个月

C. 11 个月 ~ 15 个月

D. 2 岁 ~ 3 岁

E. 1 岁 ~ 1.5 岁

15. 儿童开始出恒牙的年龄为

A. 2 岁左右

B. 4 岁左右

C. 6 岁左右

D. 8 岁左右

E. 10 岁左右

16. 儿童乳牙出齐共有

A. 15 颗

B. 18 颗

C. 20 颗

D. 28 颗

E. 32 颗

17. 1 岁 ~ 5 岁儿童上臂围小于 12.5cm,提示

A. 肥胖症

B. 营养不良

C. 营养中等

D. 营养良好

E. 营养过剩

18. 婴儿出现颈椎前凸的时间约为

A. 1 个月左右

B. 2 个月左右

C. 3 个月左右

D. 4 个月左右

E. 5 个月左右

19. 出生时上部量占身高的比例为

A. 10%

B. 20%

C. 40%

D. 60%

E. 80%

20. 出生时坐高占身高的比例为

A. 10%

B. 28%

C. 34%

D. 66%

E. 78%

(二)A2 型题

21. 某小儿,会翻身,能伸臂向前撑身躯稍坐,能听懂自己名字,发 ma、ba 等音,脊柱出现两个生理弯曲,乳牙未萌出。该小儿的年龄最可能是

A. 4 个月

B. 5 个月

C. 7 个月

D. 9 个月

E. 12 个月

22. 男婴,营养发育中等,体重 7.5kg,身长 65cm,能伸臂向前撑身躯稍坐,头围 41cm,两个下中切牙正在萌出,该男婴最可能的年龄是

A. 2 个月

B. 3 个月

C. 6 个月

D. 10 个月

E. 12 个月

23. 男孩,体格检查:身长 88cm,体重 12kg,胸围大于头围,前囟已闭,乳牙 18 颗,下列哪

项动作该儿尚不能进行

  A. 坐

  B. 爬

  C. 翻身

  D. 走

  E. 独脚向前蹦跳

24. 一健康男孩,体重 10.5kg,身长 80cm,出牙 12 枚,前囟已闭,胸围大于头围,其月龄最可能是

  A. 9 个月

  B. 12 个月

  C. 18 个月

  D. 24 个月

  E. 20 个月

(三)A3 型题

25. 某小儿,营养发育中等,身长 75cm,头围与胸围相等,能听懂自己的名字,能说简单的单词,两足贴地能独站数秒钟,不能独立行走。

  该小儿的年龄可能是

  A. 4 个月

  B. 6 个月

  C. 8 个月

  D. 12 个月

  E. 18 个月

26. 按标准体重公式计算,该小儿的体重应是

  A. 6.5kg

  B. 9.0kg

  C. 10.5kg

  D. 12.5kg

  E. 15.0kg

27. 该小儿的头围可能是

  A. 34cm

  B. 36cm

  C. 40cm

  D. 44cm

  E. 46cm

(四)B1 型题

(28~30 题共用备选答案)

  A. 32cm

  B. 34cm

  C. 40cm

  D. 46cm

  E. 48cm

28. 出生时头围平均为

29. 3 个月小儿的头围平均为

30. 1 岁小儿的头围平均为

(31~32 题共用备选答案)

  A. 脱水

  B. 肺炎

  C. 贫血

  D. 佝偻病

  E. 头小畸形

31. 前囟早闭或过小见于

32. 前囟迟闭或过大见于

(五)X 型题

33. 儿童生长发育的一般规律是

  A. 连续性

  B. 阶段性

  C. 平衡性

  D. 顺序性

  E. 个体差异性

34. 儿童生长发育的顺序规律是

  A. 上到下

  B. 由远到近

  C. 由细到粗

  D. 由低级到高级

  E. 由简单到复杂

35. 儿童的体重可以用以下公式来估算

  A. 1 月～6 月体重(kg)= 出生体重＋月龄×0.7

  B. 1 岁～6 岁体重(kg)= 年龄×2＋6

  C. 2 岁～12 岁体重(kg)= 年龄×2＋8

D. 7岁~12岁体重(kg)=(年龄×7—6)/2

E. 7岁~12岁体重(kg)=(年龄×7—5)/2

二、填空题

1. 出生时前囟约为 ____cm，____ 个月开始逐渐变小，____ 岁闭合。

2. 身高(长)包括 ____、____、____ 等三部分的长度。

3. 影响生长发育的因素有 ____、____、____、生活环境、疾病和药物等。

三、名词解释

1. 发育

2. 上部量

3. 体重

4. 头围

四、简答题

1. 简述前囟的临床意义。

2. 简述胸围的测量方法。

一、选择题

1. D　2. D　3. C　4. C　5. B

6. C　7. D　8. C　9. B　10. D

11. C　12. A　13. D　14. B　15. C

16. A　17. B　18. C　19. D　20. D

21. C　22. C　23. E　24. C　25. D

26. B　27. E　28. B　29. C　30. D

31. E　32. D　33. ABDE　34. ADE

35. AC

二、填空题

1. 1.5~2.0　6　1~1.5

2. 头部　脊柱　下肢

3. 遗传　孕母情况　营养

三、名词解释

1. 细胞、组织、器官的分化完善和功能成熟。

2. 从头顶到耻骨联合上缘的距离。

3. 全身各器官、组织和体液的总重量。

4. 经眉弓上方、枕后结节绕头一周的长度。

四、简答题

1. (1)前囟早闭或过小见于小头畸形；

(2)晚闭或过大见于佝偻病、先天性甲状腺功能减低症、脑积水；

(3)前囟饱满提示颅内压增高；

(4)前囟凹陷见于脱水或极度营养不良。

2. (1)小儿取卧位或立位，两手自然平放或下垂；

(2) 测量者将软尺0点固定于一侧乳头下缘；

(3)将软尺紧贴皮肤，经背部两侧肩胛骨下缘回至0点；

(4)取平静呼、吸气时的平均值。

第三章 健康小儿的护理

1. 能解释散居和群居儿童的护理管理、儿童意外伤害的预防
2. 能叙述不同年龄阶段小儿的护理、计划免疫程序及预防接种的护理
3. 能正确指导小儿体格锻炼、游戏

第一节 不同年龄阶段小儿的健康护理

不同年龄阶段的小儿在解剖、生理、心理等方面都有不同,生活环境也不相同。因此,应针对不同年龄阶段小儿的特点,采取相应的护理措施,以促进小儿身心健康发展。

一、新生儿期

新生儿期是婴儿期的特殊阶段,新生儿脱离母体开始独立生存,需要经历一系列解剖、生理上的调整和变化,才能适应新环境,维持其生存和健康。但新生儿各组织和器官功能发育尚不成熟,机体抵抗力弱,对外界环境的适应性和调节功能差,故易患各种疾病。其发病率和死亡率是儿童期最高的。婴儿死亡总人数中约 2/3 是在新生儿期,其中小于 1 周的新生儿死亡数占新生儿死亡总人数的 70% 左右。故新生儿保健重点应在生后 1 周内。

1. 新生儿访视护理 新生儿访视是监测新生儿成长的主要措施。访视的时间是新生儿出生后的第3、第7、第14、第28 天,共 4 次,对高危儿应提早访视的时间、适当增加访视的次数。访视的内容主要包括新生儿出生情况、生后的生活状况、体重与身长测量、体格检查及视、听觉检查等。通过系统观察新生儿的生长发育和营养状况,有针对性的给予喂养、卫生、生活安排及疾病防治等方面的指导和示范。每次访视的情况应详细记录在健康管理卡上(详见散居儿童的管理)。

2. 保暖护理 新生儿的居室应阳光充足、通风良好,温、湿度适宜。有条件者室内温度保持在 22℃ ~ 24℃, 相对湿度为 55% ~ 65%。冬季环境温度过低可使新生儿(特别是低体重儿)体温不升,影响代谢和血液循环,导致寒冷损伤综合征。夏季要避免室内温度过高、衣服过多、空气不流通,出汗过多,体温升高致"新生儿脱水热"。因此,应按气温的变化,随时增减衣被,使用热水袋或其他电保暖代用品时,要防止烫伤及用电安全。

3. 喂养护理 评估母亲乳汁分泌及乳头、乳房的健康情况。大力提倡母乳喂养,宣传母乳喂养的优点,指导哺乳方法和技巧。强调产妇与新生儿在生后半小时内接触并开始吸吮母亲乳头,做到按需哺乳。指导母亲如何观察乳汁分泌是否充足,如哺乳后新生儿安静入睡,大

小便正常,体重正常增长,则乳汁充足。吸吮力弱者,可将母乳挤出,用滴管哺喂,一次量不宜过多,以免误吸引起窒息。哺乳后应将小儿竖抱并轻拍背部,取右侧卧位,床头抬高,防止溢乳。如确系无母乳或母乳不足者,应指导采取科学的人工喂养方法。生后2周起逐渐补充浓缩鱼肝油和维生素C。

4. 日常护理　指导家长观察新生儿的一般情况。如小儿精神状态、面色、呼吸、体温和大小便等。新生儿皮肤娇嫩,应每日洗澡,水温不宜过高,用中性的婴儿沐浴露或肥皂,保持皮肤清洁。介绍正确的眼、口腔黏膜、鼻腔、外耳道和脐部的护理方法。应选用质地柔软、色浅、吸水性强的棉布制作衣服,衣服式样宜简单、宽松、易穿脱和便于肢体活动。尿布以白色为宜,便于观察大小便的颜色,尿布不宜过厚且要勤换,每次大便后清洗臀部。

5. 预防感染,防止意外　新生儿娩出后迅速清理口腔内粘液,保证呼吸道通畅。母亲在哺乳和护理新生儿前应洗手。尽量减少亲友探视和亲吻,家人患呼吸道传染病时必须戴口罩接触新生儿,避免交叉感染。凡患有皮肤病、呼吸道和消化道感染及其他传染病者,不能接触新生儿。新生儿应使用专用用具,餐具如奶瓶、奶头应严格消毒。新生儿脐带未脱落前要注意保持干燥,防止脐炎。保持臀部皮肤清洁干燥,防止尿布炎。要注意防止被褥蒙头过紧,哺乳时防止乳房、乳头堵塞口鼻等引起新生儿窒息。

6. 早期教育　新生儿的视、听、触觉已初步发育,可通过优美的音乐、色彩鲜艳的玩具等反复的视觉和听觉的统合训练,建立起各种正常的条件反射,培养新生儿对周围环境的定向力及反应能力。鼓励家长多抚触、搂抱新生儿,并用和蔼的态度、亲切的语言与其说话、对视,建立情感,亲子间的情感连接是婴儿心理社会发展的重要基础,有利于小儿神经心理的健康发育。

 感觉运动统合

感觉运动统合是指人的大脑将从各种感觉器官传来的感觉信息进行多次分析、综合处理,形成有效率的组合,并作出正确的应答,使个体在外界环境的刺激中和谐有效地运作。通俗地讲,就是将有用、有关的信息报告给大脑,无用、无关的信息过滤掉。

二、婴儿期

婴儿期是小儿生长发育最迅速的时期,需要的热量多、营养物质要求高,但小儿消化系统发育不完善,易发生消化紊乱和营养不良等疾病。婴儿各系统发育不完善,自身免疫功能低下,6个月左右从母体获得的抗体逐渐消失,故易患肺炎等感染性疾病。因此,要加强婴儿期的保健,促进婴儿的健康发展。

1. 合理喂养　4个月内的婴儿应采用纯母乳喂养,4个月以上婴儿开始添加辅食,补充营养,使其适应多种食物,为断离母乳作准备。介绍辅食添加的顺序和原则、食物的选择和制作。训练用勺进食辅食;7~8个月后婴儿应学习用杯喝乳、喝水,以促进咀嚼、吞咽及口腔协调动作的发育。2个月以上的婴儿应逐渐定时进食,每日6餐;4个月后逐渐夜间不再进食。整个婴儿期的食物以高能量、高蛋白的乳类为主,每日乳类供能不应低于总能量的1/2。

2. 日常护理

(1)清洁护理　保持皮肤清洁,指导家长每日早晚给婴儿洗脸、洗脚和臀部。有条件者每日沐浴,天气炎热,出汗时应增加沐浴次数,沐浴不但有利于清洁,还能为婴儿提供嬉戏和运动的机会。婴儿头部前囟处易形成鳞状污垢或痂皮,不可强行剥落,可用消毒植物油外涂,24小时后用中性肥皂和热水洗净。对耳部及外耳道的可见部分,每日用软毛巾擦净。对鼻孔分泌物用棉签蘸水揩除。沐浴后,将皮肤皱褶处如颈、腋、腹股沟等部位擦干后并外用爽身粉。

(2)衣着护理　婴儿的衣服应简单、宽松,便于穿脱及四肢活动。婴儿颈短,上衣不宜有领,以和尚领或圆领为宜,衣服用带子替代钮扣。裤子不用松紧腰裤,以连衣裤为佳。尿布外面不宜使用塑料布或橡胶单,以免发生尿布炎。按季节增减衣服和被褥,以婴儿两足暖和为宜。

(3)睡眠护理　充足的睡眠是保证婴儿健康的先决条件之一。为保证充足的睡眠,应从生后开始就培养良好的睡眠习惯,建立昼夜生活节律。6个月前每日睡15~20小时;1岁时每日睡13~14小时。婴儿的睡眠环境不需要过分安静,光线可稍暗,睡前不宜过度兴奋,可利用固定的乐曲催眠,不吸吮乳头、不拍、不摇、不抱,培养小儿自己入睡的习惯。

(4)牙齿护理　4~6个月乳牙萌出时,婴儿可有吸手指、咬东西、烦躁、难入睡和拒食等表现,应指导家长用软布牙套(套指)帮助小儿清洁齿龈和萌出的乳牙,给6个月左右的婴儿提供饼干等食物咀嚼,以利于乳牙的萌出并锻炼咀嚼功能。

3. 定期进行健康检查　婴儿年龄越小,生长发育越迅速,定期进行健康检查,以便早期发现问题,早期干预。一般小于6个月的婴儿每1~2月体检一次;大于6个月的婴儿,每2~3月体检一次。如果有生长偏离,应寻找原因并予以矫正,保证小儿健康成长。

4. 户外运动　家长应每日带婴儿进行户外活动,晒太阳和呼吸新鲜空气,以增强体质,预防佝偻病的发生。在炎热的夏季,户外活动时间应以上午9点前和下午4点后为宜,防止被阳光灼伤。

5. 促进情感、感知觉、语言、运动发育　婴儿正常的、愉快的情感需要父母或抚育人员关爱,及时满足婴儿的需要,发展婴儿安全感和信任感。父母应亲自抚养婴儿,经常用带有声、光、色的玩具刺激婴儿对外界反应,如在婴儿床上悬吊颜色鲜艳的风铃、摇铃等,也可以每日定时放悦耳的音乐、唱歌,促进婴儿感知发育。语言的发育是一个连续有序的过程。婴儿出生后,家长应利用一切机会和婴儿说话或逗引婴儿"咿呀"学语,利用日常接触的人和物,引导婴儿的语言同人、物及动作联系起来;1~2个月开始发喉音;2个月发"啊"、"咿"等元音;6个月时出现辅音;7~8个月发"爸爸"、"妈妈"等语音;8~9个月喜欢学亲人口唇发音;10个月有意叫"爸爸、妈妈"等。

家长应为婴儿提供运动的空间和机会。婴儿2个月后经常训练婴儿俯卧抬头;3~6个月时训练能够抓握细小的玩具,通过玩具练习婴儿的抓握能力;7~9月时应逗引婴儿爬行,同时练习婴儿站立、坐下和行走,以增强运动能力的发育。

6. 预防感染、防止意外　婴儿对传染病普遍易感,为保证儿童健康成长,应按计划免疫程序完成各种疫苗的基础免疫,防止传染病的发生。

婴儿期常见的意外事故有异物吸入、窒息、中毒、跌伤和烫伤等,应加强防范。

三、幼儿期

此期小儿生长发育较前缓慢,但神经心理发育迅速。随着言语和运动能力增强,与外界环境接触机会增多,自主性和独立性不断发展。但幼儿对各种危险事物识别能力差,自身免疫力仍较低,故意外伤害、感染性和传染性疾病发病率高。因此,幼儿期保健重点是合理安排营养,预防传染病和意外,进行生长发育监测。

1. 合理营养 供给足够的热量和各种营养素,保证各种营养素充足且均衡。食物应细、软、烂、色美、多样化,以增进食欲,适应消化道水平。培养独立进食能力,鼓励自己进食。防止强迫进食,避免过多液体食物、零食而影响食欲。创造良好的进食环境,就餐前避免过度兴奋和剧烈活动,桌椅高低合适,食物温度适宜。1 岁半开始应学习自食;2～3 岁培养用筷子进食,养成饭前饭后洗手的卫生习惯。

2. 日常护理

(1)衣着护理 幼儿衣着应颜色鲜艳便于识别,穿脱简便易于自理。幼儿 3 岁左右应学习穿脱衣服、整理自己的用物。鞋要合脚,鞋子不用系带式。

(2)睡眠护理 幼儿的睡眠时间随年龄的增长而减少,一般每晚可睡 10～12 小时,白天睡 1～2 小时;入睡前不要给幼儿阅读紧张、有趣的故事或做剧烈的游戏,带一个幼儿喜欢的玩具上床,以使其有安全感。

(3)卫生保健 幼儿 3 岁后,应在父母的指导下学习自己刷牙,早晚各一次。养成不喝生水,不食未洗净的瓜果和掉在地上的食物,不随地吐痰和大小便,不乱扔瓜果、纸屑等良好习惯。

(4)大小便训练 2～3 岁小儿大脑皮质控制功能发育完善,幼儿逐渐可控制排便,家长应采用鼓励和赞赏的方式,不要表示失望或责备。养成良好的排便卫生习惯。

3. 定期健康检查 教育家长认识健康检查的重要性,每 3～6 月进行体格检查一次,预防营养不良、单纯性肥胖等疾病。

4. 加强语言发育与运动的发育 幼儿期是言语、动作、精神、心理发育的关键时期,应重视与幼儿的语言交流,给小儿提供多听、多说的机会,可通过游戏、讲故事、唱歌等活动学习语言,并借助儿童动画片、图书等扩大小儿的词汇量。幼儿可通过走路,玩耍、游戏等促进动作的发育,应根据不同的年龄提供合适的玩具。18 个月的幼儿喜欢能推、拉的玩具。2 岁后的幼儿开始模仿成人的活动。如玩水、堆沙土、喜欢奔跑、蹦跳等。故选择合适的玩具,可有助于发展幼儿的动作,提高幼儿的想象力、思维能力。

5. 预防疾病和意外 幼儿仍易患传染病,应接种乙脑、流脑、风疹、腮腺炎、水痘疫苗。指导家长防止意外发生,3 岁以下小儿尽量不吃瓜子、花生等食物,防止异物吸入引起窒息。幼儿好奇心强,可自行独走,不宜让其单独外出或留守家中,以免发生烫伤、跌伤、溺水、触电等事故。

四、学龄前期

学龄前期儿童智力发展快,好奇、好问、好模仿,体格生长速度较慢,独立活动范围逐渐扩大,是性格形成的关键时期。此期的保健重点是加强早期教育,继续生长发育监测,培养其良好的道德品质和生活自理能力。

1. 保证充足营养　学龄前儿童膳食结构接近成人,食品制作应多样化,做到粗、细、荤、素食品搭配,保证热能和蛋白质的摄入(每日摄入优质蛋白质占总量蛋白质1/2)。每日 4～5 餐(3 餐主食,1～2 餐点心),做到适合学龄前期儿童的生长需要和消化能力。

2. 日常护理

(1)养成良好睡眠　学龄前期小儿想像力丰富,入睡前应尽量避免恐吓等刺激,与其进行一些轻松愉快的活动,可在卧室内开一盏小夜灯,使之消除怕黑等紧张情绪。

(2)自理能力训练　此期小儿基本已能自理生活,如进食、洗脸、刷牙、穿衣、如厕等,但其动作缓慢、不协调,常需他人帮助,应鼓励小儿自己独立完成。

3. 加强教育

(1)品德教育　儿童教育应结合愉快的游戏,使小儿的智力和体能得到发展,学会关心集体、团结协作、遵守纪律、热爱劳动等优秀品质。适时安排小儿学习手工制作、绘画、唱歌、跳舞等,培养多方面兴趣,丰富想象,提高思维能力,陶冶情操。

(2)开发智力　家长指导小儿绘画、搭积木、剪帖和做模型的精细运动,参加愉快的游戏活动,引导小儿发展智力,增加其动手能力和思维能力。

4. 预防疾病与意外　每年进行 1～2 次健康检查,筛查与矫正视力、龋齿、寄生虫等疾病。预防接种在此期进行加强。对小儿开展安全教育并采取相应的安全护理措施,预防儿童外伤、溺水、误服药物、食物中毒、触电等意外事故。防治常见的心理行为问题。

大视野　学龄前儿童常见的心理行为问题

　　学龄前儿童常见的心理行为问题有:吮拇指、咬指甲、遗尿、手淫、攻击性或破坏性行为等。儿童行为问题的发生与父母对子女的期望、教育方式、父母的文化程度、学习环境等显著相关。多数儿童行为问题可在发育中自行消失。

五、学龄期

学龄期体格生长呈稳定增长,机体抵抗力增强,认知能力和心理、社会适应能力发展迅速。此期保健的重点应加强体格锻炼,培养良好的品格,加强卫生指导,促进德、智、体、美、劳全面发展。

1. 合理营养　学龄期小儿膳食要求营养充分而均衡,以满足小儿生长发育的需要。家长要重视早餐的营养,学校要重视课间加餐的食品。学龄期小儿易患缺铁性贫血,应特别重视补充含铁的食物。应定时、定量进餐,不吃变质和不洁的食物。要注意防止小儿挑食、偏食、吃零食及暴饮暴食等不良习惯。

2. 预防疾病、防止意外事故　学龄期小儿应每年进行健康检查一次,继续按时预防接种,宣传常见传染病的防治知识,减少传染病的发生。应注意保护视力,保持正确的读书、写字的姿势,保证脊柱、胸廓的正常发育。对学生进行法制教育,学习交通安全规则和对意外事故、自然灾害的防范知识,如防止车祸、溺水、触电等,减少伤残的发生。

3. 加强体格锻炼　学龄期儿童应每日进行户外活动,进行各种体育锻炼,如体操、跑步、球类、游泳等活动,提高体力和耐力,增强机体抗病能力。在学校应进行课间户外活动,有利于消除机体疲劳,清醒头脑。体格锻炼时,应注意环境适宜、内容适当、循序渐进、持之以恒。

4. 培养良好习惯　加强品德教育,培养小儿不吸烟、不饮酒、不要随地吐痰等良好习惯。注意培养良好的学习习惯和性情,加强素质教育。保持良好的睡眠习惯,保证精力充沛,做到按时就寝、起床和午睡。要充分利用各种机会和宣传工具,有计划、有目的地帮助儿童抵制社会上各种不良风气的影响。

5. 防治常见的心理行为问题　学龄儿童常见心理问题主要是焦虑、恐惧。主要原因是学龄儿童开始入学,对学校的环境和同学感到陌生,不愿意与父母分离、不愿意上学,因此,家长、学校老师应共同配合帮助儿童适应学校生活。

六、青春期

青春期为青少年从儿童到成人的过渡期。体格发育出现第二个生长高峰。性功能发育、认知能力日趋成熟,但心理和社会适应能力发展相对滞后;面对诸多的社会压力,形成青春期复杂的心理卫生问题。此期保健重点是保证充足的营养,加强青春期生理卫生教育,培养良好的健康生活方式和良好素质。

1. 加强营养　青春期体格生长迅速,需要热能多,应增加蛋白质、维生素及矿物质等营养素的摄入。通过改善烹调技术增加食欲,养成定时进餐,避免吃一些营养成分不均衡的快餐食品。应注意当少女开始关心自己的外貌和身材时,担心自己发胖,常常不吃早餐及偏食而影响正常的体格增长。应指导青少年选择合适的食物,保持良好的饮食习惯。

2. 健康教育

(1)培养良好生活方式　青少年期应保持有规律的生活,加强体育锻炼,增强体质。在社会不良因素的影响下,青少年要提高识别是非的能力,把握自己的行为,不要染上吸烟、饮酒等不良习惯。要拒绝滥用药物、远离毒品,建立健康的生活方式。

(2)保证充足睡眠　青少年需要充足的睡眠,养成早睡和早起的良好的睡眠习惯。

(3)科学的性教育　性教育是青春期健康教育的一个重要内容。加强对青少年包括生理、性心理、性道德和性病防治等方面知识的学习。增强青少年的自尊心、自信心和意志力,解除心理困惑,正确对待各种心理失衡,建立正确的异性交往关系,认识异性的生理特点,树立正确的社会道德规范,防止性犯罪。

3. 预防疾病和意外　青春期应重点防治结核病、屈光不正、龋齿、脊柱畸形等。应定期体格检查,做到早期发现、早期治疗。女孩月经初潮易出现月经紊乱、量多少不一、腹痛等,需尽早专科诊疗。要防止意外创伤和事故,如运动创伤、车祸、溺水、打架斗殴等。

第二节　儿童的护理管理

一、散居儿童的护理管理

散居儿童是指未入托幼集体机构,散居在家庭中由父母或其他家庭成员照料的 7 岁以下儿童。由于散居儿童居住地分散、家庭环境和条件各异、人数众多、要使每个儿童都能够享有卫生保健，就必须依靠各级儿童保健机构，通过科学的管理方法实行。目前，我国散居儿童保健管理的形式有两种：一是建立儿童保健责任地段。确定责任地段制定儿童保健工作管理常规，必须有专人负责7岁以下儿童的系统保健工作。二是在各级儿童(妇幼)保健机构开设儿童保健门诊。具体内容如下。

1. 新生儿家庭访视　由妇幼保健人员入户对新生儿进行访问、检查和指导。对新生儿访视一般为3～4次，包括初访、周访、半月访、满月访。

(1)初访　新生儿出院后1～3天内进行。访视内容为：① 询问新生儿出生及分娩后的情况，如分娩方式、有无窒息史、出生时体重、身长、卡介苗、乙肝疫苗接种情况；②观察新生儿的一般健康状况如皮肤颜色、面色、精神、哭声和大小便、脐部有无渗出物等；③全面的体格检查；④ 查看新生儿居室的卫生状况：室内是否通风良好，室温、相对湿度是否合乎要求，新生儿衣着、被褥、尿布是否合适；⑤了解母乳分泌情况，鼓励母乳喂养，宣传母乳喂养的优点，指导科学的喂养方法；⑥指导家长严密观察和科学护理。在访视的过程中，如发现异常要及时诊断和处理。

(2)周访　生后5～7天进行。了解初访指导内容的执行情况，观察新生儿的一般状况，如生理性黄疸、生理性体重下降、脐带脱落情况等。

(3)半月访　生后10～14天进行。了解黄疸消退情况，体重是否已恢复到出生时体重。指导家长在足月儿生后半月时应给予预防量维生素D。检查新生儿听力、视力，指导家长为新生儿建立正常的生活规律。

(4)满月访　生后28～30天进行。了解小儿喂养、睡眠、大小便情况。进行全面体格检查，测量体重、身长，如体重增加<600g，应查找原因，给予指导。

每次访视后应认真填写访视记录卡，满月访视结束后应做出访视小结，待新生儿满月后转入婴儿期保健系统管理。

2. 儿童保健门诊的健康监测　儿童保健门诊是医疗保健机构为儿童健康保健、咨询所开设的，不同于医疗机构的儿科门诊。工作内容如下。

(1)健康咨询　向儿童家长提供所需的卫生保健信息，对他们提出的问题给予适当的建议和提供专业技术服务。

(2)定期健康检查　婴儿每1～3月1次；幼儿每3～6个月1次；学龄前儿童每年2次。测量体重、身高(长)、头围、胸围等。检查身体各系统有无异常，如发现生长偏离或疾病，及时指导矫治康复。

(3)计划免疫　按照国家规定的计划免疫程序，为儿童完成预防接种。

(4)预防常见病、多发病　小儿易患呼吸道感染、营养性缺铁性贫血、婴幼儿腹泻、佝偻病、单纯性肥胖症和微量元素缺乏等疾病。要大力开展积极防治工作，对有传染病患儿的家庭应指导家长在居室内采取消毒和隔离措施，防止传播。

(5)健康教育　利用各种机会、通过各种方式，如广播、电视、报刊、墙报、宣传栏等，对家长和儿童开展有针对性、多种形式的健康教育。宣传内容广泛，如小儿营养与喂养、疾病与意外事故的预防、体格锻炼的方法等。通过深入的教育，提高广大家长保健知识水平，促进儿童的健康发育。

二、群居儿童的护理管理

群居儿童(集体儿童)是指在托儿所、幼儿园集体生活、学习和活动的儿童。托儿所、幼儿园是学龄前期儿童受教育的重要场所,应采取相应措施,保障和促进儿童身心健康发展。

(一)幼儿园、托儿所儿童管理及护理

1. 群居儿童保健任务　根据《托儿所、幼儿园卫生保健管理办法》第10条的要求,托幼卫生保健工作的任务如下。

(1)健康检查管理　严把小儿进入托幼机构的健康检查关,建立定期健康检查制度,并做好常见病和多发病的防治,发现问题及时处理报告。

(2)建立合理的生活制度　培养儿童良好的生活习惯,促进儿童身心健康。做好急慢性传染病的管理。

(3)饮食管理　为儿童提供合理营养,确保儿童膳食平衡,满足其正常生长发育需要,防止发生营养缺乏性疾病。

(4)完成计划免疫工作　预防传染病的发生。

(5)体格锻炼　开展适合儿童身心发展的体格锻炼,提高儿童抗病能力。

(6)合理教养　对儿童开展早期教育,利用适合儿童身心发展、有利于健康的玩具、教具,促进儿童感知、动作、语言、认知等能力的发展。

(7)制定各种安全制度　采取各种安全保障措施,防止儿童意外伤害的发生。

(8)环境管理　做好环境卫生、个人卫生、美化和绿化等工作,为儿童创建安全、整洁和优美的环境。

(9)健康教育　大力开展,培养儿童健康的生活习惯。学习自我保健的技能。

2. 卫生保健工作内容

(1)健康检查制度

1)小儿入园(所)前健康检查　儿童必须在当地卫生行政机构或当地卫生行政部门指定的医疗机构进行体格检查,防止儿童把传染病带入园(所)。托儿所、幼儿园的工作人员入园(所)前也要做健康体格检查,体检合格者,由健康单位签发健康证明书,方能证上岗。

2)入园(所)后定期健康检查　了解儿童生长发育情况和健康状况。①晨间检查:儿童每天早晨入园(所)前进行简单检查,如小儿有无发热、皮肤有无皮疹、面色有无异常,有无某些传染病如水痘、麻疹、腮腺炎的早期表现。要防止传染病和把可造成儿童创伤的危险品(小刀、玻璃球等)带入园(所);②午、晚间及全日检查:保教人员每日午、晚间应巡视各班级1次,随时观察儿童健康状况,发现可疑或异常情况应及时采取相应措施并妥善处理。对需服药、打针的小儿,保健人员应作记录并协助治疗。

(2)清洁卫生消毒制度　幼儿园(所)应经常进行清洁卫生大扫除、常洗晒被褥、开窗通风,食具、茶杯、毛巾、便具进行消毒。做到1人1条毛巾、1个口杯。漱牙、洗脸用流动水冲洗,防止结膜炎的发生。对垃圾和粪便要妥善处理。

(3)传染病隔离制度　幼儿园(所)保教人员应对传染病采取早预防、早发现、早隔离和

早治疗的综合保健措施。幼儿园(所)设立简易隔离室,一旦发现传染病患儿应立即进行隔离。对接触过传染病患儿的易感儿也应采取隔离,直至传染病潜伏期过后方可离开隔离室。

(4)合理膳食制度　儿童膳食应有专人负责,根据不同年龄儿童营养需要量,各类食物供给量的标准,合理安排每日3餐的食谱。炊事人员应掌握科学的烹调方法,注意食物的色、香、味、品种多样化,又要注意合理、平衡的膳食营养。

(5)合理生活制度　根据儿童的年龄、生理和心理特点及季节变化建立合理的生活制度,培养良好的生活习惯。儿童应按时进餐、睡眠和活动,这有利于条件反射的建立,也有利于良好生活习惯的培养。对已建立的生活制度要持之以恒,不要随意变更。对体弱儿和有残疾的儿童给以适当照顾。

(6)体格锻炼制度　体格锻炼是儿童保健的一项积极措施、能增进儿童身心健康及抗病能力,培养儿童坚韧不拔的意志和顽强品格。幼儿园(所)应有计划、有组织的开展各种形式的游戏,充分利用日光、空气、水进行体格锻炼,并进行舞蹈、体操等体育运动。

(7)早期教育　早期教育对儿童的智力发展极为重要。教育应从儿童生理和心理特点出发,依据促进体质和心理发展相结合、认识能力与性格培养相结合,个别教育和集体教育相结合的原则,注意教育内容应符合儿童神经心理与体格发育规律。教育方式以启发、诱导和正面教育为主,充分注意儿童直观性和模仿性等特点,重视发展儿童的创造力和丰富的想象力。为儿童提供适当的玩具、教具,动静结合,寓教于乐,把教养任务融入儿童的每一项活动中去。

(8)与家长保持联系　应与家长保持密切联系,争取家长的配合,共同做好儿童体格和智力的保健工作。

(二)学校卫生指导

学龄儿童开始接触社会,家长、学校和社会应密切配合,保证学龄儿童身体和心理健康发展。

1.培养良好的卫生习惯　学校应积极开展卫生教育,宣传讲究卫生,预防疾病的重要性。具体内容有:①注意口腔卫生,每日早、晚涮牙,预防龋齿;②爱护公共卫生,不随地吐痰、不随地大小便、不乱扔垃圾;③培养良好的饮食习惯,按时进餐,不偏食、不挑食、不饮酒、不吸烟;④培养良好的睡眠习惯,保证足够的睡眠,按时起床,养成夏季午睡的习惯;⑤积极参加户外活动,呼吸新鲜空气,消除疲劳。

2.培养正确的行为姿势　学龄儿童期是骨骼成长的重要时期,为防止骨骼畸形(歪肩、驼背),培养学生正确的坐、立、行走等身体姿势十分重要。具体措施如下。

(1)正确的坐姿　①听课时,应抬头,两肩摆平,躯干正直,两臂自然下垂,大腿平放椅面上,腰部靠在椅背上,两小腿与地面垂直或稍向前伸,脚板平放地上;②阅读时,书本应与桌面成30°～40°,使书本与视线成直角;③写字时,头稍向前倾,两臂应等长地放在桌上,使身体保持端正,前胸与桌沿要保持一定距离。不要在弱的光线下写字,字迹不要过小过密,时间不宜过长,应有充分的休息时间,防止眼疲劳。课堂内应经常变更座位,以免常向一边看黑板,导致屈光不正。坚持每日做眼保健操,防止近视眼。

(2)正确的站立姿势　站立时两臂自然下垂,挺胸收腹。休息时两足交替伸出,不要固定一侧。

（3）正确的走路姿势　走路时,双足勿向外撇,避免"八字脚"走路的习惯,最好用双肩带书包。

3. 课间加餐制　为保证小儿足够的营养,最好上午第2节课后加餐1次,补充学生常因赶早晨上课时间而进食不足之需。

4. 坚持适当体育锻炼与劳动　指导学生进行适当的体育锻炼活动,如体操、赛跑、球类等,有助于少年儿童体力、耐力的发展。教育学生热爱劳动,促进德、智、体全面发展。

5. 预防传染病　向学生宣传预防常见传染病的知识,按时预防接种,定期体格检查。

第三节 小儿体格锻炼与游戏

一、体格锻炼

体格锻炼能促进儿童的生长发育,培养小儿坚强意志,有利于智力的提高,有利于提高机体免疫功能和适应外界环境能力的增强,有利于心理、社会适应能力和创造力的发展。体格锻炼的形式多种多样,可利用阳光、空气、水等自然条件,结合日常护理,根据小儿年龄、体质和环境特点,选择适合的锻炼方式。

（一）体格锻炼内容

1. 婴儿抚触　婴儿抚触是通过皮肤触觉,对婴儿进行头部、胸腹部、四肢、背部及臀部等处的皮肤接触和抚摩,以增强婴儿肌肉力量和关节灵活度的一种方法。抚触能促进父母与婴儿之间和情感,有助于建立母子间更和谐的亲情互动关系。新生儿脐带脱落后即可进行抚触,每日2次,每次15～20分钟。抚触的时间和顺序应灵活掌握,注意保暖、防受凉。

2. 空气浴　利用气温与体表温度之间的差异形成刺激,对小儿进行锻炼的一种方法。寒冷的空气使交感神经兴奋,促进新陈代谢、增强呼吸、心脏功能。健康小儿从出生后即可进行。锻炼的第一步是开窗睡眠,保持室温不低于20℃;出生2～3月后,在室内进行空气浴,小儿逐渐减少衣服至只穿短裤。习惯后可移至室外进行。空气浴一般在饭后1～1.5小时进行,每日1～2次,开始时每次2～3分钟,逐渐延长至2～3小时(夏季);冬季为20～25分钟。室温每4～5天下降1℃,3岁以下及体弱儿气温不宜低于15℃;3～7岁不低于12℃～14℃;学龄儿可降至10℃～12℃。空气浴时要随时注意观察小儿的反应,若小儿有寒冷的表现,应立即增加衣服。

3. 水浴　水浴是利用身体表面与水的温度差来锻炼身体。水的传热能力比空气强28～30倍,水能从体表带去大量的体热,提高皮肤适应冷热变化能力。水浴又能保持皮肤清洁,有益于抵抗疾病,促进生长发育。水浴的方法:

（1）温水浴　新生儿在脐带脱落后可进行温水浴,水温在37℃～37.5℃。冬春季每日1次,夏秋季每日2次,在水中时间为7～12分钟,每次浴毕用毛巾擦干,注意保暖。

（2）擦浴　刺激作用较温和,操作方法简便,适用于7～8月以上任何体质的小儿。擦浴时室温保持在16℃～18℃,一般在床上进行,先将吸水性好、软硬度适中的毛巾浸入温水

（32℃～33℃）中,拧至半干,然后在婴儿四肢自手臂、脚、腿做向心性擦浴,擦毕用干毛巾摩擦至皮肤微红为止,婴儿适应后,水温每隔2～3日降低1℃。

（3）淋浴 对机体的锻炼作用较强,除水温刺激外,还有水流的机械压力所起到的按摩作用。淋浴适用于3岁以上儿童,其顺序是先冲淋背部,后冲淋两肋、胸部和腹部,不冲头部。水温开始时为35℃～36℃,以后每隔2～3天降1℃,每次冲淋时间为20～40秒钟,每日1次,室温保持在18℃～20℃,冲淋后用干毛巾擦至皮肤微红。

（4）游泳 有条件可以从小训练,但应由成人在旁看护。天然浴场应选择平坦、活水、水底为沙质、水质清洁、附近无污染的地点或游泳池。游泳时外界气温不应低于24℃。水温不低于22℃,游泳持续时间开始不超过2～5分钟,逐渐延长10～15分钟。在空腹或刚进食后不可游泳,出汗时不得下水,应擦干全身,先浸湿头部和胸部,然后逐渐浸入水中。有心肾疾病的小儿不应游泳。

4.日光浴 日光中的紫外线和红外线具有特殊的生物学作用。紫外线照射皮肤可使皮肤内7-脱氢胆固醇转变为内源性维生素D,有预防维生素D缺乏性佝偻病的作用。此外,在日光照射下周围血管扩张,循环加快,有促进心肺功能作用。1岁以上的儿童可进行日光浴。日光浴场所应避风、清洁、最好在树阴旁。在进行日光浴时,小儿仅穿三角短裤、头戴宽边白帽、眼戴遮阳镜,先晒背部、再晒身体两侧、最后晒胸、腹部。日光浴应在餐后1～1.5小时进行,夏季宜在上午8～9时左右;春、秋季节可在上午10～12时进行;避免空腹进行;每次日光浴时间不超过20～30分钟,4周为一疗程,每周停1日,每疗程间休息10日。日光浴中如出现头晕、头痛、食欲减退、心跳加快、睡眠障碍等,应限制日光照射量或停止进行。身体特别虚弱或神经极易兴奋的儿童不宜日光浴。

"三浴"锻炼的顺序:先进行空气浴、日光浴、最后是水浴。

（二）体育运动

1.婴儿被动操 在成人帮助下进行四肢伸、屈运动,可促进婴儿大运动的发育,改善血液循环,使精神活泼。适合于2～6个月的婴儿,每日1～2次。

2.婴儿主动操 在成人适当扶持下,训练婴儿爬、坐、仰卧起身、扶站、扶走等部分动作。适合于6～12个月婴儿。

3.幼儿体操 在成人的扶持下,对12～18个月尚不会走路或独走不稳的幼儿,锻炼走、前进、后退、平衡、扶物过障碍物等动作。18个月～3岁的幼儿,可配合儿歌或音乐进行有节奏的幼儿模仿操。

4.儿童体操 广播体操、健美操适用于3～6岁儿童,以增加大肌群、背及腹肌的运动,四肢活动的协调性。

5.田经与球类 年长儿可利用器械进行锻炼,如木马、滑梯、也可参加球类、舞蹈、跳绳等。

二、游戏

游戏是儿童必不可少的活动。通过游戏可使小儿逐步发展社会性,学到别人无法授予的知识。游戏有利于小儿感知能力和运动能力的提高;有利于创造力的开发和智力的提高;有利于心理、社会适应能力的发展。

1. 婴儿期游戏发展特点 出生后至2月的婴儿喜欢注视照顾者的脸,听轻柔的声音,看颜色鲜明可移动的物体,应选择色泽鲜艳光彩夺目、有声音的玩具;3~6个月婴儿喜欢注视和玩弄自己的小手;7~9个月喜欢抓能够滚动的颜色鲜艳的软玩具;10~12月婴儿会玩"藏猫猫"游戏,反复地扔东西让大人拾起,12个月喜欢把东西放入容器内取出。

2. 幼儿期游戏发展特点 12~18月婴幼儿开始会站立行走,但仍以捡东西和扔东西为乐,同样需大人陪伴参与,喜欢拖着走的玩具。2~3岁小儿智力进一步发展,喜欢模仿成人的生活和动作,所以选择的玩具面广一些,如小家具、餐具、小木桶等。他们玩水、玩沙,在纸上随意涂画,随音乐手舞足蹈,唱简单的歌谣,翻看故事书或看动画片等。幼儿期一般没有联合与合作活动,此期游戏特点为平行性游戏。

3. 学龄前期游戏发展特点 学龄前期小儿仍喜欢玩水、玩沙、绘画、搭积木、剪贴,他们做模型技巧性明显增加。游戏转变为联合性游戏。

4. 学龄期游戏发展特点 学龄儿童开始收集他们认为不平常的东西,如石子、各种图片等;喜欢读较简单有趣的故事书;喜欢户外活动,如骑车、游戏、溜冰、踢球、跳绳等;喜欢看电视、玩游戏机等。此期游戏特点是合作性游戏,每个人有明确的角色,他们共同讨论并制定计划,完成某个目标。

5. 青春期游戏发展特点 青少年对父母的依赖性逐渐减少,愿意与朋友在一起,青少年的兴趣因性别不同有差异。女孩子对社交性活动产生兴趣,她们常学习烹饪、洗衣服、手工艺等,男孩子对运动中的竞争和求胜感兴趣。

游戏需要玩具,因此选择玩具时应注意:①玩具应与各年龄期的小儿相适应,有教育意义;②玩具应具有安全性,外形光滑无锐角;③易洗涤和消毒,材料无毒;④要考虑不同性别对玩具的兴趣,具有艺术性、生动美观。

玩具的分类

玩具根据其功能,可分为以下几类:①社会性玩具如娃娃及其他人物、动物的形象玩具,"娃娃家"角色扮演的道具等。②认识性玩具如拼图玩具、接龙玩具、牌与扑克、数与量的玩具。③活动性玩具(体育玩具)如爬行玩具、摇晃玩具、车辆玩具、球类玩具等。④观察、探索的科学性玩具:玩沙、水玩具、镜面玩具、风动玩具、齿轮玩具等。⑤听、说、阅读的语言类玩具如八音琴等听的玩具,学习机、识图卡片等说的玩具。

第四节 预防接种

一、计划免疫程序

1. 计划免疫 计划免疫是指根据儿童的免疫特点和传染病发生的情况,按国家规定的免疫程序,合理地、有计划地对易感人群进行预防接种。严格实施基础免疫(初种)及随后适时的"加强"免疫(复种),以确保儿童获得可靠的免疫力,达到预防、控制和消灭传染病的目的。

2. 主动性免疫及其制剂　主动性免疫是指给易感儿童接种特异性抗原以刺激机体产生特异性抗体,从而产生免疫力。主动免疫制剂接种后需经过一定时间才能产生抗体,但抗体持续的时间较久,一般为 1～5 年,故在完成基础免疫后还要适时进行加强免疫,巩固免疫效果。

（1）主动免疫常用制剂品种

1）菌苗　用细菌体或多糖体制成,包括死菌苗和活菌苗。①死菌苗:此类菌苗需在冷暗处保存。死菌苗进入人体内不能生长繁殖,产生免疫力不高、维持时间短,所以菌苗接种的量大、接种次数多,如霍乱、百日咳、伤寒菌苗等。②减毒活菌苗:此类菌苗有效期短,需冷藏处保存。减毒活菌苗接种到人体内可生长繁殖而不引起疾病,产生免疫力持久、且效果好,接种量小、接种次数少,如卡介苗等。

2）疫苗　用病毒或立克次体接种于动物、鸡胚或组织培养经处理后形成。①灭活疫苗:有乙型脑炎和狂犬疫苗等。②减毒活疫苗:有脊髓灰质炎和麻疹疫苗等。减毒活疫苗优点与减毒活菌苗相似。③基因工程疫苗:目前获批准使用的有乙型肝炎病毒疫苗等。

大视野　　基因工程疫苗具

基因工程疫苗是用基因工程方法或分子克隆技术,将病原体的毒力相关基因删除掉、使其成为具有毒力的基因缺失疫苗。基因工程疫苗不含活的病原体和病毒核酸,安全有效。

3）类毒素　用细菌体产生的外毒素加入甲醛,使其变成无毒性而仍有免疫性的制剂,如破伤风类毒素和白喉类毒素等。

近年来,随着科学技术的发展,生产制备方法逐渐增加,世界卫生组织把计划免疫所使用的生物制品都称为"疫苗"。

（2）被动免疫　被动免疫是指未接受主动免疫的易感者在接触传染源后,给予相应的抗体,使之立即获得相应的免疫力。被动免疫的抗体在机体中停留时间短,一般约 3 周,故只能作为紧急预防或治疗。被动免疫制剂包括特异性免疫血清、丙种球蛋白及胎盘球蛋白等。其中特异性免疫血清包括抗病毒血清、抗菌血清和抗毒素。此类制剂来自于动物血清,对人体是一种异性蛋白,注射后容易引起过敏反应或血清病,重复使用时尤其应注意。

3. 计划免疫程序　1986 年我国颁发了新的儿童基础免疫程序,并确定每年 4 月 25 日为全国儿童预防接种日。规定必须在 18 个月内完成 5 种制品的基础免疫,规定了初次免疫起始的月龄(见表 3–1)。

表 3–1　我国儿童计划免疫的免疫程序

疫苗	结核菌苗	乙肝疫苗	脊髓灰质炎疫苗	百白破三联疫苗	麻疹疫苗
初种	生后即可	生后即可 1 个月 6 个月	满 2 个月 满 3 个月 满 4 个月	满 3 个月 满 4 个月 满 5 个月	满 8 个月
复种			4 岁	2 岁、7 岁	6 岁或 7 岁

二、几种常用生物制品的特点及应用

1. 卡介苗　为无毒、无致病性牛型结核菌混悬液,是不加防腐剂的活菌苗。1997 年卫生部计划免疫咨询委员会论证、决定停止卡介苗复种工作,任何人群已进行过初种的不再进行复种。

（1）接种对象　卡介苗尽可能在生后 24 小时内接种,2 个月内正常儿及 3 个月以上结核菌素阴性小儿,农村边远地区应保证儿童在 12 月内尽可能获得接种。

（2）接种部位及方法　左上臂三角肌附着处的皮肤,经用 75％乙醇消毒待干后,皮内注射 0.1ml(0.1ml 含菌量相当于 0.05mg～0.075mg)。

2. 乙型肝炎疫苗　有乙型肝炎血源疫苗和乙型肝炎基因工程疫苗两种。

（1）接种对象　新生儿、学龄前儿童及所有可能感染乙肝者。

（2）接种部位及方法　上臂三角肌肌内注射,接种三针(次),每次 10ug 乙肝疫苗。实行"0、1、6"接种程序,"0"即第一针(次)在生后 24 小时内完成。第 2、3 针(次)分别在婴儿 1 个月和 6 个月接种。

3. 脊髓灰质炎糖丸疫苗　常用口服三价混合减毒活疫苗,在体内产生局部免疫和体液免疫。

（1）接种对象　2 个月以上的正常儿童。

（2）接种方法　出生后满 2 月开始口服,连服 3 次,每次间隔 1 个月;4 岁加强免疫 1 次。脊髓灰质炎糖丸疫苗必须低温保存,有效期 2 天,必须在规定的保存期服用,用冷开水溶化喂服,切勿用热开水或放在热的食物内服用,以免影响免疫效果。

4. 百白破三联制剂

（1）接种对象　3 个月以上正常婴儿。

（2）接种部位及方法　臀部外上方 1／4 处或上臂外侧三角肌附着处,肌内注射,连续 3 次,每次间隔 1 个月,基础免疫后,18～24 月内进行加强免疫。4 岁后小儿患百日咳机会少,故只使用白破二联疫苗。对有癫痫、神经系统疾病及抽搐史者禁用。

5. 麻疹疫苗

（1）接种对象　出生后 8 个月以上未患过麻疹的正常儿童,不宜过早,因小婴儿尚有从母体获得的抗体残留。

（2）接种部位及方法　上臂外侧三角肌附着处,皮下注射,6～7 岁加强免疫 1 次。

三、预防接种的护理

1. 预防接种的准备及注意事项

（1）接种前准备　①接种场所应空气新鲜、光线明亮,温暖适宜,备好预防注射及急救用品;②掌握有关疫苗的接种对象、接种方法、禁忌证等;③详细询问小儿的健康状况,有无过敏史或疾病史,必要时进行体格检查;④做好宣传、解释工作,争取家长的配合,消除小儿紧张、恐惧的心理。

（2）严格查对　严格查对小儿姓名、年龄;严格查对疫(菌)苗名称、批号、有效期、安瓿有无裂痕,药液有无混浊、异物、凝块、变色等;严格按照规定剂量注射;严格掌握接种的次数(初种或复种)、间隔时间。一般规定接种活疫苗后需隔 4 周,接种死疫苗后需 2 周,才能再接种其他活疫苗或死疫苗。活疫苗不可在注射丙种球蛋白或胎盘球蛋白的3周内应用,以防产生免疫抑制作用。

(3)严格无菌操作　做到每人"一针一管",抽吸后安瓿内剩余药液需用无菌干沙布覆盖安瓿口,在空气中放置时间不超过2小时,接种后剩余药液应废弃,活菌(疫)苗应烧毁。

(4)局部消毒　用2%碘酊及75%乙醇或0.5%碘伏消毒皮肤,待干后接种。接种活菌(疫)苗时只用75%乙醇消毒,因活疫(菌)苗易被碘酊杀死,从而影响接种效果。

(5)严格掌握禁忌证　①急性传染病如活动性肺结核、肝炎等(包括有接触史而未过检疫期者);②自身免疫性疾病、免疫缺陷者、正在使用免疫抑制剂(肾上腺皮质激素)者;③有明确过敏史者,如对鸡蛋过敏者,禁种白喉类毒素、破伤风类毒素。对牛乳或乳制品过敏者,禁用脊髓灰质炎糖丸疫苗。对酵母或疫苗中任何成分过敏者,禁种乙肝疫苗。

(6)健康记录　接种后按规定在接种证上登记,避免重种、漏种。

2.预防接种的反应及护理措施

(1)一般反应

①局部反应　接种后24小时左右出现注射部位红、肿、热、痛,有时伴有局部淋巴结肿大。局部反应可持续2~3天,但接种活菌(疫)苗后局部反映出现较晚,持续时间较长。护理措施:局部反应轻者不必处理,重者可用干毛巾热敷。

②全身反应　主要是发热、一般接种后24小时内出现不同程度体温升高,持续1~2天。体温在37.5℃为弱反应,37.5℃~38.5℃为中等反应,38.6℃以上为强反应。此外,少数患者可出现头晕、恶心、呕吐、腹痛、腹泻及全身不适。护理措施:全身反应轻者应注意休息,多饮水;重者应对症处理,并到医院诊治。

(2)异常反应

①过敏性休克　一般于注射后数秒钟、几分钟内发生,表现为面色苍白、嘴唇发绀、烦躁不安、出冷汗、四肢冰凉、呼吸困难、脉搏细弱、恶心呕吐,有的甚至大小便失禁以致昏迷。若抢救不及时,可在短时间内死亡。护理措施:应立即使患儿平卧、头稍低、注意保暖,遵医嘱立即皮下或静脉注射1:1000肾上腺素0.5~1ml,必要时可重复注射,同时给予吸氧,待病情稳定后,尽快转至医院抢救。

②晕针　儿童由于空腹、疲劳、室内闷热、心理紧张和恐惧等原因刺激引起反射性周围血管扩张所致的一过性脑缺血。在注射时或注射后数分钟内出现头晕、面色苍白、出冷汗、心跳加快等症状,重者呼吸减慢、丧失知觉。护理措施:立即使患儿平卧,头低位,保持安静,饮少量热开水或糖水,一般短时间内即可恢复正常。如持续时间长,可针刺人中穴,也可皮下注射或静脉注射1:1000肾上腺素。

③过敏性皮疹　荨麻疹最多见,一般于接种后几小时至几天内出现,经服用抗组胺药物后即可痊愈。

④全身感染　严重原发性免疫缺陷病,如接种活菌(疫)苗可扩散为全身感染,应避免并及时治疗。

国际预防接种证书

《国际预防接种证书》(international certificate of vaccination)。是世界卫生组织为了保障入出国(边)境人员的人身健康,防止危害严重的传染病,通过入出国(边)境的人员、交通工具、货物和行李等传染和扩散而要求提供的一项预防接种证明,其作用是通过卫生检疫措施而避免传染。

第五节　儿童意外伤害的预防

意外伤害是指突然发生的事件对人体所造成的损伤,包括各种物理、化学和生物因素伤害。儿童意外伤害是14岁以下儿童死亡的首位原因。导致儿童意外伤害最常见的原因主要有外伤、气管异物、中毒、溺水、车祸、火灾等。

儿童是意外伤害的高发人群,他们正处在迅速的身心发育阶段,儿童由于认知能力缺乏,对危险的认识和应变能力差,更没有自身防卫能力,加之好奇心重、活泼好动等,往往由于成人的一时疏忽,使孩子们极易遭受意外伤害。所以,预防意外是儿童保健工作中的一个重要组成部分,社会各方面应给予关注和支持,建立儿童意外伤害和死亡的信息网络系统和社区管理。

一、窒息与异物进入

1. 原因

(1)窒息的常见原因　窒息是1~3个月婴儿常见的意外事故,多发生于寒冬季节,常与下列因素有关。

①与被褥等物品有关　婴儿包裹过严,误致婴儿窒息;婴儿独自在床上时,床上的被褥、大毛巾或塑料布被风吹盖在婴儿的脸上;颈部的物品被婴儿不慎翻盖在脸上而窒息。

②与母亲的身体有关　在寒冷季节,母亲与婴儿同床,熟睡后不慎将手臂或被子盖住婴儿的脸部而致窒息;或母亲躺着给婴儿喂奶时,因熟睡后将乳房压迫婴儿的口鼻而导致窒息。

③与吐出的奶液有关　婴儿独自躺在床上时发生吐奶,奶液或奶块呛入气管,引起窒息。

(2)异物进入机体多见于下列情况

①呼吸道异物　多见于学龄前期儿童,儿童进食果冻、瓜子、花生等食物或将钮扣、硬币等异物含入口中时,因哭闹、嬉笑、惊恐而深吸气时,将异物吸入呼吸道,也有因家长给儿童强迫喂药而引起。

②鼻腔和外耳道异物　婴幼儿在玩耍时,因好奇将小物品如钮扣、塑料小玩具、花生等塞入鼻腔、外耳道,偶尔有睡眠时小昆虫爬入鼻腔、外耳道。

③消化道异物　多见于1~3岁婴幼儿,当将异物如钮扣、硬币、别针、小球类玩具等放入口内玩耍时误吞或饮食时不慎将骨头、水果核等吞入。

2. 预防措施

（1）成人应对意外事故的发生有预见性,护理婴幼儿必须做到放手不放眼,放眼不放心。

（2）婴儿应与母亲分床睡,婴儿床上无杂物。母亲给婴儿喂奶时最好采用坐姿。

（3）培养儿童良好的饮食习惯,在儿童进餐时,成人切勿对他进行逗乐、责骂、惊吓,避免儿童大笑、大哭而将食物吸入气管;进食时要嘱其细嚼慢咽,以免将鱼刺、骨头或果核吞入。吃瓜子、花生、豆子等不易嚼碎的食物时,要先研碎;家长不可强行给儿童喂药丸或药片。

（4）教育儿童不要将玩具放入口中,不给儿童体积小、锐利玩具及物品,以免塞入口、鼻或放入口中误吞,造成耳、鼻、气管及食道异物。

二、中毒

1. 常见原因　引起儿童中毒的物品较多,常见的急性中毒包括食物、药物、有毒动植物、化学药品等。

2. 预防措施

（1）保证儿童食物的清洁和新鲜,腐败变质及过期的食品不能食用,瓜果、蔬菜生吃时要洗净。食物在制作、储备、运输、出售过程应正确处理,防止细菌性食物中毒。

（2）家中存放的药物应放在儿童拿不到的地方,防止误服中毒;给儿童喂药前要认真核对药名、用量及服法,对变质、不清楚的药物切勿服用。

（3）教育儿童勿随便采集野生植物或野果食用,如毒蘑菇、含氰果仁、白果仁等。避免有毒植物的食用。

（4）家庭日常使用的灭虫、灭蚊、灭鼠等剧毒药品及农业生产用的农药更应妥善保管与使用,避免儿童接触。

（5）冬天室内使用煤炉或烤火炉应注意保持通风,并定期清扫管道,避免管道阻塞;经常检查煤气是否漏气,以免一氧化碳中毒。

三、外伤

1. 常见原因　常见的外伤有骨折、脱位、烧伤及电击伤、宠物咬伤等。

2. 预防措施

（1）儿童床周围上栏杆,婴幼儿居室的窗户、楼梯、阳台、睡床等也应安栏杆,防止发生坠床或跌伤。家具边缘以圆角为宜,以免发生碰伤。

（2）热水瓶、热锅应放在儿童摸不到的地方,避免开水、油、热汤等烫伤;给小孩洗脸、脚及洗澡时,要先倒冷水后加热水;室内暖气、火灶的周围要安装围栏,指导家长正确使用热水袋或代用保暖品以免烫伤。

（3）妥善保管易燃、易爆、易损品,教育年长儿不可玩打火机、火柴、煤气等危险物品。

（4）室内电器、电源应有防止触电的安全装置;雷雨时,不要在大树下、电线杆旁或高层的屋檐下避雨,以防触电。

（5）儿童游乐场的大型玩具应定期检查及维修;儿童玩耍时,应有大人在旁照顾。

（6）户外活动场所地面应平整,最好是草坪;室内地面宜用木地板或铺有地毯,洗手间应有防滑垫,避免滑倒。

(7)家中不养宠物,教育小儿不要过分地挑逗宠物,以免出现意外。

四、溺水与交通事故

1. 常见原因　溺水常发生在江河湖泊较广水域地区的夏季，是儿童常见的意外事故,也是游泳中最严重的意外事故,也可因失足落井或掉入水缸、粪坑而致溺水;交通事故常发生在无人看管的小儿及学龄儿骑车上学时。

2. 预防措施

(1)幼托机构应远离公路、河塘等,以免发生车祸及溺水。在家里的储水池、水井、水缸及公共水井要加盖,以免儿童失足跌入。

(2)教育儿童溺水的危害性,儿童放在家里一定要有人照看,严禁单独外出玩水、游泳。游泳时应由家长带到有安全设施的游泳场所游泳。

(3)教育儿童识别红绿灯,遵守交通规则;不准在马路上玩耍;对学龄前儿童要认真做好接送工作。对学龄儿进行交通法规宣传,对骑自行车的学生进行安全培训。

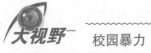 **校园暴力**

校园暴力(school violence)特指发生在校内学生间、教职工间、教职工与学生间的暴力行为。1996年第49届世界卫生大会定义暴力(violence)为"蓄意的运用躯体的力量或权力,对自身、他人、群体或社会进行威胁或伤害,造成或极有可能造成损伤、死亡、精神伤害、发育障碍或权益的剥夺"。据中国青少年犯罪研究会统计资料表明,近年青少年犯罪总数已占到全国刑事犯罪总数的70%以上。发生在中小学等未成年人之间的搜身、拦截、殴打、强行索取财物、人身伤害等现象屡屡发生。加强对校园暴力的预防、提高学生应对能力,应成为今后学校卫生工作的重点内容之一。

(谢玲莉)

第六节 习题及答案

一、选择题

A1 型题

1. 关于新生儿期特点,下列正确的是
   A. 发病率低
   B. 死亡率高
   C. 体温维持较稳定
   D. 对外界环境适应能力较强
   E. 以上都不是

2. 小儿生长发育最快的时期是
   A. 1 ~ 2 岁
   B. 2 ~ 3 岁
   C. 3 ~ 4 岁
   D. 4 ~ 5 岁
   E. 1 岁以内

3. 关于幼儿期的特点正确的是
   A. 体格发育最快
   B. 识别危险的能力强
   C. 自身免疫力增强,传染病发生率低
   D. 语言思维和待人接物的能力发展较快
   E. 不易发生营养缺乏和消化紊乱方面的疾病

4. 新生儿的保健重点是
   A. 指导体格锻炼
   B. 生长发育监测
   C. 重视早期教育
   D. 建立访视制度
   E. 培养各种良好习惯

5. 儿童保健重点应放在
   A. 婴儿期,尤其是前 6 个月
   B. 婴儿期,尤其是后 6 个月
   C. 新生儿期,尤其是生后 28 天
   D. 新生儿期,尤其是生后第 1 周
   E. 新生儿期,尤其是生后第 2 周

6. 下列不是学龄前期儿童保健重点的是
   A. 监测生长发育
   B. 加强早期教育
   C. 完成计划免疫
   D. 加强体格锻炼
   E. 培养独立生活能力

7. 新生儿房间最适宜的温湿度是
   A. 18℃ ~ 20℃ ,50% ~ 60%
   B. 20℃ ~ 22℃ ,55% ~ 65%
   C. 22℃ ~ 24℃ ,55% ~ 65%
   D. 24℃ ~ 26℃ ,50% ~ 60%
   E. 26℃ ~ 28℃ ,45% ~ 55%

8. 麻疹疫苗初种年龄是
   A. 生后 2 ~ 3 天
   B. 2 个月
   C. 3 个月
   D. 8 个月
   E. 1 岁

9. 下列哪项属于主动免疫制剂
   A. 抗菌血清
   B. 抗病毒血清
   C. 免疫球蛋白
   D. 白喉类毒素
   E. 破伤风抗毒素

10. 以下哪一项不属于计划免疫
    A. 卡介苗
    B. 流感疫苗
    C. 麻疹疫苗
    D. 乙肝疫苗
    E. 百白破疫苗

11. 小儿出生后 1 天、1 个月、6 个月时需预防接种的疫苗是
    A. 卡介苗
    B. 乙肝疫苗
    C. 麻疹疫苗
    D. 流感疫苗
    E. 百白破疫苗

12. 百白破混合疫苗需
　　A. 注射 1 次
　　B. 每周 1 次,注射 2 次
　　C. 每周 1 次,注射 3 次
　　D. 每月 1 次,注射 2 次
　　E. 每月 1 次,注射 3 次

13.. 接种死疫苗后需间隔多久再接种其它
生物制品
　　A. 1 周
　　B. 2 周
　　C. 3 周
　　D. 4 周
　　E. 5 周

14. 接种活菌(疫)苗时局部消毒剂为
　　A. 2%碘酊
　　B. 75%乙醇
　　C. 0.5%碘伏
　　D. 生理盐水
　　E. 0.1%新洁尔灭

A2 型题

15. 某婴儿,6 个月,未按计划免疫进行预防
接种,其父亲近日查出患有"肺结核",此时该
婴儿不能接种
　　A. 卡介苗
　　B. 麻疹疫苗
　　C. 乙肝疫苗
　　D. 百白破疫苗
　　E. 脊髓灰质炎糖丸

16. 女婴,8 个月,上午在社区卫生院注射麻
疹疫苗，当天晚上出现发热，哭吵，体温
38.2℃,此时应
　　A. 服镇静剂
　　B. 药物降温
　　C. 喂温开水
　　D. 物理降温
　　E. 立即送医院

A3 型题

17 ~ 19 题

　　7 岁小儿，晨空腹接种卡介苗,4 分钟后
出现头晕、心慌、面色苍白、出冷汗,心跳加快
等症状。

17. 此接种后出现的反应是
　　A. 晕针
　　B. 接种后出现局部反应
　　C. 接种后出现全身反应
　　D. 接种后出现过敏反应
　　E. 接种后出现局部强反应

18. 出现此反应后立即
　　A. 输氧
　　B. 呼喊小儿
　　C. 静脉补液
　　D. 平卧休息
　　E. 胸外心脏按压

19. 如果数分钟不恢复,应注射
　　A. 阿托品
　　B. 尼可刹米
　　C. 肾上腺素
　　D. 抗过敏药物
　　E. 葡萄糖酸酸钙

20 ~ 23 题

20. 易引起精神和情绪等方面不稳定
21. 易发生营养和消化紊乱
22. 易出现神经冲动泛化
23. 易发生意外伤害
　　A. 青春期
　　B. 学龄期
　　C. 学龄前期
　　D. 幼儿期
　　E. 婴儿期

24 ~ 26 题

24. 新生儿应种
25. 2 个月小儿应种

26. 8个月以上小儿应种
   A. 麻疹疫苗
   B. 乙脑疫苗
   C. 乙肝疫苗
   D. 脊髓灰质炎疫苗
   E. 白百破混合疫苗

二、填空题

1. 三浴锻炼是指 _____、_____、_____。
2. 幼儿园每日体格检查包括 _____、_____。
3. 新生儿家庭访视包括 _____、_____、_____、_____。
4. 幼儿期游戏的特点是 _____、学龄前期游戏的特点是 _____、学龄期特点是 _____。

三、名词解释

1. 计划免疫
2. 空气浴
3. 意外伤害
4. 群居儿童

四、简答题

1. 儿童预防接种基础免疫包括哪些疫苗?
2. 群居儿童的卫生保健工作内容有哪些?
3. 怎样预防小儿窒息?

答案

一、选择题

1. B 2. E 3. D 4. D 5. D 6. C 7. C 8. D
9. D 10. B 11. B 12. E 13. B 14. B 15. A
16. C 17. A 18. D 19. C 20. E 21. E
22. E 23. D 24. C 25. D 26. A

二、填空题

1. 日光浴、空气浴、水浴。
2. 晨间检查,午、晚间及全日检查。
3. 初访、周访、半月访、满月访。
4. 平行性游戏、联合性游戏、合作性游戏。

三、名词解释

1. 计划免疫是指根据儿童的免疫特点和传染病发生的情况,按国家规定的免疫程序,合理地、有计划地对易感人群进行预防接种。严格实施基础免疫(初种)及随后适时的"加强"免疫(复种),以确保儿童获得可靠的免疫力,达到预防、控制和消灭传染病的目的。
2. 利用气温与体表温度之间的差异形成刺激,对小儿进行锻炼的一种方法。
3. 意外伤害是指突然发生的事件对人体所造成的损伤,包括各种物理、化学和生物因素伤害。
4. 群居儿童是指在托儿所、幼儿园集体生活、学习和活动的儿童。

四、简答题

1. 卡介苗、乙肝疫苗、脊髓灰质炎疫苗、百白破疫苗、麻疹疫苗。
2. 健康检查制度,清洁卫生消毒制度,传染病隔离制度,合理膳食制度,合理生活制度,体格锻炼制度,早期教育,与家长保持联系
3. ①成人应对意外事故的发生有预见性,护理婴幼儿必须做到放手不放眼,放眼不放心。
②婴儿应与母亲分床睡,婴儿床上无杂物。母亲给婴儿喂奶时最好采用坐姿。
③培养儿童良好的饮食习惯,在儿童进餐时,成人切勿对他进行逗乐、责骂、惊吓、避免儿童大笑、大哭而将食物吸入气管;进食时要嘱其细嚼慢咽,以免将鱼刺、骨头或果核吞入。吃瓜子、花生、豆子等不易嚼碎的食物时,要先研碎;家长不可强行给儿童喂药丸或药片。

第四章 住院儿童的护理

儿童正处在生长发育的重要时期,当儿童患病住院后从家中熟悉的生活环境来到完全陌生的医院,面对陌生的医护人员,不能很快适应环境的变化,容易对患儿的身心造成一些影响,同时也给医疗和护理活动带来困难。为了减轻患儿的住院压力,消除患儿的不良情绪,使其配合治疗及护理操作,护士应了解住院对患儿及其家庭的影响,给予患儿全面的身心护理,促进其早日康复。

第一节 小儿医疗机构及护理管理

儿科医疗机构较一般成人医疗机构有其特殊要求,在我国有三种形式:儿童医院,妇幼保健院,综合性医院的儿科;儿科医疗机构包括儿科门诊,儿科急症,儿科病房等。

一、儿科门诊

(一)儿科门诊设置

1. 预诊室 预诊室应设在儿童医院的大门口或距大门最近处,综合医院则应设在儿科门诊的入口处。预诊室内应备有一般的隔离消毒设备,如紫外线灯,洗手设备,隔离衣等。预诊室出口应有两个通道,一个通向门诊候诊室,另外一个通向隔离室。预诊的目的是早期区别传染病,避免交叉感染。协助家长选择就诊科室。当发现危重患儿时要及时护送到急救室进行抢救。所以,预诊工作要求动作迅速,处理果断,多由经年丰富,者责任心强,处理能力强的护士担任。

2. 门诊部 设挂号室、体温测量室处、候诊室、诊查室、注射室、治疗室、饮水处、洗漱处。各室的布置应符合儿童心理特点,如室内放置玩具,粘贴图画要符合儿童心理特征,使患儿感到欢乐,消除患儿的恐惧心理。

3. 传染病隔离室 为诊治传染病或可疑传染病患儿时使用。病室内除有诊断床、桌、椅及必要的检查用具外,还必须有隔离衣及针对不同传染病的消毒设施和洗手设备。隔离室要分为互不相同的几间房,分治不同的传染病。待前一位患儿离开后,必须经消毒处理后才可收治另一位患儿。

发热患儿就诊前应测量体温,如体温高达39℃,应予以退热处理,并优先就诊,防止出现高热惊厥。

(二)儿科门诊护理管理

1.保证就诊秩序有条不紊 儿科门诊病人易哭吵且陪伴家属多,流动性大,护理人员要做好就诊准备,合理安排,组织管理,提高就诊质量。

2.密切观察病情变化 儿童病情变化快,护理人员在门诊诊治过程中要经常巡视患儿面色,呼吸、神态等变化,发现病情突变者,应及时处理。

3. 减轻患儿及家属焦虑 患儿及家长在就诊时常会表现出焦虑的情绪,护士应理解他们的心情,给予和蔼、诚挚的态度安慰,积极提供护理。在各种检查及护理治疗前,应先向家长及患儿解释清楚,减轻不安并争取合作。

4.杜绝院内感染发生 制定并严格执行消毒隔离制度,严格遵守无菌消毒制度,及时发现传染病的可疑征象,并及时处理,消除患儿可能感染的机会。

5.防止差错发生 严格执行各种规章制度,无论是测体温,还是治疗时都要仔细认真,注意小儿安全,防止意外事故和医疗差错。

6.提供健康教育 为患儿和家长提供健康教育及卫生宣教。同时为家长提供小儿生长发育,合理喂养以及儿科常见病的预防和诊疗知识。

二、儿科急诊

(一)儿科急诊设置

儿科急诊是抢救患儿生命,对危重患儿进行初步诊治的场所,待患儿病情稳定后再转入病房。所以,儿科急诊应单设,并有醒目标志,有单独的出入通道,与门诊部衔接,与住院部接近。

1. 抢救室 一般有2~3张病床,配有人工呼吸机、心电监护仪、气管插管用具、供氧设备、吸痰器、静脉切开包,手电筒等各种求救器械,并备有各种急救药品。

2. 观察室 设置一般抢救设备及病床,可备有婴儿温箱,供氧设备。还有医嘱本,护理记录单及病历记录等。

3. 治疗室 有病床、药品柜、注射用具、各种治疗用品。

4. 小手术室 一般应有手术台、无影灯、能进行一般的手术如清创缝合、骨折固定以及一些急症的初步简单处理,还应有一些基础用药如局麻药、消毒药物、急救药物等。

(二)儿科急诊护理管理

1.执行急诊岗位责任制度 坚守岗位,不能离岗。要经常巡视患儿,及时发现各种病情变化,通知医师及时处理。对各种医疗用具、抢救器械要定期清点、保养。医疗药品要及时更新补充。

2.急诊抢救五要素 人,医疗技术,药品,仪器设备,时间,其中人是最重要的因素。急诊护士要有高度的责任心,熟练掌握小儿各种急诊抢救的理论和技术,提高抢救的效率。

3.建立并执行各科常见急诊抢救护理常规 经常组织护理人员学习,掌握各科常见疾病的抢救程序,护理要点。并在墙上张贴各种急救程序。

4.加强急诊文件管理 急诊科要有完整的病历,记录患儿就诊时间,一般情况,诊治过程等。遇有口头医嘱要当面复述,确保无误后再执行,并及时在病历上补记。

三、儿科病房

(一)儿科病房设置

1.护士站与医师值班室 尽量设在病房中间,靠近重症监护士室,方便观察和抢救危重患儿。

2.病室 儿科病房应单独设置,有单独的出入口。设有大,小两种病房。每间大病室放置4~6张;小病室放置1~2张床。每个床位占地约2m²,床应无棱角要有床栏,床间距为1m,床与窗的距离为1m;窗户设有护栏;各病室之间以玻璃隔开,便于医护人员观察,也使患儿之间能相互看见,减轻孤独感。电源开关及开水瓶要避免患儿能够接触到。

3.重症监护室 收治病情危重的患儿,室内设置有各种抢救设备及急救药品,一般配有抢救车。

4.治疗室 室内设有治疗桌、药柜、器械柜、冰箱等。分内外两间,穿刺、抽血、换药在内间操作。各种注射及输液的准备工作在外间进行。

5.配膳室 配膳室一般设在入口处。室内配有消毒锅、冰箱、配膳桌、餐桌、餐车等。

6.游戏室 供住院患儿游戏,活动时使用。摆设与患儿合适的桌椅,易清洁的玩具和图书,关线充足,地面要防滑易清洁。可放置电视机娱乐患儿。

7.厕所、浴室、盥洗室 要适应患儿的需要,要保证安全。浴室要宽敞,便于出入及护士协助患儿洗漱。各种门要避免加锁,防止患儿发生意外。

8.杂物间 室内存放各种用具如便盆、便壶、污水袋、污物桶等。

9.其他 病房还有库房、值班室、隔离室、家属接待室等。

(二)病房护理管理

1.环境管理 儿科病房要适应儿童心理及生理特点,可张贴患儿喜欢的卡通画,可以用动物形象作为病房标记。病房墙壁最好采用颜色鲜艳,活泼可爱的图案装饰。儿童衣被,窗帘要舒适的布料制成。儿童室温应保持在18℃~20℃;婴幼儿室温应在20℃~22℃;新生儿室温应在22℃~24℃,室内相对湿度应保持在55%~65%。患儿病房夜间灯光应较暗,以利于睡眠。

2.生活管理 儿科病室的生活制度要考虑患儿的病情与年龄特点,根据病情安排休息与活动的时间,合理安排游戏及学习,是患儿建立有规律的生活,消除或减轻患儿因住院而出现的寂寞,恐惧,焦虑感等心理问题。

3.预防交叉感染 小儿机体抵抗力低下,易发生感染,应防止交叉感染。儿科病房应有消毒隔离设施,要严格执行清洁、消毒、隔离等制度。按时进行空气和地面消毒,尤其要注意手的清洁,避免医院感染发生。同时,不同病种患儿应尽量分室护理。医护人员应注意个人卫生,有感冒者不宜护理新生儿及未成熟儿。积极开展健康教育,家长患感染性疾病时应暂时禁止探望。病房中发现传染病患儿应及时隔离或转院,对患儿的污物、所住的病室要及时进行消毒处理,对曾与传染病患儿接触的易感儿应进行检疫。对新生儿、早产儿、正在接受化学治疗的白血病患儿、肾病综合征患儿以及其他机体抵抗力低下的患儿均应施行保护性隔离。

4. 安全管理　　好动,好奇心强且对危险认识不足是小儿的共同特点。因此无论是病房设施还是日常护理工作都要考虑到患儿的安全问题,防止出现意外如烫伤、触电、摔伤、误饮误食等。所以,病房阳台护栏要高过小儿肩部,病房窗户外面应有护栏。药柜要上锁。测量体重,身长时要将患儿扶好,患儿在检查床或治疗桌上时,必须始终有人守护,防止跌伤。给患儿作各种治疗时,要有一定的约束固定技巧,以防发生脱针、断针等意外;对不能自理的患儿测体温时,应有人在旁守护,肛表不要插入过深。

第二节 儿科健康评估的特点

一、资料收集

收集资料是护理评估的起始阶段,是护理程序的基础。资料来源可以来自患儿、家长与其他亲属、其他护理人员,也可来自病案记载及医学文献资料等。分为主观资料与客观资料。收集资料的方法有交谈、观察、体格检查及阅读与患儿疾病有关的资料。

儿科的病史资料采集、记录和体格检查在内容、程序、方法以及分析判断等方面具有自身的特点,故在要求上有别于成人。所以在收集评估患儿的健康情况时,要掌握小儿的身体和心理特点,运用多方面的知识,获得全面及准确的主客观资料,为护理工作打下良好的基础。

收集资料的方法有交谈,观察,体格检查及阅读病史资料。

(一)交谈

护理人员通过与患儿及其家长交谈来获取与患儿疾病有关的资料。也就是病史采集,病史采集要准确就要认真听,重点问,关键是要从患儿及家长提供的信息中发现对病情诊断有用的线索。在交谈过程中态度要和蔼亲切,语言要通俗易懂,避免使用医学术语,要注重与家长的沟通,要关心家长与患儿,以取得家长和孩子的信任。同时要尊重家长和孩子的隐私并为其保密。切不可先入为主,尤其不能用暗示的言语或语气来诱导患儿及家长的回答,这样会给诊断造成困难。当患儿病情危重时,先简单询问主要病史和有无过敏史,或边治疗边询问,且不可为采集病史而延误治疗。病史采集内容包括:

1. 一般内容　准确记录患儿的姓名、性别、年龄(采用实际年龄:新生儿记录日龄、婴儿记录月龄、一岁以上记录几岁几个月)、民族、出生日期、入院日期、父母或抚养人的姓名、职业、年龄、文化程度、家庭住址及联系方式(如电话)、病史叙述者与患儿的关系。

2. 主诉　即来院诊治的原因,用病史提供者的语言概括主要症状或体征及其持续的时间。例如:"间歇腹痛3天"、"持续发烧5天"。

3. 现病史　为病历的主要部分。应详细描述此次患病的情况,包括主要症状、病情发展和诊治经过。要特别注意以下几点:①要仔细询问主要症状,注意症状的特征,有无伴随症状等;②有鉴别意义的症状包括阴性症状,也要询问并记录;③已经做过的检查和结果;④已经进行治疗的患儿要询问用药的具体情况等。⑤病后患儿的一般情况,如精神状态、吃奶或食欲情况、大小便、睡眠等以及其他系统的情况;

4. 既往史　既往患病史:需详细询问既往患过与现病相似的疾病、患病时间和治疗结果;应着重了解有无传染病史,如过去曾患过麻疹而此次有发热、皮疹的患儿,在综合分析时应多考虑其他发热出疹性疾病;有无外伤及手术史;有无血液及其他血液制品输注史;认真了解有无药物或食物过敏史,并详细记录,以供治疗时参考。

5. 个人史　包括出生史、喂养史、发育史、预防接种史。根据不同的年龄和不同的疾病在询问时各有侧重详略。

(1)出生史　母孕期的情况;第几胎第几产,出生体重;分娩时是否足月、早产或过期产;生产方式,出生时有无窒息或产伤,Apgar 评分情况等。对于新生儿和小婴儿、疑有中枢神经系统发育不全或智力发育迟缓等患儿更应详细了解围生期有关的情况。

(2)喂养史　母乳喂养还是人工喂养或部分母乳喂养,以何种乳品为主,喂哺次数及量,断奶时间,添加其它食物的时间、品种及数量,进食及大小便情况。年长儿还应注意了解有无挑食、偏食及吃零食的习惯。了解喂养情况对患有营养性或消化系统疾病的儿童尤为重要。

(3)生长发育史　包括体格生长和神经心理发育两方面。常用的生长发育指标有:体重和身高以及增长情况,前囟闭合及乳牙萌出的时间等;发育过程中何时能抬头、会笑、独坐、走路;何时会叫爸爸、妈妈。学龄儿童还应询问在校学习成绩和行为表现等。

(4)预防接种史　对常规接种的疫苗均应询问,何时接种过何种疫苗,具体次数,有无反应。接种非常规的疫苗也应记录。

6. 家族史　家族中有无遗传性、过敏性或急慢性传染病患者;如有,则应详细了解与患儿接触的情况。父母是否近亲结婚、母亲分娩情况、同胞的健康情况(死亡者应了解原因和死亡年龄)。必要时要询问家庭成员及亲戚的健康状况、家庭经济情况、居住环境、父母对患儿的关爱程度和对患儿所患疾病的认识等。

(二)护理观察

患儿入院后,护士要通过视、听、嗅、触等方法观察患儿情况,尤其是对一些病情不明或家长表述不清病史的患儿,通过护理观察可以争取时间及时找到病因,抢救患儿生命。视诊要注意观察患儿意识神态、瞳孔大小、有无呼吸困难及休克体征、还要注意患儿身体特点、行为表现、体表有无伤痕等;听诊要注意患儿有无哭声、有无呼吸道梗阻、喘息等;通过嗅诊可以了解患儿有无农药中毒、糖尿病酮症酸中毒等;通过触诊可以感知患儿大动脉搏动、体温、皮肤湿度等情况。

(三)体格检查

目的是通过对患儿身体进行全面检查,对患儿进行健康功能评估,为制定护理计划提供依据。为了获得准确无误的体格检查资料,在检查时要创造一种自然轻松的气氛,以尽可能取得患儿的合作,而护理人员的表现是决定家长和孩子合作的主要因素。

1. 体格检查的注意事项

(1)询问病史时就应该开始和患儿建立良好的关系。面对患儿要微笑,称呼患儿的名字或小名、乳名、用表扬语言鼓励患儿、或用手轻轻抚摸患儿可以使患儿消除紧张心理。也可用听诊器或其他玩具逗患儿玩耍以消除或减少其恐惧,取得患儿的信任和合作。并同时观察患儿的面色、精神状态、对外界的反应及智力情况。

(2)为增加患儿的安全感,检查时应尽量让孩子与家长在一起,婴幼儿可坐或躺在家长的怀里检查,检查者顺应患儿的体位。

(3)检查的顺序可根据患儿当时的情况灵活掌握。由于婴幼儿注意力集中时间短,因此在体格检查时应特别记住以下几点:①安静时先检查心肺听诊、心率、呼吸次数和腹部触诊等易受哭闹影响的部位,一般在患儿开始接受检查时进行;②容易观察的部位随时查,如四肢躯干骨骼、全身浅表淋巴结等;③对患儿有刺激而患儿不易接受的部位最后查,如口腔、咽部等,有疼痛的部位也应放在最后检查。

(4)检查时态度和蔼,动作轻柔,冬天时双手及所用听诊器胸件应先温暖;检查过程中既要全面仔细,又要注意保暖,不要过多暴露身体部位以免着凉;对年长儿还要照顾他(她)们的害羞心理和自尊心。

(5)对急症或危重抢救病例,应先重点检查生命体征或与疾病有关的部位,全面的体检最好在病情稍稳定后进行,也可边抢救边检查。

(6)小儿免疫功能差,为防止交叉感染,检查前后均应清洗双手,使用一次性或消毒后的压舌板;检查者的工作衣和听诊器要勤消毒。

2.检查方法

(1)一般状况 在询问病史的过程中,要留心观察小儿的营养发育情况、神志、表情、对周围事物的反应、皮肤颜色、体位、行走姿势和孩子的语言表达能力等。由此得到的资料较为真实,可供正确判断一般情况。

(2)一般测量 包括体温、呼吸、脉搏、血压、身长、体重、头围、胸围等。

1)体温 可根据小儿的年龄和病情选用测温的方法:①腋下测温法:最常用,也最安全、方便,但测量的时间较长,易受影响。将消毒的体温表水银头放在小儿腋窝中,将上臂紧压腋窝,保持5~10分钟,36℃~37℃为正常;②口腔测温法:准确方便,保持3分钟,37℃为正常,适用于神志清楚且配合的6岁以上的儿童;③肛门内测温法:测温时间短、准确。小儿取侧卧位或俯卧位,下肢屈曲,将已涂满润滑油的肛表水银头轻轻插入肛门内3~4cm,测量3~5分钟,36.5℃~37.5℃为正常;1岁以内小儿、不合作的儿童以及昏迷、休克患儿可采用此方法;④耳内测温法:准确快速,不会造成交叉感染,但仪器贵。临床目前比较少用。

2)呼吸、脉搏 应在小儿安静时进行。小儿呼吸频率可通过听诊或观察腹部起伏而得,也可将少许棉花置于小儿鼻孔边缘,观察棉花纤维的摆动来计数。同时观察呼吸的节律和深浅。对年长儿一般选择较浅的动脉如桡动脉来检查脉搏,婴幼儿最好检查股动脉或通过心脏听诊来检测。要注意脉搏的速率、节律、强弱及紧张度。各年龄组小儿呼吸脉搏正常值见表4-1。

表4-1 各年龄小儿呼吸、脉搏(次数／分)

年龄	呼吸	脉搏	呼吸:脉搏
新生儿	40~45	120~140	1：3
≤1岁	30~40	110~130	1：(3~4)
2~3岁	25~30	100~120	1：(3~4)
4~7岁	20~25	80~100	1：4
8~14岁	18~20	70~90	1：4

3)血压　测量血压时应根据不同小儿年龄选择不同宽度的袖带,一般说来,袖带的宽度应为上臂长度的 1/2~2/3。袖带过宽时测得的血压值较实际值偏低,过窄时则较实际值为高。新生儿多采用多普勒超声监听仪或心电监护仪测定血压。年龄越小,血压越低。不同年龄小儿血压的正常值可用公式推算:收缩压(mmHg)=80+(年龄×2);舒张压应该为收缩压的 2/3。

(3) 皮肤和皮下组织　应在自然光线下仔细观察身体各部位皮肤的颜色,有无苍白、黄染、紫绀、潮红、皮疹、瘀点(斑)、脱屑、色素沉着,毛发有无异常,触摸皮肤的弹性、皮下组织及脂肪的厚度、有无水肿及水肿的性质。

(4)淋巴结　包括淋巴结的大小、数目、活动度、质地、有无粘连和(或)压痛等。颈部、耳后、枕部、腹股沟等部位尤其要认真检查,正常情况下在这些部位可触及单个质软的黄豆大小的淋巴结,表面光滑、活动、无压痛。

(5)头部

1)头颅　观察大小、形状,必要时测量头围;前囟大小及紧张度、有无凹陷或隆起;小婴儿要观察有无枕秃和颅骨软化、血肿或颅骨缺损等。

2)面部　注意有无特殊面容、眼距宽窄、鼻梁高低,注意双耳位置和形状等。

3)眼、耳、鼻　有无眼睑浮肿、下垂、眼球突出、斜视、结膜充血、眼分泌物、角膜混浊、瞳孔大小、对光反应。检查双外耳道有无分泌物、局部红肿及外耳牵拉痛;若怀疑有中耳炎时应用耳镜检查鼓膜情况。观察鼻形,注意有无鼻翼扇动、鼻腔分泌物及通气情况。

4)口腔　口唇色泽有无苍白、紫绀、干燥、口角糜烂、疱疹。口腔内颊粘膜、牙龈、硬腭有无充血、溃疡、粘膜斑、鹅口疮、腮腺开口处有无红肿及分泌物。牙齿数目及龋齿数。舌质、舌苔颜色。咽部检查时一手固定小儿头部使其面对光源,一手持压舌板,在小儿张口时进人口腔,压住舌后根部,利用小儿反射性恶心暴露咽部的短暂时间,迅速观察双扁桃体是否肿大,有无充血、分泌物、脓点、伪膜及咽部有无溃疡、充血、滤泡增生、咽后壁脓肿等情况。

(6)颈部　颈部是否软,有无斜颈、短颈或颈蹼等畸形,颈椎活动情况;甲状腺有无肿大;气管位置;颈静脉充盈及搏动情况;有无颈肌张力增高或弛缓等。

(7)胸部

1)胸廓　注意有无胸廓畸形,如鸡胸、漏斗胸、肋膈沟、肋骨串珠等,有无桶状胸;胸廓内侧是否对称;呼吸运动是否正常;心前区有无隆起;有无肋间隙饱满、凹陷、增宽或变窄。触诊有无语音震颤、胸膜摩擦音。

2)肺　望诊应注意呼吸频率和节律有无异常,有无呼吸困难和呼吸深浅改变(吸气性呼吸困难时可出现"三凹征",即吸气时胸骨和锁骨上窝、肋间隙和剑突下凹陷;呼气性呼吸困难时可出现呼气延长)。触诊在年幼儿可利用啼哭或说话时进行。因小儿胸壁薄,叩诊声响比成人清,故叩诊时用力要轻,可用直接叩诊法(用两个手指直接叩击胸壁)。听诊时正常小儿呼吸音较成人响,呈支气管肺泡呼吸音,应注意听腋下、肩胛间区及肩胛下区有无异常,因肺炎时这些部位较易听到湿性啰音。听诊时尽量保持小儿安静,利用小儿啼哭后深吸气时容易闻及细湿啰音。

3)心　望诊时观察心前区是否隆起,心尖搏动强弱和搏动范围,正常小儿搏动范围在 2~3cm 之内,肥胖小儿不易看到心尖搏动。触诊主要检查心尖搏动的位置及有无,并注意震颤出现的部位和性质(收缩期、舒张期或连续性)。通过叩诊心界可估计心脏大小、形状及其在胸腔内的位置、心界叩诊时用力要轻才易分辨清浊音界线。3 岁以内婴幼儿一般不扣心界,只叩心脏左右界:叩左界时从心尖搏动点处起由左向右叩,听到浊音改变即为左界,记录为第几肋间左乳线外或内几厘米;叩右界时先叩出肝浊音界,然后在其上一肋间自右向左叩,有浊音改变时即为右界,以右胸骨线(胸骨右缘)外几厘米记录。各年龄小儿心界参考表 4-2。小儿心脏听诊应在安静环境下进行,听诊器的胸件要小。小婴儿第一心音与第二心音响度几乎相等;随年龄的增长,心尖部第一心音较第二音响,而心底部第二音超过第一音。小儿时期肺动脉瓣区第二音比主动脉瓣区第二音响(P2>A2)。有时可出现吸气时第二心音分裂。学龄前期及学龄儿童常于肺动脉瓣区或心尖部听到生理性收缩期杂音或窦性心律不齐。

表 4-2 各年龄小儿心界

年龄	左界	右界
<1 岁	左乳线外 1- 2cm	沿右胸骨旁线
2 ~ 5 岁	左乳线外 1cm	右胸骨旁线与右胸骨线之间
5 ~ 12 岁	左乳线上或乳线内 0.5-lcm	接近右胸骨线
>12 岁	左乳线内 0.5-lcm	右胸骨线

(8)腹部 望诊在新生儿或消瘦小儿常可见到胃肠型或胃肠蠕动波,新生儿要注意脐部有无炎症、分泌物、出血、脐疝大小。触诊应尽量争取小儿的合作,可让其躺在母亲怀里或在哺乳时进行,检查者的手应温暖、动作轻柔,如小儿哭闹不止,可利用其吸气时作快速扣诊。检查有无压痛主要观察小儿表情反应,不能完全依靠小儿回答。正常婴幼儿肝脏可在肋缘下1~2cm 处扣及,柔软无压痛,6 ~ 7 岁后肋下多不能触及。小婴儿偶可触及脾脏和肾脏。叩诊可采用直接叩诊法或间接叩诊法,其检查内容与成人相同。小儿腹部听诊有时可闻及肠鸣音亢进,如有血管杂音时要注意杂音部位、性质和强弱。

(9)脊柱和四肢 注意有无脊柱侧弯或后凸等畸形、躯干与四肢比例和佝偻病体征,如"O"型或"X"型腿、手镯、脚镯样变;观察四肢活动是否受限,肌张力是否正常,手、足指(趾)有无杵状指、多指(趾)畸形等。

(10)外生殖器和会阴肛门 观察有无畸形(如尿道下裂、两性畸形),女孩有无阴道分泌物、畸形;男孩有无隐睾、鞘膜积液和腹股沟疝、包皮过长、包茎等;先天性无肛、肛裂、直肠脱垂。

(11)神经系统 根据病种、病情、年龄等选择必要的检查。

1)一般检查 观察小儿的神志、精神状态、面部表情、反应、动作语言能力、有无异常行为等。

2)神经反射 新生儿期特有的反射,如吸吮反射、拥抱反射、握持反射是否存在;有些神经反射有其年龄特点,如新生儿和小婴儿期提睾反射、腹壁反射较弱或不能引出,但跟腱反射亢进,并可出现踝阵挛;2 岁以下的小儿 Babinski 征可呈阳性,但一侧阳性,另一侧阴性则有临床意义。

3)脑膜刺激征 如颈部有无抵抗、Kernig 征和 Brudzinski 征是否阳性,检查方法同成人。如小儿不配合,要反复检查才能正确判定。正常小婴儿由于在胎内时屈肌占优势,故生后头几个月 Kernig 征和 Brudzinski 征也可表现为阳性。因此,在解释检查结果意义时一定要根据病情、结合年龄特点全面考虑。

3.体格检查记录方法

体格检查项目虽然在检查时无一定顺序,但结果记录应按上述顺序书写;不仅阳性体征应记录,重要的阴性体征结果也要记录。

(四)阅读资料

查阅与患儿疾病相关的医疗病历、医学资料及其他护理文书。

二、护理诊断

护理诊断是一个人生命过程中的生理、心理、社会文化、发展及精神方面所出现的健康问题反应的说明,这些健康问题的反应属于护理职责范畴,可以用护理的方法来解决。儿科护理诊断就是将所有相关患儿资料进行综合评估,以确定患儿现存的健康问题,制定下一步的护理计划,为达到预期结果选择护理措施的基础,而预期结果应由护士负责制定。护理诊断要符合北美护理诊断协会通过的128项护理诊断。

在为患儿做护理诊断时要考虑到以下特点:患儿正处于生长发育过程中,为患儿做护理诊断时既要考虑疾病所造成的健康问题,也要考虑患儿是否有生长发育异常;患儿语音表达能力差,不能准确陈述病情,需要依靠家长描述病情,患儿缺乏自理能力,而家长因缺乏知识直接影响到对患儿的健康照顾,因此护理诊断就包括家长对患儿所患疾病的认识诊断。

三、护理计划

护理计划是针对护理诊断制定的具体护理措施。制定护理计划是为了正确指导护理行为,为记录患儿病情变化提供书面材料,也为护理人员提供互相沟通的工具。护理计划的制定有以下程序:

(一)设定优先顺序

应根据患儿健康问题的轻、重、缓、急,将多个护理诊断按紧迫性的次序进行排列。

1.排序原则

(1)优先解决直接危及患儿生命、需要立即解决的问题。

(2)按照马斯洛人类基本需要层次论进行排列,优先解决低层次需求,再解决高层次需求。

(3)在不违反治疗原则的基础上,优先解决主观上认为重要的问题,现存的问题优先解决,但不要忽视潜在、危险的的问题。

2.排列顺序

(1)首优问题　威胁患儿生命、需要立即采取行动去解决的问题应排在首位,多是有关生命体征方面的问题。

(2)中优问题　虽不直接威胁患儿的生命,但也能导致身体上的不健康或情绪上变化的问题。

(3)次优问题　在护理过程中可稍后解决的问题。

(二)设定预期目标(预期结果)

护理预期目标是经过护理活动后期望患儿达到的健康状态。

1. 陈述方式护理预期目标的陈述有 5 个部分：主语、谓语、行为标准、条件状语和评价时间。主语是护理对象时，可以省略。

2. 分类护理预期目标分两类：7 天内可实现的目标叫短期目标，需较长时间才能实现的目标叫长期目标。

3. 陈述目标的注意事项

(1)目标的主语是患儿或患儿身体的一部分。

(2)陈述要简单明了，切实可行，属于护理工作范围。

(3)目标要有针对性，一个目标针对一个护理诊断。

(4)目标应具体，必须可观察和可测量。

(5)目标应与患儿医疗工作相协调。

(三)设定护理措施

护理措施是护士为帮助患儿达到预定目标所需采取的具体方法。通常围绕导致患儿健康问题的原因制定护理措施，因此制定措施是一个决策的过程。

1. 内容　包括护理级别、饮食护理、病情及心理活动的观察、基础护理、检查及手术前后的护理、心理护理、功能锻炼、健康教育、执行医嘱、对症护理。

2. 制定措施的类别有　①依赖性护理措施：执行医嘱的具体措施；②独立性护理措施：在职责范围内，根据所收集的资料，经过独立思考、判断所决定的措施；③协作性护理措施：与其他医务人员合作完成的护理活动。

3. 制定护理措施的注意事项　①患儿的具体情况；②护理措施应针对护理目标；③护理措施应符合实际，体现个性化护理；④护理措施内容应具体、明确、全面；⑤护理措施应保证患儿的安全，患儿乐于参与；⑥应有科学的依据；⑦应与医疗工作相协调。

四、实施计划

就是将设定的各项措施用于护理实践的具体行动，包括各式各样的护理活动。护士在护理实施过程中扮演多种角色，既是决定者、又是执行者，还是教育者和组织者。护士在实施过程中，既要收集患儿资料，又要评估患儿健康状况和对护理措施的反应，及时调整。还要及时记录护理活动包括活动内容、时间及家长反应。儿科护士还应有灵活应变能力，能及时根据患儿病情变化作出护理计划的调整，并要具备丰富的临床理论知识、熟练的操作技术及良好的人际关系。

五、护理评价

是护理程序的最后一个阶段，是将患儿的健康状况与设定的护理目标进行比较的护理活动。可以了解患儿恢复是否达到预期目标，患儿的要求能否得到满足。其实，护理评价一直存在于护理过程中，在每一项护理措施进行中，护士就一直不断在进行评价，最后一步的评价是对整个护理工作的全面检查。评价按实际情况分为目标完全实现、目标部分实现、目标未实现。如果发现目标未达到预期，要找到问题如资料是否充足，护理诊断是否确切，预期目标是否适当，要在护理工作中加以改进，重新评估，重新制定合理的护理计划并实施。

第三节 儿科基础护理

儿童阶段是一个连续生长发育的过程,不同年龄阶段的小儿在生理、病理和心理特点上各异,在发病原因、疾病过程和转归等方面与成年人更有不同之处,因此在疾病的治疗和护理上须充分考虑年龄因素。不同年龄小儿的表达能力不同,更增加了儿科医护人员在治疗和护理过程中观察和判断的难度。因小儿起病急,变化快,容易出现一个甚至多个器官或系统的病变,故医护措施既要适当、全面,又要仔细、突出重点;且在疾病的护理过程中较成年人更需要爱心、耐心和精湛的技术,任何一个不恰当的处理方法,都可能对小儿生理和心理等方面产生较长久甚至终身的不良影响。所以要求儿科护理工作者必须熟练掌握饮食、用药和诊治、心理等各方面的护理技术,使患儿身心顺利康复。

一、护理的原则

在疾病治疗过程中,儿科护理是极为重要的一个环节,许多治疗操作均通过护理工作来实施。良好的护理在促进患儿康复中起着巨大的作用。护理工作不仅仅是护士的工作,更应医护密切协作,关心患儿和熟悉护理程序,以提高治疗效果。

1. 细致的临床观察 临床所观察到的患儿不典型的或细微的表现,都应考虑其可能存在 的病理基础。如婴儿哭闹可以是正常的生理要求,也可能是病痛的表现方式,细致的观察是鉴别两者的关键。

2. 合理的病室安排 病室要整齐、清洁、安静、舒适,空气新鲜、温度适宜。为提高治疗和护理的质量,可按年龄、病种、病情轻重和护理要求合理安排病房及病区:①按年龄分病区,如新生儿和早产儿病室、小婴儿病室、年长儿病室等;②按病种分病区,将同病种患儿集中管理,传染病则按病种进行隔离;③按病情分病房,重危者收住重症监护病室,恢复期病儿可集中与普通病室。

3. 规律的病房生活 保证患儿充足的睡眠和休息,观察病情应尽量不影响患儿的睡眠,尽可能集中时间进行治疗和护理操作,按时进餐。

4. 预防医源性疾病 ①防止交叉感染:医护人员在接触患儿之前、后均要求洗手,病室要定时打扫、消毒;②防止医源性感染:正确、规范地应用导尿、穿刺等各种治疗方法,定时检查消毒设施,预防感染的发生;③防止意外的发生:医护人员检查、医疗患儿完毕后要及时拉好床栏,所用物品如体温表、药杯等用完即拿走,以免小儿摔伤、误食。喂奶喂药时要将患儿抱起,避免呛咳、呕吐引起窒息。

二、饮食护理原则

根据病情选择适当的饮食有助于患儿治疗和康复;不当的饮食可使病情加重,甚至危及生命。根据患儿年龄、病情和饮食习惯合理安排饮食。

1. 乳品 ①稀释乳:供新生儿和早产儿食用;②脱脂奶:半脱脂或全脱脂奶,脂肪含量低. 供腹泻患儿或消化功能差者短期食用;③酸奶:牛乳加酸或经乳酸杆菌发酵成酸奶,其蛋白凝块小、易消化,供腹泻及消化力弱的患儿食用;④豆奶:适用于乳糖吸收不良和牛乳过敏的小儿;⑤无乳糖奶粉(不含乳糖,含蔗糖、葡萄糖聚合体、麦芽糖糊精、玉米糖浆):对长期腹泻、有乳糖不耐受的婴儿应使用无乳糖奶粉;⑥低苯丙氨酸奶粉:用于确诊为苯丙酮尿症的婴儿。

2. 一般膳食 ①普通饮食:采用易消化、营养丰富、热能充足的食物;②软食:将食物烹调得细、软、烂,介于普通饮食和半流质饮食之间,如稠粥、烂饭、面条、馒头、肉末、鱼、菜羹等,使之易于消化,供消化功能尚未完全恢复或咀嚼能力差的患儿;③半流质饮食:呈半流体状或羹状,介于软食和流质饮食之间,由牛乳、豆浆、稀粥、烂面、蒸蛋羹等组成,可另加少量饼干、面包,适用于消化功能尚弱,不能咀嚼吞咽大块固体食物的患儿;④流质饮食:全部为液体,如牛奶、豆浆、米汤、蛋花汤、果汁、肉汤等,不需咀嚼就能吞咽,且易于消化吸收,适用于高热、消化系统疾病、急性感染、胃肠道手术后病儿,亦可用于鼻饲。流质饮食供热能与营养素均低,只能短期应用。

3. 特殊膳食 ①少渣饮食:纤维素含量少,对胃肠刺激性小,易消化,适用于胃肠炎、伤寒患儿;②无盐及少盐饮食:无盐饮食每日食物中含盐量在 1g 以下,烹调膳食不另加食盐。少盐饮食则每天供给 2~3g 氯化钠,供心力衰竭和肝、肾疾病导致的水肿患儿食用;③贫血饮食:每日增加含铁食物,如动物血、动物肝、各种肉类、木耳等;④高蛋白膳食:添加富含蛋白质的食物,如鸡蛋、鸡、瘦肉、肝或豆制品等,适用于营养不良、消耗性疾病或手术患儿;⑤低脂肪饮食:膳食中不用或少用油脂、肥肉等,适用于肝病患儿;⑥低蛋白饮食:膳食中减少蛋白质含量,以碳水化合物如马铃薯、红薯、水果等补充热量,用于尿毒症、肝昏迷和急性肾炎的少尿期患儿;⑦低热能饮食:普通饮食中减少脂肪和碳水化合物的含量,但要保证蛋白质和维生素的需要量,可选用鱼、蛋、豆类、蔬菜和瘦肉等,供单纯性肥胖症的小儿;⑧代谢病专用饮食:如不含乳糖食物用于半乳糖血症患儿、糖尿病饮食等。

4. 检查前饮食 在进行某些化验检查前对饮食有特别的要求,如:①潜血膳食:连续 3 天食用不含肉类、动物肝脏、血和绿叶蔬菜等的饮食,用于消化道出血的检查;②胆囊造影饮食:用高蛋白、高脂肪膳食如油煎荷包蛋等,检查前食用促使胆囊排空,以检查胆囊和胆管功能;③干膳食:食用米饭、馒头、鱼、肉等水分含量少的食物,以利于尿浓缩功能试验和爱迪氏计数等检查。

5. 禁食 因消化道出血或术后等原因暂时不能进食患儿,应注意静脉供给蛋白质、脂肪、热量并注意水、电解质平衡。

膳食护理是临床护理中一个重要环节,儿科护士应及时了解患儿膳食情况,做到按时进食,满足营养。还要注意以下几点:①正要断奶的患儿在住院期间要继续母乳喂养,待身体康复后再断奶;②能活动的患儿可以安排集体进餐,促进食欲;③注意食具要清洁消毒,食物温度适宜,进餐环境清洁、舒适;④治疗操作避免在患儿进餐前后进行,影响食欲;⑤及时与营养师交流,根据患儿情况调整饮食,并鼓励患儿进食,保证营养。

三、皮肤护理

皮肤是人体最大的器官是,同时也是人体的一道天然防御屏障,皮肤具有两个方面的屏障作用:一方面防止体内水分、电解质和其他物质的丢失,保持着人体内环境的稳定,在生理上起着重要的保护功能;另一方面阻止外界有害物质的侵入。同时皮肤还具有调节体温、吸收、排泄以及分泌等功能。如果其分泌的油脂及脱落的皮屑与灰尘、细菌混合形成脏物粘附与皮肤表面没有及时清洁,就可能导致皮炎。此外,皮肤分泌汗液虽可以降温,但呈酸性,久留于皮肤上,可导致皮肤被破坏,成为细菌侵入的门户,造成人体各种感染。所以,皮肤的清洁护理不但可以使儿童感觉舒适,还可以促进血液循环、新陈代谢、预防各种感染和褥疮的发生。

小儿皮肤较成人娇嫩,易损伤,如护理不当更易发生感染。因此,在护理小儿时动作要轻柔,指甲要减短防止损伤小儿皮肤。给小儿做皮肤护理时,要注意头颈、腋下、会阴等皮肤皱褶处。为减少皮肤刺激,最好采用小儿沐浴露或中性肥皂。要勤给小儿洗澡,预后要给予爽身粉保持皮肤干燥。小儿头部要经常清洗,最好留短发,头发也要经常梳理。内衣,内裤要勤换洗,尤其是呕吐、腹泻、出汗使衣服浸湿的小儿。勤换尿布,每次大便后,要用温水清洗并擦干,防止臀红的发生。每日要检查婴儿皮肤,及时发现有无出血、皮疹、皮肤损伤等异常情况。床铺要平整、干洁,经常更换体位,减少皮肤局部压迫,促进血液循环,防止褥疮发生。

四、住院患儿的心理反应与护理

小儿正处于生长发育的过程中,患病和住院可造成儿童身心创伤。疾病不但给小儿带来身体上的痛苦,而且医院陌生的环境以及各种治疗操作都使患儿产生恐惧,尤其是与父母分离,更使患儿产生焦虑不安。患儿住院时,由于年龄不同、所患疾病和病情不同、住院时间长短不同,因而对住院有不同的心理反应。因此,护士在对患儿实施整体护理中,应了解影响患儿适应住院的因素,观察患儿住院的身心反应,并针对各年龄阶段患儿的心理特点,采取相应的护理措施,认真做好心理护理,使患儿住院后能得到健康的身心发育。

(一)不同年龄阶段儿童对疾病和住院的理解

儿童对自己的身体和健康、疾病的联系等知识了解十分有限,对疾病的认识主要基于其认知发展水平,以及以往的经历。6个月后的婴儿能认识照顾者,当与父母分离,与陌生人接触时会感到焦虑。因此患病住院对儿童来说是一种创伤,在父母不能陪伴时可产生分离性焦虑。

1.运筹前期(2~7岁) 此期儿童认为疾病是外来的,与自己无关。

幼儿和学龄前儿童开始了解疾病,但不知道患病的原因。他们常将两个不相关的事物赋予因果关系,认为外界事物和自己的不良行为是引起疾病的原因,如"疾病是由魔术变出来的"、"因为早上没有听妈妈的话,忘了吃鸡蛋,所以下午手指被扎破流血了"。此期儿童十分害怕自己的身体残缺不全和发生改变,害怕与父母分离和被抛弃。

2.具体运筹期(7~11岁) 此期儿童认为疾病是外来的,是对自己的惩罚。

学龄儿童对身体各部分功能的了解开始增多,并且知道一些患病的真实原因,但还不能用特定的术语表达。由于学龄儿童已有一定的时间概念,知道父母会按时来看望他(她),因此,住院与父母分别时分离性焦虑程度会减低。

3. 形式运筹期(11岁~成人) 此期儿童认为疾病与器官功能不良有关。

青少年时期的儿童更了解疾病或受伤的生理和心理因素,知道疾病与某些器官功能不良有关,认识到心理或态度可影响健康状况或疾病的发生。因而对疾病的发生和治疗有一定的见解及自我控制能力。青少年更关注患病、受伤对身体形象的影响以及隐私,与同伴分离会给他们带来痛苦和不安。

(二)家庭对儿童住院的反应

家长对儿童患病住院的最初反应往往是否认态度,不相信自己的孩子会出现如此严重的健康问题;继而会感到内疚,认为是由于自己的过失而使小儿患病,尤其是由于照顾不周而引起的摔伤、烫伤等,或对小儿疾病开始时的症状不够重视等诸多原因怀有巨大的歉意;如果小儿病情较重,家长就会产生焦虑、抑郁和挫折感,对小儿的预后顾虑重重,对小儿的痛苦无比担忧,对自己能否胜任照顾者的角色表示怀疑,同时还担心昂贵的住院费用等。此时,往往导致正常家庭秩序和角色紊乱。医护人员应能理解家庭的各种反应,并为他们提供有关的知识和信息,帮助他们更好地应对和处理这些问题。

(三)影响患儿适应住院的因素(住院患儿主要的压力来源)

医院在儿童看来常被认为是最不安全、恐惧的场所,因为在医院里患儿将会接受一些疼痛性的检查、治疗及护理。因此,有许多因素可影响患儿住院的适应过程。

常见的因素(住院患儿主要的压力来源):

1. 离开亲人接触陌生人、陌生环境及对其缺乏安全感　患儿住院时离开亲人,对医院和病房的环境、医护人员及病友均感陌生,易出现缺乏安全感的心理状况。

2. 治疗限制了日常活动及对各种治疗的恐惧　住院改变了患儿的日常生活方式,吃的不是小儿所喜欢的食物,睡的不是小儿所熟悉的床,加之周围陌生的环境,使其无所属感。住院期间对患儿进行的各项治疗及检查,尤其是使用一些侵入性的医疗用具(如肛表、听诊器、注射器等),会使小儿感到害怕,治疗、检查愈多,患儿愈不能适应。

3. 对疾病的认识有限而产生情绪反应　儿童因本身对疾病的认识能力有限,或因身体不适而产生情绪反应,有可能将疾病与惩罚联想在一起而导致焦虑、恐惧,甚至因不当的幻想而失眠、做恶梦,无法得到充分的休息。

4. 疾病本身带来的痛苦、创伤　这些都影响着住院患儿的心理稳定,如易出现紧张、焦虑、恐惧等情绪表现,一般情绪不佳的患儿其适应能力也较差。

5. 身体形象改变所造成的情绪影响　因病使患儿身体形象的改变,如药物副作用所造成的脱发、满月脸、水牛背等,易导致自卑情绪的产生,也给患儿带来适应困难。

6. 中断学习　患儿因住院而中断学习,被迫失去该年龄阶段应有的学习知识与技能的机会,如果适应不良将会产生退化行为,可能导致学习迟缓、态度退缩、有挫折感,对自己缺乏自信等结果。

五、各年龄期住院儿童的心理反应与心理护理

(一)住院新生儿的心理反应与心理护理

1. 心理反应　新生儿已具备了视、听、嗅、味及触等基本的认知功能,其中听、味、触觉已相当灵敏,具有了愉快和不愉快的情绪体验,如能满足其生理需要,一般较平静。新生儿的情绪反应常用哭声来表达。

2. 护理要点　尽量由固定的护士进行全面护理,以建立护患间的信任感;提供适当的感

觉—运动刺激;要有适当的环境刺激。在治疗、护理过程中应将各项护理操作集中进行,动作轻柔,善于观察患儿细微变化,善于体会患儿不同的哭声所表达的情感和需求,给予正确的护理。同时,要十分注意用亲切的目光注视患儿,给予身体上的抚摸,这样可使患儿获得满足、愉快和安全的情绪体验。近年来,开展的婴儿抚触是一种与患儿沟通交流的好方法,有助于稳定患儿的情绪,提高患儿的适应能力。

(二)住院婴儿的心理反应与护理

1.心理反应　婴儿期是小儿身心发育最快的时期,对住院的身心反应随月龄增加而有所不同。5个月以前的患儿,如生理需要获得满足,入院后较少哭闹,能够安静,即使与母亲分离,出现的焦虑尚不明显,但因住院而缺乏外界有益的刺激,感知觉和动作方面的发育会受到一定影响。此外,该阶段是婴儿和母亲开始建立信任感的时期,若患儿住院,此过程就会被迫中断。6个月后婴儿一般能认识自己的母亲,开始认生,对母亲或抚育者的依恋性日趋增加。故6个月~1岁的患儿住院反应较为强烈,主要表现为分离性焦虑。以哭闹表现与亲人分离的痛苦,对陌生环境与人持拒绝态度。

2.护理要点　护士应多与患儿接触,呼唤其乳名,使之对护士从逐渐熟悉到产生好感。尽量做到有固定的护士对患儿进行连续的护理,使患儿与护士能够建立起信任感,满足患儿的生理需要。尽可能留母亲在医院陪护,以减轻不良的心理反应,如果病情或其他特殊的原因,母亲不能陪护,护士应在治疗和护理的同时,尽可能多抚摸、拥抱、亲近患儿,以满足患儿的情感需求。另外,向家长了解并在护理中尽量保持患儿住院前的生活习惯,可以把患儿喜爱的玩具或物品放在床旁。对小婴儿要除给予抚摸、怀抱、微笑外,还应提供颜色鲜艳、声音适宜的玩具(如风铃、波浪鼓等)进行感知觉的刺激,协助其进行全身或局部的动作训练,使患儿获得正常的发育。

(三)住院幼儿的心理反应与护理

1.心理反应　幼儿对父母及其他亲人的爱护与照顾有着亲身的体验,住院后产生的心理变化比婴儿更为强烈。如为无陪伴医院或父母因故不能陪伴患儿,幼儿可认为住院是对自己的惩罚,担心遭到父母的遗弃,由此产生分离性焦虑。幼儿对医院环境、生活等各方面均不熟悉,担心自身安全受到威胁;同时受语言表达与理解能力的限制,在表达需要、与他人交往上出现困难,感到苦恼。幼儿末期开始发展其自主性,对住院限制自己的活动产生不满情绪等,各种心理反应使患儿拒绝接触医护人员。分离性焦虑具体表现有3个阶段:

(1)反抗(protest)　表现出侵略性、攻击性行为。如:用语言攻击陌生人("你讨厌、你走开!"),对陌生人进行身体攻击(拳打、脚踢、口咬),试图逃跑找父母等。这些反抗行为可持续几小时甚至数天,哭吵直至精疲力竭,拒绝他人的劝阻和照顾。

(2)失望(despair)　儿童感到没有希望找到父母,便停止哭泣,表现出明显的抑郁、悲伤、无活力。患儿的活动明显减少,并对周围事物表现出不感兴趣。此阶段易出现患儿逃避压力常用的行为方式即退行性行为,如吸吮自己的拇指或咬指甲、尿床、拒绝用杯子或碗,而用奶瓶等。患儿的身体状况可由于拒绝进水、进食或不愿参加活动等行为而受到伤害。

(3)否认(denial)　住院时间长的患儿可进入此阶段。即把对父母的思念压抑下来,克制自己的情感,能与周围人交往,而且形成新的人际关系,表现得十分愉快。以满不在乎的态度对待父母亲人来院探望或离开。值得注意的是,这种行为是一种无可奈何接受或忍受与父母分离的结果,而不是获得满足的表现。儿童把对父母的感情全部压抑下来,以建立新的、很浅显的关系来应对痛苦和失落情绪。因此变得以自我为中心,将重要的情感依附于物质上。如果达到这个阶段,将对患儿心理产生极其不利、难以改变的不良后果。

2. 护理要点　运用患儿能够理解的语言讲解医院的环境及生活安排,了解患儿表达需要和要求的特殊行为方式。熟练运用语言与非语言沟通技巧,多与患儿交流,以促进患儿语言能力的发展,达到互相理解。护士要注意自身举止行为,树立榜样,以良好的形象与心态去影响患儿。对患儿入院后出现的反抗、哭闹等行为应予以理解,允许其适当发泄不满。如果发现患儿有退行性行为时,不可嘲笑和指责,应努力帮助其恢复。护士除给予患儿抚摸、拥抱、爱抚之外,还可以保持一些患儿在家中的习惯,如带家人相片、画册等,常常能较好的对待父母的分离,掌握患儿的特殊爱好、非语言行为的意义、生活习惯、方言等,可使患儿有亲近感,提问及简单的应答,可以了解患儿的心理变化,给患儿讲故事、指点画片、倾听患儿述说是交流沟通的常用技巧。还有,在游戏中,能够表露出感情,而不致害怕周围事物。护士与患儿一起游戏,能增加患儿的信任,减轻不安心理。此外,要为患儿创造表现其自主性的机会,如自己洗手、穿衣、吃饭等,尽量满足其独立行动的愿望。

(四)住院学龄前患儿的心理反应与护理

1. 心理反应　学龄前患儿如在住院后与父母分离,也会出现分离性焦虑,但因智能发展更趋完善,思维能力进一步加强,故表现多较为温和,如偷偷哭泣、难以入睡,并能把情感和注意更多地转移到游戏、绘画等活动中,来控制和调节自己的行动。此阶段患儿可有恐惧心理,缘于对陌生环境的不习惯,对疾病与住院的不理解,尤其惧怕因疾病和治疗而破坏了躯体的完整性。同时,怀疑被父母抛弃和受到惩罚。

2. 护理要点　护士要表现出爱护、关心、尊重患儿,尽快熟悉患儿情况。介绍病房环境及其他住院患儿,帮助其减轻陌生感。还可以根据患儿病情组织适当游戏,目的有:①在治疗性游戏(当游戏起到应对恐惧和忧虑的作用时称为治疗性的游戏)中,以患儿容易理解的语言,讲解疾病治疗的必要性,使患儿明白疾病和住院治疗不会对自己的身体构成威胁,确信住院不是惩罚;②在游戏中尽量使患儿表达情感、发泄恐惧和焦虑情绪。如病情允许,应鼓励患儿适当进行自我护理,以帮助其树立自信心;③在游戏中进行健康教育,寓教于乐。

(五)住院学龄患儿的心理反应与护理

1. 心理反应　此阶段患儿已进入学校学习,在儿童的心理发展上是一个重要的转折点,其中最大的变化是从原来以游戏为主的生活过渡到以学习为主的校园生活。学校生活在患儿心目中占有相当重要的位置,住院后产生焦虑的原因不是与父母分离而是与学校及同学、伙伴分离,害怕耽误了学习,感到孤独,担心会落后。由于对疾病缺乏了解,患儿忧虑自己会残疾或死亡;因怕羞而不愿意回答个人卫生方面的问题、不愿配合体格检查;有的患儿因自己住院给家庭造成严重的经济负担而感到内疚。此阶段患儿自尊心较强、独立性增加,有时尽管心理活动很多,但表现比较隐匿,努力做出若无其事的样子来掩盖内心的恐慌。患儿常产生的心理反应是恐惧不安、胆怯、悲伤、孤独等,较大患儿可有抑郁、焦虑、睡眠障碍、闷闷不乐等情绪表现。病重的患儿有怀疑、悲观、失望、痛苦及对死亡的探究等心理反应;长期患慢性病如肾脏病、血液病、糖尿病的患儿，其心理反应更为复杂，严重影响正常心理发育，出现心理发展偏差。

2. 护理要点　护士要与患儿诚恳地交流，介绍有关病情、治疗和住院的目的，讲解健康知识，以满足其求知欲、解除患儿的疑虑，取得患儿的信任，密切护患间的关系。协助患儿与老师、同学经常保持联系，了解学校及学习情况。鼓励患儿与伙伴、老师通讯，允许伙伴来院探望。与患儿一起计划每日生活安排，根据病情组织多种活动，病情好转后应鼓励患儿每日定时学习，使其保持信心。进行体格检查及各项操作时，要做好解释工作，注意保护患儿的隐私，给患儿一定的自主、选择余地，采取必要的措施维护患儿的自尊。及时调整患儿情绪波动，尽可能创造轻松、愉快的环境，使其适应医院的生活，并保持积极、乐观、稳定的心理状态。对病重的患儿，护士要给予特别的理解与关爱，帮助其树立战胜疾病的信心；对患长期、慢性疾病的患儿，心理护理是长期的重要任务，可通过交流帮助患儿正视疾病，并关注其情绪变化，及时纠正心理偏差，取得家长合作支持。积极提供患儿自我护理和进行个人卫生的机会，发挥独立能力，引导患儿安心、情绪稳定地接受治疗。

（六）住院临终患儿的心理反应及护理

1. 心理反应　面对小儿死亡是最困难、最痛苦的事情，心理护理的任务是帮助患儿如何面对死亡，协助家庭减轻失去小儿的痛苦。影响临终患儿心理反应的因素包括对疾病病情的理解、家长的情绪与行为、目前身体痛苦的程度、年龄、性格、个人责任及所采取的应对方式等。其中家庭对临终患儿的心理反应可经历 5 个阶段，即否认、震惊、愤怒、协议或磋商、抑郁和接受等；这 5 个阶段并不是直线式进行的，随着患儿病情出现反复，父母的心理反应也在反复变化，而且每个阶段持续的时间也不相同。

临终患儿心理反应与其对死亡的认识相关。婴幼儿尚不能理解死亡；学龄前儿童对死亡的概念仍不很清楚，常与睡眠相混淆，不知道死后不能复生，同时他们还会把死亡与自己的不良行为联系起来，认为死亡是一种惩罚。而且学龄前儿童最害怕与父母分开，因此，他们对死亡的恐惧是长眠不醒所带来的分离和孤独。只要父母在身边，就感到安全。学龄期儿童开始认识死亡，但 7～10 岁的小儿并不理解死亡的真正含义，仅仅认为死亡是非常可怕的事情，不能将死亡与自己直接联系起来。因此，对 10 岁以下的小儿来说，难以忍受的是病痛的折磨及与父母的分离，而不是死亡的威胁；如果能够减轻病痛，与亲人在一起，便能有安全感。随着心理的不断发展，10 岁以后的儿童逐渐懂得死亡是生命的终结，不可逆转，对死亡有了和成人相似的概念，因此，害怕死亡及死亡前的痛苦。

2. 护理要点　护理人员应采取措施尽量减少临终患儿的痛苦，如稳、准、轻、快的操作，及时满足其心理、生理需要等。护士应给父母提供护理患儿各个方面的指导。准许家长守护在患儿身边，参与适当的照顾，临死前儿童常希望得到身体的接触，应鼓励父母搂抱、抚摸患儿。同时，以耐心、细致的护理工作支持患儿。让患儿与护士建立信任感。结合 10 岁以后患儿对死亡的理解程度，要认真面对患儿提出的死亡问题并给予回答，但避免给予预期死亡时间。随时观察患儿心理情绪的变化，提供必要的支持与鼓励。

患儿死后，要理解、同情、关心家长的痛苦，在劝解、安慰家长的同时，尽量满足他们的合理要求。如同意家长在患儿身边停留一些时间；提供家长发泄的场所等。

第四节 住院儿童护理常规

一、入院护理

1. 护士在儿童入院时的职责 护士应理解儿童患病住院对患儿及其家庭的影响,在入院时为其提供必要的信息及情感上的支持。帮助儿童和家长做好入院的准备工作,包括物品的准备和精神的准备。对家长不要采取批评、指责的态度,以免给其带来更大的压力和对护士的不信任感。言语温和、态度亲切和蔼、工作认真负责以取得患儿与家长的信任,,使患儿获得安全感和舒适。

2. 迎接新患儿 当接到患儿住院通知后,要安排好病房,同种疾病患儿尽量安排在一起(新生儿就要准备好温箱,进行预热)。危重患儿要安排在抢救室和靠近医护办公室方便急救。准备好医院生活用具。同时要准备好医疗和护理病历,认真填写与入院有关的各种资料与床头卡、病床卡等。在接待患儿及家长时要仪态端庄、态度和蔼、语言亲切。如果条件允许,可以尽量满足患儿及家长的一些要求,如病室的位置、住院病床的选择等。但要注意其他家长和患儿的感受。

3. 入院护理常规

(1)介绍病房情况 如病室环境、作息时间、探视制度,以及工作人员如主管医生、主管护士、护士长、科室主任等。将患儿及家长带至其病床边,并将其介绍给其他病人和家长。并要告知安全措施等,并要求家长在告知书上签名。如果是危重患儿要争取时间,先协助进行治疗,待治疗已经进行后,再按要求进行介绍和告知。

(2)进行护理评估 收集患儿健康资料,了解患儿的一些基本情况,如小名、兴趣爱好、睡眠、饮食、是否上幼儿园和学校等;测量体温、脉博、呼吸、血压等生命体征,称体重时一定要准确,并进行全身体格检查。还要收集与家长联系方法(最好两个以上)。将各种资料与获取的检查结果由值班护士详细记录在患儿护理病历中,同时要进行分析、综合评估,作出护理诊断,制定相应的护理措施,并实施。

4. 清洁护理 若病情允许可进行清洁护理,给患儿洗头、更换衣服、减指(趾)甲、沐浴或部分擦浴。洗浴时,注意观察全身情况,特别注意有无皮疹,以及时发现传染性疾病。

二、住院期间的护理

住院期间为患儿提供的基础护理包括以下内容。

1. 基础护理 给患儿测量体温、脉搏、呼吸、血压等。新入院患儿一般每日 3 次,连续 3 日;一般患儿每日 2 次;低体温、发热患儿一般每四小时测量一次,退热后,半小时复查;病情危重及特殊要求患儿按医嘱测量。此外,早产儿每周测量体重一次,一般患儿每周一次。其他还有特殊护理如雾化吸入、药物输注、翻身按摩等遵照医嘱执行。每班护士要按规定进行床旁交接班。还要每日清点患儿人数。病危及患儿死亡要及时通知家长。

2. 饮食 按医嘱进行饮食安排,并要在病历上记录患儿进食情况。一般正在断奶的婴儿在住院期间应暂时停止断奶,继续喂哺母乳,待恢复健康后再断奶。能下床活动的患儿在护士的协助下可集体进餐,以促进食欲。奶瓶、奶头及餐具每次用后消毒。护士应经常与营养室联系,反映患儿进食情况,以便协助营养室不断调整配餐,提高患儿食欲。

3. 清洁卫生　病室要按时通风换气,每日三次,每次 30 分钟,并根据患儿年龄和病情保持室内适宜的温度和湿度。根据病情及季节不同定期为患儿擦浴或沐浴。冬季每周至少一次,夏季每日至少一次。每日晨、晚间护理时可擦洗。饭前便后洗手。患儿的衣着及被褥经常更换,保持清洁。婴幼儿要注意臀部护理,防止皮炎。

4. 休息与睡眠　活泼好动是儿童的性格特点,除病情危重者外,不要过分限制其活动。可根据情况为患儿制定合理的生活日程,保证患儿充分的休息与睡眠。

5. 促进生长发育、满足教育需求　为患儿提供适当、有益的活动和游戏,减少不良刺激,如分离性焦虑、疼痛等,使其生长发育的潜能得到最大的发展。对学年龄儿童应帮助其完成学业,并保持与同学和学校的联系。

6. 治疗性的游戏　当游戏起到应对恐惧和忧虑的作用时称为治疗性的游戏。其作用是评估儿童对疾病的了解和认识知识,以及对儿童进行护理干预。常用的方法包括讲故事、绘画、听音乐、用玩偶游戏以及进行具有情节、戏剧性的游戏等。治疗性的游戏可帮助护士接近患儿,并解释病因、治疗护理过程、自我保健知识等。同时,使患儿表达恐惧、焦虑和幻想。护士应根据患儿年龄、病情选择适当的游戏与玩具。

7. 健康教育　针对不同年龄和疾病的患儿及家长进行疾病预防、康复、营养、自我护理等知识的宣传。健康教育的形式应丰富多样,如个别指导和小组讨论,采用板报、宣传画和视听教育材料等多种方式。

8. 预防交叉感染和意外事故　严格遵守消毒隔离制度,认真执行各种安全防范措施,保证患儿的免遭伤害。如防止新生儿因包被蒙头、喂乳姿势不当、乳房堵塞口鼻造成窒息,年长儿要防止跌伤、触电、烫伤、药物中毒等。

三、出院护理

1. 出院准备　当患儿病情稳定后,护士就应开始评估儿童和家庭对出院的准备,包括家庭是否具有对儿童照顾的知识和能力,需要哪些支持,以及社区健康服务资源等。出院计划需在住院期间尽早完成,以便帮助患儿和家长掌握必要的护理知识,如促进患儿的休息与睡眠、保证充足的饮食与营养、用药方法、病情观察等。回家后仍需特殊护理的患儿,护士应教授特定的护理技术,如鼻管喂食、注射胰岛素、化验尿糖、褥疮护理、更换敷料等,使家庭学会如何促进儿童恢复健康。

2. 办理出院手续　医师决定患儿可以出院时,应即刻通知家长。护士执行出院医嘱,填写出院通知,结算费用。为其准备出院所带药品,指导用药方法。安排定期复诊时间,并与家长共同复习出院后所需的护理知识和技术。

3. 及时记录有关护理文书,病历资料按顺序整理好　注销各种卡片如床头卡、诊断卡、饮食卡等,并在出院登记本、日报表上填写患儿情况。

4. 整理病房　将患儿的衣服、床单、被单、枕套等换洗消毒;枕芯、床垫等用紫外线消毒或在阳光下暴晒;病床、桌、椅等要用消毒液擦洗;一次性用具要集中销毁;病室要消毒,开窗通风,准备迎接下一位患儿。

第五节　儿科常见症状的护理

一、发热

小儿发热,是小儿患病时常见的一种临床表现,也是儿科许多疾病的一个共同症状。体温的恒定是机体产热和散热的矛盾对立的统一,大脑皮层下丘脑的体温调节中枢调节产热和散热过程,并保持产热和散热的功能达到平衡。一般认为体温超过基础体温1℃以上是"发热"。正常小儿的肛温波动于36.5℃~37.5℃之间,舌下体温较肛温低0.3℃~0.5℃,腋下温度为36℃~37℃。正常体温可受内、外因素的影响而稍有波动,如剧烈运动、寒战、哭闹、气温的改变以及衣服的厚薄等皆能引起体温的变化。一般下午体温较清晨为高。不同个体的正常体温,略有差异。发热是人体抗病的一种正常反应,对小儿是有益的,医学研究证实发热是许多疾病初期的一种防御反应,可增强机体的抗感染能力,例如使对抗细菌的抗体产生增加;增强人体白细胞内消除毒素的酶活力及肝脏对毒素的解毒作用等等,抵抗一些致病微生物对人体的侵袭,还有免疫促进作用,抑制某些微生物的生长,使人体恢复健康。但发热对人体也有一定危害。若高热持续过久,可使人体内各器官、组织的调节功能失常,从而危害小儿的健康。对机体的不良影响主要表现在以下几个方面:①发热时,机体产生热量过多,必须加速散热,以尽可能调整体温,从而导致心率增快,体温升高1℃,心率加快15次/分。同时表皮血管扩张,需血量增多,加重心脏负荷;②发热使基础代谢率增快、耗氧量增多。体温升高1℃,基础代谢率增高13%;③高热还可使大脑皮层过度兴奋,小儿可表现为烦躁不安、头痛、甚至惊厥;也可引起大脑皮层的高度抑制,表现为谵语、昏睡、昏迷等。尤为婴幼儿表现突出,大部分婴幼儿高热时出现神志恍惚,还有部分婴幼儿出现高热惊厥,可对婴幼儿的大脑发育产生不良的后果;④高热还可影响患儿消化功能。有时胃肠道运动缓慢,患儿出现食欲不振、腹胀、便秘;有时胃肠道运动增强,患儿出现腹泻甚至脱水;⑤持续高热最终导致人体防御疾病的能力下降,这样不但不利于疾病恢复,反而增加了继发其他感染的危险。

(一)护理评估

1.发热的病因　引起发热的原因很多,可分感染性与非感染性两大类。感染性发热是各种病原体如细菌、病毒、肺炎支原体、立克次体、螺旋体、霉菌、原虫类、寄生虫所引起的感染,均可因病原体的代谢产物或其毒素作用导致发热。临床上可见于败血症、上呼吸道感染、阿米巴感染、疟疾、血吸虫病等。急性发热以上呼吸道感染最多见。非感染性发热可有①产热过多:由于机械性、物理性或化学性破坏组织时,使体内蛋白质代谢及其分解产物异常增多,如大手术后的组织损伤、骨折、肿瘤、溶血反应等。亦可见于由内分泌功能异常所引起,如甲状腺功能亢进;或抗原—抗体反应引起,如风湿热等;以及强烈肌肉运动如严重抽搐、剧烈运动、寒战等;②散热障碍如广泛性皮炎、鱼鳞病,或大面积烫伤造成的汗腺缺乏、大量失血或失水等;③体温调节功能失常:如大脑发育不全、暑热症等直接损害体温调节中枢,而致调节功能发生障碍,引起发热。

2.评估发热的热型及发热程度　注意热型有稽留热、弛张热、间歇热、不规则热。评估发热程度：低热(肛温在 37.8℃～38.5℃)，高热(肛温超过 39℃)，超高热(肛温超过 41.5℃)，以及长期发热(发热持续 2 周以上)。

3.评估伴随症状　寒战常见于大叶性肺炎、败血症、急性胆囊炎、急性肾盂肾炎、流行性脑脊髓膜炎、疟疾、钩端螺旋体病、药物热、急性溶血或输血反应等；结膜充血常见于麻疹、流行性出血热、斑疹伤寒、钩端螺旋体病等；单纯疱疹口唇单纯疱疹多出现于急性发热性疾病，常见于大叶肺炎、流行性脑脊髓膜炎、间日疟、流行性感冒等；淋巴结肿大常见于传染性单核细胞增多症、风疹、淋巴结结核、局灶性化脓性感染、丝虫病、白血病、淋巴瘤、转移癌等；肝脾肿大常见于传染性单核细胞增多症、病毒性肝炎、肝及胆道感染、布氏杆菌病、疟疾、结缔组织病、白血病、淋巴瘤及黑热病、急性血吸虫病等；出血发热伴皮肤粘膜出血可见于重症感染及某些急性传染病，如流行性出血热、病毒性肝炎、斑疹伤寒、败血症等。也可见于某些血液病，如急性白血病、严重型再生障碍性贫血、恶性组织细胞病等；关节肿痛 常见于败血症、猩红热、布氏杆菌病、风湿热、结缔组织病、痛风等；皮疹常见于麻疹、猩红热、风疹、水痘、斑疹伤寒、结缔组织病、药物热等；昏迷先发热后昏迷者见于流行性乙型脑炎、斑疹伤寒、流行性脑脊髓膜炎、中毒性菌痢、中暑等；先昏迷后发热者见于脑出血、巴比妥类中毒等。

(二)常见护理诊断

1.体温过高　与原发病或因年龄引起的体温调节无效有关。

2.有体液不足的危险　与发热不显性失水增加及摄入不足有关。

3.潜在并发症　有感染性休克、高热惊厥等。

(三)护理措施

1.病情观察　监测生命体征，精确记录体温，注意患儿热型变化。退热措施后观察有无体温骤降，如出现虚脱现象及时予以保暖。随时注意有无新的症状或体征出现，如神志改变、呕吐、腹泻、皮疹等。

2.一般护理　患儿卧床休息，衣被不宜过厚，以利散热。给予清淡、易消化、高热量、高蛋白质流食或半流。多饮水，饮水可补充因发热而蒸发的水分。饮水后出汗，水分的蒸发，可帮助退热。此外，排尿增多也可使部分热量由尿液带出，加速退热。若出汗较多，应及时擦干，以防感冒。必要时给予静脉输液。注意保持皮肤清洁，避免汗腺阻塞，勤洗浴，勤换衣。

3.降温措施　当体温在 38.5℃或以上时需对症治疗，若既往有高热惊厥史时更要及早给予处理。可采用物理降温或药物降温。

1)物理降温　是利用物理学散热的对流、传导、蒸发等原理的退热方法，安全、简便而可靠，是首选的退热措施。主要有：放置冰袋、冷湿敷，乙醇擦浴(30%～50%乙醇)，温水浴，冰盐水灌肠。注意在冰敷时，冰袋外需裹一层布，以防局部皮肤冻伤。酒精拭浴时，要注意不要拭浴头面及胸前。温水浴时，水温比患儿体温低，应用清水，在夏季发高热时，更适宜采用。当物理降温方法的疗效不佳时，可在医生的指导下，选用适当的退热药。

2)药物降温　要根据医生的医嘱执行。常用方法有：25%安乃近滴鼻，对乙酰氨基酚，阿司匹林等。必要时使用亚冬眠疗法(氯丙嗪与异丙嗪各 0.5~1mg／kg)。药物降温要注意药物的一些不良反应，同一类药物间隔时间要超过 4 小时以上，阿司匹林在婴幼儿中要慎用。

3)病因治疗　针对不同病因,按医嘱采取不同治疗。

(四)健康教育

告知家长患儿放热的原因,注意体温异常时的症状,要防止高热惊厥,教给家长一些简单的物理退热方法,不要擅自采用药物治疗。

二、哭闹

一切内外因素都可导致婴幼儿哭闹。由于婴幼儿缺乏语音表达能力当受到不良刺激出现不适感觉时就会出现哭闹。绝大多数哭闹是由非疾病因素所引起的,只有少部分由于疾病所导致。啼哭是小儿时期的一种本能反应,其常以哭闹表达要求或痛苦,因此哭闹就成为婴幼儿前往医院就诊的主要原因之一。

(一)护理评估

1.首先要评估哭闹的原因,①生理性哭闹:最常见原因为饥饿、口渴。此外还包括情绪变化、睡眠异常、断奶、过冷、过热、尿布潮湿、衣服不适、昆虫叮咬及要挟家长等。②病理性哭闹:凡能引起小儿不适或疼痛的疾病都可引起婴幼儿哭闹,以腹痛、头痛、口痛最为多见,其次是颅内疾病如颅内感染,颅内出血等,还可见于外伤,骨折引起的疼痛和其他系统疾病如中耳炎,皮肤瘙痒,白血病等。

2.要详细询问小儿病史,对患儿作全面的检查,尤其要注意男孩生殖器,女孩尿道口处,积极寻找病因,对因处理。同时要注意以下几点:

(1)哭闹的声调　哭声宏亮多为受到惊吓所致;哭声低弱或呻吟多表示病情严重;哭声时大时小,并不时从指缝中偷偷观察大人反应者多为要挟性哭闹;哭声低沉而初则可见于甲状腺功能低下症。

(2)哭闹持续时间　①生理性哭闹哭声有力、时间短、间歇期面色如常。去除原因后可停止;②病理性哭闹多呈持续性、反复性,不能用玩具逗引或饮水、进食等方法止哭。同时多有伴随症状。

(3)哭闹伴随症状及体征　饥饿或口渴时可伴随有吸吮手指,啃拳的行为;尿湿时可有手抓会阴部或扯拉衣裤等动作;吵睡时哭声由大到小,眼睛时睁时闭,经过哄抱,哭声时断时续,渐渐变轻而入睡;要大便时哭闹常有憋气用力且满脸通红;出现腹痛时,患儿脸色苍白,出汗,双手握拳,双下肢向腹部蜷曲,体查腹部较紧张,按压时哭闹加剧并可出现呕吐,腹部包块,或血便等;当有感冒鼻塞引起呼吸不畅时,患儿在吃奶时烦躁哭吵,哭声断续和张嘴呼吸;中耳炎患儿哭闹时常伴摇头,不让触及患部,有时可见脓液流出;还有其他不明原因哭吵可能与白天睡眠过多、受到惊吓、环境变化等有关,要注意甄别。

(二)护理诊断

舒适的改变——与生理性或病理性的原因有关。

(三)预期目标

患儿的舒适程度得到改善,哭闹停止。

(四)护理措施

1. 保持环境舒适如空气新鲜,室内温度、湿度适当,室内安静。

2. 仔细观察哭闹的声调、持续时间、伴随症状及体征,认真分析原因。

3. 根据引起哭闹的原因,给予患儿合适的护理如满足其生理要求,治疗疾病等。

4. 当未找到原因时,护理人员要有耐心给予患儿关心和爱抚,可以语言安慰和身体抚摸,分散患儿的注意力以减轻其痛苦。也要注意向家长做好解释工作,安慰家长的不安,使家长配合寻找原因。

(五)健康教育

指导家长寻找患儿哭闹的原因,如为生理性哭闹要满足患儿生理需求,病理性原因要尽早到医院诊疗,及时消除病因。

三、腹痛

腹痛是小儿常见症状之一,可以为功能性腹痛,也可由器质性疾病引起,两者处理方法完全不同,要仔细鉴别。功能性腹痛是由于肠蠕动异常或肠痉挛引起的腹痛比如婴幼儿阵发性腹痛和肠痉挛症,前者可能与饮食不当有关,多表现为夜间阵发性哭吵;后者常见于儿童,呈周期性发作,原因可能与精神因素和自主神经功能紊乱有关。器质性疾病分腹腔外疾病和腹腔外疾病,腹腔外疾病可见于胸膜炎、心包炎、下叶肺炎、腹性癫痫、过敏性紫癜、铅中毒等。腹腔内疾病主要见于胃肠道疾病如胃肠炎、消化性溃疡、阑尾炎、肠梗阻等;腹内其他脏器如胆囊炎、胰腺炎、腹膜炎、肠系膜淋巴结炎;其他还可见于尿路结石,各种原因导致脏器破裂,年长女孩还可因妇科疾患导致腹痛。

(一)护理评估

腹痛的临床表现复杂,患儿语言表达能力差,不能准确叙述病情且不配合检查,因此要注意观察。

1.腹痛原因 有无进食不洁食物或过敏性食物史,有无外伤史,其他疾病史,有无环境污染中毒史和家族遗传史。

2.腹痛部位 腹部器质性疾病多有固定的部位,如阑尾炎位于右下腹,消化性溃疡位于上腹部。功能性腹痛位置多位于脐周且多不固定。

3.腹痛性质 分为持续性钝痛,阵发性绞痛,持续性疼痛伴阵发性加剧。

4.腹痛程度 腹痛有轻有重,较轻者仅诉疼痛,较重时会出现表情痛苦,面色苍白,冷汗淋漓,辗转不安甚至在地上翻滚。

5.腹痛伴随症状及体征 观察患儿有无呕吐,腹泻,黄疸,发热,咳嗽,皮疹,血尿等。体查时仔细检查腹部有无腹肌紧张,压痛反跳痛,腹部包块等。

学科经纬 **肠套叠**

肠套叠是小儿常见的一种急腹症,是指某部分肠管及其肠系膜套入邻近肠腔导致的绞窄性肠梗阻。以4~10月婴儿最为常见。具体病因不详,可能与饮食改变,腹泻等有关。临床表现为阵发性腹痛,呕吐,血便及右上腹部包块。B超检查可见腹部肠管同心圆征,空气灌肠可见杯口征。如果在疾病早期无肠管坏死时,首选空气灌肠复位;如果疾病发生时间较长超过48h,空气灌肠复位失败或有腹胀,中毒症状重怀疑有肠管坏死时予以手术治疗。

（二）护理诊断

腹痛—与各种病因有关

（三）预期目标

患儿腹痛缓解。

（四）护理措施

1.患儿最好卧床休息，并保持舒适体位，可采取下肢屈曲的仰卧位或侧卧位，并要保护患儿安全，疼痛剧烈时最好床边要有专人陪护，防止因疼痛发生意外如坠床。

2.护理人员要仔细，全面，反复观察病情变化，及时发现病情变化，及时报告医师。按时测量呼吸，脉率，血压等，做好护理记录。

3.保证营养 患儿由于腹痛会出现进食少，消耗大，要给予营养丰富，易消化的食物。呕吐剧烈者和急腹症者应禁食，予以静脉营养。

4.针对病因进行治疗，一般诊断明确后去除病因多能较快缓解腹痛。对诊断不明者不宜予以强力镇痛药如吗啡，杜冷丁等，防止掩盖病情，延误治疗。可给予阿托品，强痛定适当缓解，但不宜过频使用。

5.要注意心理护理，耐心照顾并陪伴患儿，设法转移患儿对疼痛的注意力，可用讲故事，腹部触摸等方法解除患儿的紧张情绪。

（五）健康教育

指导家长对患儿病情进行观察，注意腹痛的性质，程度及伴随症状等，及时报告医护人员，根据患儿的病情给予饮食指导，不要擅自使用镇痛药物，以免延误治疗。

第六节 小儿用药护理

一、小儿用药特点

药物治疗是防治疾病的一个重要手段，药物既有治疗的作用，也有很多如过敏反应、副作用和毒性作用等不良反应会对机体产生影响。生长发育中的小儿因器官功能发育尚不够成熟健全，对药物的毒副作用较成年人更为敏感。由于小儿疾病多变，选择药物必须谨慎、准确，更要求剂量精确，因此必须充分了解小儿药物治疗的特点，掌握药物的性能、作用机理、吸收代谢、毒副作用、适应证和禁忌证，以及精确的剂量和适当的给药途径和间隔时间。还要考虑小儿机体特点如肝脏的解毒能力、肾脏的排泄能力、先天遗传因素和药物的特殊性等。

(一)儿科药物治疗的特点

许多药物能通过胎盘进入胎儿体内，故孕母用药应严格选择。药物对胎儿的影响取决于孕母所用药物的性质、剂量、疗程的长短，且与胎龄有关，如妊娠3个月内，使用免疫抑制类药物可致胎儿发育畸形；应用黄体酮、雄激素、雌激素可导致胎儿性发育异常；肾上腺皮质激素可引起胎盘功能不足；应用氨基糖苷类(链霉素、庆大霉素、卡那霉素)，可致胎儿耳聋、肾功能损害等。药物对新生儿的作用除直接用药影响外，还可因乳母用药通过乳汁而间接进入新生儿体内，新生儿肝、肾功能差，对药物解毒、代谢、排泄能力差，易造成药物在体内蓄积中毒:孕母临产用麻醉剂、镇静剂等,可引起新生儿呼吸中枢抑制;阿司匹林、催产素、磺胺药物可引起新生儿高胆红素血症。另外磺胺药物易在泌尿道内形成结晶,引起血尿、尿闭等。应用氯霉素剂量过大时,可在体内蓄积中毒引起"灰婴综合征";四环素可使乳牙黄染、牙釉质发育不良、骨骼生长障碍,故小儿不用;雄激素会使骨骼过早闭合,影响小儿身高的增长故慎用;婴幼儿期由于神经发育未完善,氨茶碱易引起过度兴奋,而鸦片类药物有明显的呼吸抑制作用,应慎用;婴幼儿对巴比妥类药物的耐受性较高,剂量按体重计算较成人偏大;此外家族中有遗传病史的患儿对某些药物的先天性反应异常要慎重,对家族中有药物过敏史者要慎用此类药物。

(二)药物选择

选择用药的主要依据是小儿年龄、病因和病情,同时要考虑小儿对药物的特殊反应和药物的影响。

1. **抗生素** 小儿容易患感染性疾病,故常用抗生素等抗感染药物。要根据不同病菌和不同部位正确选择抗生素。要熟悉抗生素的药理作用和用药指征, 更要重视其毒副作用的一面。对个体而言,除抗生素本身的毒副作用而外,过量或过长时间使用抗生素还容易引起肠道菌群失衡,引起真菌或耐药性细菌感染;对群体和社会来讲,长时间地滥用广谱抗生素,容易导致微生物对药物的耐受性、进而对患儿的健康产生极为有害的影响。此外临床应用抗生素时必须注意其毒副作用,如氨基苷类导致肾毒性、氯霉素对造血功能的抑制作用等。

2. **肾上腺皮质激素** 具有抗炎、抗休克、抗过敏等作用。短疗程常用于过敏性疾病、重症感染等;长疗程则用于治疗肾病综合征、血液系统疾病、自身免疫性疾病等,在使用中必须重视其副作用:①长期使用可抑制骨骼生长,影响水、盐、蛋白质、脂肪代谢,也可引起血压增高和库欣综合征;②长期使用还可导致肾上腺皮质萎缩;降低机体免疫力使病灶扩散;③水痘患儿禁用激素,以防病情加重。

3. **退热药** 发热为小儿常见症状之一,一般使用对乙酰氨基酚和布洛芬,剂量不宜过大,可反复使用。要注意不宜过早,过多使用,对婴幼儿应多采用物理降温及多饮水。婴儿不宜使用阿司匹林,以免发生 Reye 综合征。

4. **镇静止惊药** 在患儿高热、烦躁不安、惊厥等情况下可考虑给予镇静止惊药,可以使患儿安静休息,利于疾病恢复。常用药物有苯巴比妥、水合氯醛、地西泮等。

5. **镇咳止喘药** 婴幼儿呼吸道感染时多有咳嗽,并有痰且不易咳出。咳嗽时不首选镇咳药,多用祛痰药口服或雾化吸入,使分泌物稀释、易于咳出。哮喘病儿提倡局部吸入 β_2 受体激动剂类药物,必要时可用氨茶碱类,但要加强观察。但新生儿、小婴儿慎用。

6. **止泻药与泻药** 目前腹泻患儿不主张使用止泻药,以免减慢肠蠕动增加肠道内毒素的吸收,除用口服补液法防治脱水和电解质紊乱外,还可使用保护肠粘膜的药物或辅以含双歧杆菌或乳酸杆菌的制剂来调节肠道的微生态环境。小儿便秘一般不用泻药,多采用多食蔬菜等调整饮食来松软大便的方法,必要时可用开塞露等润滑剂协助通便。

7. **乳母用药** 阿托品、苯巴比妥、水杨酸盐等药物可经母乳影响哺乳婴儿,应慎用。

8. **新生儿、早产儿用药** 幼小婴儿的肝、肾等代谢功能均不成熟,不少药物易引起毒副反应,如磺胺类药、维生素 K_3 可引起高胆红素血症,氯霉素引起"灰婴综合征"等,故应慎重。

(三)给药方法

一般根据年龄、疾病及病情选择给药途径、药物剂型和用药次数,以保证药效和尽量减少对患儿的不良影响。在选择给药途径时要尽量选用患儿及其家长可以接受的给药方式。给药前要认真核对医嘱,给药后须密切观察药物反应。

1. 口服法 是临床最常用的给药方法。婴幼儿用糖浆、水剂、冲剂等较合适,也可将药片捣碎后加糖水喂服,喂药时最好将小儿抱起或头略抬高,以免呛咳时将药吐出。年长儿可用片剂或药丸。病情需要时可采用鼻饲给药。

2. 注射法 注射法多用于急重症患儿,优点是比口服法奏效快,但对小儿刺激大,造成患儿恐惧。使用前要给予解释和鼓励。肌肉注射部位多选择臀大肌外上方,对不合作的患儿采用"三快"的注射方法,即进针快,注药快,拔针快,缩短时间,避免出现意外。肌肉注射次数过多时可造成臀肌挛缩、影响下肢功能活动,故非病情必需不宜采用;静脉推注法多在抢救时应用;静脉滴注应注意药物浓度,根据年龄大小、病情严重程度控制滴速,可使用输液泵均匀输液。同时要防止药液外漏,保持静脉的通畅。

3. 外用药 以软膏为多,也可用水剂、混悬剂、膏剂及粉剂等。使用时要适当约束患儿的手,防止小儿用手抓摸药物,误入眼、口引起药物中毒。

4. 其他方法 雾化吸法常用与呼吸道疾病;灌肠法小儿采用不多,可用缓释栓剂;含剂、漱剂很少用于小龄儿,年长儿可采用。

二、药物剂量计算

儿科用药剂量较成人更须准确。可按下列方法计算:

1. 按体重计算 是临床最常用、最基本的计算方法,可算出每日或每次需用量,计算公式:每日(次)剂量=病儿体重(kg)×每日(次)每千克体重所需药量。例如某患儿体重15kg需静脉注射头孢唑啉每日两次,按每日注射100mg/kg剂量计算,每天需要注射100mg×15(kg)=1500mg,再分2次注射,每次750mg;而临时对症用药如退热、镇静药等,则按每次剂量计算。病儿体重应以实际测得值为准。如无测量工具,可按照体重计算公式估算。年长儿按体重计算如已超过成人量则以成人量为上限。

2. 按体表面积计算 此方法较按年龄、体重计算更为准确,因其与基础代谢、肾小球滤过率等生理活动的关系更为密切,但计算过程相对复杂。小儿体表面积计算公式为:<30kg小儿的体表面积(m^2)=体重(kg)×0.035+0.1;>30kg小儿体表面积(m^2)=(体重kg-30)×0.02+1.05。也可按"小儿体表面积图或表"求出。

3. 按年龄计算 某些剂量幅度大、不需精确计算的药物,如营养类药物等,可按年龄计算,比较简单易行。

4. 以成人剂量折算 小儿剂量=成人剂量×小儿体重(kg)/50,此法仅用于未提供小儿剂量的药物,所得剂量一般都偏小,故不常用。

在临床应用时,无论采用上述任何方法计算的剂量,还必须与病儿具体情况相结合,才能得出比较准确的药物用量,如:新生儿或小婴儿肾功能较差,一般药物剂量宜偏小,但对新生儿耐受较强的药物如苯巴比妥,则可适当增大剂量;重症患儿用药剂量宜比轻症患儿大;需通过血脑屏障发挥作用的药物,如治疗化脓性脑膜炎的磺胺类或青霉素类药物,剂量要相应增大。就算是同一种药物,用药的目的不同,剂量也不相同,如阿托品用于解痉时只需常规剂量,而在抢救有机磷农药中毒时,剂量要比常规剂量大几倍到几十倍。同时要学会医嘱的药量与注射液量的换算。如将医嘱的药量换算为抽取注射用液量(即将医嘱中的 mg 数转换为执行医嘱的 ml 数)即执行医嘱的 ml = 医嘱中的 mg ÷ 每支药的 mg × 每支药的 ml。

如患儿需肌内注射地西泮 2mg,其制剂规格为 10mg/2ml / 支,则注射药液量按公式计算为 2mg ÷ 10mg × 2ml=0.4ml。如为粉剂还需用合理的液体量冲化,便于计算抽液量。在实际工作中应灵活熟练地运用换算方法,但无论采用何种方法计算药物剂量时,都一定要认真仔细的核对,防止差错出现。

第七节 常用儿科护理技术操作

一、测量体温

【目的】

1.观察体温的变化,判断体温有无异常。

2.动态监测体温变化,分析热型。

3.协助诊断,为预防、治疗、康复和护理提供依据。

【准备】

1.用物准备 消毒体温计,消毒液纱布,秒表,记录本,笔。若测肛温,另备润滑剂,棉签,卫生纸。

2.小儿准备 情绪稳定;测量前 30 分钟内避免下列相应活动:剧烈运动、进食、冷热饮、冷热敷、洗澡、灌肠等。

3.环境准备 温湿度适宜、安静舒适、光线明亮。

4.护士准备 衣帽整洁,洗手。

【操作步骤】

1.查体温计 检查体温计无破损,并甩至 35℃以下。

2.核对解释 核对小儿,向小儿及家长说明测量目的及操作过程中须配合的事项等。

3.测量方法根据小儿年龄和病情而定。

(1)测口温:能配合的年长儿可测量口温。①将体温计水银端斜放于舌下热窝处;②嘱患儿闭唇含住体温计,用鼻呼吸,必要时用手托住体温计,勿用牙咬;③测量时间 3 分钟。

(2)测腋温:小婴儿可测量腋温。①协助取舒适卧位,暴露腋下,如有汗液则以干毛巾擦干腋下;②将体温计水银端放于腋窝处紧贴皮肤,协助患儿屈臂过胸夹紧体温计,不能合作者应协助其夹紧上臂;③测量时间 10 分钟。

(3)测肛温:肛温最准确,但对小儿刺激大。①协助取仰卧位,以一手抓其两脚踝部并提起,露出肛门;②用棉签蘸润滑剂润滑肛表水银端;③用手分开臀部,将肛表旋转并缓慢、轻轻地插入肛门内 3～4cm;④用手固定肛表,以防滑落或插入过深;⑤测量时间 3 分钟。

4.读数

（1）取出体温计,用消毒液纱布擦拭(肛表用卫生纸擦拭),准确读数。读数后,将体温计甩至 35℃以下放置在弯盘内。

（2）体温与病情不符时,应重新测量。确有异常应及时与医生联系。

5. 整理记录 整理用物,安置患儿,做好记录。

【操作流程】

检查体温计→核对解释→测量方法根据小儿年龄和病情而定→测量→读数→整理记录。

【注意事项】

1. 检查体温计是否完好,水银柱是否在 35℃以下。

2. 禁忌证:①禁忌测口温 婴幼儿、精神异常、昏迷、口腔疾患、口鼻手术、张口呼吸者。②禁忌测腋温 腋下有创伤、手术、炎症,腋下出汗较多者,肩关节受伤或消瘦夹不紧体温计者。③禁忌测肛温 直肠或肛门手术、腹泻、心肌梗死者。

3. 保证安全,尽量设专人守护,防止意外。

4. 咬破体温计时的处理方法:口温时,嘱病人勿用牙咬体温计若患者不慎咬破体温计时,首先应及时清除玻璃碎屑,再口服蛋清或牛奶,若病情允许,可服用粗纤维食物,加速汞的排出。

5. 避免影响体温测量的各种因素:如剧烈运动、进食、冷热饮、冷热敷、洗澡、坐浴、灌肠等,若有上述情况应休息 30 分钟后再测量。

二、测量脉搏

【目的】

1. 判断脉搏有无异常。

2. 动态监测脉搏变化,间接了解心脏状况。

3. 协助诊断,为预防、治疗、康复和护理提供依据。

【准备】

1. 用物准备 秒表,记录本,笔,必要时备听诊器。

2. 小儿准备 体位舒适,情绪稳定;测量前 30 分钟内无剧烈运动、紧张、恐惧、哭闹等活动。

3. 环境准备 温湿度适宜、安静舒适,光线明亮。

4. 护士准备 衣帽整洁,洗手。

【操作步骤】

1. 核对解释 核对小儿,向小儿及家长说明测量目的及操作过程中须配合的事项等。

2. 安置体位 取坐位或卧位,手腕伸展、放松,置于舒适扶托的位置上。

3. 测量 应在安静时测量。年幼儿腕部脉搏不易扪及,可选择颈动脉或股动脉搏动,也可心脏听诊测得。

4. 计数 一般情况,测量时间为 30 秒,将所测得数值乘以 2 即为脉率;异常脉搏、危重患儿应测 1 分钟;若脉搏细弱难以触诊时应测心尖搏动,即测心率 1 分钟。

5. 整理记录 整理用物及床单位,做好记录。

【操作流程】

核对解释→安置体位→测量→读数→整理记录。

【注意事项】

1. 不可用拇指诊脉,因拇指动脉搏动较强,易与患儿脉搏相混淆。

2. 测脉搏前如患儿有剧烈运动、紧张、哭闹等活动,应安静 20~30 分钟再测。

3. 测脉率时应同时观察脉搏节律、强弱等情况。

三、测量呼吸

【目的】

1. 判断呼吸有无异常。

2. 动态监测呼吸变化,了解病人呼吸功能情况。

3. 协助诊断,为预防、治疗、康复和护理提供依据。

【准备】

1. 用物准备 秒表,记录本,笔,必要时少许棉花纤维。

2. 小儿准备 体位舒适,情绪稳定;测量前 30 分钟内无剧烈运动、紧张、恐惧、哭闹等活动。

3. 环境准备 温湿度适宜、安静舒适,光线明亮。

4. 护士准备 衣帽整洁,洗手。

【操作步骤】

1. 核对解释 核对小儿,向小儿及家长说明测量目的及操作过程中须配合的事项等。

2. 安置体位 舒适体位,精神放松,呼吸呈自然状态。

3. 测量 应在安静时测量。

(1)年幼儿以腹式呼吸为主,故可按小腹起伏计数。

(2)呼吸过快不易看清者,可用听诊器听呼吸音计数,还可用少许棉花纤维粘贴鼻孔边缘,观察棉花纤维扇动计数。

(3)除呼吸频率外,还应注意呼吸节律及深浅度。

4. 计数 一般情况,测量时间为 30 秒,将所测得数值乘以 2 即为呼吸频率;异常呼吸、危重患儿应测 1 分钟。

5. 整埋记录 整埋用物及床单位,做好记录。

【操作流程】

核对解释→安置体位→测量→读数→记录。

【注意事项】

1. 测量前如有剧烈运动、情绪激动等,应休息 30 分钟后再测量。

2. 测量呼吸时应不使病人察觉。

四、测量血压

【目的】

1. 判断血压有无异常。

2. 动态监测血压变化,间接了解循环系统的功能状况。

3. 协助诊断,为预防、治疗、康复和护理提供依据。

【准备】

1. 用物准备　根据不同年龄选择不同宽度的袖带(宽度为上臂长度的 2/3),听诊器,记录本,笔。

2. 小儿准备　体位舒适,情绪稳定;测量前 30 分钟内无剧烈运动、吸烟、情绪激动等活动。

3. 环境准备　安静舒适,光线明亮,温湿度适宜

4. 护士准备　衣帽整洁,洗手。

【操作步骤】

1. 上肢肱动脉测量法

(1)核对解释　核对小儿,向小儿及家长说明测量目的及操作过程中须配合的事项等。

(2)安置体位:取坐位或卧位。血压计"0"点与肱动脉、心脏处于同一水平。坐位:肱动脉平第四肋;卧位:肱动脉平腋中线。

(3)卷袖露臂:选择健侧肢体测量,卷袖露臂,肘部伸直,掌心朝上。必要时脱袖,避免衣袖过紧影响血流。

(4)缠袖带:开启水银槽开关,驱尽袖带内空气,平整地缠于上臂中部,袖带下缘距肘窝 2 ~ 3cm,松紧以放入一指为宜。

(5)戴听诊器:触摸肱动脉搏动,将听诊器胸件放于肱动脉搏动最明显的部位。

(6)充气:关闭气门,充气至肱动脉搏动音消失,再升高 20 ~ 30mmHg。充气不可过快、过猛,避免引起病人不适和水银溢出。

(7)放气:以每秒以 4mmHg 的速度缓慢放气,同时注意汞柱所指的刻度。

(8)听音:当听诊器中出现第一声搏动音时,汞柱所指刻度即为收缩压;随后搏动声继续存在并增大,直到声音突然减弱或消失,此时汞柱所指刻度即为舒张压(WHO 规定,以动脉搏动消失为判断舒张压的标准)。

(9)读数:眼睛的视线保持与水银柱弯月面同一水平,视线低于水银柱弯月面,读数偏高。反之,读数偏低。

(10)整理记录　安置患儿,整理用物;及时记录。

2. 下肢腘动脉测量法

(1)体位舒适　取屈膝仰卧位或俯卧位,脱去一侧裤腿,暴露测量部位。

(2)缠袖带　将袖带平整缠于大腿下部,袖带的下缘距腘窝 3 ~ 5cm。

(3)听音读数　将听诊器胸件置于腘动脉搏动处,听搏动音及读数同上肢。

【操作流程】

1. 新生儿及小婴儿可用简易潮红法或多普勒超声诊断仪或心电监护仪测定。

2. 年幼儿血压不易准确测量。

3. 年长儿血压测量同成人:核对解释→安置体位→卷袖露臂→缠袖带→戴听诊器→充气→放气→听音→读数→整理记录。

【注意事项】

1. 小儿血压正常值推算公式:收缩压(mmHg)=80+(年龄×2),舒张压为收缩压的 2/3。

2. 如一侧肢体正在输液或实施手术不久,应选择对侧肢体测量。

3. 患儿于运动、洗澡、情绪激动、紧张、吸烟后,应休息 30 分钟后再测量。

4.需要密切观察血压者应做到四定:定时间、定部位、定体位、定血压计。

5.如血压听不清或有异常时应重新测量,驱尽袖带内空气,使水银柱降至"0"点,休息片刻再测。

6.**防止产生误差**

(1)设备方面:①袖带过窄,测得的血压值偏高。②袖带过宽、橡胶管过长、水银量不足等,测得的血压值偏低。

(2)患儿方面:①手臂位置低于心脏、吸烟、进食、运动和膀胱充盈等,测得的血压值偏高。②手臂位置高于心脏,测得的血压值偏低。

(3)操作技术方面:①袖带缠得过松,测量者眼睛视线低于水银柱弯月面,测得的血压值偏高。②袖带缠得过紧松,测得的血压值偏低。③放气过快,听不清声音的变化;放气过慢,测得的舒张压偏高。

五、测量身高

【目的】

1.评价小儿骨骼发育及营养状况。

2.协助疾病的诊断。

【适应证】

生长发育阶段的小儿(青春期青少年除外)。

【准备】

1.用物准备 身长测量板(3岁以下)、身高计或固定于墙上的软尺或有身高测量杆的磅秤(3岁以上)、清洁布。

2.小儿准备 根据具体测量方法准备合适的体位。

3.环境准备 温湿度适宜、安静、整洁舒适,避免穿堂风。

4.护士准备 衣帽整洁,洗手。

【操作步骤】

1.核对解释 核对小儿,向小儿及家长说明测量的目的及操作过程中须配合的事项等。

2.测量

(1)婴幼儿测量法

1)小儿脱去帽、鞋袜及外衣,仰卧在铺有清洁布的测量板地线上。

2)助手双手将小儿头扶正,面向上,头顶轻贴测量板顶端。测量者一手按住小儿双膝使其双下肢伸直,一手移动滑板紧贴小儿足底(见图6-1),并与底板相互垂直,读刻度至0.1cm。

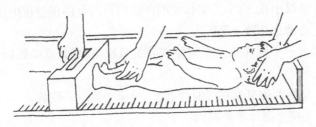

图6-1 身长测量板

3)整理好用物,准确记录测量结果。

（2）儿童测量法

1)小儿脱去帽、鞋袜及外衣,直立于身高计或固定于墙上的软尺或有身高测量杆的磅秤上,两眼正视前方,两臂自然下垂,足跟靠拢,足尖分开约 60°,足跟、臀部和两肩胛和枕骨粗隆均接触立柱或墙壁或测量杆。

2)测量者移动身高计头顶板与小儿头顶接触,板呈水平位时读立柱上的数字(cm),记录至 0.1cm。

3)记录　整理好用物,准确记录,以厘米为单位。

【操作流程】

婴幼儿测量法：核对解释→铺清洁布→安置卧位→头顶贴量板顶端→足根与底板垂直→读数→穿衣→记录。

儿童测量法：核对解释→脱鞋帽→直立位→平视、头顶贴量板顶端→读数→记录。

【注意事项】

1.测量数值应与前次身长(身高)比较。

2.婴幼儿易动,推动滑板时动作应轻快,并准确读数。

3.测量时应使小儿下肢充分伸展,以减少误差。

4.测量过程中,保证小儿安全、保暖、无损伤。

六、测量坐高

【目的】

1.评价新生儿生长发育状况。

2.协助疾病的诊断。

【适应证】

生长发育阶段的小儿(青春期青少年除外)。

【准备】

1.用物准备　量板或坐高计、笔、记录本等。

2.小儿准备　根据具体测量方法准备合适的体位。

3.环境准备　温湿度适宜、安静、整洁舒适。

4.护士准备　衣帽整洁,洗手。

【操作步骤】

1.3 岁以下小儿测顶臀长

（1）核对解释　核对小儿,向小儿家长说明测量的目的及操作过程中须配合的事项等。

（2）安置体位　协助小儿卧于量板上。

（3）测量　测量者一手握住小儿小腿使其膝关节屈曲,骶骨紧贴底板,大腿与底板垂直;一手移动足板紧压臀部。

（4）读数记录　量板两侧刻度相等时读数,记录至小数点一位数。

2.3 岁以上小儿用坐高计测坐高

（1）核对解释 核对小儿,向小儿及家长说明测量的目的及操作过程中须配合的事项等。

（2）安置体位 小儿坐于坐高计凳上,身躯先前倾使骶部紧贴靠量板,再挺身坐高,大腿靠拢紧贴凳面与躯干成直角,膝关节屈曲成直角,两脚平放与地面。

（3）读数记录 测量者移下头板与头顶接触,记录读数至小数点一位数。

【操作流程】

核对解释→安置卧位→测量→读数→记录。

【注意事项】

1. 测量时注意左右对称,软尺轻轻接触皮肤。

2. 如小儿出现哭闹或异常呼吸时,不要勉强测量,应及时观察处理。

3. 测量过程中,保证新生儿的安全、保暖、无损伤。

4. 测量方法正确、结果准确,记录及时。

七、测量头围

【目的】

1. 评价新生儿生长发育状况。

2. 协助疾病的诊断。

【适应证】

生长发育阶段的小儿(尤为 2 岁前婴幼儿)。

【准备】

1. 用物准备 软尺、笔、记录本等。

2. 小儿准备 准备合适的体位。

3. 环境准备 温湿度适宜、安静、整洁舒适。

4. 护士准备 衣帽整洁,洗手。

【操作步骤】

1. 核对解释 核对小儿,向小儿家长说明测量目的及操作过程中须配合的事项等。

2. 安置体位 协助小儿取立位或坐位。

3. 测量 测量者用左手拇指将软尺 0 点固定于小儿头部右侧眉弓上缘,左手中、示指固定软尺与枕后粗隆,手掌稳定小儿头部,右手使软尺紧贴头皮(头发过多或有小辫者应将其拨开),绕枕骨结节最高点及左侧眉弓上缘回到 0 点。

4. 读数记录 准确读出软尺所至刻度 (头颅畸形者取最大径线);以厘米为单位准确记录,读数至小数点一位数。

【操作流程】

核对解释→安置体位→测量→读数→记录。

【注意事项】

1. 测量时注意左右对称,软尺轻轻接触皮肤。

2. 如小儿出现哭闹或异常呼吸时,不要勉强测量,应及时观察处理。

3. 测量过程中,保证新生儿的安全、保暖、无损伤。

4. 测量方法正确、结果准确,记录及时。

八、测量胸围

【目的】

1. 评价新生儿胸廓、胸背肌肉、皮下脂肪及肺的发育程度。

2. 协助疾病的诊断。

【适应证】

生长发育阶段的小儿。

【准备】

1. 用物准备　软尺、笔、记录本等。

2. 小儿准备　准备合适的体位。

3. 环境准备　温湿度适宜、安静、整洁舒适。

4. 护士准备　衣帽整洁,洗手。

【操作步骤】

1. 核对解释　核对小儿,向小儿及家长说明测量目的及操作过程中须配合的事项等。

2. 安置体位　取卧位或立位,3岁以上小儿不可取坐位。两手自然平放或下垂。

3. 测量　测量者一手将软尺0点固定于小儿一侧乳头下缘(乳腺已发育女孩,固定于胸骨中线第4肋间),一手将软尺紧贴皮肤,经背部两侧肩胛骨下缘回到0点。

4. 读数记录　取平静呼吸时的中间读数,或吸、呼气时的平均数;以厘米为单位准确记录,读数至小数点一位数。

【操作流程】

核对解释→安置体位→测量→读数→记录。

【注意事项】

1. 测量时注意左右对称,软尺轻轻接触皮肤。

2. 如小儿出现哭闹或异常呼吸时,不要勉强测量,应及时观察处理。

3. 测量过程中,保证新生儿的安全、保暖、无损伤。

4. 测量方法正确、结果准确,记录及时。

九、测量体重

【目的】

1. 评价小儿体格生长和营养状况。

2. 为临床儿科准确计算药量、输液量及热量提供重要依据。

3. 协助疾病的诊断,了解病情的动态变化。

【适应证】

生长发育阶段的小儿(青春期青少年除外)。

【准备】

1. 用物准备

(1)体重秤　①小婴儿用载重10~15kg的盘式杆秤测量;②1~3岁的幼儿用载重20~

30kg 的坐式杆秤测量；③3～7 岁的小儿用 50kg 的站式杆秤测量；④7 岁以上儿童用载重 100kg 的(根据小儿的年龄) 站式杆秤测量。

（2）其它 清洁布、尿布、衣服或毛毯。

2. 小儿准备 体重测量时脱去衣裤鞋袜，最好在晨起空腹排尿后或进食后 2 小时最佳；根据具体测量方法准备合适的体位

3. 环境准备 温湿度适宜、安全、光线明亮。

4. 护士准备 衣帽整洁，洗手。

【操作步骤】

1. 核对解释 核对小儿，向小儿及家长说明测量目的及操作过程中须配合的事项等。

2. 测量

（1）婴儿测量法

1）把清洁尿布铺在婴儿盘式杆秤的秤盘上，调节指针为零点。

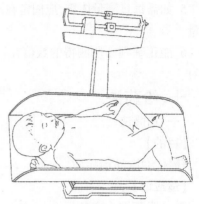

图 6-2 盘式杆秤测量

2）脱掉婴儿衣服及尿布，将婴儿轻卧于秤盘中央（见图 6-2），观察重量，准确读数至 10g。

3）若婴儿体温偏低、病重或天气寒冷时，先称出婴儿的衣服、尿布及毛毯的重量，然后给婴儿穿衣，包好毛毯再测量，所测的体重减去衣物重量即是婴儿体重。

4）整理好用物，准确记录测量结果。

（2）儿童测量法

1）1～3 岁小儿用坐式杆秤坐位测量 （见图 6-3），坐稳后观察重量准确读数。

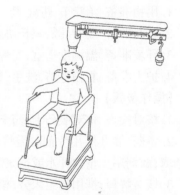

图 6-3 坐式杆秤测量

2）3 岁以上小儿站立于站板中央 （见图 6-4），两手自然下垂测量，准确读数不超过 100g。

3）不合作或病重不能站立的患儿，由护理人员或家长抱着小儿称量。称后去掉患儿衣物重量及成人体重即为小儿体重。

4）整理好用物，准确记录测量结果。

【操作流程】

核对解释→调节磅秤指针→脱衣鞋帽及尿布→上秤→读数→穿衣→记录。

【注意事项】

1. 测量过程中，掌握不同小儿的正确测量方法，严格按要求进行测量，保证数值准确，减少误差。

2. 测量时最好在晨起空腹排尿后或进食后 2 小

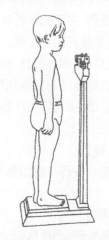

图 6-4 站式杆秤测量

时最佳,称体重时脱去衣裤鞋袜后进行,并注意保暖。

3. 称前必须校正至零点,测量时小儿不可接触其他物体或摇晃,计算体重时尽量准确地减去衣物等重量。

4. 测量时应注意小儿安全,防止跌落。

5. 如需每日测量体重,应固定在同一时间、同一磅秤进行,最好在每日早晨喂奶前、便后测量。

6. 能正确判断所测得的数值在正确范围之间,如与前次数值差异较大时,应重新测量、核对。

十、给药法

(一)口服法

【目的】

药物治疗,防治疾病。

【适应证】

需口服药物治疗患儿。

【准备】

1. 用物准备　治疗车、药盘、药卡、药物、药杯、小匙、滴管、研体、搅棒、毛巾、注射器、温开水。

2. 患儿准备　婴幼儿需家长协助以配合操作。

3. 环境准备　温湿度适宜,安静整洁,光线明亮。

4. 护士准备　衣帽整洁,洗手、戴口罩;询问患儿用药史、过敏史及家族史。

【操作步骤】

1. 核对检查　核对服药卡、药卡、药物,做到"三查七对"。

2. 备药　婴儿服用片剂时需将药物研碎,用少量温白开水或糖浆溶解;水剂用注射器按量抽取;散剂用少量白开水或糖浆溶解。

3. 核对解释　携用物至床旁,核对解释,以取得合作。

4. 安置体位　婴幼儿喂药时可抱起在膝上,颌下围一毛巾,抬高头部。

5. 协助喂药　左手拇指按压下颌使之张口,右手用小勺或滴管沿着一侧口角颊部将药液喂入,松开左手使其闭合下咽。对于不合作的小儿可用左手拇指、食指分别按住其颊部和下颌部,使其张口,右手持药杯、药勺沿着一侧口角倒入少许药液,使其咽下。

6. 服药后处理　服药后可喂少许温开水,清洁口腔,清除口腔内药味。

7. 整理记录　服药后再次核对,观察患儿服药后反应,整理用物及床单元,记录给药剂量和时间。

【操作流程】

核对检查→备药→携用物至床旁→核对解释→安置体位→协助喂药→服药后处理→整理记录。

【注意事项】

1. 遵医嘱给药,严格执行给药原则和查对制度。

2. 用具需要清洗和消毒,清洁干燥处保存。

3.幼儿服药时,须自口角慢慢倒入少量药液,切勿过急、过快,以防药液呛入气管;啼哭时不可喂药,以免呛入气管或引起呕吐。

4.药物切忌与乳汁或食物混合喂服,也不可将药物放入奶瓶中吸吮,以防厌乳。

(二)肌内注射法

【目的】

药物治疗,以防治疾病。

【适应证】

不宜或不能口服、皮下注射、静脉注射且要求迅速发生疗效时。

【准备】

1.用物准备　①消毒治疗盘一套 0.5%碘伏、无菌镊子及消毒液筒、无菌棉签;②无菌注射器(具体型号依据药量而定);③医嘱单及注射卡;④药物(遵医嘱准备)。

2.患儿准备　婴幼儿需家长协助以配合操作。

3.环境准备　温湿度适宜、整洁安静,光线明亮。

4.护士准备　衣帽整洁,洗手、戴口罩;询问患儿用药史、过敏史及家族史。

【操作步骤】

1.配药　在治疗室内按医嘱准备药物,正确配药,注意药物配伍禁忌。

2.核对解释　携用物到患儿床前,核对解释,以取得配合。

3.安置体位　婴幼儿需家长协助约束,退裤暴露臀部

4.定位　2岁以下婴幼儿选择臀中肌、臀小肌为注射部位,其定位方法有二:①三横指定位法　取髂前上棘外侧三横指处(以患儿手指宽度为标准),常规消毒注射区皮肤;②示指中指定位法　以护士的示指尖和中指尖分别置于髂前上棘和髂嵴下缘处,两指和髂嵴即构成一个三角区,其示指和中指构成的内角即为注射区。

5.消毒　常规消毒注射区皮肤。

6.穿刺固定　护士左手绷紧消毒区域外皮肤,右手握笔式持针,与皮肤呈90°垂直、快速进针,回抽确定无回血,固定针栓,推药。

7.拔针按压　药物推注毕,用无菌干棉签按压针眼处,迅速拔针。

8.整理记录　安抚患儿,协助穿好衣裤,整理用物及床单元;记录给药剂量和时间。

【操作流程】

备药→携用物至床旁→核对解释→安置体位→定位→消毒→穿刺固定→拔针按压→整理记录。

【注意事项】

1.严格执行三查七对制度、无菌技术操作。

2.长期注射患儿应更换注射部位,并用细长针头,深部注射;若有药液吸收不良或硬结出现,局部可湿热敷或理疗。

3.婴幼儿常不合作,注射时采用“三快法”即进针快、推药快、拔针快,以缩短哭闹挣扎时间,以免发生断针等意外;年长儿可采用“两快一慢法”即进针快、拔针快、推药慢。

4.若注射过程中针头折断,应保证患儿原位不动,固定局部组织,以防断针移位,并尽

快用无菌血管钳夹住断端取出;如全部埋入肌肉应立即请外科医生处理。

(三)外用法

以软膏多见,有可用水剂、混悬剂、粉剂、膏剂等。根据不同的用药部位,可对患儿手进行适当约束,以免因抓摸等使药物误入眼、口而发生意外。

(四)其他方法

雾化吸入较常用,但需有人在旁照顾。灌肠给药采用不多,可用缓释栓剂。含剂、漱剂在小儿时期使用不便,年长儿可用。

十一、更换尿布法

【目的】

保持小儿臀部皮肤的清洁、干燥和舒适,预防皮肤破损和尿布性皮炎。

【适应证】

婴儿期的小儿。

【准备】

1.用物准备 清洁尿布及尿布桶, 必要时备软毛巾、小盆和温水（有尿布皮炎时备 1:5000 高锰酸钾溶液）;按臀部皮肤情况准备治疗药物（如鱼肝油、5％鞣酸软膏、氧化锌软膏、抗生素药膏、无菌敷料等)及烤灯(40W 鹅颈灯或红外线灯)。

2.环境准备 温湿度适宜,整洁安静,光线明亮,避免穿堂风。

3.护士准备 了解小儿诊断;观察臀部皮肤情况,估计常见的护理问题;操作前洗手。

【操作步骤】

1.核对解释 将清洁尿布折成合适的长条形,携用物至床旁。核对小儿,向小儿家长说明操作目的及操作过程中须配合的事项。

2.轻拭会阴及臀部 放下床栏,揭开盖被下端,解开尿布带,一手握住小儿双足并轻轻提起,暴露出臀部,另一手将污湿尿布上端两角洁净处由前向后轻拭会阴及臀部,并用其盖上污湿部分垫于臀下。

3.温水清洗 用温水洗净会阴及臀部,再用软毛巾轻轻拭干。

4.更换清洁尿布 用一只手握小儿双足并轻轻提起,抬高腰骶部,另一只手取下污湿尿布并向内卷折放入尿布桶内;再将清洁尿布一端垫于小儿腰骶部下面,用爽身粉涂于臀部,放下双足,尿布的另一端折到腹部,系好尿布带,松紧合适,拉平衣服,盖好被子,整理床单位。

5.臀红处理 有臀红时应用 1:5000 高锰酸钾溶液洗净臀部并拭干, 暴露臀部或烤灯照射,并依据臀红程度涂以软膏(硼酸软膏、鱼肝油软膏、氧化锌软膏)和抗生素药物。

【操作流程】

核对解释→轻拭会阴及臀部→清洗臀部→更换清洁尿布→安置整理→臀红处理。

【注意事项】

1.选择质地柔软、透气性好、吸水性强的棉质清洁尿布,如为一次性尿布应型号合适。

2.动作应轻柔、迅速,避免小儿过度暴露,防止受凉感冒。

3.防止尿液浸湿脐部,应及时更换尿布。

4.臀红时应预防感染,并依据臀红程度,酌情处理。

5.尿布包扎应松紧合适,防止因过紧而影响小儿的活动或过松造成大便外溢。

6.操作中,严密观察小儿病情变化,如有异常及时处理。

十二、约束法

【目的】

1.限制小儿活动,以利诊疗。

2.保护躁动不安的小儿以免发生意外。

【适应证】

1.各种原因引起的躁动不安小儿。

2.不能配合治疗、护理操作的小儿。

【准备】

1.用物准备

(1)全身约束法应准备大毛巾或床单。

(2)手或足约束法应准备约束带。

(3)沙袋约束法应准备 2.5kg 沙袋(用便于消毒的橡皮布缝制)、布套。

2.护士准备 了解小儿病情;作好家长说服、解释工作;估计常见的护理问题。

【操作步骤】

1.核对解释 根据小儿具体情况选择合适的约束用物,携至床旁,核对小儿,作好家长说服、解释工作。

2.全身约束法

方法一:

(1)折叠大毛巾(或床单),达到能遮盖住小儿由肩至足跟部的宽度。

(2)放小儿于大毛巾中间,将大毛巾一边紧裹小儿一侧上肢、躯干和下肢,经胸、腹部至对侧腋窝处,再将大毛巾整齐地压于小儿身下。

(3)大毛巾另一边紧裹小儿另一侧手臂,经胸压于背下(见图 6-5),如小儿活动剧烈,可用布带围绕双臂打活结系好。

方法二:

(1)折叠大毛巾(或床单)使宽度能盖住小儿由肩至足跟部。

(2)将小儿放在大毛巾一边紧紧包裹小儿手臂,并从腋下经后背到达对侧腋下拉出,再包裹对侧手臂,多余部分压在身下。

(3)大毛巾另一边包裹小儿,经胸压于背下(见图 6-6)。

3.手或足约束法

(1)将小儿手或足置于约束带甲端中间,将乙、丙两端绕手腕或踝部对折后系好,松紧度以手或足不易脱出且不影响血液循环为宜。

(2)将丁端系于床缘上(见图 6-7)。

4.砂袋约束法 根据砂袋约束固定的部位不同,决定砂袋的摆放位置。

（1）需固定头部、防止小儿转动时,用两个砂袋呈"人"字型摆放在小儿头部两侧(见图6-8)。

（2）需保暖、防止小儿将被子踢开,可将两个砂袋分别放在小儿两肩旁,压在棉被上。

（3）需侧卧、避免小儿翻身时,将砂袋放于小儿背后。

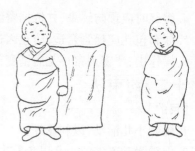

图6-5 全身约束法一

【操作流程】

全身约束法:核对解释→叠大毛巾→放小儿于大毛巾中间→包裹→系带。

手或足约束法:核对解释→小儿手或足放于约束带中→系带→固定。

【注意事项】

1. 结扎或包裹松紧适宜,避免过紧损伤小儿皮肤、影响血运,过松失去约束的意义。

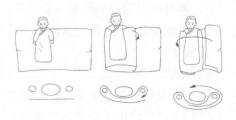

图6-6 全身约束法二

2. 保持小儿舒适的姿势,定时给予短时间的姿势改变,以减少疲劳。

3. 在小儿约束期间,加强巡视,注意随时观察约束部位的皮肤颜色、温度、掌握血液循环情况。

十三、沐浴法

【目的】

1. 保持小儿皮肤清洁、舒适,协助皮肤排泄,促进血液循环。

2. 有利于睡眠和生长发育,增强抗病能力。

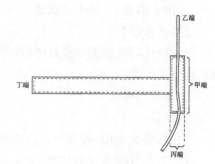

图6-7 约束带

【适应证】

全身状况良好的婴儿,体表无伤口、无脐带脱落。

【准备】

1. 用物准备

（1）浴盆 内备温热水（2/3满）,水温冬季为38℃～39℃左右;夏季为37℃～38℃,备水时水温稍高2℃～3℃。

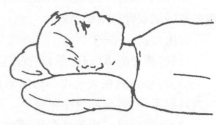

图6-8 头部砂袋的使用

（2）棉布类 婴儿尿布、衣服、大毛巾、毛巾被及包布、系带、面巾1块、浴巾2块。

（3）护理盘 内备梳子、指甲剪、棉签、液体石蜡、50%乙醇、爽身粉、肥皂,必要时备1%甲紫和2%碘酊。

（4）必要时备床单、被套、枕套、磅秤等。

2. 小儿准备　沐浴在喂奶前或喂奶后1小时进行,以防呕吐和溢奶。

3. 环境准备　关闭门窗,调节室温在27℃左右。

4. 护士准备　了解小儿病情、意识状态;测量体温,检查全身皮肤情况,估计常见的护理问题;操作前洗手。

【操作步骤】

1. 核对解释　核对小儿,向小儿家长说明操作的目的及操作过程中须配合的事项。

2. 做好小儿准备,备齐用物。

3. 测量体重并记录　抱起婴儿,脱衣,用毛巾包裹婴儿全身,测量体重并记录。

4. 擦洗面部　用面巾从内眦向外眦擦拭眼睛,然后擦耳,最后擦脸部,擦时禁用肥皂;用棉签清洁鼻孔。

5. 擦洗头部　抱起婴儿,左手托住头颈部,拇指与中指分别将婴儿双耳廓折向前方轻轻按住,堵住外耳道口,左臂及腋下夹住臀部及下肢,将头接近浴盆边;右手搓皂洗头、颈、耳后,然后用清水冲洗干净,用大毛巾擦干(见图6-9)。

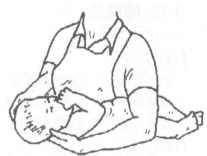

图6-9　小婴儿洗发

6. 小儿入浴盆　左手握住婴儿左肩及腋窝处,使其头颈部枕于操作者前臂;右手握住婴儿左腿靠近腹股沟处,使其臀部位于护士手掌上,轻放于水中(见图6-10)。

7. 依次清洗全身　松开右手,用浴巾淋湿婴儿全身,抹肥皂按顺序依次清洗颈下、胸、腹、腋下、臂、手、会阴、臀部、腿、足,再用右手从婴儿前方握住婴儿左肩及腋窝处,使其头颈部俯于操作者右手臂,左手抹肥皂清洗婴儿后颈部及背部,用水冲净。在清洗过程中,护士左手始终将婴儿握牢(见图6-11),随洗随冲净,洗净皮肤皱褶处。同时,观察皮肤有无异常情况。

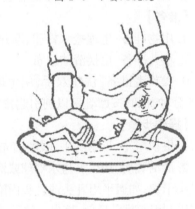

图6-10　持托入、出盆法

8. 小儿出浴盆　洗毕,迅速将婴儿依照放入水中的方法抱出,用大毛巾包裹全身并将水分吸干。

9. 男女婴特殊处理　将女婴大阴唇分开,用棉签蘸清水或石蜡油由上至下轻轻擦洗;男婴则将包皮后推,暴露尿道外口,用棉签蘸清水或石蜡油环形擦洗,干净后再将包皮恢复原状。

10. 涂爽身粉　在皮肤皱褶处(颈部、腋窝、腹股沟)撒上少许爽身粉。

11. 整理　穿衣,系尿布,必要时修剪指甲,抱回病室。

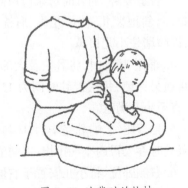

图6-11　洗背时的扶持

【操作流程】

核对解释→量体重并记录→擦洗面部、头部→婴儿入浴盆→依次清洗全身→出浴盆→婴特殊处理→涂爽身粉→整理。

【注意事项】

1. 动作轻快,减少暴露,注意保暖。

2. 水温适宜,防止烫伤;水和肥皂不可入耳、眼内。

3. 沐浴全过程要注意观察婴儿全身及四肢活动情况,保护脐带,防止感染,浴后脐带进行消毒处理。

4. 应在婴儿喂乳前或后 1 小时进行,以防止呕吐或溢乳。

5. 婴儿头顶部的皮脂结痂不可用力清洗,可涂液体石蜡浸润,次日予以清洗。

十四、哺喂法

(一)母乳喂养法

【目的】

1. 满足婴儿期小儿的营养需要,促进生长发育。

2. 增强婴儿免疫力,利于神经系统的发育。

3. 增进母婴感情,促进母亲康复,减少疾病发生。

【适应证】

婴幼儿(4～5 个月开始添加辅食)。

【准备】

1. 用物准备　生理盐水棉球、温开水、软毛巾、小凳子(靠背椅)、清洁尿布。

2. 小儿准备　更换清洁尿布。

3. 操作者准备　洗净双手,用生理盐水棉球或清洁湿毛巾拭净乳头、乳晕,湿热敷乳房 3～5 分钟,同时按摩乳房以利引起排乳反射。

【操作步骤】

1. 更换尿布　母亲洗手,喂哺前先给婴儿更换清洁尿布,包裹婴儿后洗手。

2. 清洁乳房　用生理盐水棉球或清洁湿毛巾拭净乳头、乳晕。但应禁用肥皂、乙醇擦洗,以免乳头干裂;如遇平坦乳头或乳头内陷,哺乳前取舒适坐姿,湿热敷乳房 3～5 分钟,同时按摩乳房以利引起排乳反射,挤出一些乳汁,然后捻转乳头引起立乳反射,这样易被婴儿含吮。

3. 合适姿势　哺乳时母亲应取舒适姿势,一般采用坐位,可坐于靠背椅上,哺乳一侧的脚稍垫高,斜抱婴儿,使小儿头、肩枕于母亲哺乳侧肘弯;另一只手的示指与中指轻夹乳晕两旁,以防堵住小儿口鼻。

4. 哺乳　哺乳时,将乳头及大部分乳晕送入小儿口中。两侧乳房交替吸吮,吸空一侧乳房后再换另一侧,每次授乳时间为 15～20 分钟,可根据小儿具体情况适当延长或缩短喂哺时间,直至小儿满意。

5. 拍背驱气　哺乳完毕后,应将小儿轻轻竖抱直,头靠近母亲肩部,轻轻拍背 2～3 分钟,使吸乳时吞入胃内空气排出,以防溢乳。

6. 右侧卧位　将小儿安置于右侧卧位,头偏向一侧。

7. 吸空剩余乳汁　如小儿吸不完,母亲可将剩余乳汁挤出,利于乳腺分泌。

【操作流程】

更换尿布→清洁乳房→合适姿势→哺乳→拍背驱气→右侧卧位→吸空剩余乳汁。

【注意事项】

1. 了解母乳优点：母乳中含有丰富的营养物质，易消化吸收，且免疫物质多。母乳的分泌量随着小儿生长发育而增加，其温度适宜、方便、卫生、经济，直接喂哺可增强婴儿免疫力，且可增进母子感情，有利于母亲子宫收缩、复原，促进康复，还可起到一定的避孕作用。

2. 提倡早期哺乳，尤为初乳（产后最初7天内的乳汁）。授乳时，乳母应姿势正确，不应躺着喂哺，更不应让婴儿含着乳头睡觉，同时应注意小儿吸吮吞咽情况，两侧乳房轮流吸空，促进乳汁分泌。

3. 按需哺乳。正常足月新生儿出生半小时内即可让母亲喂奶，1～2月内按需哺乳，不定时；2个月以上可根据小儿睡眠规律，每2～3小时喂哺一次，逐渐延长至3～4小时喂一次，夜间暂停一次，每昼夜可喂哺6～7次；4～5月可减少至每月5次。每次授乳时间为15～20分钟。

4. 哺乳完毕后，应将小儿轻轻竖抱直，头靠近母肩，轻轻拍背2～3分钟，使吸乳时吞入胃内空气排出，以防溢乳。

5. 乳母应注意营养，睡眠充足，保持心情愉快，同时要预防乳头、乳腺疾病。

6. 母亲患有急性乳腺炎时、急慢性传染病时、严重心肝肾疾病时不宜或暂时不哺乳，待愈后再行哺乳。

7. 一般小儿10～12月断奶；4～5月即可添加辅食；8～10月随着辅食增加，可减少哺乳次数。夏季或婴幼儿患病时可延长断奶时间，最迟不超过1.5岁。

（二）配乳法

【目的】

为非母乳喂养的婴儿提供适宜的食物，满足小儿机体的营养需要，促进生长发育。

【准备】

1. 用物准备 代乳品（如鲜牛奶、全脂奶粉、婴儿配方奶粉等）、乳瓶、瓶筐、配乳卡、号码牌、天平秤、量杯、漏斗、搅拌棒、汤匙、消毒纱布、白糖、温开水、滴管、10％乳酸溶液及广口容器。

2. 操作者准备 衣帽整齐，洗手、戴口罩。

【操作步骤】

1. 普通牛乳配制法

（1）核对 核对病室、床号、姓名、配乳卡日期、乳液的种类、每次喂乳量及喂乳时间。

（2）乳量计算 计算出全日所需的牛乳、糖及水量。

（3）称量配乳 称出全天所需的糖量，用量杯准确量出所需水量及牛乳量，分别倒入广口容器内并混合均匀（如为全脂奶粉按重量比1:8或容积比1:4，加开水后调成乳汁，其成分与鲜牛乳相似）。

（4）分装乳液 按小儿每日哺乳的次数排列乳瓶，挂上床号牌。用量杯准确量出每次的乳量，再将漏斗放在乳瓶口上，将乳液倒入瓶内，盖好瓶盖，放在瓶筐内。

（5）消毒 将装有乳液的乳瓶及瓶筐一起放入消毒锅内,加冷水入锅,水位至乳瓶高的1/3,加热煮沸后蒸 20 分钟。然后将乳瓶取出,待凉后放在冰箱内备用。配乳用具消毒后存放于柜中备用。

2.酸乳配制法 鲜牛奶加乳酸杆菌或乳酸、柠檬酸等制成。先将鲜牛奶煮沸消毒,冷却至40℃后,用滴管吸出所需酸溶液,慢慢加入,边加边搅拌,使其形成均匀而细小的凝块。

3.脱脂牛乳配制法 将牛乳煮沸后置于广口容器内静止并冷却 8～12 小时,去除浮在表面的脂肪(乳皮),反复 2～3 次,即成脱脂乳,喂前加糖煮沸。

【操作流程】

核对→乳量计算→称量配乳→分装乳液→消毒→储存。

【注意事项】

1.认真核对配乳卡,准确计算牛乳、糖及水量。

2.配乳用物须消毒,严格遵守无菌技术操作;操作者穿工作服,衣帽整洁,洗手、戴口罩。

3.配乳要有专用配乳室,室内光线适度,空气新鲜,保持清洁、整齐,有防蝇、防尘设备及用物。

4.配制酸乳时加酸速度不宜太快,乳液温度不宜过高,以免形成凝块较大;配制后放入冰箱,每次喂哺时用热水温热即可,不可再煮沸,否则凝块会变大。

6.脱脂乳适用于腹泻及脂肪消化不良的婴儿食用,但不可长期应用,否则将导致营养不良。

7.乳品及代乳品的量和浓度应按小儿年龄和体重计算,乳液的浓度不可过稀或过浓,量不可过少。

(三)乳瓶喂乳法

【目的】

满足有吸吮能力及吞咽能力小儿的进食需要,提供机体的营养需要,促进小儿生长发育。

【适应证】

母亲因各种原因不能亲自喂哺的婴儿。

【准备】

1.用物准备 装有配好乳液的乳瓶、无菌乳头、治疗巾(饭巾)、托盘、镊子、记录单等。

2.小儿准备 更换清洁尿布。

3.操作者准备 洗净双手。

【操作步骤】

1.核对解释 温热好乳液,检查乳液是否变质,核对床号、姓名、乳液种类和乳量;做好解释工作。

2.选择奶嘴 用镊子选择合适的奶嘴,按无菌操作套在乳瓶口上,将乳瓶倒置,乳液能一滴一滴流出,两滴之间稍有间隔为宜。

3.更换尿布 携配制好的乳制品及用物至小儿处,核对小儿,向家长说明喂乳的目的及喂乳过程中须配合的事项;更换尿布后包裹婴儿,洗手。

4.试乳温 将乳瓶倒转,于喂哺前试温,即将乳汁滴 1～2 滴在成人手腕掌侧面不感到过热为宜(40℃左右);乳液温度与体温相似。

5. 安置体位 抱起婴儿，围好饭巾，操作者坐凳子，使小儿头部枕于操作者左臂上呈半卧位;不宜抱起者取侧卧位。

6. 喂乳 持乳瓶呈斜位，使乳头与乳瓶的前半部充满乳汁，以免小儿吸入空气;将乳头送入小儿口中。每次授乳时间为 15~20 分钟，可根据小儿具体情况适当延长或缩短喂哺时间，直至小儿满意。同时做好对小儿的观察(如食欲、精神状态等)。

7. 拍背驱气 哺乳完毕后，应将小儿轻轻竖抱直，头靠近母亲或喂哺者肩部，轻轻拍背，小儿打嗝后使吸乳时吞入胃内空气排出，以防溢乳。

8. 安置右侧卧位 将小儿安置于右侧卧位，头偏向一侧。

9. 整理记录 整理用物，倒掉剩余乳液，冲洗乳瓶及乳头后煮沸消毒 10~15 分钟。记录喂乳情况及进乳量。

【操作流程】

温乳液→核对解释→选择乳头，套瓶口，检查孔大小→更换尿布→试乳温→体位→喂乳→排空→右侧位→整理。

【注意事项】

1. 乳液应温度适宜，乳头软硬适度，乳孔大小合适;乳汁应充满乳头，以免小儿吸入空气。

2. 加强食具卫生，所有乳具每次用后均要洗净、消毒。

3. 哺乳过程中，注意观察小儿吸吮能力及进乳情况，如小儿吸吮过急、有呛咳时，应暂停喂哺，轻拍其后背，休息片刻后再喂。

4. 乳头孔堵塞时，应按无菌操作原则进行更换。

5. 及时调整乳量，婴儿食量存在个体差异，在初次喂乳后，要观察小儿食欲、体重以及粪便的性状，随时调整乳量。小儿合理喂养的标志是发育良好，二便正常，喂哺后安静。

(四)鼻饲喂乳法

【目的】

满足特殊患儿的营养需要。

【适应证】

病情严重、口腔疾患、吸吮及吞咽能力较弱的早产儿，不能经口进食者。

【准备】

1. 用物准备 乳液、温开水、无菌持物钳或镊、治疗巾、治疗碗、棉签、胶布、婴儿胃管、10ml 注射器、弯盘、听诊器、手电筒、压舌板、盛有清水的水杯、治疗盘、无菌手套、纱布等。

2. 小儿准备 更换清洁尿布。

3. 护士准备 衣帽整洁，洗手、戴口罩。

【操作步骤】

1. 核对解释 核对床号、姓名、乳液种类和乳量;做好解释工作。

2. 安置体位 患儿取仰卧位，铺治疗巾于颌下，备好胶布。

3. 清洁鼻腔 检查鼻腔或口腔黏膜有无炎症、受损，用棉签蘸温开水轻柔地清洁鼻腔。

4. 测量插管长度 测量胃管插入长度，即鼻尖至耳垂再至剑突或前额发际至剑突的距离

（新生儿约为 10cm；1 岁约为 10～12cm；5 岁约为 16cm；学龄儿童约为 20～25cm）；在胃管上做好标记。

5. 润滑并插胃管　用温开水湿润胃管前端；戴手套，右手持镊或钳夹住胃管，左手用纱布托住胃管，沿一侧鼻孔缓慢插入胃内。

6. 确定胃管在胃内　三种方法同成人：①抽吸有胃液；②注 5～10ml 空气入胃内，用听诊器听气过水声；③胃管末端插入盛有水的碗内，无气泡。

7. 固定胃管　胶布固定胃管在鼻翼处。

8. 测试乳液温度　滴 1～2 滴乳液于前臂下段内侧，以温热不烫皮肤为宜。

9 注乳液　用 10ml 注射器抽吸乳液缓慢注入，完毕后注入 10ml 温开水。

10. 固定胃管　将胃管尾端反折纱布包好，固定在合适位置。

11. 安置右侧卧位　将小儿安置于右侧卧位，或头偏向一侧。

12. 整理记录　整理用物，洗手并记录进乳量。

【操作流程】

核对解释→安置体位→清洁鼻腔→测量长度→插胃管→确定胃管在胃内→固定胃管→测试乳液温度→注入乳液→反折胃管尾端并固定→安置右侧卧位→整理记录。

【注意事项】

1. 鼻饲的患儿应每日做好口腔护理，每日更换鼻饲注射器。每周更换胃管 1 次，并从另一侧鼻孔插入。

2. 插管时动作轻柔，鼻饲速度缓慢、均匀，乳液温度适宜。

3. 每次鼻饲前应检查胃管是否在胃内，抽吸残留乳液并做好记录。如残留量大于前次喂入量的 1/4 则提示排空不良，应与医生联系。

4. 喂乳后应注入少量温开水。

十五、抚触疗法

【目的】

1. 有利于新生儿的生长发育，增强新生儿的免疫力和应激力，促进食物的消化和吸收，减少新生儿的哭闹，改善新生儿睡眠等。

2. 增强婴儿肌肉力量和关节灵活度的发展，促进婴儿身心发展，促进母婴情感交流。

【适应证】

正常足月、无畸形和疾病的婴儿。

【准备】

1. 用物准备　润肤油、爽身粉、干净的衣物。

2. 婴儿准备　在婴儿沐浴或穿衣服时进行，婴儿全裸在操作台面上，注意室温稍高于皮肤 0.5℃，以防感冒；向婴儿家长说明目的、操作过程及注意事项，取得配合。

3. 环境准备　安静，室温在 28℃以上，温度稍高于皮肤 0.5℃；播放一些柔和的音乐。

4. 护士准备　洗手、修剪指甲，指甲短于指端；护士面带微笑，语言柔和。

【操作步骤】

1. 核对解释　携用物至婴儿床旁,核对婴儿,做到准确无误;向家长说明操作目的及操作过程中须配合的事项。

2. 安置体位　婴儿脱去衣物全裸在操作台面上,调整好室温;护士按摩前温湿度适宜双手,将婴儿润肤油倒于掌心。

3. 操作姿势　可以采用坐姿、跪姿、盘膝坐姿或站立姿势,操作者保持双肩放松,背部挺直。

4. 头部抚触　按头、胸、腹、四肢、手足、背、活动四肢依次进行抚触。

(1)两拇指从婴儿下颌中央向面部两上侧滑动画一个笑容。

(2)两拇指从面部外侧上推合于额部。

(3)两手从前额中央发际抚向脑后,最后两中指分别按在耳后乳头处,轻轻按压,完成头部抚触。

5. 胸部抚触　两手分别从胸部的外下方向对侧外上方交叉推行进行胸部抚触。

6. 腹部抚触　用右手指腹从右上腹部滑向右下腹部划一个英文字母"I"型,由右上腹经左上腹滑向左下腹画一个倒"L"(LOVE)型,由右下腹经右上腹、左上腹滑向左下腹画一个倒"U"(YOU)型,结束腹部抚触。

7. 四肢抚触　涂上润肤油,将双手拇指和示指弯成圈状,套在婴儿手臂上,由上往下滑动,揉捏肌肉关节,同法抚触下肢。

8. 手足抚触　双手涂上润肤油,托住婴儿的小手,用母指从婴儿手掌根部滑向指尖,使婴儿的手掌伸展,并由指根到指尖揉捏每一个手指,提捏各手指关节。重复操作一次。婴儿的小脚用同样的方法抚触。

9. 背部抚触　婴儿呈俯卧位,涂上润肤油后,从脊柱为中点,双手掌分别从脊柱向两侧滑动按摩;双手横放在婴儿背的上方靠近肩部,由上向下交叉滑动到对侧臀部;将一只手掌放在婴儿臀部正上方的骶尾部凹陷处,顺时针方向按摩数次。

10. 活动四肢　做完全身抚触后,在婴儿肌肉完全放松时,帮助婴儿活动各关节,伸展四肢。主要动作为上、下肢的伸展和交叉。

11. 整理记录　为婴儿穿好衣服,安置舒适的卧位,洗手;记录抚触的时间、抚触时婴儿的具体情况等。

【操作流程】

核对解释→安置体位→操作姿势→头部抚触→胸部抚触→腹部抚触→四肢抚触→手足抚触→背部抚触→活动四肢→整理记录。

【注意事项】

1. 抚触过程中,注意与新生儿进行感情交流,面带微笑,语言柔和,可放舒缓、柔和的音乐。

2. 选择适当的时间进行按摩,当婴儿觉得疲劳、烦躁时不适宜按摩。

3. 按摩最好在婴儿沐浴或穿衣服时进行,按摩时房间需保持温湿度适宜。

4. 按摩前须温湿度适宜双手,将婴儿润肤油倒于掌心,轻轻按摩,随后逐渐增加压力,以便婴儿适应;避开乳腺及脐部;脐孔尚未闭锁的不能抚触腹部。

5. 抚触过程中要注意观察婴儿的肤色变化或呕吐等情况的发生,有异常时要停止抚触。

6. 婴儿有发热时,在未明确原因之前暂时不进行抚触。

十六、脐部护理法

【目的】

保持新生儿脐部皮肤的清洁干燥,预防感染等并发症。

【适应证】

1.适用于刚出生而脐带未脱落的新生儿,以预防脐炎的发生。

2.脐带脱落,如脱落处不干燥或脐窝有发红、渗出物时,做好脐部护理,预防脐炎及感染等并发症的发生。

【准备】

1.用物准备 ①无菌纱布、滑石粉、棉签、脐部敷料;②尿布、清洁衣物、污物筒等。

2.药物准备 70%乙醇溶液、2.5%碘酊、3%过氧化氢、95%乙醇溶液、5%~10%硝酸银溶液等。

3.小儿准备 ①避免小儿在吃奶睡眠及治疗时进行脐部护理;②向小儿家长说明目的、操作过程及注意事项,取得配合;③根据常规情况给小儿进行沐浴。

4.环境准备 整洁舒适,室内温度24℃~28℃。

【操作步骤】

1.核对解释 携用物至婴儿床旁,核对婴儿,做到准确无误;向家长说明操作目的及操作过程中须配合的事项。

2.沐浴 按常规情况给小儿进行沐浴。

3.脐带处理 沐浴后注意保持干燥,除去原有脐带敷料,检查脐带情况,按不同情况给予相应脐带护理。

(1)如脐轮无红肿,无脓性分泌物 用70%乙醇消毒脐带残端和脐轮,更换纱布,保持无菌干燥。

(2)脐轮红肿,有脓性分泌物 用70%乙醇消毒脐带残端和脐轮,而后用3%过氧化氢溶液擦洗,脐部涂2.5%碘酊后再用70%乙醇脱碘。必要时送分泌物作细菌培养。

(3)脐带脱落 脐带残端一般于出生后3~7天脱落。脱落处如不干燥,可撒些消炎粉;如脐窝有发红、渗出物时,可局部涂95%乙醇;如有粉红色肉芽组织增生,可用5%~10%硝酸银溶液烧灼,并用生理盐水棉签擦洗局部,注意烧灼时勿触及正常组织,以免引起皮肤灼伤。

(4)覆盖脐部敷料 处理完毕后应用无菌敷料覆盖脐带。

4.穿衣包裹 穿好清洁衣物,系上尿布,适当包裹。

5.整理记录 清理用物,记录脐部皮肤情况。

【操作流程】

核对解释→沐浴→脐带处理→→覆盖脐敷料→穿衣→整理记录。

【注意事项】

1.了解新生儿脐带的一般情况:新生儿脐带经无菌结扎后逐渐干燥,残端一般在7~10天内脱落,其残端须保持无菌。脐部感染是新生儿常见疾病之一,可引起脐炎,严重时可引起败血症。

2.脐部护理需要每日一次,直至脐窝干燥、无发红及渗出物。脐带未脱落前,勿试图将其剥脱。

3.保持脐部敷料干燥,如有潮湿应及时更换。脐带未脱落前,勿试图将其剥落。

4.勤换尿布,尿布折叠时勿盖住脐部,防止尿液污染脐部,诱发感染。

5.操作时动作轻柔,注意保暖。

十七、臀红护理法

【目的】

减轻患儿疼痛,促进受损皮肤康复,预防感染等并发症。

【适应证】

1.对未发生臀红者做好预防工作,已发生臀红者,应根据具体情况给予相应治疗和护理。

2.因腹泻等原因引起的臀红小儿。

【准备】

1.用物准备 温水盆、浴巾、毛巾、清洁尿布(质地柔软、吸水性好的浅色棉制尿布);25～40W 红外线灯或鹅颈灯、棉签、弯盘、尿布筒。

2.药物准备 根据病情酌情备药物(0.02%高锰酸钾液、紫草油、3%～5%鞣酸软膏、氧化锌软膏、鱼肝油软膏、1%龙胆紫、康复新溶液、硝酸咪康唑霜)、无菌敷料;必要时按医嘱准备抗生素、化疗药物。

3.患儿准备 避免小儿在吃奶、睡眠及治疗时进行臀红护理。

4.护士准备 了解小儿诊断;观察臀部皮肤情况,准确判断臀红的程度;操作前洗手、带口罩。

【操作步骤】

1.核对解释 携用物至小儿床旁,核对小儿,做到准确无误;向小儿家长说明目的、操作过程及注意事项,取得配合。

2.预防臀红

(1)清洁臀部 备齐用物,核对,解释,解开尿布,用温水清洗臀部并用小毛巾吸干水分。腹泻患儿勤洗臀部,每次便后用温水冲洗(禁用肥皂液)、吸干,保持局部干燥,局部也可涂消毒植物油,以保护皮肤。

(2)保持臀部干燥 经常查看尿布有无污湿,及时发现及时更换;尿布不可过紧、过松,不宜垫橡胶单或塑料布。

3.判断臀红程度 临床根据臀部皮肤受损的程度,将臀红分为

(1)轻度臀红 表皮潮红。

(2)重度臀红

1)重Ⅰ度:局部皮肤潮红,伴有皮疹。

2)重Ⅱ度:除以上表现外,并有皮肤溃破,脱皮。

3)重Ⅲ度:局部大片糜烂或表皮剥脱,有时可继发细菌或真菌感染。

4.已发生臀红者,应根据具体情况给予相应治疗和护理。

（1）轻度臀红的护理

1）预防 加强预防措施,保持臀部清洁、干燥。清洗臀部时不可用肥皂液,包裹尿布时应松紧适当。

2）暴露臀部 在季节或室温条件允许下,可仅垫清洁尿布于臀下,暴露臀部于空气中或阳光下 10～20 分钟,每日 2～3 次,注意保暖。

3）照射治疗 患儿臀部清洁、吸干,垫清洁尿布于臀下(男婴遮住会阴部,仰卧,暴露臀红部位),用红外线灯或鹅颈灯照射臀部,灯泡 25～40W、距离(灯泡距离臀红部)30～40cm、时间 15～20 分钟,每日 3～4 次。

4）观察 随时观察皮肤情况,不得离开,以防意外。

5）涂药 照射完毕,酌情涂以油类或药膏(紫草油、鞣酸软膏)。

6）整理 给患儿更换清洁尿布及衣物,整理用物及床单。

（2）重度臀红护理 除按轻度臀红护理外,同时加强全身营养,再结合臀红程度适当处理。

1）Ⅰ度 局部涂鱼肝油。

2）Ⅱ度 可用消毒植物油或鱼肝油纱布贴敷患处,或用氧化锌软膏涂于局部患处。

3）Ⅲ度 可用含有抗生素药膏的无菌敷料贴敷患处,及时更换。可涂鱼肝油软膏、康复新溶液,3～4 次 / 日;如继发细菌或真菌感染可用 0.02% 高锰酸钾溶液冲洗,涂 1%～2% 龙胆紫或硝酸咪康唑霜(达克宁霜)、克霉唑制剂,每日 2 次。

【操作流程】

小儿臀红以预防为主,应勤换尿布,保持臀部清洁、干燥。若一旦发生,应加强护理,增进营养,防止继发感染。

核对解释→清洁臀部→保持臀部干燥→判断臀红程度→不同程度臀红护理。

【注意事项】

1. 了解臀红的原因及臀红的分度。

2. 保持臀部清洁干燥,必要时尿布应煮沸、消毒液浸泡或阳光下暴晒以消灭细菌。

3. 臀部皮肤溃烂或糜烂时禁止用肥皂水清洗,清洗时用手蘸水冲洗,避免用毛巾直接擦洗。

4. 涂药时应用棉签贴在皮肤上轻轻滚动,不可上下涂擦,以免加剧疼痛和导致脱皮。

5. 暴露时应注意保暖,避免受凉,一般每日 2～3 次;照射时避免烫伤。

6. 根据臀部皮肤受损程度选择油类或药膏。

十八、灌肠法

【目的】

1. 刺激肠壁,促进肠蠕动,使小儿排便。

2. 降温。

3. 治疗用药;清洁肠道,为某些术前检查做准备。

【适应证】

便秘、高热、肠道感染、肠镜等检查的婴幼儿。

【准备】

1. 用物准备

（1）治疗盘：内置灌肠筒、玻璃接头、肛管、血管钳、大油布、大毛巾、治疗巾、弯盘、棉签、卫生纸、润滑油、量杯、水温计。

（2）灌肠液：①常用 0.1%～0.2%肥皂水、0.9%氯化钠（生理盐水）溶液。溶液温度一般为 39℃～41℃，降温时用 28℃～32℃，中暑用 4℃的 0.9%氯化钠溶液。②镇静催眠用 10%水合氯醛。③治疗肠道感染常用 2%小檗碱、0.5%～1%新霉素或其他抗生素。④小儿用量：<6 个月 50ml；6 个月～1 岁 100ml；1～2 岁 200ml；2～3 岁 300ml。

（3）其他用物 输液架、便盆、尿布等。

2. 患儿准备 协助患儿排尿。

3. 环境准备 环境整洁、安静，温湿度适宜；关闭门窗，屏风遮挡。

4. 护士准备 衣帽整洁，洗手，戴口罩。

【操作步骤】

1. 核对解释 备齐用物，携用物至床旁，协助患儿排尿；关闭门窗，屏风遮挡。

2. 铺巾垫单 将枕头竖放，使其厚度与便盆高度相等，下端放便盆；将大油布和治疗巾上端盖于枕头上，下端放于便盆之下，防止污染枕头及床单。

3. 安置体位 用大毛巾包裹约束患儿双臂，使其仰卧位枕头上，臀部放在便盆宽边上。解开尿布，两腿各包裹一块尿布分别放在便盆两侧。

4. 挂筒排气 将灌肠筒挂于输液架上，排尽管内气体；连接肛管，凡士林油润滑肛管前段，夹闭肛管。

5. 插管灌液 暴露肛门口，用血管钳夹紧肛管，轻轻插入直肠（婴儿 2.5～4cm，儿童 5～7.5cm），固定肛管，松开夹子，扶持肛管，使液体缓慢流入直肠。

6. 观察处理 观察患儿一般情况及灌肠液下降速度。如有异常及时处理。

7. 拔管清洁 待灌肠液将流尽时夹闭肛管，用卫生纸包裹肛管缓慢拔出→分离肛管并放于弯盘内，擦净肛门。如需保留灌肠液，可轻轻夹紧小儿两侧臀部数分钟。

8. 协助排便 排便后取出便盆，擦净肛门，为小婴儿系好尿布并包裹。

9. 整理记录 清理用物，记录溶液量及排便情况。

【操作流程】

核对解释→铺巾垫单→安置体位→挂筒排气→插管灌液→观察处理→拔管清洁→协助排便→整理记录。

【注意事项】

1. 灌肠时应注意保暖，避免受凉。

2. 液体流入速度宜缓慢，并注意观察小儿情况。如小儿疲乏可暂停片刻后再继续；如小儿突然腹痛或腹胀加剧应立即停止，并与医生联系及时处理。

3. 若为降温灌肠，液体应保留 30 分钟再排出，排便后 30 分钟再测量体温并记录。

4. 禁用清水灌肠，因大量水分由肠道吸收，可引起水中毒。

5. 发生急性心力衰竭或钠潴留的患儿，禁用生理盐水灌肠；急腹症、消化道出血患儿禁忌灌肠。

十九、前、后囟门穿刺法

【目的】

前、后囟门穿刺是指从前囟门或后囟门刺入,自矢状窦取血,为疾病诊断和治疗提供依据。

【适应证】

1. 诊断和治疗疾病需取血标本检验时。

2. 囟门未闭的新生儿及婴儿。

【禁忌证】

1. 前、后囟门已闭合者。

2. 局部皮肤感染者。

3. 颅内出血或有出血倾向者。

4. 病情危重,严重呼吸衰竭者。

【准备】

1. 用物准备 ①消毒治疗盘一套 0.5％碘伏、无菌镊子及消毒液筒、无菌棉签及棉球;②5ml 无菌注射器(具体型号依据采血量而定)、无菌纱布;③安全剃刀、胶布;④标本容器 抗凝试管、干燥试管或血培养瓶等;⑤做血培养时应备酒精灯及火柴。

2. 患儿准备 更换尿布、剃发、全身约束包裹。

3. 环境准备 温湿度适宜、整洁舒适、光线明亮;操作前半小时停止清扫及更换床单。

4. 护士准备 衣帽整洁,洗手,戴口罩。

【操作步骤】

1. 备齐用物 认真核对申请检验项目,患儿姓名、床号,根据检验项目选择合适容器,化验单附联贴于标本容器上,备齐用物合理放于治疗车上。

2. 核对解释 核对患儿,做到准备无误(可与家属及陪护核对),并说明穿刺目的及操作中需配合的方法。

3. 安置体位 可按全身约束法将患儿仰卧(前囟穿刺)或侧卧并头部下方稍垫高(后囟穿刺),助手站于患儿一侧,两手固定患儿头部、躯干及四肢。

4. 剃发 剃净患儿囟门周围头发。

5. 定位消毒 护士立于患儿头端,手触及前囟门或后囟门定位,常规消毒局部皮肤及护士左手示指。

6. 穿刺抽血

(1)前囟门穿刺抽血:护士立于患儿头端,用短斜面针头在前囟后角正中以 45°角刺入,针头指向眉间,进针 0.5cm 左右,见回血后抽所需血量(见图6-12)。

(2)后囟门穿刺抽血:患儿侧卧,面向护士,头下稍垫高,助手固定头部,常规消毒局部皮肤及护士左手示指,在后囟门正中点头皮上固定皮肤,右手持注

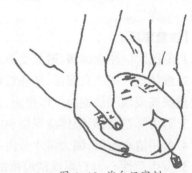

图 6-12 前囟门穿刺

射器,针尖斜面向上,针头向患儿口鼻方向(约70°~80°角),由后囟中点刺入头皮,进针约0.5cm左右,见回血后抽所需血量(见图6-13)。

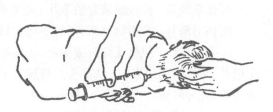

图6-13 后囟门穿刺

7. 拔针按压 以无菌干棉球压迫穿刺点快速拔针,压迫3~5分钟直至不出血为止,局部消毒,盖以无菌纱布,再用胶布固定。

8. 整理 安抚患儿,整理床单位,清理用物。

【操作流程】

核对解释→安置体位→剃发→定位消毒→穿刺抽血→拔针按压→整理。

【注意事项】

1. 严格执行无菌技术操作,以防感染。

2. 进、拔针时勿摇动或转动方向,以减少损伤。

3. 禁忌证:局部皮肤感染者、病情危重,严重呼吸衰竭者、颅内出血或有出血倾向者。

二十、头皮静脉输液法

【目的】

补充液体、营养,维持体内电解质平衡;扩充血容量,改善微循环;输入药物治疗疾病等。

【适应证】

四肢血管穿刺难度大的婴幼儿。

【准备】

1. 用物准备

(1)无菌溶液或药物(按医嘱备好)。

(2)消毒治疗盘一套 消毒液、无菌持物钳及容器、无菌棉签罐及纱布。

(3)无菌输液器(或无菌开放式输液瓶)、无菌注射器及小儿头皮针。

(4)医嘱、治疗卡、输液卡及标签、瓶套、开瓶器、胶贴、弯盘、小枕、输液架、输液泵。

(5)其他 剃须刀、约束用具、清洁尿布、玩具等。

2. 患儿准备 协助排尿(或更换尿布),必要时顺头发方向剃净局部头发。

3. 环境准备 温湿度适宜,整洁舒适,光线明亮;操作前半小时停止清扫及更换床单。

4. 护士准备 评估患儿病情、年龄、意识状态、对输液认识程度、心理状态;观察穿刺部位的皮肤及血管情况;衣帽整洁,洗手,戴口罩;操作娴熟。

【操作步骤】

1. 核对检查 检查药液名称、剂量、浓度、有效期,瓶内溶液是否澄清、有无浑浊、变质、变色、沉淀或絮状物等;检查瓶口有无松动,瓶身有无裂痕。

2. 外贴瓶签 在瓶签上注明床号、姓名、药名、剂量、时间,并签名,贴于输液瓶身上。

3. 加药 启开瓶盖中心部,消毒瓶塞,根据医嘱加入药物。如果是开放式输液瓶,按取用无菌溶液法倒入所需溶液量,盖好瓶盖,备用。

4. 插输液器　检查输液器后取出,关闭调节器,将输液器插入瓶塞至针头根部。

5. 核对解释　携用物至床旁,核对床号姓名,解释输液目的,以取得合作。

6. 安置体位　使患儿仰卧或侧卧,头垫小枕,固定患儿,必要时用约束带。选择头皮静脉,必要时剃去头发,充分暴露头皮静脉(见图6-14)。

7. 排空　将输液瓶挂于输液架上,排空,备好胶贴。

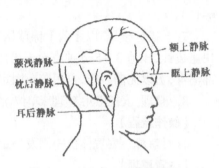

图6-14 小儿常用头皮静脉解剖图

8. 穿刺固定　操作者站在患儿头端,常规消毒穿刺部位。再次核对,左手固定头皮静脉两端皮肤(必要时左手拇指与食指也要消毒),右手持针在距静脉最清晰点向后移0.3cm处,与皮肤呈5o角、向心性方向穿刺,见回血后再进针少许。确定液体滴入通畅,无不适后用胶贴固定针头。

9. 调节滴数　根据病情、年龄及药物性质调定合适的输液速度,一般20～40滴/分。

10. 记录签名　再次查对,在输液卡上记录输液时间、药物、滴数,签名后挂于输液架上。整理用物,并嘱咐注意事项(不要随意调节滴数、有异常情况及时联系)。

11. 输液中观察　在输液过程中密切观察有无输液反应,耐心听取患儿及家长主诉,观察穿刺部位状况及全身反应,如有输液故障应及时解决处理。

12. 更换液体　如需更换液体瓶时,常规消毒瓶塞后及时更换,观察输液通畅,确保滴管下段无空气。

13. 拔针按压　输液完毕,揭去胶贴,关闭调节器,用消毒干棉签按压穿刺点上方,快速拔针,按压片刻至不出血为止,协助患儿取舒适卧位。

14. 整理记录　整理床单位、清理用物,洗手并记录。

【操作流程】

核对检查→外贴瓶签→加药→插输液器→携用物至床旁→核对解释→安置体位→排空→穿刺固定→调节滴数→记录签名→观察→更换液体→拔针按压→整理记录。

【注意事项】

1. 严格遵守无菌技术原则及查对制度,执行给药原则,注意药物配伍禁忌。

2. 针头刺入皮肤如未见回血,可用注射器轻轻抽吸以确定回血;因血管细小或充盈不全而无回血者可试推入极少量液体,如畅通无阻,皮肤无隆起及变色现象,且输液顺利,证实穿刺成功。

3. 穿刺中注意观察患儿面色和一般情况,输液过程中密切巡视(观察输液速度、输液故障、有无输液反应及病情变化),及时发现问题及时妥善处理。

4. 肺炎、营养不良的患儿补液时量不宜过多,速度宜慢,以防肺水肿及心功能不全。

5. 需24小时输液者应更换输液装置,若超过8小时应更换穿刺部位及输液管。长期输液者应保护头皮静脉,一般从远端小静脉开始。

二十一、颈外静脉穿刺法

【目的】

婴幼儿抽血作化验检查,协助疾病诊断及治疗效果的观察。

【适应证与禁忌证】

1. 适应证 3 岁以下婴幼儿或肥胖儿童。

2. 禁忌证

(1)病情危重、心肺功能不全、呼吸衰竭及有明显出血倾向者。

(2)局部有皮肤感染者。

【准备】

1. 用物准备

(1)消毒治疗盘一套 0.5%碘伏消毒液、无菌棉签、无菌镊子及消毒液筒。(2)无菌注射器(5ml 或 10ml)、无菌纱布、无菌手套、胶布。

(3)标本容器 抗凝试管、干燥试管或血培养瓶等。

(4)做血培养时应备酒精灯、火柴等。

2. 患儿准备 仰卧位,头转侧位,低于操作台,固定头及肩部。护士向患儿及家长解释说明穿刺目的、方法及配合方法,对年长儿给予赞扬以争取主动自愿配合。

3. 环境准备 温湿度适宜、整洁舒适、光线明亮,操作前半小时停止清扫及更换床单。

4. 护士准备 衣帽整洁,洗手、戴口罩。

【操作步骤】

1. 备齐用物 认真核对申请检验项目,患儿姓名、床号,根据检验项目选择合适容器,化验单附联贴于标本容器上,备齐用物置于治疗车上。

2. 核对解释 核对患儿,做到准备无误(可与家属及陪护核对);说明穿刺目的及操作中需配合的方法。

3. 安置体位 可按全身约束法包裹患儿,抱至治疗台上,仰卧,头偏向一侧,肩齐台沿,肩下垫小枕。助手站丁台旁,用双臂按住患儿身躯,两手扶住面颊与枕部(勿蒙住其口、鼻),使头部稍垂于治疗台沿下,以充分暴露颈外静脉。

4. 定位消毒 护士在患儿头侧端,选择穿刺点即下颌角和锁骨上缘中点联线之上 1/3 处(见图 6–15),常规消毒穿刺部位。

5. 穿刺抽血 戴无菌手套,左手食指压迫颈外静脉近心端、待啼哭时静脉显露清晰时右手持注射器沿血液回心方向呈 30°角进针,见回血后固定针头,抽取所需血量,快速拔针以无菌干棉签压迫局部 2~3 分钟,直至无出血为止。

6. 整理送检 助手托起患儿头部,使其呈直立位或坐位,安抚患儿,检查局部无出血后方可离去。及时将血标送检。

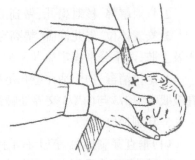

图 6–15 颈外静脉穿刺点

【操作流程】

核对解释→安置体位→定位消毒→穿刺抽血→整理送检。

【注意事项】

1. 严格遵守无菌技术操作、防止感染。

2. 护士操作技术熟练:颈部软组织及血管多、如穿破容易血肿、甚至压迫气管,影响呼吸。局部静脉穿破后立即加压止血,待止血后更换对侧采集。

3. 固定后立即操作,以防头部下垂时间过长影响头部血液回流,观察小儿面色和呼吸,异常时立即停止操作,用无菌干棉签压迫局部 2~3 分钟。

二十二、股静脉穿刺法

【目的】

婴幼儿抽血化验检查,协助疾病诊断及治疗效果的观察。

【适应证与禁忌证】

1. 适应证 病情危重和不易翻身的采血新生儿、婴幼儿。

2. 禁忌证 局部有皮肤感染者;有明显出血倾向或凝血功能障碍者。

【准备】

1. 用物准备

(1)消毒治疗盘一套 0.5%碘伏、无菌镊子及消毒液筒、无菌棉签及棉球。(2)5ml 无菌注射器、无菌纱布、必要时无菌手套。

(3)纱布垫、胶布、标本容器 抗凝试管、干燥试管或血培养瓶。

(4)做血培养时应备酒精灯及火柴。

2. 患儿准备 清洗患儿会阴部及腹股沟区皮肤,更换尿布并包裹好会阴;仰卧位,固定大腿外展呈蛙型,以暴露腹股沟区。

3. 环境准备 温湿度适宜,整洁舒适,光线明亮,操作前半小时停止清扫及更换床单。

4. 护士准备 评估患儿病情、年龄、意识状态、心理状态;根据患儿年龄做好解释工作;观察穿刺部位的皮肤及血管情况;衣帽整洁,洗手,戴口罩;操作娴熟。

【操作步骤】

1. 备齐用物 认真核对申请检验项目,患儿姓名、床号,根据检验项目选择合适容器,化验单附联贴于标本容器上,将用物放于治疗车上。

2. 核对解释 核对患儿,做到准备无误,并说明穿刺目的及操作中需配合的方法。

3. 安置体位 患儿仰卧,垫高穿刺侧臀部。助手站在患儿头端,用双肘及前臂约束患儿躯干及上肢,两手分别固定患儿两腿,使大腿呈青蛙状,即大腿外展外旋,膝关节屈曲呈直角。

4. 定位消毒 护士站在患儿足端,常规消毒穿刺部位皮肤及操作者左手示指,以左手示指在腹股沟中 1/3 与内 1/3 交界处触到股动脉搏动点,再次消毒穿刺部位及操作者左手示指。

5. 穿刺抽血

(1)垂直穿刺抽血 护士右手持注射器沿股动脉搏动点内侧 0.3~0.5cm 处垂直刺入(见图 6-16),感觉无阻力见回血后固定,抽足所需血量后快速拔针,以无菌干棉签压迫局部 3~5 分钟。

（2）斜刺抽血 护士在腹股沟下约 1~3cm 处，针头与皮肤呈 45° 角向股动脉搏动点内侧 0.3~0.5cm 处呈向心方向刺入，感觉无阻力见回血后固定，抽足所需血量后快速拔针，以无菌干棉球加压压迫局部 3~5 分钟，直至无出血为止。

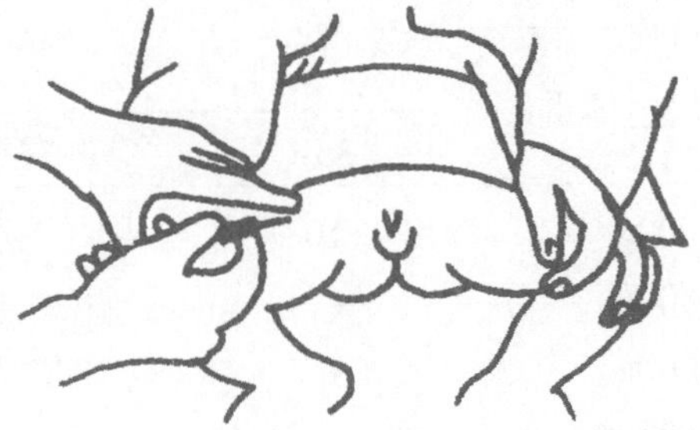

7. 整理送检 整理用物，安抚患儿，确认局部无出血后方可放松。及时将血标送检。

图 6-16 股静脉穿刺法

【操作流程】

核对解释→安置体位→定位消毒→穿刺抽血→整理送检。

【注意事项】

1. 严格执行无菌技术操作，以防感染；注意观察患儿反应。

2. 若回血呈鲜红色，表明误入股动脉，应立即拔针用无菌纱布紧压 5~10 分钟，直到无出血为止，并注意观察局部有无血肿。

3. 穿刺失败，不宜在同侧多次穿刺，以免形成血肿。

4. 有出血倾向或凝血功能障碍者禁用此法，以免引起出血不止。

5. 保护穿刺针孔不被尿液污染。

二十三、温箱使用法

【目的】

为婴儿创建一个温、湿度适宜的环境，使患儿体温维持稳定。

【适应证】

1. 低体温、硬肿症患儿。

2. 高危儿。

3. 未成熟儿。

【准备】

1. 用物准备 消毒的暖箱（性能良好并安全）、适量蒸馏水、清洁的床棉垫、床单、枕头、单衣及尿布。

2. 患儿准备 穿单衣，更换清洁尿布。

3. 环境准备 温湿度适宜，安静，整洁舒适。

4. 护士准备 衣帽整洁，洗手，戴口罩；了解患儿的孕周、出生体重、日龄、生命体征、有无并发症等；估计患儿常见的护理问题。

【操作步骤】

1. 准备暖箱 保证暖箱性能，清洁、消毒暖箱，铺好箱内婴儿床。注意棉垫不能填塞床的四周空隙。连接暖箱地线，加蒸馏水于湿化瓶中。接通电源，根据患儿出生体重及日龄调整暖箱温度（见下表 1–1）、湿度（55%~65%），预热 2 小时左右，使暖箱温度达到适中温度。

表1-1　不同出生体重早产儿暖箱温、湿度参考数

出生体重(g)	温 度				相对湿度
	35℃	34℃	33℃	32℃	
1000g	出生10天内	10天后	3周后	5周后	
1500g	－	出生10天内	10天内	4周后	
2000g	－	出生2天内	2天后	3周后	55%~65%
>2500g	－	－	出生2天内	2天以上	

2.患儿入箱　患儿穿清洁单衣,包裹清洁尿布入箱。记录箱内温、湿度(见图6-17)。

3.箱内护理　一切护理操作应尽量在箱内进行,如喂奶、换尿布、清洁皮肤、观察病情、检查等,尽量少打开箱门,以免箱内温度散失;如因需要确实出箱时应保暖,避免患儿受凉。

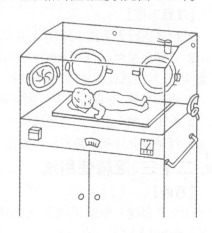

4.监测体温　定时测量体温,并根据体温调节箱温,做好记录。在患儿体温未升至正常之前应每小时监测1次,升至正常后每4小时测量1次,注意使患儿体温维持在36℃~37℃,并维持相对湿度。

5.出箱　当体重达2000g左右或以上,体温正常者;在不加热的暖箱中,室温维持在24℃~26℃时,患儿能维持正常体温者;患儿在暖箱内生活1月以上,体重虽不达2000g,但体重持续增长,一般情况良好者即可出箱。

图6-17　患儿入暖箱

6.整理记录　患儿出箱后,切断电源,进行终末清洁消毒处理,妥善放置备用;作好记录。

【操作流程】

温箱加蒸馏水→接通电源,预热→调节箱内温湿度→患儿入箱→箱内护理→监测体温→出箱→消毒温箱→整理记录。

【注意事项】

1.暖箱不应放置在阳光直射、有对流风及取暖设备附近,以免影响箱内温度的控制。

2.护士应了解患儿出生体重、日龄、生命体征及一般情况,并用此依据调整暖箱温度,观察患儿有无并发症等。

3.掌握暖箱性能,严格执行操作规程,定期检修暖箱,保证使用安全。

4.保证暖箱清洁

(1)暖箱使用期间应每天用消毒液擦拭后再用清水擦拭。

(2)每周更换暖箱1次,以便清洁、消毒、并用紫外线照射。

(3)湿化瓶内用水每天更换1次,以免滋生细菌。

(4)机箱下面空气净化垫应每月清洁1次。

5.一切护理操作应在暖箱内集中进行,定时测量体温及箱温。

6. 使用过程中严密观察患儿情况及使用效果,如有问题及时解决。

二十四、光照疗法

【目的】

降低血清未结合胆红素,治疗新生儿黄疸。

【适应证与禁忌证】

1. 适应证

(1)任何原因引起的血胆红素＞205μmol/L(12mg/dl)。

(2)换血疗法的辅助方法。

(3)预防新生儿溶血症的高胆红素血症。

2. 禁忌证

(1)肝病或梗阻性黄疸的患儿。

(2)有明显呼吸衰竭的患儿。

(3)严重贫血、高热不退、严重感染未控制及严重呕吐腹泻患儿。

【准备】

1. 用物准备

(1)光疗箱　一般采用波长 427～475nm 蓝色荧光灯,光亮度以 160～320W 为宜;有双面和单面,双面优于单面。

(2)遮光眼罩　用黑纸、黑布、胶片剪成眼镜形状或墨镜。

(3)长条尿布、尿布带、胶布及工作人员用的墨镜等。

2. 患儿准备　入箱前清洁皮肤,禁止在皮肤上涂粉和油类;剪指甲,双眼佩戴遮光眼罩,全身裸露,测量体重,更换长条尿布保护会阴、肛门部,男婴注意保护阴囊。

3. 环境准备　温湿度适宜,安静,整洁舒适,不可过冷过热。

4. 护士准备　了解患儿诊断、日龄、体重、黄疸的范围及程度,胆红素检查结果、生命体征、精神反应等;衣帽整洁、剪指甲、洗手、戴口罩、戴墨镜;熟悉操作程序。

【操作步骤】

1. 准备光疗箱　清洁光疗箱,特别是灯管及反射板上灰尘。箱内湿化瓶加水至 2/3 满,接通电源,检查线路及灯管亮度。使箱内温度升至适中温度 30℃～32℃,相对湿度 55%～60%。

2. 患儿入箱　将患儿全身裸体,双眼佩带遮光眼罩,用长条尿布遮盖会阴部,男婴注意保护阴囊(见图 6-18),放入已预热好的光疗箱中,记录开始照射的时间。

3. 光疗护理

(1)更换体位　应使患儿皮肤均匀受光,并尽量使身体广泛照射,禁止在箱内放置杂物,以免遮挡光线。一般每 2 小时更换体位 1 次,注意口鼻受压而影响呼吸。

(2)监测体温及箱内温度　2～4 小时测量体

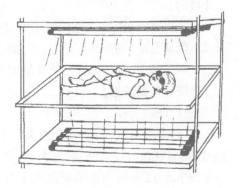

图 6-18　患儿入蓝光箱

温 1 次,使体温维持在 36℃~37℃,根据体温调节箱温;冬季保暖,夏季防止过热;若体温超过 38.5℃应暂时停止光疗,经处理后体温恢复正常再行光疗。

(3)保证水分和营养供给 按需哺乳,喂奶间喂水,按医嘱静脉输液。

(4)严密观察病情 观察患儿的精神反应及生命体征;注意黄疸的部位、程度及其变化;大小便颜色与性状;皮肤有无发红、干燥、皮疹;有无呼吸暂停、烦躁、嗜睡、发热、腹胀、呕吐、惊厥等;注意吸吮能力、哭声变化;若有异常应与医生联系,及时处理。

(5)记录 记录光疗时间。光疗总时间按医嘱执行,一般根据病因、黄疸程度、血清胆红素高低决定。通常 12~24 小时。

4. 出箱 一般血清胆红素<171μmol/L(10mg/dl)时可停止光疗。出箱时给患儿穿好衣物,除去眼罩,抱回病房。记录出箱时间及光疗总时间。

5. 整理记录 光疗结束后关好电源,将湿化瓶内水倒尽,清洁、消毒光疗箱,放置干燥、清洁处备用;作好记录。

【操作流程】

箱内加蒸馏水→接通电源,预热→调节箱内温湿度→清洁皮肤、测体重及体温→尿布遮盖会阴部,佩带护目罩→入箱→皮肤均匀受光→观察病情,按需喂养→出箱→消毒光疗箱→整理记录。

【注意事项】

1. 确保蓝光箱的工作性能良好,照射中玻璃透明,温、湿度符合要求,灯管累计应用 1000 小时必需更换,并保证光疗箱的清洁消毒。

2. 保持皮肤清洁及均匀受光,禁忌在皮肤上涂油类或粉类,降低光疗效果,同时油类也会增加光热吸收,使皮肤灼红。

3. 严密观察病情

(1)了解光疗副作用(轻度腹泻、排深绿色稀便、尿液深黄色、脱水、皮肤青铜症、一过性皮疹、视网膜暂时性损害),随病情好转而消失。

(2)密切观察患儿精神反应、生命体征及黄疸程度变化,发现问题及时处理。

4. 工作人员为患儿检查、治疗和护理时可戴墨镜,并严格交接班。

二十五、换血疗法

【目的】

1. 换出已致敏的红细胞和血清中的免疫抗体,防止继续溶血。

2. 降低血清中的未结合胆红素,防止胆红素脑病(核黄疸)的发生。

3. 纠正溶血导致的贫血,防止缺氧及心功能不全。

【适应证与禁忌证】

1.适应证

(1)母婴有 ABO 血型不合或 Rh 血型不合,产前确诊为溶血病;出生时血红蛋白<120g/L(明显贫血),伴水肿、肝肿大、心力衰竭者。

(2)生后 12 小时内血清胆红素上升每小时>12μmol/L(0.75mg/dl),或已达 342μmol/L(20mg/dl)者。

（3）早产儿或上一胎溶血严重者，尤其伴有缺氧、酸中毒、败血症等。

（4）有核黄疸早期症状者。

2.禁忌证

（1）下肢或臀部有局部血液供应障碍症状时。

（2）腹膜炎、脐炎、脐膨出、坏死性小肠结肠炎。

【准备】

1.用物准备

（1）血源选择 对 Rh 血型不合溶血者应采用 Rh 血型与母亲相同，ABO 血型与患儿相同（或抗 A、抗 B、效价较低的 O 型）的供血者；对 ABO 血型不合溶血者，可用 O 型红细胞和 AB 型血浆混合血或用抗 A、抗 B、效价较低的 O 型血，所用血液应与母亲血清无凝集反应；换血量为 150～180ml/kg（约为患儿全血量的 2 倍）；尽量选用新鲜血，库存血不超过 3 天。

（2）药物 10％葡萄糖液 250ml、生理盐水 500ml、25％葡萄糖液 1 支（10ml）、10％葡萄糖酸钙 1 支（10ml）、利多卡因 1 支、肝素 1 支、20％鱼精蛋白 1 支、10％苯巴比妥 1 支、地西泮（安定）1 支，并按需要准备急救药物。

（3）用品 医用硅胶管 2 根、小手术包 1 个、注射器及针头、静脉压测量管 1 支、三通管 2 个、换药碗及弯盘各 2 个、手套 2～3 对、干燥试管数支、绷带、夹板、尿袋、消毒液（0.5％碘伏）、1000ml 量杯 1 个、心电监护仪 1 台、远红外线辐射保温床 1 张、记录单、体温计等。

2.患儿准备 换血前 4 小时禁食或抽空胃内容物，进行静脉输液；换血前半小时肌内注射苯巴比妥；置患儿于辐射式保暖床上仰卧，贴上尿袋，固定四肢。

3.环境准备 在手术室或消毒处理的环境进行，室温保持在 26℃～28℃。

4.护士准备 了解换血指征及病史；衣帽整洁，洗手、戴口罩，穿手术衣。

【操作步骤】

1.备齐用物 认真准备用物，齐全、合理的摆放于治疗车上。

2.核对解释 核对患儿，做到准备无误（可与家属及陪护核对），并说明穿刺目的及操作中需配合的方法。

3.插管抽血 常规消毒患儿腹部皮肤（上至剑突，下至耻骨联合，两侧至腋中线），铺治疗巾，将硅胶管自脐带残端插入脐静脉，或行脐静脉切开后插入 6～7cm，接上三通管，抽血测定胆红素及生化项目，测量静脉压后开始换血。

4.换血 以每次 10ml 等量进行交换，如患儿心功能良好，逐渐增加到每次 20ml，速度控制在每分钟 2～4ml/kg，匀速进行，每次交换量不超过总换血量的 10％。对低体重儿、病情危重儿，速度宜慢。

5.测静脉压和血胆红素 每换血 100ml 测量静脉压 1 次，静脉压高（提示血容量过多，有心衰的可能）则抽血量可大于注入血量；静脉压低（提示血容量不足）则反之即抽血量可小于注入血量，以保持静脉压的稳定，一般保持静脉压在 0.588～0.785kPa（6～8cmH$_2$O）；但出入量差不宜大于 70ml。留取末次抽出的血标本测定胆红素。

6.记录 准确记录每次抽出和注入的血量及时间。

7.拔管 换血完毕后拔出脐静脉导管，局部伤口以结扎缝合、消毒并覆盖无菌纱布，轻轻压迫固定。

8. 整理　安抚患儿,清理术中用物,整理床单位。

【操作流程】

血源选择→核对解释→插管抽血→换血→监测静脉压和血胆红素→记录→拔管→整理。

【注意事项】

1. 严格无菌技术操作,避免感染。

2. 插管动作轻柔,避免损伤静脉壁及内脏。

3. 抽血、注血速度均匀;注射器内不能有空气,每次注血时都要抽回血,防止空气栓塞;换血过程中必须经常用肝素生理盐水冲洗注射器,以防凝血。

4. 抽血、注血不顺利时,应首先检查插管位置以及是否阻塞,切忌用力推注,以免损伤血管。

5. 换血过程中注意患儿保暖;密切观察患儿全身情况及反应、皮肤颜色等;监测生命体征;详细记录每次入量、出量、累积出入量、心率、呼吸、静脉压、用药等;做好心电监护。

6. 在换血前、换血中、换血结束时均需抽取血标本测定血胆红素,并视需要检查生化项目,以判断换血效果及病情变化。

7. 换血后

(1)继续光疗;密切观察病情,监测生命体征及血常规、血糖、胆红素等,注意黄疸消退情况,注意伤口有无出血,如有呼吸不规则、呻吟等异常现象,及时采取抢救措施。

(2)保持伤口局部清洁,大小便后及时更换尿布,伤口未拆线前不宜沐浴,必要时遵医嘱加用抗生素。

(3)换血后禁食6小时,开始试喂糖水,若吸吮正常无呕吐可进行正常喂养。

二十六、小儿心肺复苏术

【目的】

保证气道通畅、支持呼吸和循环,维持患儿脑、心等其他组织的供氧,维持基础生命。

【适应证】

任何原因所导致的心搏骤停和呼吸骤停的小儿。

【准备】

1. 用物准备　硬木板或脚踏凳;必要时备纱布一块;有条件可备听诊器、血压计或心电监护仪。

2. 患儿准备　患儿仰卧硬板床或地上,解开衣领及腰带等,去枕、头后仰。

3. 环境准备　安静、安全。

4. 护士准备　正确判断患儿呼吸、心脏骤停;掌握基础生命急救技术的操作和抢救程序。

【操作步骤】

1. 判断意识、呼吸、循环

(1)判断意识　轻拍、摇动或大声呼叫患儿,如确无反应,说明意识已丧失。

(2)判断呼吸　护士耳朵贴近患儿口鼻部,侧耳细听呼吸音或感觉有无气流从口鼻呼出,同时双眼注视胸部有无起伏。如确无胸部起伏或气体逸出,即可断定患儿已无呼吸。

(3)判断循环　①1岁以上患儿触摸颈动脉搏动　护士用示指、中指放在喉结水平与胸锁乳突肌间凹陷部位,时间一般不超过10秒;②1岁以下患儿可触摸肱动脉或股动脉搏动　触摸时间不少于 5~10 秒；触摸无搏动既可确定心脏骤停。

2. 呼救 护士(目击者)大声呼救,以取得合作,快速实施急救。

3. 安置体位 将患儿仰卧于硬木板床上或地上,解开衣领及腰带等束缚物,去枕,两臂放于身旁,身体纵轴呈一直线。

4. 开放气道 首先清除口腔、气道分泌物或异物,采用仰头抬颏法,护士一手掌按压患儿前额,使头后仰,另一手张开患儿口,用示指、中指放于下颏骨抬高下颏,伸直患儿颈部使其气道开放(见图 6-19)。小婴儿不可过度伸直颈部,以免气管受压变形,影响通气。

5. 人工呼吸

(1)口对口人工呼吸 护士深吸一口气(必要时置纱布于患儿口上),屏气,双唇包严患儿口部(不留空隙),以一手拇指和示指捏紧患儿鼻孔,缓慢、有力、匀速地吹气,以患儿胸部稍膨起为宜,随之放松鼻孔,让患儿肺部气体排出。吹气与排气时间之比应为 1:2;吹气频率婴儿为 30~40 次/分;儿童 20~24 次/分。

(2)口对鼻人工呼吸 适用于牙关紧闭或口部严重损伤者。护士一手闭紧患儿口唇,深吸气后双唇包严患儿鼻部吹气,吹气时间要长,用劲要大。

(3)口对口鼻人工呼吸 适用于婴幼儿。护士双唇包严患儿口鼻部吹气,吹气时间要短,用劲要小。

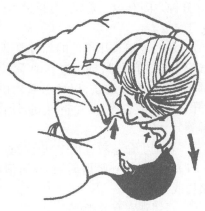

图 6-19 仰头抬颏法

6. 胸外心脏按压

(1)新生儿 护士用一手拇指或中指与无名指指腹按压胸骨中下 1/3 处,即护士示指平放在患儿两乳头连线下缘胸骨上,取中指与无名指按压(见图 6-18-2),或用双手环抱患儿胸部,两拇指置于两乳头连线下缘胸骨部位,其余手指并拢置于背部,两拇指与其余四指同时相对按压,使胸骨下陷 1~2cm,频率 100~120 次/分。

(2)婴幼儿 护士用一手鱼际部位或掌根按压胸骨下段 1/3 处,定位为护士用中指沿患儿一侧肋缘上滑至胸骨与肋骨交界处,将中指留在此处,示指靠中指上方,再将另一手掌根紧靠示指,用其掌根按压该处胸骨(见图 6-18-3)。护士伸直肘关节,向患儿脊柱方向垂直下压,使胸骨下陷 2~3cm,频率为 80~100 次/分,然后迅速放松,使胸骨自然复位。按压时手指不要触及胸壁,避免压力传至肋骨引起骨折。放松时手掌根不离开患儿胸部,下压与放松时间大致相等。

(3)学龄前儿童 按压部位与方法同婴幼儿,必要时用两手掌根重叠垂直按压,以增大按压力量,使胸骨下陷 3~4cm,频率为 60~80 次/分。

(4)年长儿(8 岁以上) 与成人相同。

7. 评价 密切观察患儿基础生命急救的有效指征。

(1)触及大动脉搏动。

(2)面色、口唇、甲床、皮肤等处色泽转为红色。

(3)吹气时可听到肺泡呼吸音或有自主呼吸,呼吸功能改善。

（4）意识逐渐恢复,出现反射或挣扎。

（5）有尿液。

（6）ECG 有波形改变。

（7）散大的瞳孔缩小。

【操作流程】

判断意识、呼吸、循环→呼救→安置体位→开放气道→人工呼吸→胸外心脏按压→评价。

【注意事项】

1. 判断呼吸、心脏骤停要迅速准确,尽早进行基础生命急救。时间越早存活率越高,呼吸、心脏骤停后 4 分钟内进行可有 50% 存活率;4～6 分钟之间有 10% 存活率;超过 10 分钟存活率低于 4%。

2. 胸外心脏按压部位的确定要迅速、准确;手法应平稳、有规律,按压过程中手不能离开按压部位,用力不可过猛,以免引起内脏破裂（如肺、肝、脾、胃破裂等）或骨折（如肋骨骨折、胸骨骨折等）。

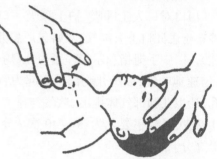

图 6-20 新生儿胸外心脏按压位置

3. 基础生命急救过程中,应注意

（1）始终保持呼吸道通畅,及时清除呼吸道分泌物或异物。

（2）密切观察有效指征。

（3）不能因任何原因中断 5 秒以上,必须持续进行,直至呼吸、心跳恢复或医生宣告死亡。

4. 适时向家长讲明可能会再度发生危险;可能会出现神经系统并发症和后遗症;并介绍初期复苏后的注意事项,后期复苏及复苏后治疗和休息的重要性,以取得合作。

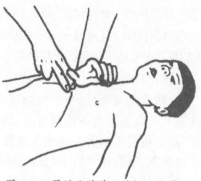

图 6-21 婴幼儿胸外心脏按压位置

（张淑彦）

第七节 习题及答案

一、选择题

1. 按儿科病房管理特点,病房温度、温度以何者为宜

温度 湿度

A.16℃~18℃ 40%~50%

B.18℃~20℃ 50%~60%

C.20℃~22℃ 50%~60%

D.22℃~24℃ 50%~60%

E.24℃~26℃ 60%~70%

2. 儿科中应实施保护性隔离的对象是

A.新生儿

B.上呼吸道感染患儿

C.接受化疗的患儿

D.肾病综合症患儿

E.缺铁性贫血患儿

3. 婴幼儿生理性哭闹最常见的原因是:

A.断乳

B.尿布潮湿

C.要挟家长

D.口渴和饥饿

E.昆虫叮咬

4. 对呕吐患儿的护理下列哪些是正确的

A.必要时先禁食

B.留取呕吐物标本送检

C.及时清除口、鼻腔分泌物

D.严重时给止吐剂

E.呕吐患儿应右侧卧位,头偏向一侧

5. 呕吐患儿需要评估的项目包括

A.呕吐方式

B.呕吐物性状

C.呕吐的时间

D.呕吐量

E.伴随症状

6. 物理降温方法哪项是错误的

A.放置冰袋

B.冷湿敷

C.75%乙醇擦浴

D.温水浴

E.冰盐水灌肠

7. 婴儿神经系统和呼吸中枢发育尚不成熟,选择镇静止惊药时不宜选择

A.安定

B.吗啡

C.苯巴比妥

D.异丙嗪

E.氯丙嗪

8. 指出下列非电解溶液

A.0.9%氯化钠

B.5%葡萄糖液

C.1.4%碳酸氢钠

D.复方氯化钠溶液

E.4:3:2溶液

9. 在观察补液效果时,若病儿出现眼睑水肿,则提示

A.输入葡萄糖液体过多

B.输入电解质液体过多

C.输入葡萄糖液体过少

D.输入电解质液体过少

E.以上都不是

10. 李某,生后4天,因患败血症需要用抗生素治疗,应选择的抗生素是

A.庆大霉素

B.氯霉素

C.氨基糖苷类

D.青霉素

E.卡那霉素

11. 属于高渗溶液的液体是

A.5%葡萄糖溶液

B. 10%葡萄糖溶液

C. 5%碳酸氢钠溶液

D. 1.4%碳酸氢钠溶液

E. 11.2%乳酸钠溶液

12. 患儿因腹泻就诊，体检发现肛周皮肤涨红、皮疹，除保持臀部清洁外，局部可涂

  A. 植物油

  B. 鱼肝油

  C. 氧化锌软膏

  D. 克霉唑

  E. 呋锌油

13. 轻度臀红（表现皮肤涨红），下列护理哪项不妥

  A. 勤换尿布，保持臀部皮肤清洁干燥

  B. 排便后可用温水洗净吸干涂拭植物油

  C. 可用肥皂洗臀及塑料布或油布包裹尿布

  D. 室温与气温允许，可直接暴露臀部于阳光下

  E. 可用红外线照射臀部以加速炎症吸收

14. 头罩法给氧时，每分钟氧流量为

  A. 1～3L.

  B. 2～5L

  C. 3～6L

  D. 4～7L

  E. 5～8L

15. 蓝光疗法的适应证为

  A. 新生儿硬肿症

  B. 新生儿破伤风

  C. 新生儿颅内出血

  D. 新生儿败血症

  E. 新生儿高胆红素血症

16. 使用蓝光箱时，上灯管与患儿皮肤距离应为

  A. 10～15cm

  B. 15～20cm

  C. 30～50cm

D. 55～60cm

E. 60～70cm

17. 股静脉穿刺注意事项包括

  A. 严格执行无菌操作规程，防止感染

  B. 有出血倾向者宜用此法

  C. 穿刺失败不宜在同侧进行多次穿刺

  D. 如穿刺回血为鲜红色，则系动脉血，应立即拔出针头，按压2～3分钟

  E. 有凝血功能障碍者禁用此法

18. 6个月至1岁的小儿每次灌肠的液量为

  A. 50ml B. 100ml C. 200ml

  D. 150ml E. 300ml

19. 协助患儿口服止咳药的正确方法是

  A. 先喂止咳糖浆，后喂维生素

  B. 喂止咳糖浆后多喂水

  C. 最后喂止咳糖浆，不能喂水

  D. 在患儿咳嗽时喂药

  E. 吃奶后喂药并多喂水

20. 有关肺复苏正确的描述是

  A. 婴幼儿人工呼吸频率为30～40次/min

  B. 儿童人工呼吸频率为20～24次/min

  C. 新生儿心外按压的频率为200～300次/min

  D. 儿童心外按压的力度是使胸骨下陷3～4cm

  E. 婴儿心外按压的频率为100次/min

21. 关于小儿药物治疗的注意事项，正确的是

  A. 经常更换抗生素

  B. 给药途径首选静脉点滴法

  C. 注意避免滥用糖皮质激素

  D. 感染性疾病首选抗生素治疗

  E. 孕妇、乳母用药无需特殊注意

22. 下列哪项不是光疗的副作用

  A. 腹泻

  B. 皮疹

  C. 发热

  D. 青铜症

  E. 肝脾大

23. 为降低高胆红素血症，防止或减轻核黄

疸,简单而有效的方法是

  A．换血疗法

  B．光照疗法

  C．激素口服

  D．苯巴比妥口服

  E．白蛋白静脉点滴

24. 新生儿硬肿症复温措施中,效果最佳的是

  A．暖箱

  B．热炕

  C．电热毯

  D．热水袋

  E．恒温水浴

25. 出生体重 1000 克的早产儿，生后 10 天内暖箱温度(中性温度)最适宜的是

  A．32℃

  B．33℃

  C．34℃

  D．35℃

  E．36℃

B1 型题

（26~27 题共用备选答案）

  A．按年龄计算法

  B．按体重计算法

  C．按身高计算法

  D．按体表面积计算法

  E．按成人剂量折算法

26. 小儿药量计算方法中,最准确的是

27. 小儿药量计算方法中,最常用、最基本的是

（28~29 题共用备选答案）

  A．口服法

  B．鼻饲法

  C．肌肉注射法

  D．静脉注射法

  E．静脉点滴法

28. 最常用、最安全的给药方法是

29. 频繁惊厥的患儿不宜选用的给药方法是

二、填空题

1. 光疗时采用波长 ____ 的光线效果最好,灯管与皮肤的距离一般是 ____。

2. 小儿药物剂量的计算方法有 ____、____、____、按成人剂量折算法。

三、名词解释

光照疗法

四、简答题

1. 简述婴儿出暖箱的条件。

2. 简述对光疗患儿护理时的注意事项。

答案

一、选择题

1.B　2.ACDE　3.D　4.ABCDE　5.ABCDE

6.C　7.B　8.B　9.B　10.D　11.CE　12.E　13.C

14.B　15.E　16.C　17.ACE　18.B　19.C

20.ABDE　21.C　22.E　23.B　24.A　25.D

26.D　27.B　28.A　29.C

二、填空题

1. 427nm～475nm　33cm～50cm
2. 按体重计算法　按年龄计算法
　　按体表面积计算法

三、名词解释

一种通过荧光照射治疗新生儿高胆红素血症的辅助疗法，主要作用是使未结合胆红素变为水溶性的异构体，从而易于从胆汁和尿液中排出体外。

四、简答题

1. （1）体重达 2000 克左右或以上，体温正常者；
（2）暖箱不加热的情况下，室温维持在 24℃～26℃，患儿体温保持正常者；
（3）在暖箱内生活了 1 个月以上，体重虽不到 2000 克，但一般情况良好者。
2. （1）保证水分及营养供给；
（2）严密观察病情；
（3）保持灯管及反射板清洁，记录灯管使用时间；
（4）光疗箱的维护与保养。

第五章 营养与营养紊乱患儿的护理

学海导航

1. 掌握婴幼儿喂养的各种方法及护理,掌握营养紊乱性疾病患儿的护理措施;
2. 熟悉小儿营养的需要量,辅助食品的添加原则及顺序;
3. 了解营养基础知识及常见营养障碍性疾病的发病机理、辅助检查及治疗原则。

相关链接

爱婴医院:自20世纪80年代以来,母乳喂养率逐年降低,不仅表现在城市,也逐渐扩大到农村。西方国家的学者意识到这一点,并很早就展开了母乳喂养的科学研究。我国在1992年开展了"爱婴医院"及"爱婴病区"的评比活动。同年5月20日(全国母乳喂养宣传日)前向各省、自治区、直辖市卫生厅、局和计划单列市发出《关于加强母乳喂养工作的通知》,并广泛下发了"保护、促进和支持母乳喂养"、"母乳喂养指南"二本小册子。通知要求:各地按世界卫生组织和联合国儿童基金会保护、促进和支持母乳喂养的10项措施,积极创建"爱婴医院"并抓好母婴同室的试点工作,总结经验,逐步推扩,《国际母乳代用品的销售守则》,即时起所有妇幼保健机构、综合医院妇产科、儿科禁止接受母乳代用品厂商的馈赠、赞助;严禁各类母乳代用品广告宣传和各类推销活动,各类妇幼卫生刊物禁止刊登母乳代用品的广告和产品样品。同时要求加强对广大医务人员的培训,以更新观念,认真做好母乳喂养的各项工作。

第一节 小儿营养基础知识

一、基本概念

(一)营养及营养素

人体通过摄取食物,经过体内消化吸收,利用其中对身体有益的物质以满足机体生长发育、新陈代谢等生命活动需要的过程称为营养。对人体有益的物质称为营养素。营养素是人类赖以生存的重要物质。人体所需要的营养素分为产能营养素、非产能营养素和其他膳食成分,产能营养素包括碳水化合物、脂类和蛋白质;非产能营养素包括矿物质和维生素;其他膳食成分包括膳食纤维和水。

(二)能量的需要及能量单位

能量是维持机体新陈代谢的基础,人体的一切生命活动都需要能量,人体能量代谢的最佳状态是达到能量消耗与摄入的平衡。

为了计算能量,国际上统一规定了能量单位:即千焦耳(kJ)或千卡(kcal)。两种能量单位换算关系为:1 kcal=4.184kJ;1kJ=0.239 kcal。小儿对能量的需要量取决于其消耗量。小儿的能量消耗包括以下5个方面。

1. 基础代谢 基础代谢是人体在清醒、安静、空腹状态下,于18℃~25℃的环境中,维持生命的所有器官系统进行的最基本生理活动,包括维持体温、肌肉张力、循环、呼吸、胃肠蠕动及腺体分泌等所消耗的能量。单位时间内的基础代谢称为基础代谢率。小儿基础代谢的需要量按单位体重或体表面积计算相对较成人高。婴儿每日约需55kcal(230.12kJ)/kg;7岁时每日约需44 kcal(184.10 kJ)/kg;14岁时每日约需27 kcal(92.86 kJ)/kg~ 30kcal(125.52 kJ)/kg,接近成人,小儿基础代谢所需能量,约占总能量的50%~60%。

2. 生长所需 生长发育所需的能量是小儿时期特殊需要的能量,约占总能量的25%~30%,与小儿生长发育速度成正比。6个月以内的婴儿,每日需要量可达40~50kcal/kg(167~209kJ/kg);6个月~1岁每日需15~20kcal/kg(63~84kJ/kg);1岁后小儿生长发育速度趋于平稳,随着年龄的增长所占比例逐渐减少。当小儿进入青春期体格再次发育加速,能量的需要量也相应增加。

3. 活动消耗 小儿活动消耗能量与其身体大小、活动类型、活动强度和持续时间相关,个体耗能差异较大。爱哭闹、活动多的小儿比安静小儿所消耗的能量可多3~4倍。婴儿每日睡眠时间较长,约需15~20kcal/kg(63~84kJ/kg)。随年龄增长,活动量逐渐增加,需要量也增加,当能量摄入不足时,小儿会有活动减少的表现。

4. 食物特殊动力作用 食物特殊动力作用又称食物热效应,是指由于摄入、消化、吸收和利用食物时需要消耗能量的现象。食物的热效应与食物成分有关。据测定,蛋白质的热效应最高,可达到摄入蛋白质产能的30%以上;脂类的热效为4%;碳水化合物为6%。婴儿食物奶类为主,含蛋白质较多,食物热效应一般占总能量的7%~8%。随着小儿哺喂食物中蛋白质比例向下调整,小儿食物热效应耗能占总能量的比重也有所下降,以混合膳食的小儿此项能量消耗约占总能量消耗的5%。

5. 排泄损失 是指小儿摄入的食物未被吸收利用部分被排出体外形成的能量损失。一般情况下排泄消耗的能量约占总能量的10%,但小儿出现胃肠疾病时,这一比例会增高。

以上5部分能量消耗的总和也就是小儿能量的总需要量。年龄越小,总能量需求相对越多。1岁以内婴儿每日约需能量460kJ(110kcal)/kg;以后每长3岁递减42 kJ(10kcal)/kg。小儿的体质、生长速度等诸多因素会使小儿个体之间有很大的差异,应因人而异分析,做好能量补充。若能量长期供给不足,会造成小儿营养不良,影响小儿的生长发育;反之,能量供给过多,可导致肥胖。

(三)产能营养素

1. 蛋白质 是构成人体细胞和组织、器官的主要成分,也是保证生理功能的物质基础,是人体必需的营养素。组成蛋白质的基本单位是氨基酸,其中在人体内不能合成、必需由食物供给的氨基酸称为必需氨基酸,如亮氨酸等9种。含必需氨基酸种类和数量多,比例合适,在体内利用率高的蛋白质称为优质蛋白质。食物中的动物蛋白质如蛋、奶、鱼、肉等和植物蛋白质如大豆等都是优质蛋白质的来源。几种食物的蛋白质混合食用,可提高食物蛋白质的效价。小儿不仅需要蛋白质补充消耗,还要用于生长发育。为此,小儿对蛋白质的需要量较成人相对高。母乳喂养儿需要 2g/kg;牛乳喂养儿每日需 3.5g/kg;植物蛋白喂养儿则每日需 4g/kg。小儿由蛋白质所供给的能量占每日总能量的 15%,随年龄的增长需要量相对减少。为了满足小儿生长发育的需要,必须保证优质蛋白质的供给。小儿长期缺乏蛋白质,可出现营养不良、生长迟缓、智力发育障碍等,严重者可导致死亡。当蛋白质摄入过多时,又可造成便秘、食欲不振等。

2. 脂类 是人体必需营养素之一,在供给人体能量方面起着重要作用,主要有脂肪、磷脂、胆固醇。人体不能合成的不饱和脂肪酸称为必需脂肪酸,依赖于食物中的脂类提供。脂类提供的能量约占每日总能量的 35%。脂类不仅提供人体所需的能量,还有助于脂溶性维生素的吸收、节约蛋白质、保护脏器、关节和维持体温等作用。含脂类丰富的食物有乳、鱼、肉、各种植物油等。长期缺乏脂类营养,可发生营养不良和脂溶性维生素缺乏等;脂肪供给过多则影响食欲或发生腹泻。

3. 碳水化合物 是人体主要供能物质。碳水化合物主要由粮谷类、根茎类食物以及食糖供给,蔬菜和水果中含量较少。其所供给的能量占总能量的 50%～60%较为适宜。小儿对碳水化合物的需要量比成年人相对较多(55%～65%),2 岁以内婴儿每日需 12g/kg;2 岁以上者则每日需 10g/kg。碳水化合物所供的能量约占每日总能量的 50%,供应不足和供给过多时,均可导致小儿营养紊乱疾病。如营养不良、虚胖、水肿、免疫功能低下等。

(四)非产能营养素

1. 维生素 是人体正常生理活动所必需的营养素。在体内含量极微,但又不能缺少。其主要功能是调节人体的新陈代谢。大多数维生素在体内不能合成,必须由食物供给。维生素按其溶解性不同,分为脂溶性(维生素 A、D、E、K)和水溶性(B 族维生素和维生素 C)两类。脂溶性维生素不溶于水而溶于脂肪。在体内消化、吸收、运输、排泄过程中均与脂类密切相关,可储存于体内脂肪组织中,故不需要每日供给。过量摄入会引起中毒;摄入过少,导致此类维生素缺乏时,发病缓慢。水溶性维生素易溶于水而不容于脂肪,对酸稳定,易被碱破坏,体内不能储存,过剩部分从尿中排出,过量一般不引起中毒,必须每日供给。这类维生素缺乏时,发病较快。

维生素的供给量不分年龄、性别,但各种维生素之间、维生素与其他营养素之间应保持比例均衡,特别是膳食以外补充脂溶性维生素一定要适量。

2. 矿物质 人体组织几乎含有自然界存在的各种元素,除碳、氢、氧、氮构成机体有机物质和水分外,其余各种元素统称为矿物质。在组成人体的几十种元素中,占人体重量万分之一以上,每日膳食需要量在 100mg 以上者称为常量元素(又叫宏量元素),有钙、磷、镁、钠、氯、钾、硫等 7 种,其中钙、镁是容易缺乏的营养素。含量小于体重 0.01%的称为微量元素,人类必需的微量元素有碘、铁、锌、硒、铜、钼、铬、钴等 8 种),其中锌、铁、碘、硒是容易缺乏的营养素;微量元素锰、硅、硼、钒、镍等 5 种有潜在毒性;在低剂量时可能具有人体必需功能的微量元素有氟、镉、砷、铝、铅、汞、锡等 7 种。

矿物质在机体内具有多种生理功能,是构成人体组织的重要成分。如钙、磷是构成骨骼和牙齿的主要成分;铁是组成血红蛋白的主要成分;钠和氯能维持体内晶体渗透压、维持水、电解质平衡;钾、镁维持神经肌肉兴奋性;锌参与酶的合成,参与核酸代谢、DNA 复制及转录、免疫和生殖。

矿物质不能在体内合成,必须通过膳食供给。婴幼儿最容易缺乏的矿物质是钙、铁、锌、铜。

3. 水 水是维持生命的一种很重要营养素。其重要性仅次于空气,水不仅构成身体成分,而且还具有调节生理功能的重要作用。所有新陈代谢和体温调节活动都必须有水的参与才能完成。包括营养的输送、排泄和分泌。小儿代谢旺盛,需水量相对较多。婴儿每日需水量约为 150ml/kg,以后每增长 3 岁,递减 25ml/kg,一般成人需水量每日约为 40~50ml/kg。如水摄入不足,可发生脱水,摄入过多,超过机体调节能力,可发生水中毒。

4. 膳食纤维 膳食纤维是不能被人体肠道消化酶消化及吸收的非淀粉多糖。其主要成份来自植物的细胞壁,包括纤维素、半纤维素、木质素、果胶、海藻等。膳食纤维具有很强的吸水性,纤维素吸水可增加粪便体积,促进肠蠕动等。小儿所需膳食纤维的供给主要从新鲜蔬菜、水果、谷类食物中获得。

第二节 小儿喂养与膳食

一、婴儿喂养

婴儿喂养的方法分为母乳喂养、部分母乳喂养和人工喂养 3 种,其中母乳喂养最为理想。

(一)母乳喂养

母乳是婴儿最适宜的天然食品,应大力宣传和提倡母乳喂养。一般健康母亲的乳汁可满足 4~6 个月内婴儿的营养需要。

1. 母乳的成份 母乳成份随泌乳期不同而有改变。据其改变可分为初乳、过渡乳、成熟乳和晚乳。产后 4~5 天内分泌的乳汁为初乳,量较少、质略稠、色微黄、含蛋白质多而脂肪少,富含各种微量元素及各种免疫物质(锌和 SIgA 等),特别适合新生儿的需要,为此应尽量让新生儿得到宝贵的初乳;产后 5~14 天的乳汁为过渡乳,含脂肪高而蛋白质和矿物质逐渐减少;产后 14 天~9 个月的乳汁为成熟乳,质稳定,量随婴儿增长而增加;10 个月以后为晚乳,各种营养成份逐渐下降,量也减少。

2. 母乳喂养的优点

(1)营养丰富,适合婴儿需要 ①母乳中蛋白质、脂肪、糖比例适宜为 1:3:6,且含有丰富的微量元素,钙、磷比例为 2:1,含乳清蛋白丰富,约占 60%,而酪蛋白少,遇胃酸后形成乳凝块细小柔软,易于婴儿消化吸收,适合婴儿的生长发育需要;②母乳中含脂肪多为不饱和脂肪酸,尤其是亚油酸和乳脂酶含量丰富,易于消化吸收,此外还有丰富的卵磷脂、鞘磷脂以及牛磺酸等,有利于婴儿大脑的发育;③母乳中含糖丰富且乙型乳糖(β-双糖)含量高,除了供给能量外,部分乳糖可在小肠中被乳酸杆菌等有益菌群利用,生成乳酸,从而抑制肠道腐败菌的生长,肠道内的乳糖还有利于钙的吸收;④母乳含铁量虽与牛乳相同,但其吸收率却高于牛乳 5 倍,故母乳喂养者较少发生营养性缺铁性贫血;⑤母乳中含有多种免疫因子和生长调节因子,有助于增强婴儿的抗感染能力,对婴儿的生长发育有重要作用。因此,母乳喂养的婴儿较少发生腹泻,且上呼吸道感染和皮肤感染的危险较少。

(2)喂哺简便 健康母乳无菌且温度适宜,乳量随小儿生长而增加。节时省力,哺喂方便。

(3)有助于母婴情感交流 母乳喂养中,母亲与婴儿通过皮肤的接触、拥抱、照顾、爱抚、乳母的讲话、对视等,使婴儿获得安全满足感,母婴获得愉快感,有利于母婴间情感交流,有利于婴儿心理和社会适应性的发育。

(4)有利于乳母产后康复 孕妇产后哺乳可刺激产生催乳素,促进子宫收缩,有助于产后复原。同时哺乳期可抑制排卵,有利于计划生育。此外,哺乳的母亲也较少发生乳腺癌和卵巢癌等。

3. 母乳喂养的护理

(1)正常哺乳的建立 正常足月新生儿出生30分钟内即可被送至母亲怀中吸吮双侧乳房。通常开乳时间在产后30分钟~2小时内。目前主张越早开乳越好(瑞典为生后10~15分钟),虽此时母亲乳汁分泌量很少,但吸吮的刺激对以后乳汁的正常分泌和母婴相依感情的建立有重要作用。同时早开奶还可减轻婴儿生理性黄疸,减轻生理性体重下降,防止低血糖的发生。

(2)鼓励母乳喂养 积极宣传母乳喂养的优点,排除各种干扰因素,增加乳母信心。

(3)乳头的保健 生产后(妊娠后期)每日用清水(忌用肥皂或酒精之类)擦洗乳头,乳头内陷者用两手拇指不同角度按捺乳头两侧并向周围牵拉,每日2至数次;哺乳后挤出少许乳汁均匀地涂在乳头上,乳汁中的蛋白质和抑菌物质对乳头表皮有保护作用,防止乳头皲裂及乳头内陷而影响哺乳。

(4)促进乳汁分泌 乳母每日多次按需哺喂婴儿,使之吮吸有力,乳头乳晕得到多次刺激,可增加乳汁的分泌。同时,保持乳母心情愉快,合理膳食,充足的睡眠,避免精神紧张,可促进乳汁分泌。

(5)正确的哺乳技巧 正确的哺乳姿势可刺激婴儿的口腔动力,有利于吸吮。正确的哺乳技巧可唤起婴儿的最佳进奶状态,为此,要求乳母取坐位,抱婴儿于斜坐位,哺乳时先让婴儿用鼻推至或舔母亲的乳房,可刺激乳母的射乳反射。随之怀抱婴儿,使其头肩部枕于母亲哺乳侧肘弯部,同侧手掌托住婴儿的臀部,母亲另一手拇指和4指分别放在乳房上下方,4指在下向上后方托捺,拇指在上向下后方捺乳房,使乳头伸向前方,有助于让婴儿含住乳头及大部分乳晕而不致堵鼻,使婴儿舒适并顺利地吸吮乳汁。每次哺喂婴儿时,应尽量吸空一侧乳房后再吸另一侧,下次哺喂时则先吸未排空的一侧,先后交替轮喂,有利于乳汁分泌和防止乳汁淤积、乳腺炎的发生等。哺乳后应将婴儿抱直,头部靠在母亲肩上,轻拍其背,使胃内空气排出,然后保持右侧卧位,以防止溢乳。

生后4个月内应坚持母乳喂养。在最初1~2个月,每日喂哺的次数可根据婴儿的饥饿程度和母亲乳房饱胀感来决定,提倡按需哺乳,待婴儿与母亲相互协调后逐渐固定喂哺模式。一般说来,<2个月婴儿每日哺喂6~7次以上;3~4个月婴儿大约6次左右;4~5个月婴儿可减至5次。每次哺乳时间约15~20分钟。根据吸吮能力及生活能力的不同,适当延长或缩短每次哺乳时间,以吃饱为度。

(6)不宜哺乳的情况 凡是乳母患急、慢性传染病、活动性肺结核等消耗性疾病或重症心脏、肾脏疾病等均不宜母乳喂哺。乙型肝炎的母婴传播主要发生在临产或分娩时,是通过胎盘或血液传递的,因此,乙型肝炎病毒携带者应非哺乳的禁忌症。母亲感染结核病,但无临床症状时可继续哺乳。

(7)评估婴儿进乳情况 母亲哺乳姿式、喂哺时间、方法是否正确;母亲哺喂技巧是否掌握;母乳是否充足等。如每次哺乳时能听到吞咽声,喂哺后婴儿能安静入睡,体重按正常速度增加,则表示乳量充足。

(8)指导断乳 随着婴儿的长大,母乳成份的下降和乳量的逐渐减少,母乳已不能满足小儿生长发育的需要,同时婴儿各项生理功能也逐步适应了非流质食物。因此,出生后 4～6 月开始添加辅食,至 10～12 个月时,使婴儿由乳类食物为主变为固体食物为主,此时可断乳。如遇特殊情况,如夏季炎热、婴儿患病时,宜延迟断乳,但一般不超过 1 岁半。

(二)部分母乳喂养(混合喂养)

部分母乳喂养(又称混合喂养)指母乳与牛(羊)乳或配方乳混合喂养的一种哺喂婴儿的方法,分补授法和代授法二种。

1. 补授法 母乳喂养的婴儿体重增长不满意时,提示母乳不足,此时应选用牛(羊)乳或配方乳补充母乳喂养不足部分为补授法, 适宜不足 6 个月的婴儿, 补授时母乳哺喂次数不变,每次先喂母乳,将两侧乳房吸空后,然后以牛(羊)乳或配方乳补充母乳不足部分,这样有利于刺激母乳分泌。

2. 代授法 母亲乳量充足而因故不能按时哺喂,可用牛奶或配方奶代替一至数次母乳喂养,此时乳母应按时将乳汁挤出或用吸乳器吸空,以保持乳汁分泌;代授法每日母乳哺喂次数不宜少于 3 次,否则,影响乳汁分泌。

(三)人工喂养

乳母因某种原因不能给婴儿哺乳,需以其他代乳品完全替代母乳喂养的称为人工喂养。

1. 人工喂养食品

(1)鲜牛乳 无母乳的情况下,鲜牛乳为较好的代乳品,可首先选用,但其营养成份又远不及母乳。其特点为:①牛乳中含蛋白质是以酪蛋白为主,入胃后形成乳凝块大,不易消化;②含脂肪为饱和脂肪酸,脂肪颗粒大,缺乏脂肪酶,较难消化吸收;③乳糖含量低,且以甲型乳糖为主,可造成大肠杆菌的生长,婴儿易患腹泻;④矿物质较多,较人乳高 3～3.5 倍,易加重肾脏负担;⑤缺乏各种免疫因子,牛乳喂养的婴儿易患感染性疾病,牛乳和人乳主要成分比较见表 5-1。为此,在用牛乳哺喂婴儿时需进行调配,以纠正其缺点。

表 5-1 牛乳与人乳成份比较

	水(g)	蛋白质(g)	脂肪(g)	乳糖(g)	矿物质(g)	维生素 D(IU)
牛乳	88	3.3	3.8	4.8	0.8	0.3-4.0
人乳	88	1.2	3.8	7.0	0.2	0.4-10.0

鲜牛乳的配制:①稀释(加水或米汤):降低酪蛋白、矿物质的浓度,有利于婴儿消化吸收;②加糖:牛乳中糖含量低,加糖目的为改变其营养成份的比例,同时提高能量,有利于吸

收、软化大便、防止便秘,即 100ml 牛乳加糖 5～8g。加糖过多或过少均不利于婴儿营养;③煮沸:达到无菌的目的(时间为 3～4 分钟),同时使乳凝块变小,利于消化。

牛乳量计算方法:以每日所需总能量和总液量计算,婴儿每日需要能量 110Kcal/kg(460KJ/kg),需水量 150ml/kg,100ml 牛乳产热 66Kcal,含 5%～8%糖牛乳供能 86～98 Kcal(约 100Kcal)(376～418KJ)。小儿全日鲜牛乳喂哺量以不超过 800ml 为宜,能量不够时可及时添加辅助食品。例如:某婴儿体重 5kg,加 8%的糖,其配制方法是:

婴儿每日需要总能量:110×5=550 Kcal

100ml 牛乳加 8g 糖所得能量:66+8×4=98 Kcal≈100Kcal

每日需用牛乳总量(X):100:100=X:550

X=550ml

每日除牛乳外需水量:150×5—550=200ml

以上乳量及水量分次喂哺,2 次喂乳之间喂水。

(2)羊乳 其营养价值与牛乳相似,蛋白质与脂肪较牛乳多,以清蛋白较为丰富,凝块较牛乳细而软,脂肪颗粒大小与母乳相近,有利于婴儿消化和吸收。但羊乳中叶酸含量很低,B_{12}含量较少,长期单独以羊乳喂养可致营养性巨幼红细胞性贫血。

2. 牛乳制品

(1)婴儿配方乳粉 是以牛乳为原料加工改造调配的乳制品。其营养成分接近母乳,适宜婴儿的消化能力和肾脏功能。目前已有多种配方乳粉,分别适用于不同月龄的婴儿营养。其主要特点是:调整牛乳中某些成分(如酪蛋白、无机盐等),使之适合于婴儿的消化能力,添加乳清蛋白、不饱和脂肪酸、乳糖,以及维生素和微量元素等营养素,使其营养成分尽量接近于"人乳"。但实际上,其蛋白质性质与母乳仍有很大的差别,且缺乏各种免疫因子等。配方乳粉直接加入 60℃温开水冲调,摇匀后即可食用。

(2)全脂乳粉 由鲜牛奶加工浓缩、干燥而成,较鲜牛奶易消化并减少过敏的可能性,按重量 1:8(1g 奶粉加 8g 水)或按容积 1:4(1 勺奶粉加 4 勺水)将其调配成鲜牛奶的浓度。

(3)蒸发乳 鲜牛奶经过加热蒸发浓缩至一半容量,使用时加等量水,即复原成全乳。适合于低体重儿的喂养。

(4)酸牛乳 鲜牛乳加乳酸杆菌或乳酸、柠檬酸可制成酸牛乳,其凝块小,酸度高,有利于消化吸收,并有一定的抑菌作用,对消化不良小儿尤其适用。

(5)代乳品 大豆类代乳品的营养价值比一般谷类高,大豆含多种必需氨基酸,但脂肪和糖较低,供能较少,且消化吸收不如乳类容易。一般可作为 3 个月以上婴儿代乳品或混合喂养用。

3. 人工喂养的护理

(1)方法 ①出生后 1～2 周内的新生儿可用 2:1 乳(鲜牛乳 2 份,加水 1 份),以后逐渐过渡到 3:1 或 4:1 乳,满月后即可用全乳;②乳母取坐位、抱婴儿斜卧位、偏左或偏右(头身一致)与乳母成 45°,以防呛乳;③乳汁温度与体温相似,即乳汁滴在前臂内侧以不烫手为宜;④乳头孔以圆孔或一字孔,圆孔时应以乳瓶盛水倒置时液呈滴状连续滴出为宜,乳头孔为一字时,喂时一字口应与唇角线相垂直放入口中,吸时闭口乳出,避免呛乳,吸乳时乳汁应充满乳头,以防小儿吸入空气;⑤哺喂时间 10~15 分钟,喂毕抱起轻拍后背,使胃内空气排出;⑥初次哺喂后,要观察小儿食欲、体重及粪便的性状,随时进行调整。

(2)护理要点　①婴儿食品应以乳品或乳制品为宜,调配时注意浓度和量,不可过浓、过稀或过少;②喂乳前各种操作用具要清洗干净,乳头煮沸消毒时间为 5 分钟;③乳瓶中剩余下乳汁不宜下次再喂,尤其是夏季,以防食入变质的牛乳引起腹泻;④调配量以略超出计算量为宜,因婴儿每次食量可能时多时少;⑤虽然人工喂养仍应母亲亲自喂哺为好,有利于母婴的接触与沟通,有利于婴儿身心发展。

(四)辅助食品的添加

随着婴儿的生长和发育,小儿对营养素的需要量逐渐增多,无论是母乳喂养还是人工喂养的小儿,必须及时逐渐的按顺序添加各种辅助食品,以补充其不足,保证小儿的生理需要。

1. 目的

(1)补充乳类营养素的不足　如出生 2 周后的小儿,应加服鱼肝油滴剂,以防维生素 D 缺乏性佝偻病;再如出生后 4 个月的小儿,应添加富含铁质的食品,以防发生相应的营养素缺乏。

(2)为断乳做好准备　婴儿生长发育迅速,消化吸收功能渐趋成熟,萌出乳牙,具有咀嚼能力,故应使小儿慢慢地从流质逐步过渡到适应半流质和固体食物。

(3)逐步培养婴儿良好的饮食习惯　应使婴儿从吸吮乳瓶过渡到用匙喂食,最后会使用杯、碗、筷,逐步从授食过渡到自食。

2. 原则　添加辅助食品应遵循由少到多、由稀到稠、由细到粗、由一种到多种的原则,并根据婴儿的消化情况而定。每次只添加 1 种,从少量开始,逐步增量,3 至 4 日后,待小儿适应了再添加另一种。如蛋黄可以从 1/4 个逐渐增至 1 个;蔬菜可以从菜汤到菜泥、碎菜;米饭可以从稀粥到软饭等。每一新的辅食品种均应在婴儿健康、消化功能正常时逐步添加。如果发现大便异常而不能用其他原因解释时,即应暂时停食新添加的辅食,待大便恢复正常后再从头开始。

3. 添加辅助食品的顺序　详见表 5-2。

表 5-2　添加辅食的顺序

月龄	添加辅食品种	食物性状
<3 个月	鱼肝油制剂、鲜果汁、青菜汤	汁状食物 + 维生素 D 制剂
4 个月～	乳儿糕、稀粥、蛋黄、鱼泥、菜泥	泥状食物(训练吞咽功能)
7 个月～	烂面、饼干、菜末、蛋、鱼、豆腐、肉末	末状食物 + 饼干(训练咀嚼功能)
10~12 个月	粥、软饭、面条、豆制品、碎菜、碎肉、带馅食品	碎、烂、软状食物

二、儿童、少年的膳食

儿童、少年的膳食安排应做到满足其对营养素的需要、合理烹调制作、适合消化功能及保持良好的食欲等原则。

(一)幼儿期膳食

幼儿的生长发育较快,牙齿渐出齐,食物需多样化,但蛋白质应以优质蛋白为主,能量要充分,比例要适宜,食物制作要求做到细、烂、软、碎、易于咀嚼,此期是培养习惯的关键期,注意培养幼儿的良好饮食习惯。

(二)学龄前期小儿膳食

与成人饮食接近,须做到粗、细粮交替、荤素食搭配、营养素比例适宜,保证营养均衡,避免坚硬、油腻、辛辣食品。食物制作多样化,以促进小儿食欲,达到营养均衡的目的。

(三)学龄期小儿膳食

与成人食物近同,但因其体格、智力发育加快,学习紧张,活动量大,故对营养素和能量的需求均比成人相对多。因此,早餐一定要吃好,营养素搭配合理,以增强理解力及记忆力。满足上午的体力活动和脑力消耗,提倡课间加餐,随身带水。

(四)青春期少年膳食

青春期少年体格发育进入第 2 高峰期,尤其是肌肉、骨骼的增长速度快,对各种营养素和总能量的需要量明显增加。尤其是蛋白质,应以优质蛋白为主。保证营养素要充足、合理搭配,此外,女孩因月经来潮,应补充供给铁剂。

第三节 营养不良

营养不良(malnutrition),又称为蛋白质-能量营养不良(Protein-energy malnutrition, PEM)是由于机体能量和(或)蛋白质摄入不足或吸收障碍而引起的一种慢性营养缺乏症。主要临床特征为体重减轻,皮下脂肪减少或水肿,常伴有各器官不同程度的功能障碍。

由于蛋白质、脂肪长期供给不足,导致自身组织被消耗,从而产生一系列病理生理的改变。如由于糖原不足或消耗过多导致的低血糖症;体内脂肪大量消耗,使血清胆固醇下降;蛋白质供给不足而消耗增加,形成负氮平衡,致血清蛋白下降,低蛋白性水肿。细胞外液常呈低渗状态,血钙、血钾偏低,并伴有锌、硒等微量元素缺乏;消化液及酶分泌减少,活性减低,影响各种营养素消化吸收;心肌收缩力减弱,心博出量减少,血压偏低,脉搏细弱;肾浓缩能力减低,尿比重下降;神经系统调节功能失常,反应迟钝,条件反射不易建立;细胞和体液免疫功能低下,易并发各种感染。

治疗原则:本病现无特异性的治疗,多采取综合性措施,包括调整饮食、补充营养素,促进消化和改善代谢功能,祛除病因,治疗原发病和并发症。本病多能治愈,但重度营养不良患儿生长发育所受影响较为明显,智力发育迟缓可能是永久性的,年(月)龄越小,其远期影响越大。

一、护理评估

(一)健康史

1. 喂养因素 长期摄食不足,如母乳不足又未及时添加辅食;人工喂养儿,食物的质和量不当,如长期喂哺单纯淀粉食物,缺乏蛋白质和脂肪;骤然断乳,婴儿还不能适应新的哺喂食物;能量需要量增加,供给量却不足;小儿饮食习惯不良,如吃饭不定时、厌食、偏食等均可引起营养不良。

2. 疾病因素 疾病影响食欲,妨碍食物的消化、吸收和利用,如消化系统疾病、各种酶缺乏所致的吸收不良综合症、肠寄生虫病、结核病、麻疹、某些消化道先天畸形(如唇裂、腭裂、先天性肥大性幽门狭窄或贲门松弛等),以及严重的先天性心脏病均可导致喂养困难;某些遗传性代谢障碍和免疫缺陷病也可以影响食物的消化、吸收和利用,引起营养不良。

3. 先天因素 早产、多(双)胎易引起营养不良;宫内感染、孕母疾病可致营养低下;胎盘或脐带结构与功能异常可导致胎儿营养不足或宫内生长发育阻滞,常成为婴儿营养不良的先天条件。

重度营养不良大多由于多种因素所致。

(二)身体状况

体重不增是营养不良患儿的早期症状。随营养失调日久加重,表现逐渐消瘦,出现体重下降,皮下脂肪逐渐减少至消失。皮下脂肪减少的顺序为:腹部→躯干→臀部→四肢→面部。

临床上根据患儿体重及身高减少情况将营养不良分为3种类型:①体重低下型:是指患儿体重低于同年龄、同性别参照人群值的均值减2个标准差;②生长迟缓型:是指患儿身高低于同年龄、同性别参照人群值的均值减2个标准差;此指标多反应小儿患慢性营养不良;③消瘦型:患儿体重低于同性别、同身高参照人群值的均值减去2个标准差。此指标主要反映患儿近期、急性患营养不良的状况。

临床上还依据病情将患儿营养不良的程度划分为轻度(Ⅰ度)、中度(Ⅱ度)、重度(Ⅲ度),患儿不同程度营养不良的临床表现见表5-3。

表5-3 婴幼儿不同程度营养不良的临床特点

	营 养 不 良 程 度		
	Ⅰ度(轻)	Ⅱ度(中)	Ⅲ度(重)
体重低于正常均值	15%~25%	25%~40%	40%以上
腹部皮褶厚度	0.8~0.4cm	<0.4cm	消失
身高(长)	正常	低于正常	明显低于正常
消瘦	不明显	明显	皮包骨样
皮肤	干燥	干燥、苍白	苍白、干皱、无弹性
肌张力	正常	明显降低、肌肉松弛	肌张力低下、肌肉萎缩
精神状态	正常	烦躁不安	萎靡、反应低下、控制与烦燥交替

应及时测量身高、体重、皮下脂肪厚度,并与同年龄、同性别参照人群进行比较,同时,还要了解辅助检查检查情况,如血清白蛋白浓度、血糖是否下降、微量元素是否缺乏等,判断营养不良及其程度。

(三)心理、社会资料

了解家长对小儿喂养知识的掌握情况,对营养不良疾病的性质、发展以及防治的认识程度,了解患儿家庭成员组成(是否是多胎等)及家庭经济状况等。

(四)实验室检查

最具特征的指标是血清白蛋白降低,胰岛素样生长因子I(IGFI)水平下降。还有血糖和胆固醇水平下降,白蛋白量、总蛋白量降低,多种血清酶活性降低,以及维生素、矿物质缺乏等辅助指标。

二、护理诊断及合作性问题

1. 营养失调 营养低于机体需要量,与能量、蛋白质长期摄入不足和(或)需要、消耗过多有关。

2. 生长发育改变 与营养素缺乏,不能满足其生长发育的需要有关。

3. 潜在并发症 感染、低血糖、维生素A缺乏。

三、预期目标

1. 依照均衡营养的原则,增加营养素摄入的品种和数量,体重逐渐增加。

2. 患儿不发生感染、低血糖、贫血、腹泻等并发症。

3. 患儿的体重、身高等指标显示达到同年龄组的正常值。

4. 家长能熟悉小儿营养及喂养的有关知识,掌握正确的小儿喂养方法。

四、护理措施

1.饮食管理 根据营养不良的程度、消化吸收能力和病情,逐渐调整饮食的量及种类。原则是:由少到多、由稀到稠、循序渐进,直至恢复正常饮食。①轻度(Ⅰ度)营养不良患儿消化功能尚好,在维持原膳食的基础上,增添含蛋白质和热能较高的食物。开始每日可供给能量250～330 KJ/kg(60～80Kcal/kg),蛋白质每日 3g/kg。以后逐渐递增至每日 585KJ/kg(140Kcal/kg)、蛋白质每日 3.5～4.5g/kg时,体重可获满意增长,待体重接近正常后,恢复供给小儿正常需要量;②中、重度(Ⅱ、Ⅲ度)营养不良患儿的消化能力弱,对食物的耐受性差,饮食调整应循序渐进。开始每日供给能量165～230 KJ/kg(45～55Kcal/kg)逐渐增至每日500～727 KJ/kg(120～170Kcal/kg),蛋白质从开始的每日 2g/kg 渐增至每日 3.0～4.5g/kg。待体重接近正常后,再恢复供给正常生理需要量;③母乳喂养患儿据食欲"按需哺乳",人工喂养患儿应给予稀释牛乳或脱脂乳,适应后逐渐增至全乳,待体重恢复接近正常值时再添加适宜的高蛋白辅助食品;④补充维生素及微量元素,在给患儿添加辅食或其膳食中,应添加富含维生素和微量元素的食物,由少量开始,逐渐添加。

2.遵医嘱给助消化药,促进消化,改善食欲。如口服各种消化酶和B族维生素等。必要时少量多次输血或给氨基酸、脂肪乳等静脉高营养液。因患儿体液量相对较多,而心、肾功能较差,输液速度宜慢。

3.观察病情,预防并发症。

(1)预防感染的护理 居室内保持适宜的温度、湿度,每日通风2次,每次至少15分钟,有条件者每周室内紫外线消毒一次。减少探视,必要时隔离;注意饮食卫生,小儿的餐具要经常消毒(煮沸消毒),养成良好的个人卫生习惯;易发生口腔炎,注意做好口腔护理。

（2）预防低血糖的护理　患儿早晨容易出现低血糖,表现为出汗、肢体冷、脉弱、血压下降和呼吸暂停等症状,一旦出现低血糖,需遵医立即静脉注射25%–50%葡萄糖注射液进行抢救。

（3）其他　对维生素A缺乏引起的干眼病患儿,可用生理盐水湿润角膜及涂抗生素眼膏,同时补充维生素A制剂。腹泻、呕吐的患儿易发生酸中毒,严重病例可发生低血压、心力衰竭,有生命危险。发现病情应及时报告医生,并做好抢救准备。

4.生长发育监测

应每日记录进食情况及对食物的耐受情况,定期测量体重、身高和皮下脂肪的厚度,以判断患儿身体恢复情况。

五、健康教育

以适当方式向患儿家长介绍营养不良患儿的常见病因、预防和护理方法;指导家长具体的营养知识和科学喂养知识,预防患儿各种感染性疾病,注意做好小儿生长发育监测等。

第四节　肥胖症

肥胖症(obesity)是由于长期能量摄入超过人体消耗量,导致体内脂肪积聚过多而造成的疾病。国内临床常用的标准为:体重超过同年龄,同身高正常小儿标准体重的20%为肥胖;20% ~ 29%为轻度肥胖;30% ~ 39%为中度肥胖;>40% ~ 59%为重度肥胖,超过60%以上小儿为极度肥胖。从近年健康统计看,我国小儿肥胖症发病呈上升趋势。其中,多为小儿单纯性肥胖,目前肥胖症患者约占小儿总数5% ~ 8%。小儿肥胖不仅影响小儿的健康,多可延续到成人,与成人肥胖症、冠心病、高血压、糖尿病、胆石症、痛风病等有关联,故应及早预防,同时对本病的防治应引起社会及家庭的重视。

小儿肥胖症的主要病理改变是脂肪细胞的数量增多或(和)体积增大引起,人体脂肪细胞数目的增多主要在胎儿出生前3个月、生后1年及11 ~ 13岁等3个阶段。肥胖特点为脂肪细胞数量增多且体积增大,治疗较为困难,并且容易复发。而不在这3个阶段发生的肥胖,脂肪细胞体积增大但数目正常,治疗较易见效,且不易复发。肥胖儿的体内能量代谢及内分泌均有改变:①对环境温度的变化反应敏感性降低,肥胖儿有低温倾向;②血浆甘油三酯、胆固醇、极低密度脂蛋白(VCDL)、游离脂肪酸增加,但高密度脂蛋白(HDL)减少。成人后易并发动脉硬化、高血压、冠心病、胆石症等疾病;③蛋白质代谢异常,血尿酸水平增高,易发生痛风症;④内分泌改变、男性肥胖患儿体内雄激素水平可降低,常有轻度的性功能低下、阳萎等;女性肥胖患儿雌激素水平可增高,常有月经不调和不孕;⑤肥胖患儿有高胰岛素血症的同时又存在胰岛素的抵抗,致糖代谢异常,出现糖耐量减低或糖尿病。

治疗原则:调配和控制饮食,加强运动,消除心理障碍。饮食治疗和运动疗法是最主要的措施,其目的是减少热能性食物的摄入和增加机体对热能的消耗,使体内过剩的脂肪不断减少,从而使体重逐步下降。

一、护理评估

(一)健康史

1. 能量摄入过多 摄入过多的高热量和高脂肪食物,超过机体代谢需要而转化成脂肪贮存在体内,导致肥胖。

2. 活动过少 由于活动量过少,能量消耗少也可引起肥胖症。

3. 遗传因素 肥胖症有一定的遗传因素,双亲或单亲有肥胖者则其子女肥胖症的发生率远较双亲无肥胖者为高。

4. 其他因素 如膳食营养素搭配比例不合理、进食过快,精神创伤和心理因素等均可引起肥胖。

(二)身体状况

肥胖可发生于任何年龄,最常见于婴儿期、5~6岁和青春期。肥胖儿童中大多数为单纯性肥胖,除多食外无其他不适,患儿食欲好,喜吃甜食和高脂肪食物及油炸食物。明显肥胖儿童可有疲劳症,用力时气短或腿痛。严重肥胖患儿可因脂肪过度堆积限制胸廓及膈肌运动,使肺通气量不足、呼吸浅快、肺泡换气量减少,造成低氧血症、红细胞增多、紫绀、心脏扩大、心力衰竭甚至死亡,称肥胖－换氧不良综合症(Pickwickian syndrome)。体格检查可见患儿皮下脂肪丰厚,但分布均匀,腹部膨隆下垂。严重肥胖患儿可有胸腹、臂部、大腿皮肤出现白纹或紫纹。少数肥胖患儿出现扁平足和膝外翻。女性患儿胸部脂肪堆积应注意和乳腺发育相鉴别,后者可触到乳腺组织的硬结。男性患儿由于大腿内侧和会阴部脂肪过多,阴茎可掩藏在阴阜脂肪垫中而显阴茎过小。肥胖患儿可并发高血压、高血脂、冠心病、糖尿病等。

(三)心理、社会资料

评估患儿有无心理障碍,这是引起患儿肥胖的原因之一,也是肥胖持续存在的附加因素。对病情较重的年长患儿注意评估有无焦虑、抑郁、胆怯、自卑等心理问题。对婴幼儿时期肥胖患儿要注意评估家长是否认识到疾病对小儿健康的危害等。同时注意评估家长对合理配餐、均衡营养知识认识和掌握程度。

(四)实验室和超声波检查

肥胖患儿甘油三脂、胆固醇多升高,极低密度脂蛋白(VLDL)及游离脂肪酸升高,高密度脂蛋白(HDL)减少,严重肥胖患儿血清 β 白蛋白也增高;PTH 水平升高,常有高胰岛素血症,生长激素刺激试验的峰值也较正常小儿为低。肝脏超声波检查常为脂肪肝。

二、护理诊断及合作性问题

1. 营养失调 高于机体需要量,与患儿过多摄入高能量食物和(或)运动过少有关。

2. 自我形象紊乱 与肥胖引起自身形象改变有关。

三、预期目标

1. 患儿能摄入适宜的总热能,体重逐渐减轻。

2. 患儿用语或行为表现为对体态的接受。

四、护理措施

1. 调整饮食 为了达到减轻体重的目的,在满足小儿的基础营养及生长发育所需能量的前提下,限制患儿每日热能的摄入,患儿每日摄入的热能必须低于机体消耗的总热能。

(1)依患儿年龄及其肥胖程度,适当减少每日热能的摄入量,严重肥胖者,可按理想体重所需热能减少30%或更多一点。推荐高蛋白、低脂肪、低碳水化合物食谱,其中蛋白质供能占30%~35%,脂肪供能占20%~25%;碳水化合物供能占40%~45%。青春期生长发育迅速,蛋白质供能比例可提高到50%。

(2)鼓励患儿多食体积大、饱腹感明显而热能低的蔬菜类食品,如萝卜、青菜、黄瓜等,食品应选择富含膳食纤维的多种全谷类食物为主,注意营养素的均衡适量。

(3)培养良好的饮食习惯,不偏食、不挑食、不过饱进餐,不吃过多甜食和零食。鼓励患儿坚持饮食治疗。

2. 增加运动量 是减轻肥胖患儿体重的重要手段。在限制热能摄入的同时,通过增加运动量、促使热能消耗,以减轻体重。应选择患儿喜欢有效而又易于坚持的运动项目,提高运动兴趣。运动量选择应据患儿耐受力而定,以运动后轻松愉快,不感到疲劳为原则,如果运动后,感到疲惫不堪、心慌气促及食欲大增,提示运动过度,应适当控制。

3. 心理护理 注意避免家长因对患儿的肥胖过分焦虑或担忧;避免对患儿不良的进食习惯经常进行指责而引起患儿精神紧张;引导患儿正确认识自身体态的改变,消除其自卑心理,鼓励正常社交活动。帮助患儿对自身形象建立信心,以求身心健康的发展。

五、健康教育

1. 孕妇在妊娠后期要适当减少摄入脂肪类食物,要宣传"肥胖儿"不是健康和反对"越胖越健康"的陈旧观念;肥胖和消瘦均为营养不当。

2. 向患儿家长介绍科学喂养的知识,讲述合理配餐、均衡营养的膳食配餐原则,培养儿童良好的饮食习惯,适量运动,经常监测,定期随访。

第五节 维生素 D 缺乏病

一、维生素 D 缺乏性佝偻病

维生素 D 缺乏性佝偻病(rickets of vitamin D deficiency)是由于小儿体内维生素 D 不足使钙、磷代谢紊乱,产生的一种以骨骼病变为特征的慢性营养不良性疾病。本病多见于 3 岁以下婴幼儿,北方发病率高于南方,是我国儿科重点防治的四病之一。

维生素 D 是脂溶性维生素,目前已知 D 族维生素至少有 10 种,但对人体最重要的是维生素 D_2(麦角骨化醇)和维生素 D_3(胆钙化醇)。维生素 D_2 是由紫外线照射植物中的麦角骨化醇产生,但在自然界的存量很少。维生素 D_3 是由人体皮肤内含有的 7- 脱氢胆固醇经日光中紫外线照射转变而成。维生素 D_2、D_3 对人体的作用和作用机制完全相同。

小儿体内维生素 D 来源可分为内源性和外源性二种。胎儿通过胎盘从母体中获得和婴儿经过日光(紫外线)照射皮肤产生的维生素 D 为内源性来源。早期新生儿体内维生素 D 水平与母体内维生素 D 水平及胎龄有关。皮肤日照合成的维生素 D 是人体维生素 D 的主要来源。按照我国小儿衣着习惯,仅暴露面部和上肢前臂,每天户外活动 2 小时接受日光照射即可满足维生素 D 的需要。依靠摄取食物和补充维生素 D 制剂而获得的维生素 D 为外源性的来源。含维生素 D 的天然食物并不多,以鱼肝、鱼油含量最丰富,鸡蛋、乳牛肉、黄油或咸水鱼较高,牛乳和人乳的维生素 D 含量较低,蔬菜、水果和谷物中几乎不含维生素 D。

维生素 D 的主要生理功能是促进肠道对钙、磷吸收;促进肾近曲小管对钙、磷的重吸收以提高血钙、血磷的浓度;促进成骨细胞功能,使血中钙、磷向骨质生长部位沉着,形成新骨;也促进破骨细胞活动,使旧骨中骨盐溶解,运到血中的钙、磷增加,从而使细胞外液中钙、磷浓度增高。

维生素 D 缺乏时,肠道钙、磷吸收减少,血中钙、磷下降。血钙的降低可刺激甲状旁腺素(PTH)分泌增加,加速旧骨吸收,骨盐溶解、释放出钙、磷,使血钙得到补偿,维持在正常或接近正常水平;同时大量的磷经肾排出,使血磷降低,钙磷乘积下降,当钙磷乘积降至 40 以下时,骨盐不能有效地沉积,致使骨样组织增生,旧骨质脱钙,碱性磷酸酶分泌增多,临床上产生一系列骨骼症状和血生化改变(图 5-1)

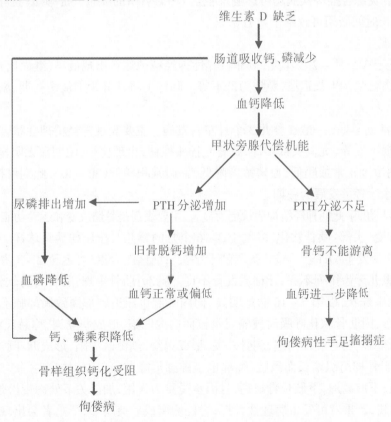

图 5-1 维生素 D 缺乏性佝偻病和佝偻病性手足抽搐症的发病机制

血磷是体内代谢过程中不可缺少的物质, 血磷减少致使代谢缓慢, 致中间代谢产物堆积,造成代谢性酸中毒,后者又加重代谢紊乱,刺激甲状旁腺分泌 PTH,形成恶性循环。

治疗原则:应贯彻"关键在早,重点在小,综合治疗"的原则,主要措施为补充维生素 D 制剂加钙剂,多晒太阳,加强锻炼。治疗目的在于控制活动期,防止复发和骨骼畸形。

(一)护理评估

1.健康史

(1)孕母状况 孕母患严重软骨病或妊娠晚期体内严重缺乏维生素 D 者,可致新生儿佝偻病。

(2)日光照射不足 这是造成维生素 D 缺乏性佝偻病的主要原因。小儿接受日光照射不足,特别是寒冷季节,日照时间短,户外活动少的地区,小儿佝偻病发病率明显增高。

(3)摄入不足 乳类含维生素 D 量较少,单纯母乳喂养或牛乳喂养又未及时添加富含维生素 D 的食物或饮食结构不合理,也可致病。

(4)生长发育快 早产儿、多胎儿生长发育速度较快,对维生素 D 的需要量大,可导致维生素 D 的相对缺乏。

(5)疾病及用药史 胃肠道疾病或肝、胆疾病都影响维生素 D 的吸收。如小儿腹泻、慢性呼吸道感染、肝炎综合症等疾病均可影响维生素 D 和钙、磷的吸收。抗癫痫药物能缩短维生素 D 半衰期,长时间服用可致维生素 D 缺乏。

2.身体状况

本病好发于 3 个月～2 岁小儿,以非特异性神经精神症状出现最早,继而出现生长中的骨骼改变,肌肉松弛及生长迟滞,免疫力低下等。临床上将其分为佝偻病初期、激期、恢复期和后遗症期。

(1)初期(活动早期) 一般在婴儿 3 个月左右发病。主要表现神经精神症状,多汗、烦躁、夜间啼哭、睡眠不安等。尤其头部多汗,致婴儿摇头擦枕,出现枕秃,此期常无明显骨骼改变。生化检查血钙浓度正常或稍低,血磷浓度降低,钙磷乘积稍低(30～40),此期可持续数周或数月,未及时诊治者可发展为激期。

(2)激期(活动期) 此期神经精神症状更为显著,主要表现是骨骼改变和运动功能发育迟缓。

①骨骼改变 头部:颅骨软化(多见于 3～6 个月的婴儿),按压如乒乓球样。头颅畸形,8～9 个月婴儿易发生"方颅"、"鞍状头"或"十字头";前囟闭合迟,可迟至 2～3 岁才闭合;出牙延迟,严重患儿牙齿排列不齐,牙釉质发育不良。胸部:肋骨串珠:肋骨与肋软骨交界区呈钝圆形隆起像串珠状,以第 7～10 肋最明显;向内隆起可压迫肺部而致局部肺不张,并易患肺炎;胸廓畸形,因肋骨软化呼吸时被隔肌牵拉而向内凹陷,形成肋隔沟,称赫氏沟(Harrison氏沟);或肋缘外翻,肋骨骺端内陷,胸骨外突,形成鸡胸;剑突区内陷,形成漏斗胸;四肢:腕、踝部膨大,由于骨样组织增长而致腕、踝部也呈钝圆形隆起,形成佝偻病"手镯"与"脚镯",以腕部较明显;下肢畸形,下肢长骨缺钙,且因承受重力作用,加以关节处韧带松弛,造成"O"形腿或"X"形腿,严重者可发生病理性骨折;脊柱侧弯或后突畸形,严重者会出现扁平骨盆,女性患儿成年后可致难产。

②肌肉关节松弛 全身肌张力低下,关节松弛而有过伸现象,小儿颈项软弱无力,坐、站、行等发育较晚。腹肌张力减退时,腹部膨隆呈蛙腹状。重症患儿条件反射形成慢,情感、语言及动作发育落后。

(3)恢复期 经治疗后临床症状减轻或接近消失,精神活泼,肌张力恢复。

（4）后遗症期 多见于 3 岁以上的小儿,临床症状消失,还有不同程度的骨骼畸形,轻、中度佝偻病治疗后很少留有骨骼改变。

3. 心理、社会资料 由于本病多发生在 3 岁以下幼儿,重症患儿遗留有骨骼畸形者,随着年龄增长对自身形象和运动能力的感知以及与同龄人产生的差异,容易引起自卑等不良心理活动,从而影响其心理健康及社会交往。家长因缺乏营养知识和喂养知识而致孩子患病感内疚,又因担心遗留骨骼畸形而产生焦虑,渴望接受健康指导。

4. 实验室检查

佝偻病各期血清钙、磷及碱性磷酸酶变化见表 5-4。

表 5-4 佝偻病各期血液生化改变

	初期	激期	恢复期	正常值
血清钙	短期下降以后正常	降低	逐渐恢复	10~11.0mg/dl (2.25~2.75mmol/L)
血清磷	降低	更低	恢复最快	1.3~2.3mmol/L
钙磷乘积	<35	<30	>30	>40
碱性磷酸酶	稍增高	更高	恢复最慢	15~30 金氏单位

（二）护理诊断及合作性问题

1. 营养失调(低于机体需要量) 与接受日光照射不足和维生素 D 摄入不足等有关。
2. 潜在并发症 维生素 D 中毒和骨骼畸形。
3. 有感染的危险 与免疫功能低下有关。

（三）预期目标

患儿能获得适量的维生素 D,症状改善。

（四）护理措施

1. 补充维生素 D ①增加日照时间,根据不同年龄及不同季节,选用不同方法,主要是进行户外活动或游戏。夏季可在树荫或荫凉处进行,其他季节可开窗或在背风处进行,在不影响保暖的情况下尽量暴露皮肤。每日接受日光照射由 10 分钟开始渐延长至 2 小时;每日不少于 1~2 小时;②补充富含维生素 D、钙的食物,如母乳、肝、蛋、蘑菇等,无母乳者哺以维生素 D 强化牛奶或奶粉;③按医嘱补充维生素 D 制剂和钙剂。初期给予维生素 D 每日5000~100001U,激期给予每日 10000~200001U,口服给药,连用 1 个月后改为预防量(每日400~8001U)至 2 岁,北方地区可延长至 3 岁。重症或伴有其他疾病及不能坚持口服者,可肌内注射维生素 D330 万 IU 或维生素 D 240 万 IU,初期注射 1 次,激期重复1~2 次(每次相隔2~4 周),末次注射 1 个月后用预防量口服。

注意事项:①浓缩鱼肝油滴剂约含维生素 D 50001U/g 和维生素 A 100001U/g,剂量大时有发生维生素 A 中毒的可能,可使用单纯维生素 D 制剂;②因维生素 D 是油剂,注射时应选择较粗的针头,做深部肌内注射,以保证药物充分吸收,每次应更换注射部位,以免发生硬结。若已发生硬结应及时热敷;③对3个月以下患儿及有手足抽搐症病史的患儿,在使用大剂量维生素D前2～3日至用药后2周需按医嘱加服钙剂,每日1～3g,以防发生抽搐;④口服浓缩鱼肝油滴剂时,可将其直接滴于舌上或食物上,以保证用量。

2. 对烦躁、睡眠不安、多汗的患儿要耐心护理,每日清洁皮肤,勤洗头,勤换内衣和枕套。重症患儿应避免过早、过久地坐、站、走,以免发生骨骼畸形。鼓励患儿多采取卧位,恢复期再开始活动。护理操作时动作要轻柔,不可用力过大或过猛,以防发生骨折。

3. 预防维生素D中毒的护理。严格按医嘱应用维生素D制剂,不得擅自加量,防止维生素D中毒。维生素D过量可致中毒,中毒表现有厌食、呕吐、头痛、腹泻、多尿等,发现中毒症状应暂停补充维生素D,并及时通知医生。

4. 预防感染 保持室内空气新鲜,防止交叉感染。

(五)健康教育

1. 以适当方式向患儿家长传授有关佝偻病的预防、治疗和护理知识;指导其科学喂养及合理配餐的方法。

2.介绍佝偻病的预防方法 ①从孕期开始应多晒太阳,饮食应含有丰富的维生素D、钙、磷和蛋白质等营养物质。对冬、春季妊娠或体弱多病者,可于妊娠7～9个月给予维生素D10万～20万IU,1次或数次,同时使用钙剂;②新生儿应提倡母乳喂养,于生后1～2周开始,每日口服维生素D 500～10001U,连续服用,不能坚持口服者可给予维生素D 10万～20万IU,1次肌内注射(可维持2个月);③婴幼儿应及时添加辅食,多晒太阳,平均每日户外活动应在1小时以上;每日口服维生素D 400～8001U或于冬季1次口服或肌内注射维生素D:我国北方地区的小儿20万～40万IU,南方地区的小儿10万～20万IU,同时给予钙剂。

3.若患儿已有骨骼畸形,可向患儿家长示范矫正的方法,如:胸部畸形可让小儿作俯卧位抬头展胸运动;下肢畸形可作肌肉按摩("O"形腿按摩外侧肌群,"X"形腿按摩内侧肌群),增强肌张力,促使畸形的矫正。畸形严重者可指导手术矫治事宜。

4.改善社区环境污染状况,改善居住条件,增加户外活动时间。

二、维生素D缺乏性手足搐搦症

维生素D缺乏性手足搐搦症(tetany of vitamin D deficiency)又称佝偻病性低钙惊厥,多见于1岁以内小儿,尤以3~9个月儿发病率最高,冬春季多发。主要是由于维生素D缺乏,致血钙离子降低,使神经肌肉兴奋性增强,引起局部或全身肌肉抽搐,出现惊厥、喉痉挛或手足搐搦等表现。

由于维生素D缺乏使血钙下降,而甲状旁腺不能代偿性分泌增加,使骨钙不能及时游离入血,血磷正常,而血钙继续降低。人体正常血钙浓度为2.25～2.27mmol/L(9～11mg/dl),当总血钙低于1.75mmol/L～1.88mmol/L(<7～7.5mg/dl)或离子钙低于1.0 mmol/L(<4mg/dl)时,可引起神经肌肉兴奋性增高,出现惊厥或手足搐搦。

治疗原则:就地抢救,立即控制惊厥,解除喉痉挛,吸氧,补充钙剂,平稳后给予维生素D治疗。

三、护理评估

(一)健康史

常见的诱发因素:①维生素 D 缺乏引起钙吸收减少,血钙下降,而甲状旁腺调节反应迟钝,骨钙不能及时游离入血,致血钙继续降低;②小儿晒太阳时间增加,使体内产生维生素 D 突然增多,或肌肉注射大剂量的维生素 D,使体内维生素 D 水平急剧上升,骨骼加速钙化,大量钙沉积于骨,使血钙降低;③人工喂养儿食物中磷含量过高,如奶制品等,导致血磷升高而血钙相对降低;④感染、发热、饥饿时组织细胞分解释放磷,使血磷增加,血钙降低等。血中钙离子减少,导致神经、肌肉兴奋性增强,出现肌肉不自主地收缩。

(二)身体状况

1. 典型症状

(1)惊厥 为婴儿期最常见的症状。常突然发生,两眼上翻,面肌、四肢抽动,神志不清。发作时间为数秒至数分钟不等,发作次数可数日 1 次或 1 日数次,发作时间长的患儿可伴口周发绀,发作后意识恢复,精神萎靡而入睡,醒后活泼如常,一般不发热,发作轻时患儿表现仅有短暂的双眼上翻、面肌抽动、神志清。

(2)手足搐搦 多见幼儿和儿童,为突然手、足痉挛呈弓状,腕和掌指关节屈曲,手指伸直,大拇指内收紧贴掌心(图 5-2),足部踝关节伸直,足趾同时向下弯曲呈"芭蕾舞足"(图 5-3)。

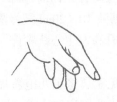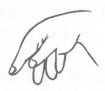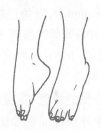

图 5-2 手足抽搐的手痉挛　　　　子图 5-3 手足抽搐的足痉挛

(3)喉痉挛 喉部肌肉及声门突然痉挛,表现为声嘶、犬吠样咳嗽;呼吸困难、吸气时喉鸣,哭闹时加剧;发绀、肺部呼吸音减弱或消失等,有时可突然发生窒息而导致死亡。其中以无热惊厥为常见。婴儿多发,一般愈后良好。

2. 隐性体征 没有典型的发作症状时,可通过刺激神经肌肉而引出体征。

(1)面神经征(Chvostek sign) 以手指尖或叩诊锤叩击患儿颧弓与口角间的面颊部(第 7 颅神经传出处)引起眼睑和口角抽动为面神经征阳性。新生儿可出现假阳性。

(2)腓反射(Peroneal reflex) 用诊锤叩击膝下外侧腓骨小头上方腓神经处,引起足向外侧收缩即为阳性。

(3)陶瑟征(Trousseau sign) 用血压计的袖带包裹上臂,打气后使血压维持在收缩压与舒张压之间,5 分钟之内该手出现痉挛为阳性。

(三)心理、社会资料

了解患儿家长对本病的认识程度,是否产生焦虑和恐慌,是否担心惊厥对小儿智力造成损害或担心害怕再次发作等,同时了解患儿的经济情况和居住条件以及小儿日常活动情况等。

(四)实验室检查

血清钙降低(<1.75~1.88mmol/L),而血磷正常或升高,尿钙阴性。

四、护理诊断及合作性问题

1. 有窒息的危险 与惊厥、喉痉挛发作有关。
2. 有受伤的危险 与惊厥有关。
3. 营养失调 低于机体需要量,与维生素 D 缺乏有关。
4. 知识缺乏 家长缺乏对小儿惊厥及喉痉挛时的护理知识。

五、护理措施

1. 预防窒息的护理

(1)惊厥发作时,立即就地抢救,松开患儿衣领将患儿平卧,头转向侧位,以免误吸分泌物或呕吐物造成窒息,保持呼吸道的通畅。喉痉挛发作时,立即将患儿舌体轻轻拉出口外并立即通知医生,迅速在上下牙齿间置牙垫,以防止舌咬伤。备好气管插管用具,必要时行气管插管,保持呼吸道通畅,必要时加压给氧和进行人工呼吸。保持室内安静,避免家长大声呼叫,减少刺激,密切观察患儿呼吸情况及神志,并详细记录。

(2)按医嘱立即应用镇静剂控制惊厥和喉痉挛 常用有苯巴比妥肌肉注射,或 10%水合氯醛溶液保留灌肠(40~50mg/kg),或地西泮静脉或肌肉注射(0.1~0.3mg/kg),静脉注射地西泮时宜慢(1mg/min),以免过快而抑制呼吸。同时遵医嘱及时补充钙剂,降低神经、肌肉的兴奋性。常用 10%葡萄糖酸钙 5~10ml 加 10%~25%葡萄糖液 10~20ml 缓慢静脉注射或静脉滴注,时间不少于 10 分钟,若注射过快,可引起血钙突然升高发生心跳骤停。惊厥控制后可改为口服钙剂。

2. 预防外伤的护理 发现患儿抽搐时应就地抢救,避免家属将患儿抱着摇晃或抱起跑入治疗室,以免外伤或加重抽搐,造成缺氧引起脑损伤,病床两侧应加床挡,防止坠床,若患儿抽搐时处坐位,应立即轻放平卧于地或床上,以免摔伤,在没有抢救医疗条件或未有医生到场前可用指压(针刺)人中、十宣穴的方法来止惊。

3. 合理喂养,补充 D 剂(按佝偻病患儿方法进行)。

六、健康教育

1.向患儿家长讲解预防维生素 D 缺乏的相关知识(佝偻病)。

2.讲解患儿抽搐时的正确处理方法,如就地抢救,保持安静和呼吸道的通畅,松解衣扣,旋转适当体位,针刺或指压人中,并立即通知医护人员。

3.指导患儿家长出院后按医嘱给小儿补充维生素 D 和钙剂,并强调口服钙剂时应与乳类分开,最好在两餐间服用,以免影响钙的吸收,平时注意多晒太阳,防止本病复发。

附:维生素 D 中毒的防治。

长期服用大剂量维生素 D,或短期内反复多次注射大剂量维生素 D,或对维生素 D 敏感者可致中毒。发病机制主要是由于过量维生素 D 引起持续高钙血症,继而钙盐沉积于各器官组织,影响其功能。

临床表现:多在用药后 1~3 个月出现,早期表现为厌食、烦燥不安、哭闹,继之呕吐、腹泻或顽固性便秘,体重下降。重症患儿表现嗜睡、表情淡漠,也可出现惊厥、高血压、多饮、多尿、夜尿增多,甚至脱水、酸中毒、慢性肾功能衰竭等。长期慢性中毒,可引起组织器官的钙化,影响体格和智力发育。

实验室检查:血清钙增高,大于 3mmol/L(12mg/dL),碱性磷酸酶降低,X 线可见长骨干骺端临时钙化带致密,增宽 >1mm。

护理要点:

1. 立即停用维生素 D 和钙剂,限制钙盐摄入。注意保持水电解质平衡。

2. 降血钙,可用呋塞米(速尿)静脉注射,每次 0.5~1mg/kg,以加速钙排泄。口服泌尼松或氢氧化铝、依地酸钠以减少肠黏膜对钙的吸收。亦可试用降钙素皮下或肌肉注射。

3. 积极做好预防,严格掌握维生素 D 的用量,必要时,先检查血清钙、磷及碱性磷酸酶,再决定是否需用维生素 D。

第六节 锌缺乏病

锌为人体必需微量元素之一,在人体内参与近 100 种酶的合成,与 200 多种酶活性有关。在蛋白质与核酸代谢中发挥重要作用,影响生长发育、生殖器官、胃肠道功能、皮肤及免疫功能。锌缺乏病是指各种原因造成的体内缺乏锌所至的疾病。

治疗原则:①针对病因治疗,积极治疗原发病;②饮食治疗,供给富含锌较丰富的食物;③补充锌剂,口服锌制剂,如葡萄糖酸锌,每日剂量为锌元素 0.5～1mg/kg(相当于葡萄糖酸锌 3.5～7mg/kg),一般为连服 2～3 个月。长期静脉输入高能量患儿,每日锌用量为:早产儿 0.3mg/kg;足月儿至 5 岁 0.1mg/kg;大于 5 岁 2.5～4mg/ 日。

一、护理评估

(一)健康史

1. 锌的摄入不足 婴儿喂养过程中食入含锌的辅食少或生长发育过快,导致锌的绝对或相对不足。大于 6 个月小儿所喂哺的母乳或牛乳,其含锌量均不能满足婴儿需要。动物性食物中如肝、鱼、瘦肉、禽蛋、贝壳类海产品含锌丰富,植物性食物如谷类胚芽、干果类、麦麸、玉米含量较丰富,肥肉、油、水果、青菜含锌很少。故喂养婴儿时,单纯乳类或谷类食物喂养的婴儿易发生锌缺乏,年长儿多因偏食、挑食形成锌摄入不足。

2. 吸收障碍 各种原因所致的腹泻、营养不良、多汗、糖尿病、肾病等均防碍锌的吸收。人工喂养的婴儿,如牛乳和母乳含锌量相近,约 45.9～53.5umol/L(300～350μg/dl),但吸收率却不一,牛乳的锌吸收率为 39%;母乳锌的吸收率为 65%。长期单纯牛乳或代乳品喂养的婴儿易引起锌缺乏。

(二)身体状况

锌缺乏可导致机体多种生理功能紊乱。患儿常有味觉迟钝,食欲不振、厌食并异食癖现象,头发易脱落,指甲上出现白斑,同时还有怠倦、精神抑郁、暗适应能力减低。生长发育迟缓,骨骼发育障碍,第二性征发育不全,患儿身材矮小。锌缺乏时,胸腺、脾脏萎缩、免疫功能减低,易发生各种感染,尤其是呼吸道感染;此外患儿伤口愈合延迟,常出现口腔溃疡。

(三)心理、社会资料

患儿家长因患儿病情而产生焦虑不安,同时又因喂养不当,而产生歉疚感。注意评估家长对此病的认识程度和对患儿健康的危害。评估家长对防治锌缺乏知识的了解程度,以及由此导致的焦虑心态。对有异食癖和各种生理机能均差的小儿,家长和社会常有过多的责备,易使患儿产生心理问题。

(四)实验室检查

锌缺乏空腹血清锌<11.47μmol/L(75μg/dl)。餐后血清锌浓度反应试验(PICR)>15%。

二、护理诊断及合作问题

1. 营养失调 营养低于机体需要量,与锌摄入不足、需要量增加有关。

2. 有感染的危险 锌缺乏与免疫功能低下有关。

三、预期目标

患儿能够获得足量的锌,缺锌症状得到改善。

四、护理措施

1. 改善营养、促进生长发育 供给含锌量较多的食物如肝、鱼、瘦肉等,尽量让新生儿获得初乳,合理添加辅食,培养小儿不偏食、不挑食的饮食习惯。补充锌制剂。

2. 避免感染 保持室内空气清新,注意口腔护理,防止交叉感染。

五、健康教育

1. 向家长介绍导致患儿缺锌的原因和预防措施,以配合治疗和护理。让家长掌握锌的每日供给量:0～6个月3mg;7～12个月5mg;1～10岁10mg;>10岁15mg。常用为葡萄糖酸锌,3.5～7mg/kg,疗程一般为2～3个月,以使能正确地补充口服锌剂。

2. 锌制剂最好于饭前1～2小时服用,以利吸收,但应注意防止过量而出现中毒症状。

3. 提倡母乳喂养。平时注意平衡膳食,避免挑食、偏食习惯。对可能发生缺锌的情况如早产儿、人工喂养儿、长期腹泻、营养不良、大面积烧伤等,均应适当补锌。

(肖建武)

第七节 习题及答案

一、选择题

A1 型题

1. 小儿机体需要的总能量中，为小儿所特有的是
   A. 活动
   B. 基础代谢
   C. 生长发育
   D. 排泄消耗
   E. 食物的特殊动力作用

2. 机体能量最主要来源于
   A. 脂肪
   B. 蛋白质
   C. 维生素
   D. 矿物质
   E. 碳水化合物

3. 婴儿期总的能量需要量为
   A. 100kJ/(kg/d)
   B. 110kJ/(kg/d)
   C. 100kcal/(kg/d)
   D. 110kcal/(kg/d)
   E. 460kcal/(kg/d)

4. 关于牛乳的成分,下列哪项正确
   A. 矿物质含量少
   B. 甲型乳糖含量多
   C. 富含各种免疫因子
   D. 含不饱和脂肪酸较多
   E. 蛋白质含量高,以清蛋白为主

5. 全脂奶粉配成全牛奶按重量计算，奶粉与水的比例为
   A. 1:2
   B. 1:4
   C. 1:6
   D. 1:8
   E. 1:10

6. 全脂奶粉配成全牛奶按容量计算，奶粉与水的比例为
   A. 1:2
   B. 1:4
   C. 1:6
   D. 1:8
   E. 1:10

7. 母乳喂养儿佝偻病的发病率较牛乳喂养儿低的主要原因是母乳中
   A. 含钙低
   B. 含磷低
   C. 含酪蛋白多
   D. 含维生素 D 少
   E. 钙磷比例适当

8. 关于母乳喂养的方法,不正确的是
   A. 母亲取坐位哺乳
   B. 吸空一侧乳房再吸另一侧
   C. 哺乳时只将母亲乳头送入婴儿口中即可
   D. 先给小儿换尿布,然后清洗母亲双手和乳头
   E. 哺乳完毕后将小儿竖抱起并轻拍背让吸入空气排出

9. 乳母患何种疾病时不能进行母乳喂养
   A. 上感
   B. 腹泻病
   C. 支气管炎
   D. 活动性肺结核
   E. 轻度缺铁性贫血

10. 正常婴儿开始添加辅食及完全断奶的时间为
    A. 1个月~2个月添加辅食,10~12个月断奶
    B. 1个月~2个月添加辅食,18个月断奶
    C. 3个月~4个月添加辅食,2岁断奶
    D. 4个月~6个月添加辅食,1岁断奶
    E. 6个月添加辅食,2.5岁断奶

11. 关于母乳成分正确的是
    A. 含丰富的维生素,尤其是维生素 K
    B. 乳糖含量较高,且主要以乙型乳糖为主
    C. 含蛋白质多,尤其是酪蛋白明显高于牛乳
    D. 含丰富的矿物质,钙、铁、锌含量明显高于牛乳
    E. 虽不含脂肪酶,但因其脂肪颗粒细小,所以易消化吸收

12. 6 个月小儿添加哪种食物最合适
    A. 软饭
    B. 馒头片
    C. 烂面、肉末
    D. 水果汁、鱼肝油
    E. 蛋黄、鱼泥、米糊

13. 关于小儿水的需要量,正确的是
    A. 年龄越小需水量相对越少
    B. 年龄越小需水量相对越多
    C. 婴儿需水量约 200ml/(kg·d)
    D. 幼儿需水量约 150ml/(kg·d)
    E. 成人需水量约 100ml/(kg·d)

14. 婴儿满月之前母乳喂养应
    A. 按需哺乳
    B. 每 1 小时喂一次
    C. 每 2 小时喂一次
    D. 每 3 小时喂一次
    E. 每 4 小时喂一次

15. 蛋白质、脂肪、碳水化合物在体内供能的比例为
    A. 10%:20%:70%
    B. 15%:35%:50%
    C. 20%:30%:50%
    D. 50%:35%:15%
    E. 20%:20%:60%

16. 3 个月婴儿,体重 5kg,人工喂养儿,最佳奶方为
    A. 鲜牛奶 450ml,糖 50g,水 100ml
    B. 鲜牛奶 550ml,糖 44g,水 200ml
    C. 鲜牛奶 550ml,糖 30g,水 200ml
    D. 鲜牛奶 600ml,糖 48g,水 300ml
    E. 鲜牛奶 600ml,糖 44g,水 100ml

17. 羊乳喂养的婴儿,为保证健康成长还应给添加
    A. 钙和锌
    B. 维生素 B_1 及铁剂
    C. 维生素 B_{12} 及叶酸
    D. 维生素 B_{12} 及铁剂
    E. 维生素 C 及维生素 B_1

18. 牛奶中钙磷比例为
    A. 1:2
    B. 1.2:1
    C. 2:1
    D. 3:1
    E. 4:1

19. 关于人工喂养,下列正确的是
    A. 人工喂养儿免疫力较母乳喂养儿差
    B. 人工喂养儿免疫力较母乳喂养儿强
    C. 人工喂养儿大便中细菌主要为乳酸杆菌
    D. 人工喂养儿大便中细菌主要为双歧杆菌
    E. 与母乳喂养儿相比,人工喂养儿不易发生缺钙现象

20. 8% 糖牛奶 100ml 能产热
    A. 100kJ
    B. 200kJ
    C. 100kcal
    D. 200kcal
    E. 300kcal

21. 人体维生素 D 主要来源于
    A. 蔬菜中的维生素 D
    B. 蛋黄中的维生素 D
    C. 猪肝中的维生素 D

D. 水果中的维生素 D

E. 皮肤合成的内源性维生素 D

22. 下列维生素 D,生物活性最强的是

    A. 胆骨化醇

    B. 麦角骨化醇

    C. 25-羟胆骨化醇

    D. 1,25-二羟胆骨化醇

    E. 24,25-二羟胆骨化醇

23. 维生素 D 缺乏性佝偻病的最主要病因是

    A. 纯母乳喂养

    B. 生长发育过快

    C. 肝肾功能不全

    D. 日光照射不足

    E. 单纯牛乳喂养

24. 判断佝偻病是否处于活动期的可靠依据是

    A. 神经精神症状

    B. 骨骼体征的改变

    C. 运动机能发育迟缓

    D. 肌肉韧带松弛表现

    E. 血液生化和 X 线长骨检查

25. 维生素 D 在体内进行第一次羟化的器官是

    A. 胃

    B. 肠

    C. 脾

    D. 肝

    E. 肾

26. 维生素 D 缺乏性手足抽搐症最常见的症状是

    A. 喉痉挛

    B. 面神经征

    C. 手足抽搐

    D. 无热惊厥

    E. 有佝偻病的症状和体征

27. 维生素 D 缺乏性佝偻病初期的主要临床表现是

    A. X 型腿

    B. 手镯征

C. 颅骨软化

D. 肋骨串珠明显

E. 易激惹、多汗等神经精神症状

28. 下列哪项是维生素 D 缺乏性佝偻病骨样组织堆积的表现

    A. 鸡胸

    B. O 型腿

    C. 手镯征

    D. 肋缘外翻

    E. 颅骨有乒乓球感

29. 4 个月佝偻病患儿可有下列哪项表现

    A. 鸡胸

    B. 漏斗胸

    C. O 型腿

    D. X 型腿

    E. 颅骨软化

30. 维生素 D 缺乏性佝偻病活动期的主要表现为

    A. 前囟过大

    B. 出牙延迟

    C. 骨骼改变

    D. 肌张力低下

    E. 神经精神症状

31. 维生素 D 缺乏性佝偻病颅骨软化常见发生在

    A. 3 个月~6 个月

    B. 8 个月~9 个月

    C. 10 个月~12 个月

    D. 1 岁以上

    E. 2 岁以上

32. 维生素 D 的预防剂量一般为每日

    A. 100IU~200IU

    B. 400IU~800IU

    C. 1000IU~2000IU

    D. 5000IU~10000IU

    E. 10000IU~20000IU

33. 有关佝偻病的发病机制,正确的是
    A. 旧骨脱钙减少
    B. 肠道吸收钙增加
    C. 肠道吸收磷减少
    D. 肾小管重吸收钙增加
    E. 肾小管重吸收磷增加

34. 关于维生素 D 缺乏性佝偻病的骨骼改变,不正确的是
    A. 颅骨软化多见于 3 个月~6 个月婴儿
    B. 腕踝畸形多见于 6 个月以上小儿
    C. 肋膈沟多见于 6 个月~8 个月小儿
    D. 方颅多见于 8 个月~9 个月小儿
    E. 1 岁半后前囟仍未闭

35. 佝偻病患儿予维生素 D 治疗期间出现食欲不振、烦躁、呕吐、便秘,应警惕
    A. 肠炎
    B. 钙剂过量
    C. 消化功能紊乱
    D. 维生素 D 过量中毒
    E. 维生素 D 治疗的正常反应

A2 型题

36. 5 个月母乳喂养儿,生长发育良好。现母乳量略有不足,正确的做法是
    A. 改为混合喂养
    B. 改为人工喂养
    C. 改为部分母乳喂养
    D. 继续母乳喂养,并开始添加辅食
    E. 改为人工喂养,并开始添加辅食

37. 4 个月人工喂养儿,体重 6kg,每日需总液体量及能量分别是
    A. 总液体量 660m1,能量 660kcal
    B. 总液体量 900ml,能量 660kcal
    C. 总液体量 900m1,能量 880kcal
    D. 总液体量 1200ml,能量 660kcal
    E. 总液体量 1200ml,能量 880kcal

38. 3 个月人工喂养儿,体重 5kg,每日需 8%糖牛乳
    A. 550ml
    B. 660ml
    C. 800ml
    D. 900ml
    E. 1000ml

39. 1 岁 10 个月小儿,反应灵敏,多汗、易惊、烦躁、前囟未闭、鸡胸、X 型腿,最主要的护理措施是
    A. 补充 VitD
    B. 补充叶酸
    C. 补充 VitB$_{12}$
    D. 补充铁剂
    E. 使用抗生素

A3 型题

40. 1 岁半小儿,有肋骨串珠、肋膈沟、手镯及脚镯征,下肢为 O 型腿,长骨 X 线片干骺端呈毛刷状及杯口状改变。
    最可能的医疗诊断是
    A. 软骨营养不良
    B. 佝偻病初期
    C. 佝偻病激期
    D. 佝偻病恢复期
    E. 佝偻病后遗症期

41. 最主要的护理诊断是
    A. 知识缺乏
    B. 体温过高
    C. 潜在并发症
    D. 有感染的危险
    E. 营养失调:低于机体需要量

42. 最主要的护理措施是
    A. 增加户外活动
    B. 按医嘱补充 VitD
    C. 预防 VitD 中毒
    D. 给家长进行健康指导
    E. 预防骨骼畸形和骨折

43. 4个月小儿,人工喂养,未添加维生素D制剂,很少户外活动,平时易惊、多汗、睡眠少,近2日来咳嗽、低热,今晨突然双眼凝视,手足抽动。查体:枕后有乒乓球感。

导致该患儿抽搐的直接原因是

A. 钙剂过量

B. 维生素D缺乏

C. 维生素D过量

D. 甲状旁腺功能低下

E. 低血钙导致神经肌肉兴奋性增高

44. 最紧急的护理措施是

A. 多晒太阳

B. 按医嘱口服VitD

C. 按医嘱肌注VitD

D. 及时添加富含VitD的食物

E. 按医嘱用止惊剂迅速控制惊厥,同时补钙

B1型题

（45~46题共用备选答案）

A. 初乳

B. 过渡乳

C. 成熟乳

D. 晚乳

E. 全程乳

45. 免疫球蛋白含量最丰富的是

46. 脂肪含量最多的是

（47~48题共用备选答案）

A. 第二能营养素

B. 最主要产能营养素

C. 最次要产能营养素

D. 能被人类肠道消化吸收

E. 在肠道不被消化,常以原形排出

47. 脂肪

48. 膳食纤维

（49~50题共用备选答案）

A. 骨骼畸形

B. 神经精神症状

C. 运动功能障碍

D. 肌肉关节松弛

E. 神经系统发育迟缓

49. 佝偻病初期主要表现

50. 佝偻病激期主要表现

X型题

51. 属于脂溶性维生素的有

A. VitA

B. VitB

C. VitC

D. VitD

E. VitE

52. 母乳营养丰富、易消化吸收的原因中,正确的有

A. 含较多的消化酶有利于消化

B. 脂肪颗粒小,且富含解脂酶

C. 含铁比牛乳高,且吸收率高

D. 含清蛋白多而酪蛋白少,在胃内的乳凝块小

E. 含钙磷比例适宜,钙磷吸收率高,较少发生低钙血症

53. 母乳喂养的注意事项中,正确的有

A. 母患急性肝炎仍可哺乳

B. 母亲应注意营养、睡眠充足

C. 母亲患乳腺炎时应暂停患侧哺乳

D. 母乳量不足时,应寻找原因加以纠正

E. 不应让婴儿养成着乳头睡觉的习惯

54. 下列哪些是维生素D缺乏性佝偻病骨骼软化的表现

A. 漏斗胸

B. O型腿

C. 肋骨串珠

D. 肋缘外翻

E. 颅骨软化

55. 参与维持人体钙磷平衡的物质有

A．CT

B．GH

C．TH

D．PTH

E．1,25－$(OH)_2D_3$

56．维生素 D 缺乏性手足抽搐症神经肌肉兴奋增高的特异性体征有

A．克氏征阳性

B．布氏征阳性

C．腓反射阳性

D．陶瑟征阳性

E．面神经征阳性

二、填空题

1．母乳中蛋白质、脂肪、糖的比例为____,钙磷比例为 ____。

2．维生素 D 缺乏性佝偻病临床上分为____、____、____、后遗症期等四个时期。

3．小儿能量的需要包括基础代谢、____、____、____、排泄等五个方面。

4．婴儿每日需要能量为 ____,需要水量为 ____。

5．维生素 D 缺乏性佝偻病在胸部的骨骼畸形常见的有鸡胸、____、____、____。

三、名词解释

1．基础代谢

2．人工喂养

3．补授法

4．代授法

5．维生素 D 缺乏性佝偻病

6．陶瑟征

四、简答题

1．试述母乳喂养的优点。

2．简述添加辅食的原则。

3．维生素 D 缺乏性佝偻病的病因有哪些?

4．简述维生素 D 缺乏性佝偻病初期的临床表现。

5．如何给维生素 D 缺乏性佝偻病患儿家长进行健康教育?

答案

一、选择题

1．C	2．E	3．D	4．B
5．D	6．B	7．E	8．C
9．D	10．D	11．B	12．E
13．B	14．A	15．B	16．B
17．C	18．B	19．A	20．C
21．E	22．D	23．D	24．E
25．D	26．C	27．E	28．C
29．E	30．C	31．A	32．B
33．C	34．C	35．B	36．D
37．B	38．A	39．B	40．C
41．E	42．B	43．E	44．E
45．A	46．B	47．A	48．E
49．B	50．A	51．ADE	52．ABDE
53．BCDE	54．ABDE	55．ADE	
56．CDE			

二、填空题

1. 1∶3∶6　　2∶1

2. 初期　激期　恢复期

3. 食物的特殊动力作用　活动　生长

4. 110kcal/kg　150ml/kg

5. 漏斗胸　肋骨串珠　肋膈沟

三、名词解释

1. 在清醒、安静、空腹状态下，处于18℃～25℃环境中，人体维持基本生理活动所需的最低能量。

2. 母亲因某种原因不能给婴儿哺喂，以其他代乳品完全代替母乳喂养。

3. 因母乳不足，在每次喂母乳后补充牛、羊乳或其他代乳品。

4. 一日内有数次完全喂牛、羊乳代替母乳。

5. 小儿体内维生素D不足，引起钙、磷代谢紊乱，导致以骨骼病变为特征的全身慢性营养性疾病。

6. 用血压计的袖带包裹上臂，打气使压力保持在收缩压和舒张压之间,5分钟内出现手搐搦为阳性。

四、简答题

1. (1)营养丰富,比例合适；

(2)增强婴儿免疫力；

(3)有利于婴儿脑的发育；

(4)良好的心理—社会反应；

(5)喂哺简便；

(6)对母亲有利。

2. (1)由少到多；

(2)由稀到稠；

(3)由细到粗；

(4)由一种到多种。

3. (1)日光照射不足；

(2)维生素D摄入不足；

(3)生长发育迅速；

(4)疾病和药物的影响；

4. (1)多于3个月左右开始发病；

(2)神经精神症状；

(3)枕秃。

5. (1)介绍佝偻病的预防及护理知识；

(2)多晒太阳；

(3)补充维生素D丰富的食物；

(4)预防感染；

(5)防止骨骼畸形；

(6)后遗症的护理；

(7)预防维生素中毒。

第六章 新生儿及患病新生儿护理

第一节 概述

新生儿期(neonate,newborn)是指从出生脐带结扎至生后满 28 天内的婴儿。围生期是指新生儿出生前、后的一个特定时间,我国将围生期定为自妊娠 28 周(胎儿体重≥1000g)至出生后 7 天。围生期的婴儿称围生儿。出生后 7 天内的新生儿称早期新生儿。

一、新生儿的分类

(一)根据胎龄分类

1.足月儿　胎龄满 37 周至不足 42 足周(260～293 天)的新生儿。

2.早产儿　胎龄满 28 周至不足 37 周(196～259 天)的活产婴儿。

3.过期儿　胎龄大于 42 周(294 天)的新生儿。

(二)根据体重分类

1.正常出生体重儿　指出生体重在 2500g～4000g 的新生儿。

2.低出生体重儿　指初生 1 小时内体重不足 2500g 的新生儿。低出生体重儿,大多是早产儿和小于胎龄儿。凡体重不足 1500g 者又称极低体重儿;不足 1000g 者称超低体重儿或微小儿。

3.巨大儿　指出生体重超过 4000g 的新生儿,包括正常和有疾病者。

(三)根据体重与胎龄的关系分类

1.适于胎龄儿　指出生体重在同胎龄平均体重第 10～90 百分位者。

2.小于胎龄儿　指出生体重在同胎龄儿平均体重第 10 百分位以下者。有早产、足月、过期小于胎龄儿之分。其中足月小样儿(胎龄已足月,但体重在 2500g 以下的婴儿)是小于胎龄儿中最常见的一种。

3.大于胎龄儿 指出生体重在同胎龄儿平均体重第 90 百分位以上的婴儿。

(四)高危儿 指已经发生或可能发生危重疾病的新生儿。

包括以下几种情况：

1.出生时异常的新生儿 如 Apgar 评分<7 分,脐带绕颈、有各种畸形;早产儿、极低出生体重儿、过期产儿、小于胎龄儿、大于胎龄儿、巨大儿;产伤、巨大头颅血肿;双胎或多胎婴儿;有疾病的新生儿等。

2.母亲有异常妊娠史的新生儿 如孕期有阴道流血史、感染史、糖尿病史,孕期有吸烟、吸毒、酗酒史,母亲为 Rh 阴性血型,过去有死胎、死产史。

3.母亲有异常分娩史的新生儿 如母亲有妊高征、先兆子痫、子痫,羊膜早破,羊水胎粪污染,各种难产、手术产、产程延长、分娩过程中使用镇静剂和止痛药物史等。

第二节 正常足月儿和早产儿的特点

正常足月儿(normal full-term infant)指胎龄满 37 周～42 周、出生体重>2500g、身长在 47cm 以上,无畸形或疾病的活产婴儿。早产儿(pre-term infant,premature infant)又称未成熟儿,指胎龄满 28 周但不足 37 周,体重低于 2500g,身长不足 47cm 的活产婴儿。

一、正常足月儿与早产儿外观特点

正常足月儿与早产儿在外观上各具特点,因此可根据初生婴儿的体格特征和神经发育成熟度来评定其胎龄。表 6-1

表 6-1 正常新生儿与早产儿的外观特点

	足月儿	早产儿
哭声、四肢张力	宏亮、肌张力正常	低微、肌张力低下
皮肤	红润,皮下脂肪丰满,胎毛少,胎脂多	红嫩、水肿、发亮,胎毛多,胎脂少
头发、头围	分条清楚,头围 34cm	细乱而软,头相对大
耳郭	耳软骨发育良好,耳舟成形、直挺	缺乏耳软骨,耳舟不清楚
乳腺结节	有,结节 >4mm,一般为 7mm	无,结节 <4mm
指、趾甲	达到或超过指、趾端	未达指、趾端,指甲软
足纹	遍布整个足底	足纹稀少
外生殖器	男:阴囊皱襞多,睾丸已下降至阴囊 女:大阴唇覆盖小阴唇	男:阴囊皱襞少,睾丸未下降至阴囊 女:大阴唇不能覆盖小阴唇

二、正常足月儿与早产儿生理特点

1.呼吸系统 胎儿在宫内不需要肺呼吸,但有微弱的呼吸运动。胎儿肺内充满液体,足月时约 30～35ml/kg,出生时经产道挤压 1/3 肺液由口鼻排出,其余由肺间质毛细血管和淋巴管吸收,如吸收延迟,则出现湿肺。新生儿呼吸道狭窄,黏膜柔嫩,血管丰富,纤毛运动差,易出现气道堵塞、感染、呼吸困难。新生儿呼吸中枢未发育成熟,呼吸较表浅,节律常不规则,呼吸频率约 40 次 / 分左右。如持续超过 60~70 次 / 分称呼吸急促。由于胸腔小,呼吸肌薄弱,呼吸时主要靠膈肌的运动,故以腹式呼吸为主。

早产儿呼吸中枢的发育相对更不成熟,呼吸浅快不规则,易发生呼吸暂停(是指呼吸停止 >20 秒,伴有心率减慢 <100 次 / 分及发绀),由于早产儿肺发育不成熟,肺泡表面活性物质少,易发生肺透明膜病。有宫内窘迫史的早产儿,易发生吸入性肺炎。

2. 循环系统 胎儿出生后血液循环发生重大改变,脐带结扎,肺血管阻力下降,卵圆孔和动脉导管功能性关闭。有的新生儿在生后几天内心前区可听到杂音,这与动脉导管暂时未关闭有关。足月儿心率波动较大,约为 90~160 次 / 分,平均为 120~140 次 / 分;早产儿心率更快。足月儿血压平均为 70/50mmHg(9.3/6.7kPa)。早产儿血压较足月儿低,动脉导管关闭常延迟。

3. 消化系统 新生儿胃呈水平位,贲门括约肌发育较差,幽门括约肌发育较好,易发生溢乳和呕吐。新生儿消化道面积相对较大,肠壁较薄,通透性高,有利于吸收母乳中的免疫球蛋白,也易使肠腔内毒素及消化不全产物通过肠壁而进入血循环,引起中毒症状。生后 12 小时内开始排出黑绿色胎粪(由胎儿肠道分泌物、胆汁及咽下的羊水等组成),3~4 天排完,粪便转为黄绿色,超过 24 小时未排胎粪者应检查是否有消化道畸形。

早产儿吸吮能力差,吞咽反射弱,容易呛乳而发生乳汁吸入。贲门括约肌松弛、胃容量小,容易发生溢乳。早产儿各种消化酶分泌不足,胆酸分泌少,不易将脂肪乳化,脂肪消化吸收差,在缺氧缺血和喂养不当时,易发生坏死性小肠结肠炎。早产儿胎粪形成少,肠蠕动乏力,易出现胎粪延迟排出。早产儿肝脏功能不成熟,生理性黄疸较足月儿重,持续时间长,同时肝糖原贮存少、肝合成蛋白质不足,易发生低血糖和低蛋白血症。

4. 泌尿系统 婴儿出生时肾小球滤过率低,浓缩功能差,排钠能力也低,易造成水肿或脱水。且因碳酸氢盐的肾阈值低,肾处理酸碱负荷能力不足,因此新生儿易发生代谢性酸中毒。新生儿一般在生后 24 小时排尿,如生后 48 小时仍不排尿,需要检查原因。

早产儿肾浓缩功能更差,易出现低钠血症,特别是牛乳喂养时,因蛋白质含量和酪蛋白比例均高,可使内源性氢离子增多,引起晚期代谢性酸中毒。

5. 血液系统 新生儿出生时血液中红细胞数和血红蛋白较高,不久逐渐下降。新生儿血红蛋白中胎儿血红蛋白约占 70%~80%;出生 5 周后降至 55%。足月儿出生时白细胞较高,第 3 天开始下降。

早产儿白细胞和血小板稍低于足月儿,贫血常见。早产儿维生素 K 贮存不足,导致凝血因子缺乏,易引起出血,特别是肺和颅内出血。

6. 神经系统 新生儿脑相对较大,占体重的 10%~20%(成人仅占 2%)。脊髓相对较长,大脑皮质兴奋性低,睡眠时间长,觉醒时间一昼夜仅为 2~3 小时。新生儿和小婴儿具有特殊的神经反射,如觅食反射、吸吮反射、握持反射、拥抱反射和交叉伸腿反射。正常情况下,生后数月这些反射消失。新生儿当发生神经系统疾病、损伤和颅内出血时这些反射可消失,新生儿巴氏征、克氏征等呈阳性反应属正常现象。

早产儿神经系统的功能和胎龄有密切关系,胎龄越小,原始反射越难引出或反射不完全。早产儿易发生缺氧,导致缺氧缺血性脑病。早产儿脑室管膜下存在发达的胚胎生发层组织,该组织是一个未成熟的毛细血管网,易导致颅内出血。

7.体温调节 新生儿体温调节功能差,皮下脂肪薄,体表面积相对较大,易散热,因此新生儿的体温易随环境温度的变化而变化。新生儿产热主要依靠棕色脂肪的代谢。室温过低,产热不足,则可引起新生儿寒冷损伤综合征;室温过高时,足月儿能通过皮肤蒸发和出汗散热,若体内水分不足,可使新生儿发生"脱水热"。

早产儿体温调节功能更差,棕色脂肪少,产热能力差,体表面积相对大,皮下脂肪少,寒冷时更易发生低体温。汗腺发育差,环境温度过高时体温亦易升高。

8.能量和体液代谢 新生儿需要的热量取决于维持基础代谢和生长的能量消耗,每日基础热量消耗大约为209kJ/kg,每日共需热量为418~502kJ/kg。早产儿吸吮力弱,消化功能差,生后数周内需肠道外营养来达到上述需要量。液体需要量与体重、日龄、环境温度、湿度等有关。生后第一天需水量为60~100ml/kg,以后每日增加30ml/kg,直至每日150~180ml/kg。足月儿钠每日需要量约1~2mmol/kg;小于37周的早产儿每日约需3~4mmol/kg;新生儿生后10天内血钾水平较高,一般不需补充,以后每日约需要量为1~2mmol/kg。早产儿因皮质醇及降钙素分泌较高,且终末器官对甲状旁腺反应低,常有低钙血症。

9.免疫系统 新生儿的特异性和非特异性免疫功能均不够成熟,血清补体含量低,白细胞吞噬作用差;免疫球蛋白IgG可通过胎盘,但年龄越小,含量越低;IgA、IgM不能通过胎盘,特别是分泌型IgA缺乏,使新生儿易患感染性疾病,尤其是呼吸道和消化道感染。早产儿免疫系统更不成熟,易发生重度感染。

10.新生儿常见的几种特殊生理状态

(1)生理性体重下降 由于新生儿最初几天进食少,水分丢失、排出胎便而出现体重下降,但一般不超过10%,在生后10天左右恢复到出生体重。

(2)生理性黄疸(见本章第四节常见新生疾病护理中的新生儿黄疸)

(3)乳腺肿大和假月经 男女足月儿在生后3~5天均可出现乳房肿大,如蚕豆至鸽蛋大小,多于生后2~3周消退,不必特殊处理。部分女婴生后5~7天阴道可见少量血性分泌物或大量非脓性分泌物,可持续 周。以上现象主要由于胎儿娩出后,来自母体的雌激素中断所致。

(4)口腔黏膜的特点 新生儿上颚中线和齿龈切缘上常有黄白色小斑点,分别俗称"上皮珠"、"板牙(马牙)",是上皮细胞堆积或粘液腺分泌物积留所致,生后数周到数月逐渐消失,不需处理。新生儿两侧颊部各有一隆起的脂肪垫俗称"螳螂嘴",对吸乳有利,不应挑割,以免发生感染。

(5)新生儿粟粒疹 生后3周内,因皮脂腺潴留,在鼻尖、鼻翼、面颊部可形成小米粒大小黄白色皮疹,可自行消退,不必处理。

第三节 正常足月儿和早产儿的护理

一、护理评估

1.健康史 正常新生儿生后各器官功能不完善,适应能力差,保暖、喂养、护理不当和消毒隔离制度不严,常成为新生儿致病的危险因素。

2. 身体状况 具有正常新生儿的特点(详见新生儿特点)。

3. 心理－社会状况 出生的新生儿已能对母亲给予的各种形式的爱做出回应。初为父母的双亲由于对新生儿特点及护理知识缺乏,不知道如何护理孩子,感到十分紧张,甚至胆怯。早产儿常需要特殊监护及治疗,会使家属感到照料困难或恐惧。

二、护理诊断

1. 有体温失调的危险 与体温调节功能差有关。

2. 有窒息的危险 与呛奶、呕吐有关。

3. 自主呼吸受损 与早产儿呼吸中枢不成熟、肺发育不良、呼吸肌无力有关。

4. 有感染的危险 与免疫功能低下和皮肤黏膜屏障功能差有关。

5. 营养失调 低于机体需要量与吸吮、吞咽、消化功能差有关。

6. 潜在的并发症 出血。

三、护理措施

1. 维持体温稳定

(1)环境 新生儿室应干净、清洁、整齐、阳光充足、空气流通,温度 22℃～24℃,湿度 55%～65%。早产儿室内温度应保持在 24℃～26℃,晨间护理时,提高到 27℃～28℃,相对湿度 55%～65%。

(2)保暖 新生儿出生后应立即擦干身体,用温暖的毛巾包裹,以减少辐射、对流及蒸发散热,并应因地制宜采取不同的保暖措施,使新生儿处于"适中温度"。如冬季头戴绒帽,棉被包裹,外置热水袋。必要时应用婴儿暖箱、远红外线辐射床。每 4 小时监测体温 1 次。

应根据早产儿的体重及病情,给予不同的保暖措施。一般体重小于 2000g 者,应尽早置婴儿暖箱保暖,体重大于 2000g 在箱外保暖。每日测体温 6 次,注意体温的变化。

表6-2 不同出生体重早产儿的中性温度

出生体重 (kg)	暖箱温度			
	35℃	34℃	33℃	32℃
1.0	初生 10 天内	10 天以后	3 周以后	5 周以后
1.5		初生 10 天内	10 天以后	4 周以后
2.0		初生 2 天内	2 天以后	3 周以后
>2.5			初生 2 天内	2 天以后

大视野 中性温度

又叫适中温度,是指能维持正常体核及皮肤温度的最适宜的环境温度,在此温度下身体的耗氧量最少,蒸发散热量最少,新陈代谢最低。新生儿中性温度与胎龄、日龄和出生体重有关。

2. 保持呼吸道通畅,维持有效呼吸

(1)新生儿出生后,应迅速清除口、鼻的分泌物及羊水,防止吸入性肺炎。保持新生儿舒适体位,仰卧位时避免颈部前屈或过度后仰;俯卧位时头侧向一侧,双上肢自然屈曲在头两侧(切记不可将上肢固定在包被中),专人看护,经常检查清理鼻孔,保持呼吸道通畅,不可随意将物品放在新生儿口、鼻处或按压胸部。

(2)早产儿有缺氧症状者给予氧气吸入,吸入氧浓度及时间,应根据缺氧程度及用氧方法而定,主张间断低流量给氧,常用氧气浓度 30% ~ 40%,吸入氧浓度以维持血氧分压 50 ~ 70mmHg(6.7 ~ 9.3kPa)或经皮血氧饱和度在 85% ~ 93% 为宜。一旦缺氧症状改善应立即停用,防止氧中毒并发症的发生。呼吸暂停者给予拍打足底、托背、刺激皮肤等处理,条件允许放置水囊床垫,利用水振动减少呼吸暂停的发生。反复发作者可遵医嘱给予氨茶碱静脉滴注。

3. 预防感染

(1)建立消毒隔离制度 接触新生儿前后均应洗手,避免交叉感染。入室时应更换衣、鞋。每日用紫外线进行空气消毒 1 次,每次 30 ~ 60 分钟。每月做空气培养 1 次。呼吸道与消化道疾病的患儿应分室居住,并定期对病房进行消毒处理。

(2)做好皮肤护理 新生儿出生后,可用消毒的植物油轻擦皮肤皱折处和臀部,擦干皮肤给予包裹。每日沐浴 1 ~ 2 次。脐部经无菌结扎后,逐渐干燥,残端 1 ~ 7 天内脱落。每日检查脐部,并用 75% 乙醇消毒,保持脐部皮肤干燥,防止脐炎发生。

(3)预防接种 出生后 2 ~ 3 天接种卡介苗,出生 1 天、1 个月、6 个月时,各注射乙肝疫苗 1 次,每次 10ug。早产儿预防接种应在体重达 2000g 以上再进行。

早产儿免疫力低下应严格执行消毒隔离制度,工作人员相对固定,室内物品定期更换消毒,强化洗手意识,防止交叉感染。加强早产儿的口腔、皮肤、脐部的护理,保持皮肤完整和清洁。

4. 合理喂养

(1)正常新生儿出生后 30 分钟内可抱至母亲处给予吸吮,鼓励母亲按需哺乳。母亲无法哺乳时,首先试喂 10% 葡萄糖水 10ml,吸吮及吞咽功能良好者,可给配方奶,每 3 小时 1 次,乳量根据婴儿的耐受情况和所需热量计算。按时测量体重,了解新生儿的营养状况。

(2)早产儿应尽早开奶,出生体重在 1500g 以上而无青紫的患儿,可于出生后 2 ~ 4 小时喂 10% 葡萄糖水 2ml / kg,无呕吐者,可在 6 ~ 8 小时喂乳。出生体重在 1500g 以下或伴有发绀者,可适当延迟喂养时间。提倡母乳喂养,无法母乳喂养者以早产儿配方奶为宜。喂乳量应根据消化道的消化及吸收能力而定,以不发生胃内潴留及呕吐为原则。胎龄越小,出生体重越低,每次喂乳量越少,喂奶间隔越短。有吸吮无力及吞咽功能不良者,可用滴管或鼻饲喂养,必要时,静脉补充高营养液。准确记录 24 小时出入量,每日晨起空腹测体重 1 次(理想者每日增长 10 ~ 15g)。

表 6-3 早产儿喂乳量和间隔时间

出生体重(g)	<1000	1000 ~ 1499	1500 ~ 1999	2000 ~ 2499
开始乳量(ml)	1 ~ 2	3 ~ 4	5 ~ 10	10 ~ 15
每日隔次增加量(ml)	1	2	5 ~ 10	10 ~ 15
喂乳间隔时间(h)	1	2	3	3

5. 预防出血 出生后应补充维生素 K，肌内注射维生素 K_1，连用 3 天，预防出血症。

6. 密切观察及记录

(1)严密观察新生儿的面色、哭声、精神、皮肤、呼吸、脉搏、奶量、睡眠及大小便等，如有异常应及时报告医生。

(2)早产儿病情变化快，常出现呼吸暂停等生命体征的变化，除应用监护仪监测体温、脉搏、呼吸等生命体征外，还应注意观察患儿的进食情况、精神、哭声、反射、面色、皮肤颜色、肢体末梢的温度等情况。在输液过程中，最好使用输液泵，严格控制补液速度，定时巡回记录，防止高血糖、低血糖发生。

7. 健康指导

(1)向家长介绍新生儿喂养、保暖、预防感染、预防接种、促进发育等知识。教会母亲母乳喂养或人工喂养的方法。

(2)鼓励母亲参与到孩子日常护理中，通过哺乳，抚摸皮肤，与孩子眼神交流、说话等增加母婴的密接交往，促进母婴相依感情的建立，从而促进婴儿体重增长和智能的发育。

(3)护士应指导家长了解新生儿筛查的疾病，如先天性甲状腺功能减退症。苯丙酮尿症和半乳糖症等，向家长解释尽早筛查的重要性。

(4)强调早产儿出院后要定期随访，定期检查眼底、智力、生长发育等的重要性。

学科经纬

发展性照顾

是一种适合每个小儿个体需求的护理模式。这种护理模式可以促进早产儿体重增长、减少哭闹和呼吸暂停的次数。此模式的护理目标是使小儿所处的环境与子宫内尽可能相似，并帮助小儿以有限的能力适应宫外的环境。护士应尽可能减少不良刺激，把灯光调暗或者用毯子遮盖暖箱，使小儿侧卧或者用长条的毛巾环绕小儿，提供非营养性吸吮，保持安静，集中操作，以促进早产儿体格和精神的正常发育。

第四节 新生儿常见疾病的护理

一、新生儿窒息与缺氧缺血性脑病

新生儿窒息（asphyxia of newborn）是指婴儿出生后无自主呼吸或呼吸抑制而导致低氧血症、高碳酸血症和混合性酸中毒；若出生时无窒息，而数分钟后出现呼吸抑制者亦为窒息。窒息引起的缺氧和脑血流减少或暂停可导致胎儿和新生儿脑损伤，包括缺氧缺血性脑病和颅内出血等严重并发症。

新生儿缺氧缺血性脑病（hypoxic-ischemic encephalopathy，HIE）是指因各种围生期高危因素所致新生儿窒息，进而使中枢神经系统受损。病情重，病死率高，严重病例的存活者可产生永久性神经功能障碍，如脑瘫、认知障碍、癫痫、共济失调等。

(一)病因

窒息的本质是缺氧,凡引起胎儿或新生儿血氧浓度降低的任何因素都可以引起窒息。

1. 孕母因素 孕母患有心肺功能不全、严重贫血、糖尿病、高血压、妊娠高血压综合症等疾病,孕母吸毒、吸烟或孕母高龄等。

2. 胎盘及脐带因素 前置胎盘、胎盘早剥等;脐带脱垂、绕颈、打结、过短或牵拉等。

3. 胎儿因素 早产儿、巨大儿、先天畸形、羊水或胎粪吸入、宫内感染等。

4. 分娩因素 头盘不称、宫缩无力、臀位产、采用高位产钳、胎头吸引术;产程中麻醉、镇痛、催产药应用不当等。

(二)病理生理

1. 窒息时胎儿向新生儿呼吸、循环的转变受阻 窒息时新生儿呼吸停止或抑制,使肺泡不能扩张,肺液不能清除;缺氧、酸中毒引起肺表面活性物质产生减少、活性降低,导致胎儿循环重新开放、持续肺动脉高压,组织缺氧、缺血、酸中毒更进一步加重,最后造成器官不可逆损伤。

2. 各器官缺氧缺血改变 窒息开始时,体内血液重新分布以保证心、脑、肾上腺等生命器官的血流量,心肌收缩力增强,心率增快,外周血压轻度上升;如持续低氧,心、脑、肾上腺等的血流量也减少,心率及动脉血压下降,发生脑损伤。

3. 呼吸系统

(1)原发性呼吸暂停 胎儿或新生儿缺氧初期,呼吸加深、加快,如缺氧未及时纠正,随即转为呼吸停止、心率减慢,即发生原发性呼吸暂停。此时,患儿肌张力存在,血压稍升高,伴有发绀。若解除病因,经清理呼吸道和物理刺激即可恢复自主呼吸。

(2)继发性呼吸暂停 若缺氧持续存在,则出现几次喘息样呼吸,继而出现呼吸停止,即继发性呼吸暂停。此时,患儿肌张力消失,血压和心率持续下降,需及时抢救,给予正压通气方可恢复自主呼吸,否则将死亡。

4. 血液生化和代谢改变 窒息缺氧引起①PaO_2下降,pH降低及混合性酸中毒。②糖代谢紊乱。③高胆红素血症。④低钠血症和低钙血症。

(三)临床表现

1. 胎儿缺氧 早期胎动增加,胎心率≥160次/分;晚期胎动减弱甚至消失,胎心率<100次/分或不规则,肛门括约肌松弛,羊水被胎粪污染呈黄色或墨绿色。

2. 新生儿窒息诊断和分度 参见 Apgar 评分标准(表6-4)。评分分别于生后1分钟、5分钟、10分钟进行。8~10分正常;4~7分为轻度窒息;0~3分为重度窒息。其中,1分钟评分是窒息诊断和分度的依据;5分钟和10分钟评分有助于判断复苏效果和预后。

表 6-4　新生儿 Apgar 评分标准

体征	评分标准			评分
	0	1	2	1 分钟　5 分钟
皮肤颜色	青紫或苍白	躯干红,四肢青紫	全身红	
心率(次/分)	无	<100	>100	
弹足底或插鼻管反应	无反应	有些动作,如皱眉	哭,喷嚏	
肌张力	松弛	四肢略屈曲	四肢活动	
呼吸	无	慢,不规则	正常,哭声响	

3. 机体各器官受累及表现

(1)中枢神经系统　缺氧缺血性脑病和颅内出血。

(2)呼吸系统　羊水或胎粪吸入综合症、肺透明膜病、呼吸暂停等。

(3)循环系统　心律失常、心源性休克和心衰。

(4)泌尿系统　急性肾衰,肾静脉血栓形成。

(5)消化系统　应急性溃疡、坏死性小肠结肠炎、黄疸加重等。

(6)代谢方面　低血糖或高血糖。低钙血症及低钠血症。

(7)血准系统　血小板减少、DIC。

HIE 症状多出现在生后 3 天内,主要症状有:意识障碍、肌张力及原始反射的改变、惊厥、脑水肿颅内压增高等神经系统症状。症状可分为轻、中、重三度。

表 6-5　HIL 临床分度

临床表现	轻度	中度	重度
意识	兴奋	嗜睡	昏迷
肌张力	正常	减低	松软
拥抱反射	活跃	不完全	消失
吸吮反射	正常	减弱	消失
惊厥	可有肌阵挛	常有	多见,频繁发作
中枢性呼吸衰竭	无	有	严重
瞳孔改变	正常扩大	常缩小、对光反射迟钝	不对称或扩大
前囟张力	正常	正常或稍饱满	饱满、紧张
病程及预后	症状在 72 小时消失,预后好	症状在 14 天内消失,可能有后遗症	症状可持续数周,病死率高,存活者多有后遗症

(四) 辅助检查

1. 血气分析 pH 值减低,$PaCO_2$ 升高,PaO_2 下降,BE 值下降。

2. 血生化血　血清钠、钙、镁及血糖降低。

3. 头颅 B 超、CT 扫描、磁共振成像　可帮助诊断缺血缺氧性脑病。

(五)治疗要点

1. 早期预测 估计胎儿娩出后有窒息危险时,应先做好抢救和复苏的准备工作,包括技术、设备、药品和人员安排等。以便争分夺秒地进行抢救。

2. 按 ABCDE 复苏方案进行 ①A(air way)开放气道;②B(breathing)建立呼吸;③C(circulation)维持正常循环;④D(drugs)药物治疗;⑤E(evaluation)评价。前三项最为重要,其中 A 是根本,B 是关键。

3. 支持疗法 ①维持良好的通气功能是支持疗法的重点,保持 PaO₂>7.98~10.64kPa(60~90mmHg)、PaCO₂ 和 pH 值在正常范围内;②维持脑和全身良好血液灌注是支持疗法的关键措施;③纠正低血糖;④保暖和监护。

4. 控制惊厥 首选苯巴比妥钠,其他止惊剂有地西泮、水合氯醛等。

5. 控制脑水肿 减轻脑水肿应用呋塞米,地塞米松,出现颅内高压者应用 20%甘露醇。

(六)护理评估

1. 健康史 询问孕母的年龄、生活嗜好、健康情况,尤其是有无影响胎盘血流灌注的疾病;了解胎儿的发育状况及产妇分娩的详细过程;询问患儿出生的情况。

2. 身体状况 监测胎儿的心率,评估新生儿的肌张力、皮肤颜色、原始反射、呼吸、意识状况、心率,观察有否惊厥等,了解血气、血生化检查及头颅 B 超、CT 检查结果。

3. 心理-社会状况 评估家长对本病知识的了解程度,有无紧张、焦虑、恐惧的心理活动,告知本病可能的预后。了解患儿家中的经济状况,有否因经济困难而放弃治疗的想法等。

(七)护理诊断

1. 自主呼吸受损 与缺氧致低氧血症和高碳酸血症有关。

2. 体温过低 与缺氧、环境温度低有关。

3. 潜在并发症 惊厥、颅内压升高。

4. 有感染的危险 与机体抵抗力低下有关。

5. 有废用综合征的危险 与脑缺氧、反复惊厥所致后遗症有关。

(八)预期目标

1. 患儿能维持有效的呼吸。

2. 患儿体温恢复正常。

3. 患儿不发生惊厥、颅内压增高或出现时被及时发现。

4. 住院期间不发生感染。

5. 减少废用综合征发生的机会、程度。

(九)护理措施

1. 维持自主呼吸

(1)复苏配合医生立即按 A、B、C、D、E 程序进行复苏。

A. 畅通气道 ①保暖:远红外线辐射床上;②减少散热;③安置体位:仰卧,肩垫高 2~3cm,使颈部稍后伸至中枕位;④清除分泌物:新生儿出生后立即吸净鼻、口腔及咽喉中的分泌物,时间不超过 10 秒钟,保持呼吸道通畅。

B. 建立呼吸 ①触觉刺激:弹足底或刺激皮肤以引起啼哭,建立呼吸,应在生后 20 秒内完成。经刺激后若出现正常呼吸,心率 >100 次 / 分,给予保暖观察;②复苏器加压给氧:无呼吸或心率 <100 次 / 分,氧流量 >5L/min;③气管插管:应用复苏器加压给氧效果不好,心率 <100 次 / 分应立进行气管插管加压给氧。

C. 维持循环　若心率慢 <80 次 /min,可作胸外心脏按压,100 ~ 120 次 / 分。

D. 用药　若心率仍 <80 次 / 分,给予 1:10000 肾上腺素 0.1 ~ 0.3ml/kg,静脉或气管滴入。同时,根据病情用药以扩充血容量和纠正酸中毒。

E. 评价　复苏过程中,每操作一步的同时均应评估患儿的情况,然后再决定下一步的操作

(2)复苏后监护　复苏后至少监护 3 天,注意病情观察,监护体温、呼吸、心率、血压、尿量、皮肤颜色和神经系统症状等。注意喂养、大小便情况、预防感染等问题。

2. 保暖　整个治疗护理过程中应注意患儿的保暖,可将患儿置于远红外线辐射床上,病情稳定后置暖箱中保暖或热水袋保暖,维持患儿肛温 36.5℃ ~ 37℃。

3. 控制惊厥、降低颅内压力　①止惊:患儿出现惊厥时,应立即嘱医嘱给予止惊剂或穴位刺激止惊;②保持呼吸道通畅:平卧或抬高头肩 15°～30°,头侧位,清除口鼻分泌物;③保持安静,少搬运;④吸氧;⑤按医嘱给脱水剂;⑥备好各种急救药品;⑦观察记录:生命体征、瞳孔、意识、呼吸等。

4. 预防感染　各项操作严格执行无菌操作技术,加强环境管理。

5. 康复干预　尽早给予动作训练和感知刺激,早期康复干预;作好心理护理;定期随访。

6. 健康教育　安慰家长,耐心细致的解答病情,估计预后;介绍有关的医学基础知识,减轻家长的恐惧心理,得到家长的最佳配合;培养家长早期康复干预的方法,促进患儿早日康复;指导患儿家长作好居家照顾及长期追踪。

(十)护理评价

1. 患儿临床表现是否逐渐改善或消失。

2. 呼吸道是否保持通畅,体温及其他生命体征是否逐渐恢复正常。

3. 患儿是否发生惊厥、感染等并发症。

4. 家长是否了解的康复干预等相关知识。

二、新生儿颅内出血

新生儿颅内出血(intracranial hemorrhage of the newborn)是新生儿最常见的脑损伤,以早产儿多见,病死率高,存活者常留有神经系统后遗症。多由窒息和产伤所致,临床上以窒息、中枢神经兴奋和 / 或抑制相继出现为特征。

(一)病因

1. 缺氧　凡能引起胎儿和新生儿缺氧的因素均可导致颅内出血的发生,多见于早产儿。因缺氧导致脑组织水肿、毛细血管通透性增加引起颅内出血。出血部位以脑室管膜下、脑室周围 – 脑室内出血多见。

2. 产伤　多见于足月儿,因头盆不称、急产、难产、臀位产,高位产钳、吸引器助产等使胎儿头部受挤压、牵拉导致颅内出血。出血部位多见于硬脑膜下及蛛网膜下腔。

3. 其他　快速输入高渗液体、机械通气不当、先天性血管畸形或全身出血性疾病等可引

起颅内出血。

(二)临床表现

1. 症状体征 与出血部位及出血量有关,轻者无症状,大量出血者可在短期内死亡。症状多在生后数小时至 1 周左右出现。常见表现有:①神志改变:易激惹、过度兴奋或表情淡漠、嗜睡、昏迷等;②呼吸改变:增快或减慢,不规则或暂停等;③颅内压增高:前囟隆起、脑性尖叫、惊厥等;④眼征:凝视、斜视、眼球上转困难、眼震颤等;⑤瞳孔:不对称,对光反应消失;⑥肌张力:增高、减低或消失;⑦其他:出现不明原因的黄疸和贫血。

2. 各类型颅内出血和特点

(1)硬脑膜下出血 多有产伤史,出血量少者可无症状;明显出血者出现惊厥、偏瘫、斜视等神经系统症状。

(2)蛛网膜下腔出血 少量出血者无症状或仅有激惹、肌张力低下,常在 1 周内恢复。出血量多者可出现惊厥、呼吸暂停或短期内死亡。

(3)脑室周围及脑室内出血 早产儿多见,常在生后72小时内发病。表现为呼吸暂停、嗜睡、四肢肌张力低下、拥抱反射消失等。

(三)辅助检查

1. 脑脊液 急性期常为均匀血性,红细胞呈皱缩状。对诊断蛛网膜下腔出血和脑室内出血有帮助。

2. 影像学检查 B超对诊断早产儿脑室及脑室周围出血较敏感,对蛛网膜下腔出血伴有脑室出血或扩张的诊断有帮助。CT 和 MRI 几乎对所有类型的出血均可做出诊断。

(四)治疗要点

1. 控制止血 可用维生素 K_1、维生素 C、酚磺乙胺、立止血等。必要时可输入少量血浆或全血。

2. 镇静止痉 地西泮、苯巴比妥控制惊厥。

3. 降低颅压 可用呋塞米,也可用地塞米松,每次 0.5~1mg/kg 静脉滴注,每日 2 次;有脑疝发生时,选用20%甘露醇,每次 0.25~0.5g/kg,每 6~8 小时 1 次,静脉滴注。

4. 对症支持治疗 出血停止后,可给胞二磷胆碱、脑活素、吡拉西坦等恢复脑细胞功能。

(五)护理评估

1. 健康史 了解患儿是否在宫内、产程中及产后缺氧的情况;了解母亲生产史及患儿生后有无输入高渗液体及机械通气不当等。

2. 身体状况 是否有兴奋和抑制症状及颅压增高症状。

3. 心理–社会状况 家长对本病的严重性、预后缺乏知识,如果孩子致残,家长可能会出现焦虑、内疚、悲伤、愤怒、失望等反应。对患儿存活后遗留的后遗症,表现出厌恶甚至遗弃,带来一系列的社会问题。

(六)护理诊断及医护合作性问题

1. 潜在并发症 颅内压增高。

2. 低效性呼吸形态 与呼吸中枢受抑制有关。

3. 营养失调 低于机体需要量 与摄入量减少和呕吐有关。

4. 体温调节无效 与感染、体温调节中枢受损有关。

(七)预期目标

1. 患儿不发生颅内压增高或发生时被及时发现。

2. 患儿呼吸正常,缺氧状态纠正。

3. 患儿摄入充足营养,体重不降或增加。

4. 患儿体温维持在正常范围。

(八)护理措施

1. 密切观察病情,降低颅内高压

(1)保持安静 保持绝对静卧,减少噪声。使患儿头肩抬高15°～30°,侧卧位,头偏向一侧时,头应处于正中位。入院后3天内除臀部护理外免除一切清洁护理,护理操作要轻、稳、准,尽量减少对患儿移动和刺激,哺乳时不宜抱喂,静脉穿刺选用留置针,减少反复穿刺,以防止加重颅内出血。

(2)严密观察病情 注意生命体征的变化,观察患儿神志、瞳孔、呼吸、肌张力及囟门张力等变化,定时测量头围,及时记录阳性体征并立即报告医生,并作好抢救准备工作。

(3)遵医嘱给予镇静剂、止血剂、脱水剂。

2. 合理用氧 根据缺氧的程度给予用氧,维持血氧饱和度在85%～95%即可。防止氧浓度过高或用氧时间过长导致的氧中毒症状。呼吸衰竭或严重的呼吸暂停时需气管插管、机械通气并做好相关护理。

3. 合理喂养 病情重者喂养时间延至生后72小时,禁食期间按医嘱静脉输液,液体量60～80ml/kg,输液速度宜慢,并在24小时内均匀输入。吸吮力差者可用滴管喂养,病情稳定后先喂糖水,然后喂乳。保证患儿热量及营养物质的供给,准确记录24小时出入量。

4. 维持体温稳定 体温过高可选用松开包被,通风降温;体温过低时用远红外线辐射床、暖箱等保温。

5. 健康教育

(1)向家长讲解本病的严重性、预后及可能出现的后遗症,并给予心理上的安慰,减轻他们的焦虑、悲伤。

(2)向家长解释患儿病后及早进行功能训练和智能开发,可减轻后遗症症状;为家长提供心理、社会的支持,改变家庭的应对能力。教会家长给患儿功能训练的技术,增强战胜疾病的自信心。

三、新生儿黄疸

新生儿黄疸(neonatal jaundice)又称新生儿高胆红素血症,是因胆红素在体内积聚而引起皮肤、巩膜或其他器官黄染的现象。分为生理性黄疸和病理性黄疸两类,生理性黄疸由新生儿胆红素代谢特点所致;若在某些诱因作用下或患某些疾病时黄疸加重,发展成病理性黄疸。严重病理性黄可导致胆红素脑病(又称核黄疸),常引起死亡或严重后遗症。

1. 新生儿胆红素代谢特点

(1)胆红素生成较多 每日生成的胆红素约为成人的 2 倍以上,其原因:①生后过多的红细胞破坏。②新生儿红细胞寿命比成人短。③肝脏和其他组织中的血红素及骨髓红细胞前体较多。

(2)运转胆红素能力不足 刚出生的新生儿常有不同程度的酸中毒,影响胆红素与清蛋白的联结。早产儿清蛋白数量较足月儿少,影响胆红素的联结运送。

(3)肝功能发育未完善 ①新生儿刚出生时肝脏 Y、Z 载体蛋白含量低,影响肝细胞对胆红素的摄取;②肝细胞内尿苷二磷酸葡萄糖醛酸基转移酶不足且活力低,不能将未结合胆红素有效转变为结合胆红素,以至于未结合胆红素潴留在血液中;③肝脏排泄结合胆红素的功能差。

(4)肠肝循环特点 刚出生的新生儿肠道内正常菌群尚未建立,不能将进入肠道的胆红素还原成尿胆原、粪胆原排出体外,加之新生儿肠道内 β - 葡萄糖醛酸苷酶活性较高,将结合的胆红素水解成葡萄糖醛酸及未结合胆红素,后者再被肠壁吸收经门静脉到达肝脏,加重肝脏负担。

当患儿饥饿、缺氧、便秘、脱水、酸中毒及颅内出血时,则更易发生黄疸或使黄疸加重。

2. 新生儿黄疸的分类

(1)生理性黄疸 由于胆红素代谢特点,60%足月儿和80%以上早产儿在生后 2～3 天即出现黄疸,4～5 天达高峰,5～7 天消退,但最迟不超过 2 周;未成熟儿可延迟至 3～4 周,血清胆红素足月儿不超过 205.2μmol/L(12mg/d1);早产儿 <257μmol/L(15mg/d1);小儿一般情况良好,食欲正常。

生理性黄疸

足月儿血清胆红素的上限值为 205.2μmol/L,但目前国内、外研究表明此值偏低,故有把足月儿 <221μmol/L(12.9mg/d1),早产儿 <257μmol/L(15mg/d1)定为生理性黄疸的界限。但有早产儿血清胆红素 <171μmol/L(10mg/d1)即发生胆红素脑病的报道。因此,有关足月儿和早产儿生理性黄疸的上限,尚需进一步研究。但需注意,生理性黄疸始终是一除外性诊断,必须排除引起病理性黄疸的各种原因后方可确定。

(2)病理性黄疸 具备下列任何一项即为病理性黄疸。①黄疸出现过早(24 小时内);②黄疸程度重:血清胆红素迅速增高,血清胆红素 >205.2μmol/L(12mg/d1);③黄疸进展快:每日上升 >85μmol/L(5mg/d1);④黄疸持续时间过长或黄疸退而复现,足月儿 >2 周,早产儿 >4 周;⑤黄疸退而复现;⑥血清结合胆红素 >34μmol/L(2mg/d1)。

3. 护理评估

(1)健康史

1)感染性疾病 ①新生儿肝炎、新生儿败血症及其他感染。

2)非感染性疾病 新生儿溶血、胆道闭锁、母乳性黄疸、遗传性疾病、药物性黄疸等。

(2)身体状况

1)感染性疾病　①新生儿肝炎：一般黄疸于生后 2～3 周出现，并逐渐加重，伴畏食、体重不增、大便色浅，尿色深黄，肝(脾)大。以结合胆红素增高为主，伴肝功能异常；②新生儿败血症及其他感染：黄疸于 1 周内出现，或黄疸退而复现并进行性加重，伴全身中毒症状，有感染病灶，以脐炎、皮肤脓疱疹引起最多见。早期以未结合胆红素增高为主，晚期则以结合胆红素增高为主。

2)非感染性疾病　①新生儿溶血：见本章第四节新生儿溶血症；②胆道闭锁：黄疸生后1～3 周出现，并逐渐加重，皮肤呈黄绿色，肝脏进行性增大、质硬、光滑，粪便呈灰白色(陶土色)。如不及时治疗 3～4 月后可发展为胆汁性肝硬化；③母乳性黄疸：一般于母乳喂养后4～5 天出现黄疸，持续升高，以未结合胆红素增加为主，2～3 周达高峰；1～4 个月逐渐消退。患儿一般状态良好，停喂母乳 3～4 天黄疸明显下降。

(3)心理－社会状况　由于家长对新生儿黄疸病因、并发症、预后等知识缺乏、表现出担忧、焦虑或忽视，后者常使黄疸较重的患儿未得到及时治疗及护理帮助。评估家庭气氛及家庭成员的密切关系，了解家庭及居住地区有无导致新生儿黄疸的遗传病等。

4. 治疗要点

(1)生理性黄疸　一般不需特殊治疗，黄疸期间应注意供给水分及葡萄糖，多可以自行消退。血清胆红素 >171μmol／L 时，每天监测胆红素，以免延误诊断及治疗。

(2)病理性黄疸

1)寻找原因，针对不同病因进行治疗。

2)降低血清胆红素　①提早喂养；②应用酶诱导剂、血浆和清蛋白，防止胆红素脑病发生；③蓝光疗法：减少血中未结合胆红素；④换血治疗。

3)保护肝脏　预防和控制病毒、细菌感染，避免使用对肝细胞有损害作用的药物。

4)纠正缺氧和水、电解质紊乱，维持酸碱平衡。

学科经纬

换血疗法的指标

符合下列条件之一者即应进行：①产前已明确诊断，出生时脐血总胆红素 >68μmol/L(4mg/dl)，血红蛋白低于 120g/L，伴水肿、肝脾大和心力衰竭者。②生后 12h 内胆红素上升每小时 >12μmol/L(0.7mg/dl)。③总胆红素已达到 342μmol/L(20mg/dl)者；④不论血清胆红素水平高低，已有胆红素脑病的早期表现者。早产儿、合并缺氧和酸中毒者或上一胎溶血严重者，指征应放宽。

5. 护理诊断及合作性问题

(1)潜在并发症　胆红素脑病。

(2)有体液不足的危险　与光照疗法导致的不显性失水增多有关。

6. 护理措施

(1)密切观察病情，预防胆红素脑病。

1)密切观察病情　注意皮肤、巩膜、大小便的色泽，根据患儿皮肤黄染的部位和范围，估计血清胆红素增高的程度,判断其转归。注意生命体征和神经系统的表现,如患儿出现拒食、嗜睡、肌张力减退等胆红素脑病的早期表现,立即通知医生,做好抢救准备。

2)保暖 体温维持在 36℃ ~ 37℃,低体温影响胆红素与清蛋白的结合,使黄疸加重。

3)尽早喂养 刺激肠道蠕动,促进胎便排出。同时,有利于肠道建立正常菌群,减少胆红素的肝肠循环,从而减轻黄疸程度。应耐心喂养,按需调整喂养方式如少量多次、间歇喂养等,保证奶量摄入。

4)针对病因的护理,预防胆红素脑病的发生 ①遵医嘱实施光照疗法和换血疗法,并做好相应护理;②遵医嘱给予清蛋白和酶诱导剂。纠正酸中毒,以利于胆红素和清蛋白的结合,减少胆红素脑病的发生。控制感染、纠正低血糖;避免使用维生素 K_3 等。

(2)供给充足水分 光疗期间在两次喂奶间加喂 5%葡萄糖水 10ml/kg,以保证水分供给。按医嘱补充液体。

(3)心理护理 护理人员应经常与家长沟通,耐心解答家长的询问,主动介绍患儿病情及治疗护理方案,减轻家长的焦虑和恐惧,积极配合治疗,促进患儿早日康复。

7. 健康教育

(1)讲解黄疸病因及临床表现,介绍蓝光疗法及换血疗法的治疗作用,以及说明本症病因的复杂性,病因不同其预后也不同,使家长在心理上有充分的准备从而消除家长的担忧,并积极配合医疗护理工作。

(2)既往有新生儿溶血症流产或死胎的孕妇,应讲解产前检查和胎儿宫内治疗的重要性,防止新生儿出生时溶血症的发生。

(3)母乳性黄疸的患儿,母乳喂养可暂停1 ~ 4 天或改为隔次母乳喂养,黄疸消退后再恢复母乳喂养。

四、新生儿溶血病

新生儿溶血病(hemolytic disease of newborn)是母、婴血型不合,母血中血型抗体通过胎盘进入胎儿循环,发生同族免疫性溶血。有报道 ABO 溶血病约占新生儿溶血病的 85.3%,Rh溶血病占 14.6%。

(一)病因和发病机制

1. ABO 血型不合 主要为母亲 O 型而胎儿 A 型或 B 型之间发生的溶血。因为 A、B 血型物质广泛存在于自然界, 因此 O 型母亲一般在孕前早已接触过 A、B 血型物质的刺激,其血清中产生了相应的抗 A、抗 B 抗体(IgG),在妊娠时经过胎盘进入胎儿血液循环引起溶血,故 50%的 ABO 溶血病发生在第一胎。

2. Rh 血型不合 母亲为 Rh 阴性,子为 Rh 阳性发生溶血多见,且第一胎很少发生,多在第二胎或第二胎以后发生。这是因为自然界无 Rh 血型物质,Rh 溶血病只能由人类细胞作为抗原,才能产生抗体。Rh 阳性胎儿的红细胞进入 Rh 阴性母体,刺激母体产生抗体,但这种抗体产生较慢,且为 IgM 抗体,故对第 1 胎的胎儿无影响。当再次妊娠 Rh 阳性胎儿时,Rh 阳性的红细胞(怀孕期可有 0.05 ~ 0.1ml 的胎儿血进入母体血循环)再次进入已致敏的 Rh 阴性母体时,则迅速产生 IgG 型抗体,并快速进入胎儿体内导致溶血。

（二）临床表现

Rh 溶血病症状较 ABO 溶血病者严重。症状的轻重和母亲所产生的 IgG 抗体量、抗体与胎儿红细胞结合程度及胎儿代偿能力有关。

1. 黄疸　绝大多数 Rh 溶血病患者在生后 24h 内出现黄疸，而 ABO 溶血病多在生后第 2～3 天出现。血清胆红素以未结合型为主。

2. 贫血　程度不一，ABO 溶血病较轻，Rh 溶血病患者一般贫血出现早且重，重症者血红蛋白可＜80g/L，甚至低于 30～40g/L，重度贫血常伴有水肿、皮肤苍白，易发生贫血性心力衰竭，如不及时抢救大多数死亡。

3. 肝脾肿大　由于髓外造血引起肝脾代偿性肿大，多见于 Rh 溶血病患儿。

4. 胆红素脑病（核黄疸）　当血中胆红素≥340μmol/L 时，游离胆红素通过血脑屏障引起脑组织的病理性损害，出现神经系统症状。一般发生在生后 2～7 天，早产儿尤易发生。患儿出现嗜睡、吸吮无力、肌张力低下及各种反射减弱；12～24 小时后很快出现双眼凝视、哭叫、眼球震颤、肌张力增高、角弓反张、常有发热，多数患儿因呼吸衰竭或 DIC 而死于此期。幸存者 1～2 天后病情开始好转，吸吮力和对外界反应逐渐恢复，呼吸好转、痉挛消失，多于 2 个月左右出现后遗症，表现为手足徐动症、听力障碍、智力落后、眼球运动障碍等。

（三）辅助检查

血型检测可见母子血型不合；红细胞、血红蛋白降低及网织红细胞、有核红细胞增多；血清未结合胆红素增高，三项试验（改良直接抗人球蛋白试验，患儿红细胞抗体释放试验，患儿血清中游离抗体试验）阳性。

（四）治疗要点

1. 产前监测和处理　孕妇产前监测血 Rh 抗体滴定不断增高者，可采用反复血浆置换术以换出抗体，减轻婴儿溶血；胎儿水肿，或胎儿 Hb＜80g/L，而肺尚未成熟者，可行宫内输血；重症 Rh 阴性孕妇既往有死胎、流产史，本次妊娠中 Rh 抗体效价升高，羊水中胆红素增高，且羊水磷脂酰胆碱/鞘磷脂比值大于 2（提示肺成熟）者，可提前分娩，减轻胎儿受累。

2. 产后新生儿治疗　①降低血清胆红素：采取光照疗法和换血疗法；②防止胆红素脑病：供给白蛋白，应用 5% 碳酸氢钠纠正酸中毒，应用肝酶诱导剂等治疗。

护理诊断及护理措施见本章第三节新生儿黄疸。

五、新生儿败血症

新生儿败血症(neonatal septicemia)是病原体侵入新生儿血液循环并在其中生长、繁殖、产生毒素而造成的全身感染。是新生儿期常见的严重感染性疾病,发病率和死亡率较高,早产儿多见。感染原因分产前感染、产时感染和产后感染,其中产后感染最常见。

(一)病因

1. 内在因素　新生儿免疫系统功能不完善,皮肤、黏膜娇嫩,屏障功能差,白细胞在应激状态下杀菌力低下,T细胞对特异性抗原反应差。补体及免疫球蛋白含量少,对感染的局限能力差。

2. 病原体　葡萄球菌最常见,其次是大肠杆菌、链球菌。近年来条件致病菌、厌氧菌和耐药菌株的感染有增加趋势。

3. 感染途径

(1)产前感染　孕母有菌血症时,细菌可通过胎盘血行感染胎儿;羊膜囊穿刺、宫颈取绒毛标本等也可致胎儿感染。

(2)产时感染　羊膜早破、产程延长等,细菌上行污染羊水;分娩过程消毒不严引起感染。

(3)产后感染　主要感染途径。细菌通过脐部、皮肤黏膜损伤处及呼吸、消化道等侵入血液而致感染;也可通过雾化器、各种导管等途径造成医源性感染。

 新生儿败血症的分型

新生儿败血症可分为早发型和晚发型。生后7天内起病者称为早发型败血症,感染发生在出生前和出生时,常由母亲垂直传播引起,病原菌以大肠杆菌为主,病死率高。出生7天后起病者称为晚发型败血症,感染发生在出生时或出生后,由水平传播引起,病原菌以葡萄球菌、机会致病菌为主,病死率较早发型为低。

(二)临床表现

无特异性表现。产前、产时感染一般发生在出生后3天内出现症状,产后感染在出生3天以后出现症状。

1. 症状体征　早期表现精神欠佳、反应低下、哭声减弱、体温异常等,转而发展为精神萎靡、嗜睡、拒乳、不哭、不动等。

2. 出现以下表现时应高度怀疑败血症　①黄疸:有时是唯一的表现,可为黄疸迅速加重、消退延迟或退而复现;②肝脾大:出现较晚;③出血倾向:皮肤瘀点、瘀斑、DIC症状;④休克征象;⑤其他:呕吐、腹胀、中毒性肠麻痹;⑥可合并化脓性脑膜炎、肺炎、骨髓炎等,其中化脓性脑膜炎是最常见并发症。

(三)辅助检查

1. 外周血象　白细胞计数升高或降低,中性粒细胞增高,并可见中毒颗粒。

2. 血培养　最有价值的检查是血培养,血培养阳性有助于诊断。但血培养阳性率低,阴性亦不能排除此病。

3. 急相蛋白、血沉　C反应蛋白持续增高,血沉增快有助于诊断。

(四)治疗要点

1. 控制感染 选用合适的抗菌药物,早期、足量、足程、静脉、联合应用抗生素,疗程一般为10~14天。病原菌已明确者可按药敏试验用药;病原菌尚未明确前,结合当地菌种流行病学特点和耐药菌株情况选择两种抗生素联合使用。

2. 对症、支持治疗 抗休克,纠正酸中毒及电解质紊乱,清除感染病灶,注意保暖,供给足够热量和液体,必要时输注免疫球蛋白、新鲜血、粒细胞及血小板。

(五)护理评估

1. 健康史 了解患儿是否有产前、产时、产后的感染史,是否为早产儿。

2. 身体状况 评估患儿面色、反应,有无感染灶、黄疸、肝脾肿大、出血倾向和休克等。

3. 社会–心理状况 评估家长对本病病因、性质、预后的认识程度,病情轻者家长易忽视,重者可引起死亡,且治疗时间长、费用高,家长可有焦虑、恐惧、自责或失望心理;评估患儿居住环境、家庭经济状况及卫生习惯等。

(六)护理诊断及医护合作性问题

1. 体温调节无效 与感染、环境变化有关。

2. 皮肤完整性受损 与脐炎、脓疱疹等感染灶有关。

3. 营养失调 低于机体需要量 与吸吮无力、拒乳及摄入量不足有关。

4. 潜在并发症 化脓性脑膜炎、肺炎等。

(七)护理目标

1. 患儿体温稳定在正常范围。

2. 患儿皮肤恢复完整性。

3. 患儿获得充足营养,体重增加或不减少。

4. 患儿不发生化脓性脑膜炎、肺炎等。

(八)护理措施

1. 维持体温稳定

(1)当体温过高时,可调节环境温度、打开包被等物理方法或多喂水来降低体温,新生儿不宜用药物降温。降温后30分钟复测体温1次并记录。体温不升时,及时给予保暖措施。保护性隔离,避免交叉感染,维持体温稳定。

(2)控制感染 保证抗生素有效进入体内,注意药物的毒性作用。

2. 消除局部感染灶 脐炎患儿先用3%过氧化氢,再用2%碘酒及75%乙醇消毒脐部,每日2~3次,直至好转;脓疱疹患者先用75%乙醇消毒皮肤,然后用无菌针头刺破成熟的脓疱吸出脓液,再涂1%甲紫(龙胆紫)。

3. 保证营养供给 喂养时要细心、少量、多次给予哺乳,保证机体的需要。吸吮无力者,可鼻饲喂养或结合病情考虑静脉营养。

4. 严密观察病情 加强巡视,每4小时监测T、P、R、BP的变化,如出现面色发灰、尖叫、呕吐频繁等症状时,提示有脑膜炎的可能,应及时与医生取得联系,并作好抢救准备。

5. 健康教育

（1）向家长介绍本病的基本知识,强调预防感染的重要性。告诉家长若孩子发生脐部、皮肤、呼吸道及消化道感染时,应及时彻底治疗。

（2）教会家长观察本病的方法,指导家长正确喂养和护理患儿,保持皮肤的清洁。

（3）做好家长的心理护理,消除家长的担心和焦虑,使家长积极配合治疗。

六、新生儿寒冷损伤综合征

新生儿寒冷损伤综合征(neonatal cold injure syndrome)简称新生儿冷伤,亦称新生儿硬肿症。指新生儿时期由多种原因引起的皮肤和皮下脂肪变硬及水肿,常伴有低体温及多器官功能低下。本病多发生在寒冷季节,而早产、窒息、感染所致者,则无季节性,多在生后1周内发病,以早产儿发病率高。

（一）病因

1. 内在因素 ①体温调节中枢发育不完善,体温易随环境温度而波动。②新生儿体表面积相对大,皮下脂肪薄,易散热。③新生儿皮下脂肪中饱和脂肪酸含量大,该脂肪酸熔点高,受寒时容易发生凝固。④受寒冷刺激时,新生儿体内的棕色脂肪提供热量,且棕色脂肪需在有氧的条件下才能分解产生热量;早产儿体内棕色脂肪少,产热的储备能力不足;在缺氧、酸中毒及感染时棕色脂肪产热不足,加之新生儿寒冷时无寒战产热反应,故容易出现体温下降。⑤躯体小,体内储热少,对失热的耐受力差,寒冷时少量热量丢失,体温便可降低。

2. 外因 寒冷、早产、低体重、感染、窒息等。

（二）临床表现

多于生后1周内发病,低体温和硬肿是本病的主要表现。

1. 一般表现 反应差,拒乳,哭声低或不哭,活动减少或不动。

2. 低体温 轻型:体温35℃~31℃,腋肛温差为正值,重者:体温<30℃,腋肛温差为负值。

3. 皮肤硬肿 皮肤发凉、硬化、颜色暗红,不易捏起,出现水肿时压之有凹陷。硬肿发生顺序为:小腿→大腿外侧→下肢→臀部→面颊→上肢→全身。

4. 多器官功能损害 心率减慢,尿少,严重者时休克、心力衰竭、DIC、肺出血、肾衰竭等。

根据新生儿寒冷损伤综合征患儿体温、皮肤硬肿范围及器官受损程度分为轻、中重三度(表6-6)。

表6-6　新生儿寒冷损伤综合征分度

分度	肛温(℃)	腋-肛温(℃)	硬肿范围(%)	器官功能改变
轻度	≥35	正值	<20	无明显改变
中度	<35	0或正值	20~50	反应差、功能明显低下
重度	<30	负值	>50	休克、DIC、肺出血、急性肾衰竭

（三）辅助检查

根据病情选择检测动脉血气、血糖、电解质、血尿素氮、肌酐,血常规及血小板,凝血时间、凝血酶原时间、纤维蛋白原、凝血酶时间等。必要时拍胸部X线片。

(四)治疗要点

1. 复温　是低体温患儿治疗的关键。复温原则是逐步复温,循序渐进。

2. 保证热量和体液供给　纠正酸中毒和微循环障碍,供给充足的热量有助于复温和维持正常体温,但有明显心肾功能损害者,注意严格控制输液速度和液体入量。

3. 控制感染　根据血培养和药敏结果应用抗生素。

4. 纠正器官功能紊乱　对心力衰竭、休克、凝血障碍、弥漫性血管内凝血、肾功能衰竭和肺出血等,应给予相应治疗。

(五)护理评估

1. 健康史　了解患儿胎龄、日龄、体重、分娩史及生后保暖情况;有无感染和缺氧史。

2. 身体状况　注意评估患儿的体温,皮肤的颜色,有无硬肿及硬肿范围,吸吮及吞咽能力,有无喂养不当;评估呼吸、心率,有无心、肾功能受损及 DIC 的症状体征。

3. 社会－心理状况　评估家长对该病的了解程度,对新生儿保温、喂养知识掌握程度,有无焦虑;了解家庭的居住环境和经济状况;评估家长对预后有无担忧。

(六)护理诊断及医护合作性问题

1. 体温过低　与寒冷、早产、感染、窒息有关。

2. 皮肤完整性受损　与皮肤硬肿有关。

3. 营养失调　低于机体需要量　与吸吮和吞咽无力,热量摄入不足有关。

4. 有感染的危险　与机体免疫功能降低有关。

5. 潜在并发症　肺出血、DIC。

(七)预期目标

1. 患儿体温 12～24 小时恢复正常。

2. 患儿皮肤硬肿逐渐消失。

3. 患儿能维持良好的营养状况,体重开始增长。

4. 患儿住院期间没有发生交叉感染。

5. 并发症被及时发现和处理。

(八)护理措施

1. 积极复温

(1)复温的方法:

1)体温 >30℃,腋－肛温差为正值的轻、中度硬肿的患儿可放入 30℃暖箱中,根据体温恢复的情况逐渐调整到 30℃～34℃的范围内,6～12 小时恢复正常体温。

2)体温 <30℃,腋－肛温差为负值的重度患儿,应置于比患儿体温高 1℃～2℃的暖箱中,并逐步提高暖箱的温度,每小时升高 0.5℃～1℃,箱温最高不超过 34℃。每小时监测肛温、腋温 1 次,于 12～24 小时恢复正常体温。体温恢复正常后,将患儿放入调至中性温度的暖箱中。

3)无上述条件者,可用温暖的襁褓包裹患儿,置于 25℃～26℃室温环境中,并用热水袋(水温从 40℃逐渐升至 60℃)保暖。也可采用温水浴、电热毯,母亲怀抱保暖等方法。

关于腋-肛温差

新生儿寒冷时的产热不依赖白色脂肪,而是棕色脂肪的代谢。棕色脂肪分布在肩胛间、中心大动脉、颈、腋部、肾及肾上腺周围等处。正常情况下,棕色脂肪不产热,所以腋—肛温差为负值;寒冷时棕色脂肪氧化产热,使腋部局部温度升高,腋—肛温差为正值;但重症新生儿硬肿症患儿,因棕色脂肪耗尽不再产热,腋—肛温差为负值。

(2)供氧 吸入的氧必需加温、加湿。因新生儿棕色脂肪产热需要氧的参予,所以吸氧能使棕色脂肪产热,有助于体温恢复正常。

(3)保证热量及液体供给 保证能量的供给,可使产热增多,是复温及维持正常体温的重要措施之一。病重者按医嘱静脉补充营养及液体,亦可用静脉高营养液、血浆、鲜血等。有明显心、肾功能损害者,应严格控制速度及液量,静脉滴入的液体应加温至35℃左右。待消化道功能正常后再开始喂乳,首选母乳,早期每日供给能量约210kJ/kg,随体温恢复及日龄增长可增至420~504 kJ/kg。哺喂时要耐心少量多次,若吸吮无力者可用滴管或鼻胃管喂养。

(4)观察病情 ①监测体温:复温过程中用肛表测量肛温,每小时1次,体温正常6小时后改为每4小时1次,同时测腋温,计算腋-肛温差值。便于估计病情的进展和程度,还可作为调节暖箱温度的依据;②观察心率、呼吸、并做记录;③注意一般状态、反应、哭声、吸吮力、尿量;④观察暖箱及室内温度、湿度并及时调整,详细记录护理记录单,病情有特殊变化及时与医生联系。

2. 保持皮肤完整性 注意观察皮肤黏膜状况、硬肿面积,做好隔离,加强皮肤护理,经常更换体位,防止体位性水肿和坠积性肺炎,尽量减少肌内注射,防止皮肤破损而致感染。

3. 预防感染 加强消毒管理,严格遵守操作规范,硬肿症患儿应与感染者分开,防止发生交叉感染。

4. 密切观察病情,防止并发症 密切观察病情变化,注意观察生命体征、有无出血征象、尿量等,如果出现呼吸困难加重、发绀明显、肺部啰音增多,应考虑肺出血;如果出现呼吸急促、发绀、口吐白沫,应考虑肺炎。发现以上并发症应及时报告医生,准备好抢救的药物及用物,积极配合医生进行抢救。

5. 健康教育 向家长、社区群体进行新生儿硬肿症预防知识的普及和宣教。讲解出生后新生儿的保暖、喂养、预防感染等护理工作的重要性和方法。指导或示范家庭简易保暖方法。

七、新生儿呼吸窘迫综合征

新生儿呼吸窘迫综合征(neonatal respiratory distress syndrome,NRDS)又称为新生儿肺透明膜病(hyaline membrane disease of the newborn,HMD),是指新生儿出生后不久即出现进行性呼吸困难和呼吸衰竭等症状,以早产儿多见。是由于缺乏肺表面活性物质(pulmonary surfactant,PS)而使肺泡进行性萎缩。病理上以肺泡壁至终末细支气管壁上附有嗜伊红的透明膜和肺不张为特征。

宝宝怎么了?

　　早产儿生后 6 小时出现呼吸困难,发绀,呈进行性加重,呼气性呻吟,肺听诊有罗音,胸部 X 线显示:肺透明度低,并有细小斑点及网状阴影,考虑是何种疾病? 如何护理?

(一)病因及发病机制

　　1. 早产　呼吸窘迫综合征的病因是 PS 的缺乏。PS 在胎龄 20~24 周出现,35 周后迅速增加,因此,小于 35 周的早产儿更易发病。胎龄越小,发病率越高:胎龄 36 周者仅 5%;32 周者为 25%;28 周者达 70%;24 周超过 80%。

　　2. 发病机制　PS 是由胎儿 II 型肺泡上皮细胞合成并分泌的一种磷脂蛋白复合物,具有降低肺泡表面张力、保持功能残气量,防止呼气末肺泡萎陷,稳定肺泡内压和减少液体自毛细血管向肺泡渗出的作用。

　　早产是 PS 不足或缺乏的最主要因素,此外 PS 的合成受体液 pH 值、体温和肺血流量的影响,因此,围生期窒息,低体温,前置胎盘、胎盘早剥和母亲低血压所致的胎儿血容量减少均可诱发 NRDS。

　　当 PS 缺乏时,肺泡表面张力增高,肺泡回缩力增加,肺泡逐渐萎缩,进行性肺不张,肺泡通气降低,缺氧、酸中毒发生,使肺小动脉痉挛,肺动脉高压,右向左分流,肺血灌流下降,加重缺氧、酸中毒,肺组织缺氧后毛细血管通透性增高,液体漏出,肺间质水肿和纤维蛋白沉积,透明膜形成,使气体弥散障碍,缺氧、酸中毒更进一步加重,PS 的合成被抑制,形成恶性循环。

(二)临床表现

　　起病后多数患儿于生后 2~6 小时出现进行性呼吸困难和发绀,表现为烦躁不安、呼吸浅表,节律不整,吸气时胸廓凹陷,出现鼻翼扇动、三凹征、呼吸暂停,肌张力低下,最后进入衰竭。早期胸部尚隆起,随肺不张加重而下陷,呼吸音低,肺底部偶闻少许湿啰音。心率快、心音由强变弱,甚至出现充血性心力衰竭。重者可并发肺出血等。听诊两肺呼吸音低,肺底部偶闻少许湿啰音。

(三)辅助检查

　　1. X 线检查　两肺透亮度普遍降低,伴网状、颗粒状阴影和支气管充气征。严重者可整个肺野不充气呈"白肺"。

　　2. 血气分析　血 pH、PaO₂ 降低、PaCO₂ 增高。

　　2. 血气分析　血 pH、PaO_2 降低、$PaCO_2$ 增高。

　　3. 肺成熟度测定　羊水或气管分泌物测定 L(卵磷脂)/S(鞘磷脂),如低于 2:1,提示胎儿肺发育不成熟。

　　4. 泡沫试验　胃液 1ml 加 95% 乙醇 1ml,振荡 15 秒后静置 15 分钟,若沿管壁有一圈泡沫为阳性。阳性者可排除本病。

(四)治疗要点

1. 纠正缺氧　根据患儿病情可用鼻塞、面罩或持续气道正压呼吸、气管插管、机械呼吸，改善缺氧，减少无氧代谢。

2. 肺表面活性物质替代替疗法　应力争在确诊的 24 小时内经气管注入患儿肺内。目前用于临床的肺表面活性物质制剂有 3 种：天然制剂、人工制剂和混合制剂。

3. 支持对症治疗　保暖，供给所需营养和水分，维持酸碱平衡，控制肺部感染等

（五）护理评估

1. 健康史　询问患儿是否为早产，有无宫内窘迫及宫内感染、产时窒息、分娩未发动前行剖宫产等病史，母亲是否患糖尿病。

2. 身体状况　起病后患儿是否出现进行性呼吸困难伴发绀、烦躁不安、鼻翼扇动、三凹征、呼气性呻吟、呼吸不规则、呼吸暂停、面色青灰、听诊是否有呼吸音低等

3. 心理－社会状况　患儿出生不久突然发生此病，家长完全没有心理准备，难以承受此种压力，表现十分悲伤、沮丧及内疚。或因对本病的治疗及预后知识缺乏而出现焦虑及恐惧等心理变化。

（六）护理诊断及医护合作性问题

1. 自主呼吸受损　与缺乏 PS 导致肺不张、呼吸困难有关。

2. 低效性呼吸型态　与肺不张、气体交换减少有关。

3. 营养失调：低于机体需要量　与摄入量不足有关。

4. 有感染的危险　与机体免疫力低下有关。

（七）护理措施

1. 维持有效呼吸，保持呼吸道通畅

（1）及时清除口、鼻、咽部分泌物。保持呼吸道通畅，体位正确，头稍后仰，使气道伸直。

（2）供氧及辅助呼吸　根据病情及血气分析结果，选择用氧方法及调节用氧量。如采用头罩用氧、持续气道正压（CPAP）辅助呼吸、气管插管用氧等，使 PaO_2 维持在 50～70mmHg（6.7～10.7kPa）、SaO_2 维持在 87%～95% 之间。

（3）协助医生气管内滴入　滴入前彻底吸净气道内分泌物，于患儿吸气时滴入并转动患儿体位，从仰卧位转至右侧位、左侧位再至平卧位，使药物较均匀进入各肺叶；也可在滴入后，用复苏器加压给氧以助药液扩散。用药后 4～6 小时内禁止气道内吸引。

（4）保暖　置患儿于适中温度环境中，相对湿度在 55%～65%，使患儿皮肤温度保持在 36℃～36.5℃ 之间，以减少氧的消耗。

（5）严密观察病情　重症患儿应送入监护室，用监护仪监测呼吸、心率、血压及血气等，并随时进行再评估，认真填写特别记录单。若有变化及时通知医生。

2. 喂养　保证营养供给，不能吸乳、吞咽者可用鼻饲法或静脉补充营养。

3. 预防感染　因为 NRDS 的患儿多为早产儿，住院时间较长，抵抗力较差，极易发生院内感染，做好各项消毒隔离工作至关重要。

4. 健康指导　向家长解释机械通气对治疗疾病的必要性，消除家长的恐惧感，争取家长的合作。向家长说明，若患儿无并发症预后较好，度过 3 天后存活机会增加，用恰当的语言

宽慰、开导他们,使家长的焦虑程度减轻。教会父母居家照顾的相关知识,为患儿出院后得到良好的照顾打下基础。

八、新生儿重症监护

新生儿重症监护室(neonatal intensive care unit,NICU)是把新生儿危重疾病集中在一起,并对高危新生儿进行病情连续监护和及时有效地抢救治疗和护理的病室。新生儿重症监护是指对病情不稳定的危重新生儿给予自动化和电子化先进仪器进行连续动态监护、持续的护理、复杂的处置、连续的呼吸支持或其他加强的干预。能及时、准确地对危重新生儿的生命体征和病情程度进行评估,改善了患儿的预后,减少了新生儿的死亡率。

(一)监护对象、内容

1. 监护对象　①病情不稳定、需要急救的新生儿:如重症休克、反复惊厥、重度窒息者、生后1小时有疾病表现者;②需要进行呼吸管理的新生儿:如严重心肺疾病需要氧疗、应用辅助通气及拔管后24小时内的新生儿;③极低出生体重儿和超低出生体重儿;④接受全胃肠外营养或需换血者;⑤严重器官功能衰竭者;⑥大手术后,尤其是术后24小时内的患儿。

2. 监护内容　①心脏监护;②呼吸监护;③血压监护;④体温监护;⑤血氧饱和度监测;⑥血气监测;⑦微量血液生化监测;⑧影像学检查。

(二)NICU的设备

1. 监测设备　常用的监测设备有多功能生命体征监测仪、呼吸功能监测装置、血气分析仪、血流动力学监测设备、经皮氧分压($TcPO_2$)和经皮二氧分压($TcPCO_2$)监测仪、脉搏及氧饱和度监测仪及心电图机等。影像学监测设备包括床边X线机和超声设备。房间内配有空调。

2. 治疗设备　微量输液泵、注射泵、新生儿呼吸机、新生儿暖箱和蓝光治疗箱、人工呼吸气囊等。

学科经纬

生命岛

生命岛是指患儿所需物品全部集中并定点、定位存放的柜子,放有:各种监护仪器,各种护理用品. 一次性注射器等处置用品,病程记录单、笔、体温计、尿布、盥洗用具等基础护理用品。每日有专人负责检查和补充消耗性物品。此外,在大柜子中部的墙壁上,有一套连接各种仪器设备的电源和气源装置,放有:氧气源2个,压缩空气源2个,负压吸引源2~3个,电源插座10~12个,其中有一个是能插X线机的插座,另一个接安全电源。专供呼吸器使用,在电源发生故障时,仍能保证供电。

(三)NICU各系统的常规监护

危重新生儿常处于生命垂危状态或潜在威胁生命状态,需要进行包括临床观察、各种监护仪器、实验室检查等对生命信息和病情变化的连续监测。护士长负责监护室的管理工作,护士是NICU的主体,要求护士24小时守护在床边,及时观察与护理,将收集到的大量数据,按时间顺序记录于护理监护记录中,便于了解病情动态变化,发现异常及时通知医生。监护内容包括：

1. 神经系统的监护

(1)观察意识、反应、瞳孔、肌张力，每 4 小时记录 1 次。

(2)测头围，每日或隔日 1 次；需颅内压监护者，每 2 小时测、记 1 次。

2. 呼吸和心血管系统的监护

(1)监护仪持续监测心率、心电图、呼吸频率、呼吸节律；每小时记录心率、呼吸频率 1 次；创伤性或间接监量血压者，每 2 小时测、记 1 次；用 $TcPO_2$、$TcSO_2$ 和 $TcPCO_2$ 监护者，每 1～2 小时记录 1 次，每日至少取动脉血测血气 1~2 次。

(2)用氧者每 2 小时记录氧浓度 用呼吸机者，每 2～4 小时吸痰、物理治疗 1 次，并记录分泌物的量和性质，每 2 小时检查、记录呼吸机各项参数 1 次。

(3)胸部物理疗法 ①有呼吸系统疾病的患儿，为防止肺内分泌物堆积，促进受压部位的肺扩张，应每 2 小时翻身 1 次；②对于肺炎、肺膨胀不全、气管插管及拔管后的患儿应给予拍击胸背的治疗，用半握空拳法或使用拍击器，从从肺底向上、外周向肺门轮流反复拍击，速度约 100 次 / 分。

(4)清理呼吸道分泌物 ①鼻咽部吸痰时，吸引器的压力应 <100mmHg（13.3kPa），先吸口腔，后吸鼻腔，每次从吸引管放入至退出的总时间不超过 15 秒；②气管插管内吸痰时，以两人协同操作为宜，一人负责吸引，一人负责吸引前后的加压给氧及病情观察；③及时记录分泌物的量、性质、粘稠度及操作时的病情变化。

(5)观察肤色、末梢循环、肢端温度、胸部运动 用呼吸机者自主呼吸是否与呼吸机对抗，每 4～6 小时记录 1 次，发现异常，随时记录并通知医生。

3. 消化系统的监护 密切观察腹胀、呕吐、大便性质。鼻饲前检查胃内残留内容物的量、性质。

4. 泌尿系统和代谢的监护

(1)称体重 每日 1 次或数次。

(2)记录出入液量 每 12 小时和 24 小时总结 1 次。

(3)测量尿比重、尿糖、尿蛋白及渗透压，每日 1 次或数次；测血清钾、钠、氯、钙和渗透压，每日至少 1 次；测血糖，每日 1 次或数次，必要时测血胆红素、肌酐、尿素氮，特殊化验按医嘱。

(4)测量并记录体温和暖箱温度，每 2～4 小时 1 次。

5. 血液系统的监护 观察皮肤颜色，记录抽取血量。急性期每日检测血常规、网织红细胞、血小板和红细胞压积等。

6. 预防感染 入室人员严格执行消毒隔离制度，接触患儿前后必须彻底洗手；各项处置操作认真执行无菌技术；远红外线辐射床或暖箱及各种监护仪每日常规用消毒液擦拭；用含健之素 500mg / L 的溶液拖地，每日 3 次；NICU 内定期彻底清扫后，用过氧乙酸封闭消毒。

7. 其他 检查远红外线辐射床或暖箱及各种监护仪的功能是否正常，报警是否处于工作状态，每 2 小时检查 1 次。

8. 健康教育 由于患儿入住 NICU，家长常处于恐惧、焦虑状态，承担着巨大压力。护理人员应及时向家长交代患儿的病情变化,耐心解释家长提出的问题,做好与家长的沟通与交流;介绍 NICU 内的设施与设备,在条件允许的情况下,鼓励家长探视患儿,使家长对治疗护理充满信心,积极配合治疗。

(四)呼吸支持疗法的应用

1. 应用呼吸囊正压通气给氧应用指征　凡新生儿经过清理呼吸道和触觉刺激等初始复苏处理仍然无自主呼吸;或虽有自主呼吸,但不充分,心率仍低于 100 次/分者,均应立即应用复苏囊和面罩、或气管插管正压通气给氧,以建立和改善呼吸。

2. 气道持续正压(CPAP)呼吸应用指征　有经鼻塞 CPAP 和经气管插管 CPAP 两种。主要用于新生儿肺透明膜病、肺不张、肺炎、湿肺、肺水肿和胎粪吸入综合征等疾病;亦用于反复发作的呼吸暂停、准备撤离呼吸机和预防拔管后肺不张等情况。且患儿必须有自主呼吸;头罩吸氧 $FiO_2 \geq 0.6$, $PaO_2 < 50mmHg$($6.7kPa$)或 $TcSO_2 < 85\%$。

3. 新生儿机械通气的应用

(1)应用指征　①频繁的呼吸暂停,严重呼吸困难,呼吸节律不整;②严重高碳酸血症,$PaCO_2 > 9.3kPa$($70mmHg$);③严重低氧血症,在 CPAP 下吸入氧浓度 $>60\%$,或压力 $\geq 0.78kPa$($8cmH_2O$)时,$PaCO_2$ 仍 $<6.67kPa$($50mmHg$)者;④有下述情况,尽早使用。已诊断 RDS 的小早产儿(出生体重 $<1350g$);肺出血的进展期;各种原因引起的心跳、呼吸暂停经复苏后仍未建立有规则的自主呼吸者。

(2)新生儿常用基本通气模式　①持续气道正压(CPAP);②间歇指令通气(IMV);③同步间歇指令通气(SIMV);④辅助-控制通气(A/C)。

(3)呼吸机主要参数　①吸气峰压(PIP);②呼气末正压(PEEP);③呼吸频率(RR 或 VR);④吸气时间(TI)和呼气时间(ET);⑤流速(FR);⑥吸入氧浓度(FiO_2)。

(4)撤机指征　当疾病处于恢复期,一般情况良好,动脉血气结果正常时应下调呼吸机参数;当 $FiO_2 < 0.4$ 时,$PaCO_2 > 6.67 \sim 8.0kPa$($50 \sim 60mmHg$),$PIP < 10cmH_2O$,$VR < 10/min$ 或 CPAP 时,可考虑撤离呼吸机。

(5)机械通气常见合并症　①肺漏气;②慢性肺损伤;③晶体后纤维增生症;④呼吸机相关肺炎;⑤喉损伤和气管损伤。

(谢玲莉)

第五节 习题及答案

一、选择题

A1 型题

1. 正常新生儿特点错误的为
   A. 体重不足 2500g
   B. 常以腹式呼吸为主
   C. 心率 120 ~ 140 次 / 分
   D. 呼吸节律常不规则
   E. 生后 12 小时开始排墨绿色胎粪

2. 极低出生体重儿是指
   A. 出生体重不足 3000g 者
   B. 出生体重不足 2500g 者
   C. 出生体重不足 2000g 者
   D. 出生体重不足 1500g 者
   E. 出生体重不足 1000g 者

3. 以下哪项是早产儿的外观特点
   A. 胎毛多
   B. 足底纹理多
   C. 头发分条清楚
   D. 四肢肌张力好
   E. 女婴大阴唇能覆盖小阴唇

4. 新生儿的正常呼吸表现为
   A. 节律不规则呼吸
   B. 主要靠膈肌呼吸
   C. 以腹式呼吸为主
   D. 可有短暂的呼吸暂停
   E. 以上都正确

5. 关于早产儿呼吸功能哪项不正确
   A. 节律不规则
   B. 易发生缺氧
   C. 呼吸中枢不成熟
   D. 易发生呼吸暂停
   E. 肺泡表面活性物质多

6. 新生儿生后开始排胎便时间是
   A. 生后 6 小时内
   B. 生后 8 小时内
   C. 生后 10 小时内
   D. 生后 12 小时内
   E. 生后 24 小时内

7. 新生儿可从母体获得的免疫球蛋白是
   A. Ig A
   B. Ig E
   C. Ig G
   D. Ig M
   E. Ig E

8. 新生儿易发生溢乳,是由于
   A. 胃呈水平位
   B. 胃容量较小
   C. 幽门括约肌松弛
   D. 贲门括约肌紧张
   E. 胃自主神经调节能力强

9. 生后 2 ~ 3 天出现黄疸应首先考虑为
   A. 新生儿肝炎
   B. 新生儿败血症
   C. 新生儿胆道闭锁
   D. 新生儿 ABO 血型不合
   E. 新生儿生理性黄疸

10. 早产儿常用氧气浓度为
    A. 10% ~ 20%
    B. 20% ~ 30%
    C. 30% ~ 40%
    D. 40% ~ 50%
    E. 50% ~ 60%

11. 早产儿易出现低体温的主要原因是
    A. 代谢率高,产热少
    B. 棕色脂肪多,产热少
    C. 肌肉发育差,产热少
    D. 体表面积相对较大,散热快
    E. 体温调节功能强,散热快

12. 早产儿护理关键的是
    A. 隔离

B. 保暖

C. 给氧

D. 防窒息

E. 预防感染

13. 新生儿出现生理性黄疸主要是因为

A. 新生儿胆道狭窄

B. 新生儿胆汁黏稠

C. 新生儿胆囊较小

D. 生后过多的红细胞破坏

E. 肝脏形成胆红素能力强

14. 关于生理性黄疸描述错误的是

A. 早产儿可延迟至 3 周消退

B. 生后 2～3 天开始出现黄疸

C. 表现为食欲下降,哭声低弱

D. 足月儿黄疸持续时间不超过 2 周

E. 血清胆红素浓度 <205.2μmol/L

15. 新生儿黄疸在出生后 24 小时内出现者应首先考虑

A. 母乳性黄疸

B. 新生儿肝炎

C. 新生儿败血症

D. 新生儿溶血症

E. 先天性胆管闭锁

16. 新生儿病理性黄疸的特点是

A. 生后 2～3 天出现黄疸

B. 生后 10 天消退

C. 早产儿胆红素低于 257μmol/L

D. 吃奶少,精神差,足月儿胆红素浓度在 257μmol/L 以上

E. 多见于早产儿

17. 新生儿黄疸最严重的是

A. 胆红素脑病

B. 母乳性黄疸

C. 胆红素败血症

D. RH 血型不合溶血

E. ABO 血型不合溶血

18. ABO 溶血症可发生于

A. 母 A 型,父 AB 型,婴儿 O 型

B. 母 O 型,父 AB 型,婴儿 B 型

C. 母 AB 型,父 O 型,婴儿 A 型

D. 母 O 型,父 AB 型,婴儿 AB 型

E. 母 O 型,父 B 型,婴儿 A 型

19. Rh 血型不合下列哪项不正确

A. 一般不发生在第一胎

B. 孕妇 Rh 阴性,胎儿 Rh 阳性

C. 孕妇 Rh 阳性,胎儿 Rh 阴性

D. 比 ABO 溶血少见

E. 比 ABO 溶血严重

20. 新生儿缺血缺氧性脑病的病因主要是

A. 围生期窒息

B. 肺炎

C. 病理性黄疸

D. 硬肿症

21. 新生儿缺血缺氧性脑病的临床表现是

A. 神志改变,肌张力异常

B. 高热惊厥

C. 呼吸急促三凹征

D. 心率缓慢,心律不齐

E. 高胆红素血症

22. 新生儿轻度窒息的临床表现,下述错误的是

A. Apgar 评分 6 分

B. 心率 100 次/分

C. 肌张力好

D. 叹息样呼吸

E. 全身皮肤呈青紫色

23. 抢救新生儿窒息时应注意保暖,其措施是

A. 用厚毛毯包紧

B. 立即穿上衣物

C. 卧于母亲胸前

D. 立即给予热水沐浴

E. 迅速擦干全身羊水

24. 下述哪项不属于新生儿窒息的复苏程序

A. 药物治疗

B. 建立呼吸

C. 清理呼吸道

D. 维持正常循环

E. 产后半小时母乳喂养

25. 新生儿颅内出血最常见的病因

A. 窒息

B. 剖宫产

C. 产钳助产

D. 输入高渗液体

E. 原发性出血性疾病

26. 新生儿颅内出血典型症状是

A. 体温不升

B. 呼吸不规则

C. 瞳孔不对称

D. 呼吸困难不能吸吮

E. 先表现兴奋后出现抑制

27. 下列对新生儿颅内出血的护理，哪项是错误的

A. 保持安静,避免各种惊扰

B. 注意保暖,必要时给氧

C. 经常翻身,防止肺部淤血

D. 头肩部抬高15°～30°,以减轻脑水肿

E. 喂乳时应卧在床上,不要抱起患儿

28. 预防新生儿颅内出血的关键措施为

A. 生后及时吸氧

B. 及时注射维生素 K

C. 加强孕产期保健

D. 保持安静少搬动

E. 生后积极建立呼吸

29. 新生儿败血症最常见的病原菌是

A. 厌氧菌

B. 肺炎球菌

C. 葡萄球菌

D. 大肠埃希菌

E. 溶血性链球菌

30. 新生儿败血症主要的感染途径是

A. 皮肤

B. 产道

C. 泌尿道

D. 呼吸道

E. 子宫内

31. 新生儿败血症最常见的并发症是

A. 肺炎

B. 骨髓炎

C. 核黄疸

D. 皮肤脓肿

E. 化脓性脑膜炎

32. 新生儿败血症的的临床特征为

A. 发烧,拒乳

B. 皮肤感染灶

C. 白细胞数增多

D. 反应性差

E. 无特征性表现

33. 关于新生儿硬肿症的发病机制，下列说法哪项不正确

A. 新生儿进食少，释放能量不足

B. 新生儿皮下脂肪中饱和脂肪酸成分多,熔点高,体温低时易于凝固

C. 新生儿期体温调节中枢不够完善易致散热与产热之间失去平衡

D. 新生儿体表面积大,皮肤薄嫩,血管多,易于散热而致体温低下

E. 早产儿棕色脂肪含量少,产热贮备力差,易发生硬肿

34. 新生儿硬肿常见的首发部位是

A. 面颊

B. 上肢

C. 大腿

D. 小腿

E. 下肢

35. 治疗与护理新生儿硬肿症的首要措施是

A. 供给足够的热量

B. 供给足够的液体

C. 预防各种感染

D. 加强皮肤护理

E. 逐渐复温,循序渐进

36. 新生儿呼吸窘迫综合征的临床表现不包括

　　A. 一般出生时发绀明显

　　B. 生后 2～6 小时出现呼吸窘迫

　　C. 呼吸急促、鼻扇

　　D. 明显的呼气呻吟

　　E. 吸气性三凹征

A2 型题

37. 护士喂奶时发现一新生儿口腔黏膜的上腭中线和齿龈上有黄白色小斑点,此时应

　　A. 挑破

　　B. 无需处理

　　C. 手术切除

　　D. 外擦制霉菌素

　　E. 积极抗炎治疗

38. 患儿,生后 7 天,母乳喂养。吃奶好,皮肤黏膜黄染,血清胆红素 153μmol/L。应采取的措施是

　　A. 蓝光照射

　　B. 输血浆

　　C. 准备换血

　　D. 口服强的松

　　E. 不须处理

39. 患儿,20 天,于出生后 4 天出现全身皮肤和巩膜黄染、持续升高而就诊,一般状态良好,医嘱改喂牛奶 3 天黄疸明显下降,该婴儿可能为

　　A. 新生儿肝炎

　　B. 新生儿溶血

　　C. 母乳性黄疸

　　D. 新生儿败血症

　　E. 先天性胆道闭锁

40. 足月臀位产儿,生后即烦躁不安,前囟饱满,唇微发绀,双肺呼吸音清,心率 130 次/分,血清钙 2.5mmol/L。最可能的诊断是

　　A. 感染性肺炎

　　B. 化脓性脑膜炎

　　C. 新生儿败血症

　　D. 新生儿颅内出血

　　E. 佝偻病手足搐搦症

41. 患儿,15 天,足月,3 天前开始现出现吃奶差,少哭,皮肤发灰。父母带其立即就医,体格检查:体温为 39.9℃,皮肤有脓性创口。诊断为新生儿败血症。以下护理措施中错误的是

　　A. 保证营养供给

　　B. 清除创口,松解包被

　　C. 给患儿进行温水擦浴

　　D. 立即抽血做细菌培养

　　E. 立即给患儿喂服退热药

A3 型题

42～43 题共用题干

　　胎龄 39 周出生,出生体重 2800g,身长 50cm,皮肤红润,胎毛少,足底纹理较多

42. 该婴儿最可能是

　　A. 早产儿

　　B. 足月儿

　　C. 月小样儿

　　D. 过期产儿

　　E. 大于胎龄儿

43. 该婴儿穿衣、包裹棉被时中性温度为

　　A. 20℃

　　B. 24℃

　　C. 28℃

　　D. 32℃

　　E. 36℃

44～45 题共用题干

　　患儿, 女,4 天,因全身皮肤巩膜黄染 3 天, 加重 2 天而入院, 血清胆红素 320μmol/L。

44. 可能的诊断为

　　A. 生理性黄疸

B.病理性黄疸

C.新生儿肝炎

D.母乳性黄疸

E.新生儿败血症

45. 常采取的措施

 A.抗生素

 B.光照疗法

 C.换血疗法

 D.输血或白蛋白

 E.暂不处理,继续观察

46~47题共用题干

患儿,出生胎龄33周,日龄4日。生后第2日开始吃奶不好,吸吮无力,哭声低微。体格检查:体温29℃,精神差,皮肤冰凉,下肢及臀部皮肤硬肿。

46. 以下护理措施哪项不妥

 A.严密观察病情

 B.采用鼻胃管喂养

 C.必要时给患儿吸氧

 D.进行保护性隔离

 E.协助医师将患儿置入35℃暖箱中保暖

47. 如采取温箱复温应测量体温

 A.每半小时1次

 B.每小时1次

 C.每2小时1次

 D.每3小时1次

 E.每4小时1次

B型题

(48~49题共用备选答案)

 A.20℃~22℃

 B.22℃~24℃

 C.24℃~26℃

 D.26℃~28℃

 E.28℃~30℃

48. 足月儿室内适宜温度是

49. 早产儿室内适宜温度是

(50~51题共用备选答案)

 A. 早产儿

 B. 足月儿

 C. 低出生体重儿

 D. 足月小样儿

 E. 小于胎龄儿

50. 胎龄满37~42周

51. 胎龄满28周,不满37周

二、填空题

1. 新生儿败血症的感染途径有 ____、____、____。

2. 新生儿的特殊生理状态有 ____、____、____、____。

3. Apgar评分标准中包括的体征是____、____。

4. 引起新生儿颅内出血的主要原因有____、____。

三、名词解释

1.足月新生儿

2.新生儿呼吸窘迫综合征

3.新生儿重症监护

4.高危儿

四、简答题

1. 生理性黄疸与病理性黄疸的区别。

2. 新生儿寒冷损伤综合征患儿如何复温。

3. 如何预防新生儿颅内出血的颅内压增高。

一、选择题

1. A　2. D　3. A　4. E　5. E　6. D　7. C
8. A　9. E　10. C　11. D　12. B　13. D　14. C
15. D　16. D　17. A　18. B　19. C　20. A　21. A
22. E　23. E　24. E　25. A　26. E　27. C　28. C
29. C　30. A　31. E　32. E　33. A　34. D　35. E
36. A　37. B　38. E　39. C　40. D　41. E　42. B
43. A　44. B　45. B　46. E　47. B　48. B　49. C
50. B　51. A

二、填空

1. 宫内感染、产时感染、产后感染。

2. 生理性体重下降、生理性黄疸、乳腺肿大和假月经、口腔黏膜的特点、新生儿粟粒疹。

3. 皮肤颜色、心率、弹足底或插鼻管反应、呼吸、肌张力。

4. 缺氧、损伤。

三、名词解释

1. 正常足月儿指胎龄满 37 周～42 周、出生体重＞2500g、身长在 47cm 以上，无畸形或疾病的活产婴儿。

2. 新生儿呼吸窘迫综合征是由于缺乏肺表面活性物质，导致新生儿出生后不久即出现进行性呼吸困难和呼吸衰竭等症状。

3. 新生儿重症监护是指对病情不稳定的危重新生儿给予自动化和电子化先进仪器进行连续动态监护、持续的护理、复杂的处置、连续的呼吸支持或其他加强的干预。

4. 高危儿指已经发生或可能发生危重疾病的新生儿。

四、简答题

1. (1)生理性黄疸：60%足月儿和 80%以上早产儿在生后 2～3 天出现黄疸；4～5 天达高峰；5～7 天消退，但最迟不超过 2 周，未成熟儿可延迟至 3～4 周，血清胆红素足月儿不超过 205.2μmol／L(12mg／d1)，早产儿 <257μmol／L(15mg／d1)，小儿一般情况良好，食欲正常。

(2)病理性黄疸：①黄疸出现过早(24 小时内)。②黄疸程度重：血清胆红素迅速增高，血清胆红素 >205.2μmol／L(12mg／d1)。③黄疸进展快：每日上升 >85μmol／L(5mg／d1)。④黄疸持续时间过长或黄疸退而复现，足月儿 >2 周，早产儿 >4 周。⑤黄疸退而复现。⑥血清结合胆红素 >34μmol／L(2mg／d1)。

2.(1)体温 >30℃，腋－肛温差为正值的轻、中度硬肿的患儿可放入 30℃暖箱中，根据体温恢复的情况逐渐调整到 30℃～34℃的范围内，6～12 小时恢复正常体温。

(2)体温 <30℃，腋－肛温差为负值的重度患儿，应置于比患儿体温高 1～2℃的暖箱中，并逐步提高暖箱的温度，每小时升高 0.5℃～1℃，箱温最高不超过 34℃。每小时监测肛温、腋温 1 次，于 12～24 小时恢复正常体温。体温恢复正常后，将患儿放入调至中性温度的暖箱中。

(3)无上述条件者，可用温暖的襁褓包裹患儿，置于 25℃～26℃室温环境中，并用热水袋(水温从 40℃逐渐升至 60℃)保暖。也可采用温水浴、电热毯、母亲怀抱保暖等方法。

3.(1)保持绝对静卧，减少噪声。使患儿头肩抬高 15°～30°，侧卧位，头偏向一侧时，头应处于正中位。入院后 3 天内除臀部护理外免除一切清洁护理，护理操作要轻、稳、准，尽量减少对患儿移动和刺激，哺乳时不宜抱喂，静脉穿刺选用留置针，减少反复穿刺，以防止加重颅内出血。

(2)严密观察病情。

(3)遵医嘱给予镇静剂、止血剂、脱水剂。

第七章 呼吸系统疾病患儿的护理

第一节 小儿呼吸系统解剖生理特点

小儿时期易患呼吸系统疾病与小儿呼吸系统的解剖生理及免疫特点密切相关。呼吸系统以环状软骨为界划分为上、下呼吸道。

一、解剖特点

(一)上呼吸道

包括鼻、鼻窦、咽、耳咽管及喉。

1. 鼻

婴幼儿鼻腔比成人短,后鼻道狭窄,黏膜柔软,血管丰富,无鼻毛,易于感染,感染时鼻黏膜充血、肿胀,使狭窄的鼻腔更加狭窄,甚至闭塞,发生呼吸困难、拒绝吃奶及烦躁不安。婴幼儿鼻泪管较短,开口部的瓣膜发育不全,所以鼻腔感染后易引起鼻泪管炎和眼结膜炎。婴儿时期鼻黏膜下层缺乏海绵样组织,以后逐渐发育,故婴幼儿很少发生鼻出血。

2. 鼻窦

鼻窦发育差,新生儿上颌窦和筛窦极小,2岁才开始发育。额窦和蝶窦2~3岁时开始发育,6岁时增大。各鼻窦到12~13岁时发育完善。

3. 耳咽管(咽鼓管)

婴幼儿耳咽管较宽、短而且直,呈水平位,故上呼吸道感染时易引起中耳炎。

4. 咽

婴幼儿咽部狭窄而垂直。咽扁桃体6个月内已发育;腭扁桃体至1岁末逐渐增大;4~10岁发育达高峰;青春期逐渐退化,故扁桃体炎常见于年长儿,婴儿少见。

5. 喉

小儿喉部呈漏斗状,喉腔狭窄,软骨柔软,声带及黏膜柔嫩,富于血管和淋巴组织,故发炎时易充血水肿,出现声音嘶哑、喉头阻塞或吸气性呼吸困难。

(二)下呼吸道

包括气管、支气管、毛细支气管和肺泡。

1. 气管和支气管

婴幼儿气管、支气管较狭小,软骨柔软,缺乏弹力组织,支撑作用弱,黏膜血管丰富,纤毛运动较差,清除能力弱,易因感染而充血、水肿,分泌物增多,导致呼吸道阻塞。左支气管细长斜;右支气管较直、短宽有似气管的直接延续,异物易坠入右支气管内。

2. 肺

婴幼儿肺的弹力组织发育较差,血管丰富,间质发育旺盛,肺泡小而且数量少,造成肺的含血量丰富而含气量相对较少,故易于感染,并易引起间质性炎症、肺气肿或肺不张等。

(三)胸廓

婴幼儿胸廓较短,前后径相对较长,呈圆桶状;肋骨呈水平位,膈肌位置较高,胸腔较小;纵隔相对宽大;呼吸肌发育差。这些因素使胸廓活动范围较小,因此在吸气时肺的扩张受到限制而不能充分换气,当肺部感染时易出现呼吸困难。

二、生理特点

(一)呼吸频率与节律

小儿代谢旺盛,需氧量高,但因解剖特点使呼吸量受到一定的限制,只能增加呼吸频率来满足机体代谢需要,故年龄越小,呼吸频率越快。不同年龄小儿的呼吸频率见表7-1。小儿因呼吸中枢发育不完善,容易出现呼吸节律不齐,尤以早产儿、新生儿最显著。

表 7-1 不同年龄小儿呼吸、脉搏频率(次/分)

年龄	呼吸	脉搏	呼吸:脉搏
新生儿	40～50	120～140	1:3
～1岁	30～40	110~130	1:3～1:4
～3岁	25～30	100～120	1:3～1:4
～7岁	20～25	80～100	1:4
～14岁	18～20	70～90	1:4

(二)呼吸类型

婴幼儿呼吸时胸廓运动幅度小,主要靠膈肌上下运动,呈腹式呼吸。小儿行走后开始出现胸式呼吸。7岁后多数为胸腹式呼吸。

(三)呼吸功能

1. 肺活量

指一次深吸气后的最大呼气量。在安静时年长儿仅用肺活量的12.5%来呼吸,而婴幼儿则需要30%左右,这说明婴幼儿呼吸潜在力较差。

2. 潮气量

指安静呼吸时每次吸入或呼出的气量。年龄越小,潮气量越小。另外,小儿每分钟通气量和气体弥散量均较小,呼吸道阻力较成人大,故婴幼儿患肺炎时,易发生呼吸衰竭。

三、免疫特点

小儿呼吸道的非特异性和特异性免疫功能均较差,小婴儿无鼻毛,气管黏液分泌不足,黏膜纤毛运动差,咳嗽反射及呼吸道平滑肌收缩功能差,难以有效地防止或清除进入呼吸道的微生物。婴幼儿呼吸道黏膜缺乏分泌型 IgA(SIgA),肺泡巨噬细胞功能不足,乳铁蛋白、溶菌酶、干扰素、补体等数量及活性不足,故易患呼吸道感染。

第二节 急性上呼吸道感染

急性上呼吸道感染(acute upper respiratory infections,AURI)简称上感,俗称"感冒",是小儿最常见的疾病,主要侵犯鼻、鼻咽和咽部。如果炎症局限,可按炎症部位命名,诊断为"急性鼻炎"、"急性咽炎"、"急性扁桃体炎"等。

一、病因

各种病毒和细菌均可引起,以病毒多见,占90%以上,主要有呼吸道合胞病毒、腺病毒、流感病毒、鼻病毒、柯萨奇病毒、埃可病毒、冠状病毒等。病毒感染后,可继发细菌感染,常见的细菌有溶血性链球菌、肺炎链球菌、流感嗜血杆菌。支原体亦可引起。

 急性上呼吸道感染病原体分布

2002 年,北京儿童医院对引起急性上呼吸道感染病原体的研究统计显示,病毒占 90%,溶血性链球菌占 6%,流感嗜血杆菌和肺炎链球菌占 4%,其他病原体占 1%。

婴幼儿时期由于上呼吸道的解剖生理和免疫特点易患呼吸道感染,若患有维生素 D 缺乏性佝偻病、营养不良、贫血等病,或环境因素及护理不当往往容易诱发本病。

二、临床表现

症状轻重不一,与年龄、病原体和机体抵抗力有关。

(一)一般类型上感

多发于冬春季节,年长儿症状较轻,以呼吸道局部表现为主;婴幼儿则较重,以发热等全身症状为突出表现。局部症状主要是流涕、鼻塞喷嚏、咽部不适、轻咳与不同程度的发热。全身症状有畏寒、高热、头痛、纳差、乏力,婴幼儿可伴有呕吐、腹泻、腹痛、烦躁,甚至高热惊厥。体检可见咽部充血,扁桃体肿大,颌下淋巴结肿大、触痛。部分患儿出现不同形态皮疹。肺部体征阴性。

(二)特殊类型上感

1. 疱疹性咽峡炎(herpangina)　由柯萨奇 A 组病毒引起,好发于夏秋季,急起高热,咽痛,咽充血,咽腭弓、悬雍垂、软腭等处有疱疹,周围有红晕,疱疹破溃后形成小溃疡。病程 1

周左右。

2. 咽－结合膜热（Pharyngo—conjunctival fever）　病原体为腺病毒,春夏季发病多,可在集体儿童机构中流行。表现为发热,咽痛,一侧或双侧眼结合膜炎及颈部或耳后淋巴结肿大。病程 1～2 周。

（三）并发症

急性上呼吸道炎症可并发中耳炎、鼻窦炎、咽后壁脓肿、颈淋巴结炎、喉炎、气管支气管炎、肺炎、病毒性心肌炎、病毒性脑炎等。年长儿若患溶血性链球菌性上感可引起急性肾炎、风湿热等疾病。

学科经纬

流行性感冒与感冒

感冒及流行性感冒都是由病毒感染引起的。由于病毒是经空气传播,因此首先感染鼻黏膜,然后不断繁殖,引致鼻黏膜发炎,出现打喷嚏、流鼻涕、鼻塞等症状。

一般的感冒对人体的影响通常只限于呼吸系统,所有症状都与鼻有关,如鼻涕、鼻塞、咽痛、咳嗽、甚至发烧等,传染性不强,一般数天后便可痊愈。

流行性感冒是由流感病毒引致,临床以高热、乏力、头痛、全身酸痛等全身中毒症状重而呼吸道卡它症状较轻为特征。流感病毒容易发生变异,传染性强,常引起流行,猪、牛、马等动物可能传播流感。

三、辅助检查

病毒感染者白细胞计数偏低或在正常范围内;细菌感染者白细胞计数及中性粒细胞比例明显增多。

四、治疗要点

以支持疗法及对症治疗为主。注意预防并发症。抗病毒药物常用利巴韦林,抗病毒的中药治疗有一定效果。原则上不用抗菌药物,但如病情较重、有继发细菌感染、或发生并发症者,可选用抗菌药物。如确为链球菌感染或既往有肾炎或风湿热病史者,可用青霉素,疗程宜10～14 天。

五、护理评估

（一）健康史

询问病前有无受凉及患病后鼻塞、流涕、发热情况,有无高热惊厥。询问患儿的精神状态、饮食情况及用药情况,是否患维生素 D 缺乏性佝偻病、营养不良、贫血等疾病,有无居住环境不良及护理不当等因素存在。

（二）身体状况

评估患儿有无发热及发热程度,咽部有无充血,扁桃体有无肿大,年幼儿有无精神萎靡、呕吐、腹泻,高热患儿有无惊厥,有无眼结膜充血、咽峡部疱疹等特殊表现。了解血常规检查的结果及其意义。

(三)心理－社会状况

家长在患儿病初多不重视,当患儿出现高热等严重表现时便担心病情变化,产生焦虑、抱怨等情绪。

六、护理诊断及合作性问题

1. 体温过高 与上呼吸道炎症有关。

2. 不舒适 与咽痛、鼻塞等有关。

3. 潜在并发症 高热惊厥

七、护理措施

(一)维持体温正常

1.保持室内温度 18℃~20℃,湿度 50%~60%,每日通风 2 次以保持室内空气清新。

2.保证患儿营养和水分的摄入,鼓励患儿多喝水,给予易消化和营养丰富的清淡饮食,必要时按医嘱静脉补液。

3.密切监测体温变化,体温 38.5℃以上时应采用有效的降温措施,如头部冷湿敷、枕冰袋,在颈部、腋下及腹股沟处放置冰袋,或用乙醇擦浴,冷盐水灌肠。也可以按医嘱用降温药,如口服对乙酰氨基酚或肌注柴胡注射液等。衣服和被子不宜过多、过紧,及时更换汗湿衣服,保持口腔及皮肤清洁。

(二)促进舒适

1.各种治疗护理操作尽量集中完成,保证患儿有足够的休息时间。

2.及时清除鼻腔及咽喉部分泌物,保证呼吸道通畅。

3.鼻塞严重时应先清除鼻腔分泌物后用 0.5%麻黄素液滴鼻,每天 2 ~ 3 次,每次 1 ~ 2 滴,对因鼻塞而妨碍吸吮的婴儿,宜在哺乳前 15 分钟滴鼻,使鼻腔通畅,保证吸吮。

4.注意观察咽部充血、水肿、化脓情况,及时发现病情变化。咽部不适时可给予润喉含片或雾化吸入。

(三)病情观察

密切观察病情变化,警惕高热惊厥的发生。在护理患儿时应经常检查口腔粘膜及皮肤有无皮疹,注意咳嗽的性质及神经系统症状等,以便能早期发现麻疹、猩红热、百日咳及流行性脑脊髓膜炎等急性传染病。在疑有咽后壁脓肿时,应及时报告医师,同时要注意防止脓肿破溃后脓液流入气管引起窒息。

(四)健康教育

指导家长掌握上呼吸道感染的预防知识,懂得相应的应对技巧;在集体儿童机构中,应早期隔离患儿,如有流行趋势,可用食醋熏蒸法将居室消毒;对反复发生上呼吸道感染的患儿应注意加强体育锻炼,多进行户外活动;穿衣要适当,以逐渐适应气温的变化,避免过热或过冷;另外要积极防治各种慢性病,如佝偻病、营养不良及贫血。

第三节 急性气管、支气管炎

急性气管、支气管炎 (acute tracheobronchitis)是指气管、支气管黏膜的急性炎症,临床以发热、咳嗽、肺部多变的干、湿啰音为主要表现。常继发于上呼吸道感染,或为一些急性传染病(麻疹、百日咳等)的常见并发症。

一、病因

凡是能引起上呼吸道感染的病原体都可引起急性气管、支气管炎,包括各种病毒、细菌、肺炎支原体,或为混合感染。免疫功能低下、特异性体质、营养不良、佝偻病和支气管局部结构异常等均为本病的危险因素。

二、临床表现

大多先有上呼吸道感染症状。咳嗽为本病的主要表现,开始为干咳,以后有痰。婴幼儿全身症状较重,常有发热,亦可伴有精神不振、呕吐、腹泻等症状。体检双肺呼吸音粗糙,可有不固定的、散在的干、湿啰音,啰音随体位改变和咳嗽后消失,一般无气促、发绀。

婴幼儿时期可发生一种有哮喘表现的特殊类型的支气管炎,称为喘息性支气管炎(asthmatic bronchitis),也称哮喘性支气管炎。除上述表现外,其特点为:①多见于 3 岁以下婴幼儿,有湿疹或过敏史;②有类似哮喘症状与体征,如呼气性呼吸困难,肺部叩诊呈鼓音,听诊两肺布满哮鸣音及少量粗湿啰音;③常有反复发作史,一般随年龄增长而发作渐减少,多数能痊愈,少数于数年后发展成为支气管哮喘。

三、辅助检查

胸片显示正常,或有肺纹理增粗,肺门阴影增浓;白细胞计数,病毒感染时正常或偏低,存在细菌感染时明显增高。

四、治疗要点

主要是控制感染和对症治疗。年幼体弱儿或痰多而黄稠者,考虑为细菌感染应使用抗生素。对症治疗主要是止咳、化痰、平喘,常口服祛痰药止咳祛痰,如甘草合剂、急支糖浆,口服氨茶碱平喘,也可行超声雾化吸入。一般不用镇咳剂和镇静剂,以免抑制咳嗽反射,影响痰液咳出。

五、护理评估

(一)健康史

询问有无上感病史,有无患麻疹、百日咳等急性呼吸道传染病。患儿咳嗽、咳痰及用药情况。有无反复呼吸道感染史,有无佝偻病、贫血、营养不良等病史。

(二)身体状况

评估患儿咳嗽、咳痰及发热的程度,呼吸音是否粗糙,肺部有无不固定湿啰音,有无哮鸣音、叩诊呈鼓音及呼气延长等哮喘性支气管炎的表现。及时了解 X 线及血常规检查的结果及意义。

(三)社会-心理状况

本病易反复发作,尤其是哮喘性支气管炎,患儿常因呼吸困难而产生紧张和焦虑情绪,家长也因缺乏对疾病的认识,尤其担心会发展成为支气管哮喘而焦虑。

四、护理诊断及合作性问题

1. 清理呼吸道无效 与痰液粘稠不易咳出有关。

2. 体温过高 与感染有关。

五、护理措施

1. 保持呼吸道通畅

(1)保持室内空气新鲜和适宜的温湿度,避免对流风。

(2)减少活动,增加休息时间。保证充足的水分及营养,鼓励患儿多饮水,必要时由静脉补充。给予易消化营养丰富的饮食,发热期间进食流质或半流质为宜。

(3)卧床时头胸部稍抬高,并经常变换体位、拍背,指导患儿有效咳嗽。

(4)对痰多而粘稠不易咳出者,可采用超声雾化吸入或蒸气吸入。

(5)遵医嘱使用抗生素及止咳化痰、平喘药,并注意观察药物疗效和副作用。

(6)哮喘性支气管炎患儿,注意观察有无缺氧症状,必要时给予氧气吸入。

2. 维持体温正常(参阅本章第二节)。

3. 健康指导(参阅本章第二节)。

第四节 肺炎

肺炎(pneumonia)是由不同病原体或其他因素引起的肺部炎症。以发热、咳嗽、气促、呼吸困难以及肺部固定细湿啰音为特征。肺炎是儿童尤其是婴幼儿时期的常见疾病。婴幼儿肺炎是我国住院小儿死亡的第一原因,已被我国卫生部列为小儿重点防治的四病之一。本病一年四季均可发病,以冬春季及气温骤变时多见,常在上呼吸道感染,急性气管、支气管炎后发病,也可为原发感染。

一、分类

目前,小儿肺炎的分类尚未统一,常用的方法为:①按病理分类,分为大叶性肺炎、小叶性肺炎(支气管肺炎)、间质性肺炎等;②按病因分类,分为细菌性肺炎、病毒性肺炎、真菌性肺炎、支原体肺炎、衣原体肺炎、原虫性肺炎及非感染病因引起的肺炎如吸入性肺炎等;③按病程分类,急性肺炎(病程<1个月)、迁延性肺炎(病程1~3个月)、慢性肺炎(病程>3个月);④按病情分类,轻症肺炎(呼吸系统症状为主,无全身中毒症状)、重症肺炎(除呼吸系统受累外,其他系统亦受累,且全身中毒症状明显)。

临床上如果病因明确,按病因分类,以便指导治疗,如病因不明,则按病理分类。

二、病因及发病机制

引起肺炎的病原体在发达国家主要是病毒,常见有呼吸道合胞病毒、腺病毒、副流感病毒等,而在发展中国家则以细菌为主,常见有肺炎链球菌、流感嗜血杆菌和葡萄球菌等。近年来肺炎支原体肺炎、衣原体肺炎在逐渐增多。部分患儿为混合感染。冷暖失调、居住环境不良、维生素 D 缺乏性佝偻病、营养不良、先天性心脏病及免疫力低下等为诱发因素。

病原体一般由呼吸道侵入,也可经血行入肺,引起肺组织充血、水肿、炎性细胞浸润。炎症使支气管黏膜水肿、管腔狭窄,肺泡壁因充血水肿而增厚,肺泡腔内充满炎性渗出物,导致通气与换气功能障碍。通气不足引起 PaO_2 降低及 $PaCO_2$ 增高,换气障碍则引起低氧血症。为代偿缺氧,患儿呼吸与心率增快,出现鼻翼扇动和三凹征。重症患儿,由于缺氧和二氧化碳潴留及毒血症等,导致循环系统、消化系统、中枢神经系统的一系列并发症、混合性中毒及器官功能障碍。

三、临床表现

(一)轻症肺炎

仅以呼吸系统症状为主,主要症状为发热、咳嗽、气促。①发热:热型不一,多为不规则热型,体温往往高达 39℃ 左右,小婴儿及重症营养不良儿可不发热,甚至体温不升。②咳嗽:较频,初为刺激性干咳,以后转为湿性有痰的咳嗽。新生儿、早产儿则表现为口吐白沫。③气促:常发生在发热、咳嗽之后,呼吸加快,并有鼻翼扇动,重者可有三凹征、唇周发绀。肺部体征:早期不明显或仅呼吸音粗糙,以后可闻及固定的中、细湿啰音,以背部两肺下方及脊柱两旁较多,于深吸气末更明显。叩诊正常,若病灶融合扩大则出现相应的肺实变体征(叩诊呈浊音,听诊呼吸音减低或管状呼吸音)。

(二)重症肺炎

呼吸系统症状加重,高热持续不退,有明显的中毒及缺氧症状。还可累及循环、神经和消化等系统,出现相应的临床表现。

(1)循环系统 循环系统常见心肌炎和心力衰竭。前者表现面色苍白、心动过速、心音低钝、心律不齐;心电图显示,ST 段下移和 T 波低平、倒置。心力衰竭时有:①安静时心率突然加快,婴儿期>180 次/分,幼儿期>160 次/分;②呼吸突然加快>60 次/分;③肝脏迅速增大;④突然极度烦躁不安,面色发灰或苍白,明显发绀;⑤心音低钝、奔马律,颈静脉怒张;⑥尿量减少或无尿,颜面眼睑及下肢浮肿。

(2)神经系统 轻度缺氧表现烦躁或嗜睡;严重可引起脑水肿、颅内压增高及中毒性脑病,出现昏睡、昏迷、反复惊厥、前囟膨隆,可有脑膜刺激征、呼吸不规则等。

(3)消化系统 常有腹胀、吐泻、食少,重症可引起中毒性肠麻痹,肠鸣音消失。腹胀严重时,迫使膈肌上升压迫肺脏,更加重呼吸困难。

(三)并发症

早期合理治疗者并发症少见。若延误诊治或病原体致病力强,特别是金黄色葡萄球菌感染者可引起并发症。在肺炎治疗过程中,中毒症状或呼吸困难突然加重、或体温持续不退、或退而复升均应考虑出现脓胸、脓气胸、肺大泡等并发症。

四、辅助检查

1.血常规检查 细菌感染时白细胞总数增多,中性粒细胞增多,但年幼、体弱、重症肺炎者,白细胞总数可正常或反而降低;病毒感染时白细胞数多正常或偏低,分类以淋巴细胞为主。

2.病原学检查 可作病毒分离和细菌培养以明确病原体。血冷凝集试验在 50%~70% 的支原体肺炎患儿中可呈阳性。

3.X线检查　两肺中、下野有散在的大小不等的斑片状阴影,当病灶融合扩大时,则可见大片状阴影。

五、治疗要点

主要是控制感染、对症治疗、防治并发症。根据不同病原体选择有效抗生素控制感染,使用原则为早期、联合、足量、足疗程,重症宜经静脉给药,用药时间应持续至体温正常后5~7天,临床症状消失后3天。病毒感染可选用利巴韦林等抗病毒药物。中毒症状明显或严重喘别、脑水肿、感染性休克、呼吸衰竭者应用糖皮质激素,常用地塞米松,疗程3~5天。对症治疗主要是止咳、平喘、改善低氧血症及纠正水电解质与酸碱平衡紊乱,同时,积极防治心力衰竭、中毒性脑病、中毒性肠麻痹等并发症,发生脓胸、脓气胸者应及时穿刺引流。

[附]几种不同病原体所致肺炎见表7-2。

表7-2 几种不同病原体所致肺炎的临床特点

	呼吸道合胞病毒肺炎	腺病毒肺炎	金黄色葡萄球菌肺炎	肺炎支原体肺炎
病原体	呼吸道合胞病毒	腺病毒(3、7型)	金黄色葡萄球菌	肺炎支原体
好发年龄	2岁内,2~6个月多见	6~24个月	新生儿及婴幼儿	婴幼儿及年长儿
临床特点	喘憋为突出表现。临床上有毛细支气管炎和合胞病毒肺炎两种类型,前者全身中毒症状轻;后者中毒症状重,亦称喘憋性肺炎。肺部体征出现较早,以喘鸣音为主,可听到细湿啰音。抗生素治疗无效	骤起稽留高热,中毒症状重,咳嗽剧烈,出现喘憋、发绀等。肺部体征出现晚,发热4~5日后才出现湿啰音。病程迁延。抗生素治疗无效	起病急、病情重、发展快。中毒症状重,可有皮疹,易复发及发生并发症。体征出现早。因病原体较顽固,抗生素疗程较长	刺激性咳嗽为突出表现。常有发热、热程1~3周。咳黏稠痰可带血丝。肺部体征不明显,可有全身多系统受累的表现。红霉素治疗有效
X线检查	肺气肿和支气管周围炎影像	改变早于肺部体征,小片状阴影、肺纹理增多及肺气肿	呈片状阴影,可融合成大病灶,有小片状浸润影迅速形成多发性小脓肿、脓胸等	4种改变:肺门阴影增浓;支气管肺炎改变;间质性肺炎改变;均匀实变影
血常规检查	白细胞数大多正常	白细胞数大正常或偏低	白细胞总数及中性粒细胞数增多伴核左移	白细胞数正常或增多

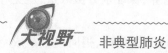

非典型肺炎

非典型肺炎(非典)的名称起源于1930年末,是相对典型肺炎而言的,后者主要为由细菌引起的大叶性肺炎或支气管肺炎,症状比较典型,如发烧、咳嗽、咳痰等,实验室检查血白细胞增高,抗生素治疗有效。而非典指一组由病毒、支原体、衣原体、立克次体等病原体引起,症状、肺部体征、血检查结果没有典型肺炎那么明显,病毒性肺炎抗生素治疗无效。

六、护理评估

(一)健康史

询问患儿的发病情况,有无上呼吸道感染和急性气管、支气管炎病史,既往有无反复呼吸道感染及先天性心脏病史,是否患营养不良、维生素 D 缺乏性佝偻病、贫血等疾病。了解治疗经过和用药情况。

(二)身体状况

评估患儿的发热、咳嗽、气促、呼吸困难、肺部啰音等情况,评估有无缺氧及缺氧的程度,注意痰液的情况。观察有无循环、神经、消化系统受累的临床表现,有无脓胸、脓气胸等并发症发生。及时了解血常规、X 线、病原学检查的结果及意义。

(三)心理 - 社会状况

评估患儿及家长对疾病的心理反应,家长是否因担心疾病预后而会出现紧张、焦虑等心理,患儿是否因住院治疗而产生分离性焦虑和恐惧心理;了解家长对疾病的病因和防护知识的了解程度,患儿家庭的经济状况及家长对患儿的照顾能力。

七、护理诊断 / 合作性问题

1. 气体交换受损 与肺部炎症致通气、换气功能障碍有关。
2. 清理呼吸道无效 与呼吸道分泌物过多、痰液粘稠、咳嗽无力有关。
3. 体温过高 与肺部感染有关。
4. 潜在并发症 心力衰竭、中毒性脑病、中毒性肠麻痹等。

八、预期目标

1. 患儿能顺利有效的咳嗽、呼吸道通畅。
2. 患儿呼吸困难、发绀消失,呼吸平稳。
3. 患儿体温恢复正常。
4. 患儿住院期间不出现并发症。

九、护理措施

(一)保持呼吸道通畅

1.保持室内空气新鲜,定时开窗通风,避免直吹或对流风。保持适宜的温湿度,室温维持在 18℃~22℃,湿度以 60% 为宜。

2.给予易消化、营养丰富的流质、半流质饮食,少食多餐,避免过饱影响呼吸;喂食时应耐心,防止呛咳引起窒息。重症患儿不能进食时,采取静脉营养,保证水分摄入量,避免呼吸道黏膜干燥,痰液粘稠。

3.经常更换体位,翻身拍背,促使痰液排出,拍背方法为:五指并拢、稍向内合掌成空心状,由下向上,由外向内地轻叩背部,以利分泌物排出;痰液粘稠不易咳出者给予雾化吸入,以稀释痰液;指导和鼓励患儿进行有效的咳嗽;必要时予以吸痰,也可进行体位引流。

4.按医嘱给予祛痰剂,严重喘憋者给予支气管解痉剂。

(二)改善呼吸功能

1. 有缺氧症状者,如出现呼吸困难、口唇发绀、烦躁不安、面色发灰等情况应立即吸氧。一般采用鼻前庭给氧,氧流量为 0.5~1L/min,氧浓度不超过 40%,氧气应湿化,以免损伤呼吸道黏膜。缺氧明显者可用面罩给氧,氧流量 2~4 L/min,氧浓度为 50%~60%。若出现呼吸衰竭则应使用机械通气正压给氧。

2. 病室环境要安静,护理操作应集中完成,尽量保持患儿安静,避免哭闹,以减少氧的消耗。

3.呼吸困难者可采取半卧位,并常更换体位,以减少肺部淤血和防止肺不张。

4.按医嘱使用抗生素或抗病毒药物治疗,促进肺部炎症消散,改善呼吸功能。

(三)维持体温正常

密切观察体温变化,警惕高热惊厥的发生,并采取相应的降温措施(参阅本章第二节)。

(四)密切观察病情

1. 如患儿出现烦躁不安、面色苍白、呼吸加快(>60 次/分)、心加速(>160~180 次/分)、肝脏在短时间急剧增大等心力衰竭的表现,及时报告医生,给予氧气吸入并减慢输液速度,按医嘱给予强心、利尿药物,以增强心肌收缩力,减轻心脏负荷。若患儿突然口吐粉红色泡沫痰,应考虑肺水肿,可给与 20%~30%乙醇湿化的氧气间歇吸入,每次吸入不超过 20 分钟。

2. 若患儿出现烦躁、嗜睡、惊厥、昏迷、呼吸不规则等,提示脑水肿或中毒性脑病,立即报告医生并配合抢救。

3. 若患儿体温不降或退而复升,咳嗽或呼吸困难加重,面色青紫,应考虑脓胸或脓气胸的可能,应立即报告医生,配合进行胸穿或胸腔闭式引流,并做好术后护理。

(五)健康教育

向患儿家长讲解疾病的有关知识和防护知识,指导家长合理喂养,加强体格锻炼,增强体质;注意气候变化,及时增减衣物,避免着凉;及时治疗上感和急性气管、支气管炎等呼吸道感染性疾病,积极防治维生素 D 缺乏性佝偻病、营养不良、贫血等疾病;注意室内空气流通,肺炎高发季节避免去人多拥挤的公共场所,按时预防接种。让家长参与患儿的护理工作,了解所用药物的名称、用法、用量及副作用,了解病情的进展情况,对家长护理和照顾儿童的内容和方法进行讲解和示范,提高家长的应对能力。

十、护理评价

患儿呼吸困难、缺氧症状是否消失;能否进行有效咳嗽、咳痰,呼吸道是否通畅;体温是否恢复到正常;住院期间是否发生各种并发症。

第五节 支气管哮喘

支气管哮喘(bronchial asthma,简称哮喘)是由嗜酸性粒细胞、肥大细胞、T 淋巴细胞等多种炎性细胞和细胞组分参与的气道慢性炎症性疾病。这种慢性炎症导致气道高反应性,引起可逆性气道阻塞。临床表现为反复发作性喘息、呼吸困难、胸闷或咳嗽。发病率近年呈上升趋势,以 1~6 岁多见,3 岁前发病者占小儿哮喘的 50%。

一、病因和发病机制

(一)病因

哮喘的病因复杂,与遗传和环境有关。

1. 遗传因素 哮喘是一种多基因遗传病,患儿多具有特异反应性体质(atopy)及家族史。

2. 环境因素 主要包括:①吸入性变应原,如尘螨、花粉、真菌、动物毛屑、二氧化硫、氨气等;②呼吸道感染,如细菌、病毒、原虫等;③食物,鱼、虾、蟹、蛋、牛奶等;④药物,如阿司匹林、磺胺类药等;⑥其它,如冷空气刺激、过度兴奋、剧烈运动等。

(二)发病机制

气道高反应是哮喘基本特征,气道慢性(变应性)炎症是哮喘的基础病变。机体在发病因子的作用下,免疫因素、神经和精神因素以及内分泌因素导致了哮喘的基本病损的形成。本症存在由免疫介质、淋巴细胞、嗜酸粒细胞和肥大细胞参与的气道粘膜病理改变过程。

二、临床表现

婴幼儿多为呼吸道病毒感染诱发,起病较慢;年长儿大多在接触过敏原后发作,呈急性过程。支气管哮喘以咳嗽、胸闷、喘息和呼吸困难为典型症状,发病时往往先有刺激性干咳、流涕、喷嚏,发作时呼气性呼吸困难和哮鸣声,严重者恐惧不安、大汗淋漓、面色青灰、被迫坐位。体征为胸廓饱满,呈吸气状,叩诊过清音,听诊全肺布有哮鸣音。间歇期可无任何症状和体征。哮喘发作以夜间更为严重,一般可自行或用平喘药物后缓解。若哮喘急性严重发作,经合理应用拟交感神经药物仍不能在 24 小时内缓解,称作哮喘持续状态(status asthmaticus)。

病久反复发作者可并发肺气肿,常伴营养障碍和生长发育落后。约 50%病例到成年期后症状体征完全消失,部分病人可留有轻度肺功能障碍。小儿哮喘有三种常见类型即婴幼儿哮喘、3 岁以上儿童哮喘及咳嗽变异性哮喘(cough variant asthma,又称过敏性咳嗽)。

三、辅助检查

1. 血液常规检查 发作时嗜酸粒细胞可增高,如并发感染白细胞可增高。

2. 痰液检查 可见较多嗜酸粒细胞。

3. 血气分析 哮喘发作时 PaO_2 降低,病初 $PaCO_2$ 可降低,病情严重时 $PaCO_2$ 升高,pH 降低。

4. 肺功能测定 在哮喘发作时有关呼吸流速的全部指标均显著下降。各指标在缓解期可逐渐恢复。

5. 胸部 X 线检查 早期在哮喘时可见两肺透亮度增加,呈过度充气状态,在缓解期无明显异常。

四、治疗要点

包括去除病因、控制发作和预防复发。坚持长期、持续、规范和个体化的治疗。发作期可使用支气管扩张剂、肾上糖腺皮质激素类、抗生素等解痉和抗炎治疗,达到控制哮喘发作的目的。吸入治疗是首选的药物治疗方法。缓解期应坚持长期抗炎和自我保健,避免接触过敏原。

五、护理评估

(一)健康史

询问起病经过,发病前有无呼吸道感染及过敏原接触史,发作时间及用药情况;了解既往有无哮喘发作史,有无患过敏性疾病史,有无对药物或食物过敏史,有无哮喘家族史。

(二)身体状况

评估患儿咳嗽、胸闷、喘息和呼吸困难情况,评估呼吸困难的程度,有无恐惧不安、大汗淋漓、面色青灰及被迫端坐位;检查有无胸廓饱满、叩诊过清音、听诊全肺布有哮鸣音。及时了解辅助检查结果及意义。

(三)心理－社会状况

本病呈慢性反复发作,发作时呼吸困难较严重,使患儿及家长产生紧张、焦虑和恐惧感。年长儿会因反复就医、长期用药及药物副作用产生自卑、自我否认、情绪低落等心理反应。

六、护理诊断及合作性问题

1. 低效性呼吸型态　与气道梗阻有关。
2. 清理呼吸道无效　与呼吸道分泌物多且粘稠有关。
3. 潜在并发症　呼吸衰竭、心力衰竭。
4. 焦虑　与哮喘反复发作有关。

七、护理措施

(一)缓解呼吸困难

1. 给患儿取舒适的半卧位或坐位,以利呼吸;给与氧气吸入,浓度以40%为宜,定时进行血气分析,及时调整氧流量,使PaO_2保持在9.3~12.0 kPa(70~90 mmHg)。
2. 指导患儿作深而慢的呼吸运动。
3. 监测患儿呼吸,注意有无呼吸困难及呼吸衰竭的表现,做好气管插管的准备,必要时给予机械呼吸。
4. 按医嘱给予支气管扩张剂和肾上腺糖皮质激素,注意观察药物疗效和副作用。

(二)保持呼吸道通畅

1. 保持室内空气流通和适宜的温度、湿度(温度18℃~22℃,湿度60%)。
2. 饮食宜清淡、营养丰富的流质或半流质,多进水,对鱼、虾、蟹类食物过敏者宜忌食,多吃水果和新鲜蔬菜。
3. 翻身拍背,鼓励患儿咳嗽,痰液粘稠者可行雾化吸入,必要时进行体位引流及吸痰。
4. 按医嘱及时准确地给予药物治疗。

(三)密切观察病情变化

密切监测患儿是否有烦躁不安、气喘加剧、心率加快、肝在短时间内急剧增大及血压下降等情况,警惕心力衰竭及呼吸骤停等合并症的发生,同时还应警惕发生哮喘持续状态,若发生哮喘持续状态,应立即吸氧并给予半坐卧位,协助医师共同处理。

(四)用药护理

1. 支气管扩张剂　如拟肾上腺素类、茶碱类及抗胆碱药物,可采用吸入疗法、口服、皮下注射或静脉滴注等方式给药。其中吸入治疗具有用量少、起效快、副作用小等优点,是首选的药物治疗方法。使用时嘱患儿在按压喷药于咽喉部的同时深吸气,然后闭口屏气10秒钟可获较好效果,吸药后清水漱口可减轻局部和胃肠道的不良反应。拟肾上腺素类药物副作用主要是心动过速、血压升高、虚弱、恶心、过敏反应及反常的支气管痉挛。茶碱类药物副作用主要有胃部不适、恶心、呕吐、头晕、头痛、心悸及心率不齐等。另外由于氨茶碱的有效浓度与中毒浓度很接近,故宜做血浓度监测,维持在 10～15ug／ml 的最佳血浓度水平。

2. 肾上腺皮质激素类,是目前治疗哮喘最有效的药物,但长期使用可产生较多副作用,如二重感染、肥胖等,当患儿出现身体形象改变时要做好心理护理。

3. 抗生素 伴呼吸道细菌感染,特别是合并肺炎时,需合理使用抗生素控制感染。

(五)心理护理

哮喘发作时应安慰并鼓励患儿消除紧张、恐惧心理,促使患儿放松,确保安全;指导家长以积极的态度应对疾病,充分调动患儿和家长自我护理和预防复发的主观能动性,树立战胜疾病的信心。

(六)健康教育

1.指导患儿进行有效的呼吸运动 在执行呼吸运动前,应先清除患儿鼻道的分泌物。

(1)腹部呼吸 ①平躺,双手平放在身体两侧,膝弯曲,脚平放地板;②用鼻连续吸气,但胸部不扩张;③缩紧双唇,慢慢吐气直到吐完;重复以上动作 10 次。

(2)向前弯曲运动 ①坐在椅上,背伸直,头向前倾,双手放在膝上;②由鼻吸气,扩张上腹部,胸部保持直立不动,由口将气慢慢吹出。

(3)侧扩张运动 ①坐在椅上,将手掌放在左右两侧的最下肋骨;②吸气,扩张下肋骨,然后由嘴吐气,收缩上胸部和下肋骨;③用手掌下压肋骨,可将肺底部的空气排出;④重复以上动作 10 次。

2. 介绍有关用药和疾病防护知识 ①协助患儿及家长确认哮喘发作的因素,评估家庭及生活环境的过敏原,避免接触过敏原,去除各种诱发因素;②使患儿及家长能辨认哮喘发作的早期征象、症状及适当的处理方法;③提供出院后使用药物资料(如药名、剂量、用法、效果及副作用等);④指导患儿和家长选用长期预防和快速缓解的药物,并做到正确安全用药;⑤介绍呼吸治疗仪的使用和清洁方法。

(肖建武)

第六节 习题及答案

一、选择题

A1型题

1. 关于小儿呼吸系统解剖生理特点的叙述哪项不妥
   - A. 年龄越小,呼吸越快
   - B. 右侧支气管比左侧直
   - C. 婴幼儿以胸式呼吸为主
   - D. 耳咽管宽、直、短
   - E. 肺含血量多而含气少

2. 婴幼儿易患呼吸道感染主要与缺乏哪种免疫球蛋白有关
   - A. IgA
   - B. SIgA
   - C. IgG
   - D. IgM
   - E. IgE

3. 引起急性上呼吸道感染的主要病原体是
   - A. 流感嗜血杆菌
   - B. 金黄色葡萄球菌
   - C. 链球菌
   - D. 病毒
   - E. 支原体

4. 急性上呼吸道感染病儿因鼻塞影响喂乳和睡眠时,滴鼻可用
   - A. 0.1%麻黄素溶液
   - B. 0.5%麻黄素溶液
   - C. 0.25%麻黄素溶液
   - D. 0.01%麻黄素溶液
   - E. 0.05%麻黄素溶液

5. 婴幼儿上呼吸道感染易发生中耳炎的原因是
   - A. 耳咽管短、宽、呈水平位
   - B. 缺少分泌型 IgA
   - C. 鼻道狭窄
   - D. 鼻窦发育差
   - E. 扁桃体炎症扩散

6. 关于喘息性支气管炎的描述错误的是
   - A. 多见于婴幼儿
   - B. 常有湿疹或过敏史
   - C. 有类似哮喘的症状和体征
   - D. 随年龄增长病情逐渐加重
   - E. 常反复发作

7. 治疗支原体肺炎有效的药物是
   - A. 青霉素
   - B. 红霉素
   - C. 氯霉素
   - D. 庆大霉素
   - E. 阿莫西林

8. 肺炎时容易并发脓胸、脓气胸的常见病原体是
   - A. 肺炎球菌
   - B. 溶血性链球菌
   - C. 金黄色葡萄球菌
   - D. 绿脓杆菌
   - E. 白色念珠菌

9. 按病理分类婴幼儿最常见的肺炎是
   - A. 大叶性肺炎
   - B. 支气管肺炎
   - C. 间质性肺炎
   - D. 干酪性肺炎
   - E. 毛细支气管炎

10. 关于小儿肺炎的护理,以下哪项不正确
   - A. 体位采用头高位或半卧位
   - B. 经常翻身更换体位以减轻肺部淤血
   - C. 及时注意吸痰以保持呼吸道畅通
   - D. 尽量少喂奶、少喂食,以防呛咳及引起窒息
   - E. 输液时严格控制液量和速度,以防肺水肿

A2 型题

11. 重症肺炎患儿,突然口吐粉红色泡沫痰。下列处理哪项正确
　　A. 大量间歇氧气吸入
　　B. 小量间歇氧气吸入
　　C. 吸入 20%~30%乙醇湿化的氧气
　　D. 持续高流量氧气吸入
　　E. 持续低流量氧气吸入

A3 型题

　　7 个月支气管肺炎患儿,半天来突然烦躁不安,喘憋加重,口周青紫。体检:呼吸 68 次 / min,心率 180 次 / min,心音低钝,两肺细湿啰音增多,叩诊无异常,肝肋下 3.5cm。

12. 该患儿可能并发了
　　A. 急性心力衰竭
　　B. 脓胸
　　C. 脓气胸
　　D. 肺不张
　　E. 肺水肿

13. 对患儿的应急处理下列哪项最为重要
　　A. 立即更换体位以减轻肺部淤血
　　B. 镇静,吸氧
　　C. 吸痰,通畅呼吸道
　　D. 使用快速洋地黄制剂
　　E. 使用强力利尿剂

14. 对该患儿的具体护理措施以下哪项不妥
　　A. 密切观察患儿体温
　　B. 保持呼吸道通畅,给氧
　　C. 保持室内适当的温度和湿度
　　D. 半卧位保持安静,尽量减少刺激
　　E. 经常帮助患儿翻身,拍背,进行体位引流

X 型题

15. 下呼吸道包括
　　A. 喉
　　B. 气管
　　C. 支气管
　　D. 毛细支气管
　　E. 肺泡

16. 婴幼儿患上感后可并发
　　A. 支气管炎
　　B. 肺炎
　　C. 中耳炎
　　D. 心肌炎
　　E. 肾炎

17. 关于急性上呼吸道感染的护理措施正确的是
　　A. 保持室内合适的温度、湿度
　　B. 饮食宜清淡、易消化富含营养
　　C. 体温 38.5℃以上应物理降温或按医嘱用降温药
　　D. 体温过高者应警惕高热惊厥的发生
　　E. 指导家长掌握上呼吸道感染的预防知识和应对方法

18. 重症肺炎可并发
　　A. 心力衰竭
　　B. 心肌炎
　　C. 中毒性肠麻痹
　　D. 中毒性脑病
　　E. 急性肾炎

二、填空题

1. 上呼吸道器官包括 ＿＿＿、＿＿＿、＿＿＿ 及＿＿＿。

2. 急性上呼吸道感染年长儿症状＿＿＿,以＿＿＿为主;婴幼儿症状＿＿＿＿＿＿,以＿＿＿＿＿＿＿＿＿＿为突出表现。

3. 疱疹性咽峡炎由＿＿＿＿感染引起,多见于＿＿＿季节;急性咽 – 结合膜热由＿＿＿感染引起,多见于＿＿＿＿季节。

4. 急性气管、支气管炎患儿存在的主要

护理诊断有_____和_____。

5. 支气管肺炎主要临床特点为_____、_____、_____以及_____。

6. 肺炎链球菌肺炎首选_____治疗。

7. 支气管哮喘主要表现为_____、_____、_____或_____。

8. _____是目前治疗哮喘最有效的药物。哮喘患儿首选的药物治疗方法是_____。

三、简答题

1. 预防上呼吸道感染的措施有哪些?

2. 简述支气管炎患儿的呼吸道管理。

四. 病例分析

患儿,7个月,发热、咳喘7天,加重2天入院。查体:T39.2℃,P186次/分,R65次/分,精神较差,面色苍白,口周发绀,鼻翼扇动,呼吸急促,极度烦躁,三凹征明显,双肺散在中、细湿啰音,心音低钝,肝脏肋下4cm,腹稍胀,无压痛。血象:WBC18×10⁹/L,N 0.74,L 0.24,M 0.02。X线:双肺纹理增粗,右下肺有斑片状阴影。诊断为肺炎合并心力衰竭。

(1)诊断为肺炎合并心力衰竭的主要依据是什么?

(2)该患儿目前存在的主要护理诊断有哪些?

(3)写出主要护理措施

答案

一、选择题

A1 型题

1. C　2. B　3. D　4. B　5. A

6. D　7. B　8. C　9. B　10. D

A2 型题

11. C

A3 型题

12. A　13. D　14. E

X 型题

15. BCDE　16. ABCD　17. ABCDE

18. ABCD

二、填空题

1. 鼻、鼻窦、咽、耳咽管、喉

2. 较轻,呼吸道症状;较重,全身症状

3. 柯萨奇A组病毒,夏秋;腺病毒,春夏

4. 清理呼吸道无效　体温过高

5. 发热、咳嗽、气促、呼吸困难　肺部固定细湿啰音

6. 青霉素

7. 反复发作性喘息、呼吸困难、胸闷或咳嗽

8. 肾上腺糖皮质激素药物。吸入治疗。

三、简答题

1. 在集体儿童机构中,应早期隔离患儿,如有流行趋势,可用食醋蒸蒸法将居室消毒;对反复发生上呼吸道感染的患儿应注意加强体育锻炼,多进行户外活动;穿衣要适当,以逐渐适应气温的变化,避免过热或过冷;另外要积极防治各种慢性病,如佝偻病、营养不良及贫血。

2. (1)保持室内空气新鲜和适宜的温湿度,避免对流风。

(2)减少活动,增加休息时间。保证充足

的水分及营养,鼓励患儿多饮水,必要时由静脉补充。给予易消化营养丰富的饮食,发热期间进食流质或半流质为宜。

(3)卧床时头胸部稍抬高,并经常变换体位、拍背,指导患儿有效咳嗽。

(4)对痰多而粘稠不易咳出者,可采用超声雾化吸入或蒸气吸入。

(5)遵医嘱使用抗生素及止咳化痰、平喘药,并注意观察药物疗效和副作用。

(6)哮喘性支气管炎患儿,注意观察有无缺氧症状,必要时给予氧气吸入。

四. 病例分析

(1) 诊断为肺炎合并心力衰竭的主要依据是什么?

肺炎患儿出现:①心率加快>180次/分(186次/分)。②呼吸加快>60次/分(65次/分)。③肝脏迅速增大(肋下4cm)。④患儿突然极度烦躁不安,面色发灰或苍白,明显发绀。⑤心音低钝。

(2) 该患儿目前存在的主要护理诊断有哪些?

1) 气体交换受损 与肺部炎症造成的通气和换气障碍有关

2) 清理呼吸道低效 与呼吸道分泌物多、粘稠,不易排出有关

3) 体温过高 与肺部感染有关

4) 潜在并发症:中毒性肠麻痹、脓胸、脓气胸

(3)写出主要护理措施

1)心力衰竭的配合抢救

让患儿取半卧位,减慢输液速度,立即吸氧,若出现呼吸衰竭则应使用机械通气正压给氧;保持环境安静,护理操作应集中完成,避免哭闹;按医嘱给予强心、利尿药物,以增强心肌收缩力,减轻心脏负荷,并使用抗生素或抗病毒药物治疗肺部炎症。

2)保持呼吸道通畅

保持室内空气新鲜及适宜的温湿度,室温维持在18℃~22℃,湿度以60%为宜;按医嘱给予祛痰剂,严重喘憋者给予支气管解痉剂。

3)维持体温正常

密切观察体温变化,警惕高热惊厥的发生,并采取相应的降温措施。

4)密切观察病情,及时发现其它并发症,并配合医生进行处理。

第八章 消化系统疾病患儿的护理

学海导航

1. 能解释小儿口炎和腹泻病患儿的临床表现及治疗要点
2. 能叙述小儿腹泻病患儿的主要护理诊断与护理措施
3. 能说出小儿消化系统解剖、生理特点

第一节 小儿消化系统解剖生理特点

一、口腔

足月新生儿在出生时已具有较好的吸吮、吞咽功能。新生儿及婴幼儿口腔黏膜薄嫩,血管丰富,唾液腺发育不完善,唾液分泌少,口腔黏膜干燥,易受损伤和感染唾液。3~4个月以后婴儿唾液分泌增多,吞咽功能不完善,可出现生理性流涎。3个月以下小儿唾液中淀粉酶分泌不足,不宜喂淀粉类食物。

二、食管和胃

婴儿食管下端括约肌发育不成熟,控制能力差,易发生胃食管反流。婴儿胃呈水平位,贲门括约肌发育不成熟,幽门括约肌发育良好,且婴儿吮乳时常吞咽过多空气,易导致溢乳和呕吐。新生儿胃容量约30~60ml;1~3个月为90~150ml;1岁时250~300ml;5岁时700~850ml;成人约2000ml。胃排空时间随食物种类不同而异,稠厚而乳凝块大的乳汁排空慢,水为1.5~2小时;母乳2~3小时;牛乳为3~4小时。

三、肠及肠道菌群

婴儿肠道相对较长,肠壁通透性高,有利于各种营养物质消化吸收。胎儿消化道内无细菌,生后数小时细菌即进入肠道。肠道菌群受食物成分影响,母乳喂养者以双歧杆菌占优势,人工喂养者以大肠埃希菌为主。

四、肝脏

年龄越小肝脏相对越大,婴幼儿正常肝脏可在右肋缘下触及1~2cm,质地柔软无压痛。婴儿期胆汁分泌较少,对脂肪消化、吸收功能较差。

五、胰腺

出生时胰腺可分泌少量胰液,3~4个月时增多;6个月以内婴儿胰淀粉酶较低;1岁后才接近成人。新生儿及幼婴胰脂肪酶和胰蛋白酶的活性都较低,故对脂肪和蛋白质的消化和吸收功能较差。

六、健康小儿粪便

胎粪呈墨绿色由胎儿肠道脱落的上皮细胞、消化液及吞下的羊水组成,粘稠、无臭味,新生儿多在生后 12 小时内开始排胎便,2～3 天渐过渡为黄糊状粪便;母乳喂养儿粪便为金黄色,糊状,不臭,呈酸性反应,每日 2～4 次;人工喂养儿粪便为淡黄色,较干稠,有臭味,呈中性或碱性反应,每日 1～2 次;添加谷类、蛋、肉、蔬菜等辅食后,粪便性状接近成人,每日 1 次。

第二节　口炎

口炎(Stomatitis)是指口腔黏膜的炎症。如病变限于局部如舌、齿龈、口角亦可称舌炎、牙龈炎或口角炎等。本病以婴幼儿多见。可单独发生,亦可继发于全身性疾病,食具不洁、口腔卫生不良及机体抵抗力下降亦可引致口炎的发生。

一、病因

鹅口疮(thrush, oral candidiasis)为白色念珠菌感染所致,多见于新生儿、营养不良、腹泻、长期使用广谱抗生素或激素的患儿;疱疹性口炎(herpetic stomatitis)为单纯疱疹病毒感染所致;溃疡性口炎(ulcerative stomatitis)由链球菌、金黄色葡萄球菌、肺炎链球菌、绿脓杆菌等引起。

二、临床表现

1. 鹅口疮　口腔黏膜上出现白色乳凝块样物,可融合成片,不易拭去,以颊黏膜多见,舌面、齿龈、上腭等处均可受累。患处不痛,不流涎,一般无全身症状,不影响进食。重者可累及食管、肠道、喉、气管、肺等,引起真菌性肠炎或真菌性肺炎。

2. 疱疹性口炎　起病时发热,体温可达 38℃～40℃,在齿龈、舌、唇内、颊黏膜处出现散在或成簇的小疱疹,疱疹迅速破溃后形成浅溃疡,上面覆盖黄白色渗出物,周围有红晕。有时累及上腭及咽部。局部疼痛、拒食、流涎、烦躁,颌下淋巴结肿大。病程约 1～2 周。疱疹性口炎传染性强,常在托幼机构引起流行。

3. 溃疡性口炎　口腔黏膜充血水肿,以后发生糜烂或溃疡,上有纤维素性炎性渗出物形成的白色假膜,边界清楚,易拭去。可发生于口腔的各部位,常见于舌、唇内、颊黏膜等处,局部疼痛,流涎,拒食,常发热可达 39℃～40℃,颌下淋巴结肿大。

疱疹性咽峡炎

疱疹性咽峡炎是由柯萨奇 A 组病毒感染所致,好发于夏秋季。起病急,以高热、咽痛、流涎、厌食为主要表现。查体可见咽部充血,咽腭弓、软腭、悬雍垂上有 2～4mm 大小灰白色的疱疹,周围有红晕,疱疹破溃后形成小溃疡,疼痛明显。病程 1 周左右。

三、辅助检查

鹅口疮患儿取白膜涂片,加 10%氢氧化钠 1 滴,镜检可见真菌的菌丝和孢子;溃疡性口炎血常规可见白细胞总数及中性粒细胞增多,涂片染色可见大量细菌。

四、治疗要点

祛除病因,控制感染,做好口腔护理,加强营养以提高机体抵抗力。

五、护理评估

(一)健康史

向家长了解患儿有无不适当的擦拭口腔、饮食过热史;是否有奶具消毒不严史;患儿有无全身性疾病如营养不良、长期腹泻等病史;有无长期使用广谱抗生素、糖皮质激素的用药史;并应注意评估近期有无使抵抗力低下的因素存在。

(二)身体状况

观察患儿口腔局部病变情况,了解患儿有无发热、拒食、疼痛、流涎等。了解有关辅助检查结果。

(三)心理－社会状况

患儿口腔疼痛拒食、哭闹,家长可出现焦虑。疱疹性口炎传染性强,常年可发生,常在托幼机构引起小流行。应注意评估托幼机构有无采取措施等。

六、护理诊断及合作性问题

1. 口腔黏膜改变　与护理不当、理化因素刺激、口腔不洁、机体抵抗力低下等有关。

2. 疼痛　与口腔黏膜炎症有关。

3. 体温过高　与感染有关。

七、预期目标

1. 患儿口腔黏膜炎症逐渐痊愈。

2. 口腔疼痛逐渐减轻和消失。

3. 患儿体温逐渐恢复正常。

八、护理措施

(一)口腔护理

保持口腔清洁鼓励患儿多饮水以冲淡毒素,减少口腔细菌繁殖,保持口腔黏膜湿润和清洁。年长儿可用含漱剂,进食后漱口。

(二)合理用药

鹅口疮患儿可用 2%碳酸氢钠溶液清洁口腔,碱性环境可抑制真菌生长,制霉菌素涂患处,每日 2～3 次;疱疹性口炎患儿局部可用西瓜霜、锡类散等。也可涂疱疹净,预防继发感染可涂 2.5%～5%金霉素鱼肝油;溃疡性口炎患儿用 3%过氧化氢溶液清洗溃疡面后涂 5%金霉素鱼肝油或锡类散。局部疼痛重者可在进食前局部涂 2%利多卡因。涂药前先清洁口腔,涂药后勿立即饮水或进食。在清洁口腔及局部涂药时,动作要轻、快、准。

(三)饮食护理

供给高能量、高蛋白、富含维生素的温凉流质或半流质饮食避免酸、粗、硬等刺激性食物。

（四）维持正常体温

密切观察体温变化,体温过高时可采用物理降温措施或遵医嘱应用退热药物。

（五）健康教育

教育孩子养成良好的卫生习惯,不吮指,多喝水,年长儿进食后漱口,避免粗暴擦伤口腔;合理安排小儿膳食,培养良好的饮食习惯。食具专用,定期煮沸消毒或高压灭菌消毒;向家长及患儿讲解疾病的有关防治要点及护理知识,讲解并示教口腔局部涂药的方法。

九、护理评价

患儿口腔炎症是否好转痊愈,口腔疼痛是否逐渐减轻和消失,患儿体温是否逐渐恢复正常,家长及患儿是否配合纠正不良的饮食习惯,合理搭配膳食。家长及患儿能否正确口腔局部涂药。

第三节 小儿腹泻

小儿腹泻病或称婴儿腹泻(infantile diarrhea),是由多种原因引起的以大便次数增多和大便性状改变为主的综合征,轻者以呕吐、腹泻等消化道症状为主,重者可引起脱水和电解质紊乱。本病为婴幼儿时期的常见病,1岁以内者约占半数,是我国重点防治的儿童疾病之一。

一、病因和发病机制

（一）易感因素

1. 小儿消化系统的解剖及生理特点　婴幼儿期生长发育快,所需营养物质多,消化道负担重,经常处于紧张的工作状态,而消化系统发育不成熟,胃酸和消化酶分泌少,消化酶活性低,对食物的耐受力差,加之婴儿时期神经、内分泌、循环、肝、肾功能发育不成熟,易发生消化功能紊乱。

2. 免疫系统发育不成熟　胃内酸度低,胃排空较快,对进入胃内的细菌杀灭能力弱;血液中免疫球蛋白(主要是 IgM 和 IgA)和肠道分泌型 IgA(SIgA)均较低。

3. 正常肠道菌群未建立,肠道菌群失调,正常肠道菌群可以抵抗致病菌的侵入。

4. 人工喂养　由于不能从母乳中得到免疫成分如 SIgA、乳铁蛋白、巨噬细胞、溶菌酶等,而且人工喂养的食具和食物易被污染,故人工喂养儿的肠道感染机会高于母乳喂养儿。

（二）病因

1. 感染因素

(1)肠道内感染　可由病毒、细菌、真菌、寄生虫引起,以前二者为多见。人类轮状病毒(Human Rotavirus)是引起小儿秋冬季腹泻的最常见病原体,其次是腺病毒、埃可病毒和柯萨奇病毒等。细菌性肠炎(不包括法定传染病)的主要病原体为致腹泻大肠杆菌属,其次为空肠弯曲菌、耶尔森菌、鼠伤寒沙门菌等。

人类轮状病毒侵入肠道后,在小肠绒毛顶端的柱状上皮细胞上复制,使细胞发生空泡变性和坏死,受累的肠黏膜上皮细胞脱落而遗留不规则的裸露病变,致使小肠黏膜回吸收水、电解质的能力下降,肠液大量积聚于肠腔而引起腹泻;同时受累的肠黏膜细胞分泌双糖酶不足及活性下降,糖类消化不完全而积滞在肠腔内,被肠道内细菌分解成短链有机酸,使肠液的渗透压升高,而双糖的不完全分解亦造成微绒毛上皮细胞钠转运功能障碍,造成水、电解质的进一步丧失而加重腹泻。

细菌感染时依病原菌不同,发病机制亦不同。如产生肠毒素的细菌(产毒性大肠杆菌等)侵入肠道后,可释放肠毒素,抑制小肠细胞吸收钠和水,同时促进氯的分泌,使小肠液总量增多,超过结肠吸收的限度,排出大量无脓血的水样便而产生分泌性腹泻;侵袭性细菌(如侵袭性大肠埃希菌、空肠弯曲菌等)可侵入肠黏膜组织,产生广泛的炎性反应,引起肠黏膜充血、水肿、炎症细胞浸润、溃疡和渗出等病变,排出含有大量白细胞和红细胞的菌痢样粪便而导致渗出性腹泻。

(2)肠道外感染 如中耳炎、上呼吸道感染、肺炎、肾盂肾炎、皮肤感染及急性传染病时可伴腹泻。可由于发热及病原体的毒素作用使消化功能紊乱,肠道外感染的某些病原体(主要是病毒)也可同时感染肠道。

2、非感染因素

(1)饮食因素 喂养不当,多发生于人工喂养儿。当摄入的食物的量和质突然改变时,消化、吸收不良的食物积滞于小肠上部,使肠内的酸度减低,肠道下部细菌上移并繁殖,产生内源性感染,食物发酵和腐败,分解产生的短链有机酸使肠腔内渗透压升高,并协同腐败性毒性产物刺激肠壁,使肠蠕动增加而引起腹泻,重者可引致脱水、电解质紊乱及中毒症状。

(2)气候因素 腹部受凉使肠蠕动增加;天气过热使消化液分泌减少,而由于口渴又吃奶过多,增加消化道负担而致腹泻。

二、临床表现

临床分期腹泻病程在2周以内的急性腹泻;病程2周~2月为迁延性腹泻;病程在2个月以上为慢性腹泻。

1. 轻型腹泻 多为饮食因素或肠道外感染引起,以消化道症状为主,无明显中毒症状及水、电解质和酸碱平衡紊乱。表现起病可急可缓,主要表现为食欲不振,偶有恶心、呕吐、溢乳,每天大便多在10次以下,呈黄色或黄绿色,稀糊状或蛋花样,有酸臭,可有少量黏液及未消化的奶瓣(皂块)。精神尚好,偶有低热,无明显水、电解质紊乱及全身中毒症状。患儿排便前常因腹痛而哭闹不安,排便后安静。多在数日内痊愈。

2. 重型腹泻 多由肠道内感染所致或由轻型腹泻发展而来,除有较重的消化道症状外,还伴有明显的水、电解质和酸碱平衡紊乱和全身中毒症状。

(1)消化道症状及全身中毒症状 表现为严重的消化道症状,腹泻频繁,每日大便10次以上,多者可达数十次,大便水样或蛋花样,有黏液,量多,可使肛周皮肤发红或糜烂;伴有呕吐,甚至吐出咖啡渣样物;全身中毒症状明显,高热或体温不升,烦躁不安,精神萎靡,嗜睡,甚至昏迷、惊厥。

(2)水、电解质、酸碱平衡紊乱表现

1)脱水 是指由于丢失体液过多和摄入量不足使体液总量尤其是细胞外液量的减少。除丢失水分外,还有电解质丢失。依据体液丢失量的多少不同,将脱水分为三度(表8-1)

表8-1 不同程度脱水的临床表现

	轻度脱水(ml/kg)	中度脱水(ml/kg)	重度脱水(ml/kg)
失水占体重百分比	5%以下(50)	5~10%(50~100)	10%以上(100~120)
精神状态	稍差	烦躁或萎靡	昏睡或昏迷
皮肤及黏膜	皮肤稍干燥,弹性稍差,口腔黏膜稍干燥	皮肤苍白,干燥,弹性较差,口腔黏膜干燥	皮肤发灰,干燥,皮肤弹性极差,口腔黏膜极干燥
眼窝及前囟	稍凹陷	明显凹陷	极明显凹陷
眼泪	有	减少	无
尿量	稍减少	明显减少	少尿或无尿
周围循环衰竭	无	无	有

营养不良患儿因皮下脂肪少,皮肤弹性较差,容易把脱水程度估计过高;而肥胖小儿皮下脂肪多,脱水程度常易估计过低,临床上应予注意,不能单凭皮肤弹性来判断,应综合考虑。

根据脱水时水与电解质丢失比例的不同,将脱水性质分为等渗性、低渗性、高渗性脱水三种,其中以等渗性脱水最常见(表8-2)。

表8-2 不同性质脱水的特点

	低渗性脱水	等渗性脱水	高渗性脱水
病因	电解质丢失为主,多见于营养不良伴慢性腹泻、补充非电解质液过多,病程较长	水与电解质丢失比例大致相同,多见于病程较短者	水分丢失为主,多见于补充电解质液过多,高热,入水量少,大量出汗者
血清钠浓度	<130mmol/L	130~150mmol/L	>150mmol/L
神志	嗜睡、昏迷	精神萎靡	烦躁、易激惹
口渴	不明显	明显	极明显
周围循环障碍	明显	依脱水程度	不明显
其它	脱水征明显	一般脱水表现	脱水征不明显,高热、肌张力增高、惊厥

2)代谢性酸中毒 腹泻引起代谢性酸中毒的原因有:腹泻丢失大量碱性物质;进食少和肠吸收不良,热量不足,体内脂肪分解增加,酮体生成增多;脱水致血容量减少,血液浓缩,血流缓慢,组织缺氧,无氧代谢增加而乳酸堆积;肾血流量不足,尿量减少,排酸减少致酸性代谢产物堆积体内。酸中毒的表现为呼吸深快、精神萎靡、口唇樱红、恶心、呕吐、呼吸有丙酮味等,新生儿和小婴儿酸中毒时临床表现可不典型,往往仅有精神萎靡、拒食和面色苍白等。

3)低钾血症 发生原因有:呕吐和腹泻导致钾大量丢失;进食少,钾的入量不足;肾保钾的功能比保留钠为差,血钾虽低,而尿中仍有一定量的钾继续排出。久泻和营养不良的患儿低钾表现更为明显。当低钾伴有脱水、代谢性酸中毒时,由于血液浓缩,尿少而致钾排出量减少,且酸中毒时钾由细胞内转移至细胞外等原因,体内钾总量虽然降低但血清钾浓度多可正常,低钾症状也不明显;而当脱水、代谢性酸中毒被纠正后,排尿后钾排出量增多、大便继续失钾、输入葡萄糖合成糖原时消耗钾等原因使血钾降低,可出现不同程度的低钾症状。表现为精神萎靡、反应低下、肌肉无力、腱反射减弱、腹胀、肠鸣音减弱、心率增快、心音低钝、心律不齐,心电图改变有 T 波低平或倒置、Q-T 间期延长、ST 段下降、出现 U 波。

4)低钙血症和低镁血症 腹泻患儿进食少,吸收不良,从大便丢失钙、镁,可使体内钙、镁减少,但一般多不严重,腹泻较久、营养不良或有活动性维生素 D 缺乏病的患儿更多见。多在脱水和酸中毒纠正后,出现低钙症状如手足搐搦或惊厥;长期腹泻和营养不良患儿经补钙后症状仍不见好转者,应考虑可能有低血镁,其表现为烦躁不安、震颤、惊厥等。

3. 不同病原体所致肠炎的临床特点

(1)轮状病毒肠炎 为小儿秋、冬季腹泻的最常见的病原,多见于 6 个月至 2 岁小儿。起病急,常伴发热和上呼吸道感染症状,多先有呕吐,每日大便次数多,量多,水样或蛋花汤样,黄色或黄绿色,无腥臭味,常出现脱水及电解质紊乱,可引起惊厥、心肌受累等。本病为自限性疾病,自然病程一般 3~8 天,预后良好。

(2)大肠埃希菌肠炎 多发生在 5~8 月气温较高季节,主要表现为发热、呕吐、腹泻稀水便,重者可有脱水、酸中毒及电解质紊乱。产毒性大肠埃希菌肠炎多无发热和全身症状,侵袭性大肠埃希菌肠炎可引起细菌性痢疾类似的症状。

4. 迁延性腹泻和慢性腹泻 多与营养不良和急性期未彻底治疗有关,以人工喂养儿多见。表现为腹泻迁延不愈,病情反复,大便性质和次数极不稳定,严重时可出现水及电解质紊乱。

三、辅助检查

1. 血常规 白细胞总数及中性粒细胞增多提示细菌感染;病毒感染时白细胞总数多在正常范围或降低;嗜酸粒细胞增多属寄生虫感染或过敏性病变。

2. 大便检查 轻型腹泻大便常规检查可见大量脂肪球或少量白细胞和不消化的食物残渣;发现白细胞、红细胞者,大便培养可检出致病菌;真菌性肠炎时大便涂片可发现念珠菌孢子及假菌丝;疑为病毒感染者应作病毒学相关检查。

3. 血液生化检查 血电解质(血钠)测定可提示脱水性质,血钾测定可反应体内缺钾的程度,血气分析及测定二氧化碳结合力可了解体内酸碱平衡的性质。

四、治疗要点

腹泻治疗原则调整饮食;合理用药,控制感染;预防及纠正水、电解质和酸碱平衡紊乱;预防并发症。

(一)药物治疗

1. 控制感染 细菌性肠炎需用抗菌素治疗,应根据不同病原菌选用敏感、有效的抗菌素,病毒性肠炎不可滥用抗菌素。

2. 微生态制剂 如双歧杆菌、嗜酸乳杆菌等有利于恢复肠道正常菌群的生态平衡,抑制病原菌定植与侵袭。

3. 肠黏膜保护剂 如蒙脱石粉可能吸附病原体和毒素,增强肠黏膜的屏障功能,阻止病原体的攻击。早期避免用止泻剂,延缓了腹泻病原体的排出可增加细菌繁殖和毒素的吸收。

4. 腹泻患儿能进食后即予补锌治疗,可应用硫酸锌,葡萄糖酸锌。

(二)预防及纠正水、电解质和酸碱平衡紊乱,见本章第四节

五、护理评估

(一)健康史

评估患儿有无喂养不当、不洁饮食史,食物过敏史,腹部着凉史及其他疾病史和长期服用广谱抗生素历史等。

(二)身体状况

注意呕吐和腹泻的次数、性状、量,有无腹痛,里急后重,记录 24 小时出入量,评估脱水的程度和性质,观察患儿生命体征。了解血常规,血液生化检查,大便检查结果。

(三)心理社会状况

家长缺乏喂养及卫生知识是导致小儿易患腹泻的重要原因。故应注意评估患儿家庭的经济状况、居住条件、卫生习惯、家长的文化程度。由于家长对本病知识缺乏,常可出现焦虑、怀疑或抱怨。

六、护理诊断及合作性问题

1. 体液不足　与丢失体液过多和摄入量不足有关。
2. 腹泻　与喂养不当、感染等因素有关。
3. 体温过高　与感染有关。
4. 有皮肤黏膜完整性受损的危险　与大便次数增多刺激肛周皮肤有关。
5. 知识缺乏　与患儿家长缺乏喂养知识、卫生知识及护理腹泻患儿的相关知识有关。

七、护理目标

1. 患儿腹泻、呕吐次数逐渐减少至停止,脱水、电解质紊乱纠正,体重恢复正常,尿量正常。
2. 患儿大便次数、性状正常。
3. 患儿体温逐渐恢复正常。
4. 住院期间患儿保持皮肤完整,无红臀发生。
5. 家长能说出小儿腹泻的预防措施和护理要点。

八、护理措施

1. 调整饮食　除对严重呕吐者可暂禁食 4~6 小时(不禁水),腹泻患儿应继续进食,食用有营养和易消化的日常食物,少量多次。避免含粗纤维的蔬菜和水果,高糖食物会加重腹泻。母乳喂养者继续喂哺母乳,可增加喂奶次数和时间,暂停或减少辅食;人工喂养儿 6 个月以内者牛奶应加米汤或水稀释,或用发酵奶(酸奶);6 个月以上的婴儿可用平常已经习惯的饮食,选用稀粥、面条、并加些熟的植物油、蔬菜、肉末等,但需由少到多,并逐渐过渡到正常饮食;病毒性肠炎多有继发性双糖酶(主要是乳糖酶)缺乏,可暂停乳类喂养,改喂豆制代乳品或酸奶,以减轻腹泻缩短病程;对牛奶和大豆过敏者应改用其他饮食;腹泻停止后逐渐恢复营养丰富的食物,每天加餐 1 次,持续 1 周。

2. 体液不足的护理　见本章第四节

3. 严格消毒隔离　护理患儿前后要认真洗手,防止交叉感染。食物应新鲜、清洁。患儿的食具、奶具要认真清洗,严格消毒。

4. 严密观察病情 观察记录大便次数、颜色、性状、量,及时送检,注意采集黏液脓血部分。观察患儿有无脱水、电解质紊乱及代谢性酸中毒等表现,遵医嘱进行相应治疗。

5. 发热的护理 密切观察患儿体温变化,体温过高应给予头枕冰袋、乙醇擦浴、温水擦浴等物理降温措施或遵医嘱给予药物降温。鼓励患儿多喝水,做好口腔及皮肤护理。

6. 维持皮肤完整性 由于腹泻频繁,大便呈酸性或碱性,含有大量肠液及消化酶,臀部皮肤常处于被大便腐蚀的状态,容易发生肛门周围皮肤糜烂,严重者引起溃疡及感染。每次便后须用温水清洗臀部并拭干,局部皮肤发红处涂以 5%鞣酸软膏或 40%氧化锌油并按摩片刻,促进血液循环;应选用消毒软棉尿布并及时更换;避免使用不透气塑料布或橡皮布,防止尿布皮炎发生。

7. 健康教育

(1)向家长介绍患儿腹泻的原因及表现治疗和护理,指导如何调整饮食。

(2)指导如何预防小儿腹泻,合理喂养,提倡母乳喂养,指导喂养方法等。培养良好卫生习惯,注意饮食卫生,食物要新鲜,食具、奶具应定期煮沸消毒。培养儿童饭前便后洗手。增强体质,适当进行户外活动,气候变化时防止受凉或过热。避免长期滥用广谱抗菌素。

九、护理评价

患儿腹泻、呕吐是否逐渐减少至停止,脱水、电解质紊乱是否纠正,患儿体温是否逐渐恢复正常。患儿皮肤是否保持完整,有无红臀发生。家长能否说出小儿腹泻的预防措施和护理要点。

第四节 小儿液体疗法的护理

一、小儿体液平衡的特点

(一)体液的总量和分布

体液可分为两部分:细胞内液和细胞外液,后者又包括血浆和间质液。细胞内液和血浆液量相对恒定,唯间质液量变化较大。年龄越小,体液总量相对愈多,间质液量所占的比例也越大(表 8-3)。

表 8-3 不同年龄的体液分布(占体重的%)

	新生儿	0~1岁	2~14岁	成人
体液总量	78	70	65	55~60
细胞内液	35	40	40	40~45
细胞外液	43	30	25	15~20
间质液	37	25	20	10~15
血浆	6	5	5	5

(二)体液的电解质组成

细胞外液中主要阳离子是 Na^+，主要阴离子是 Cl^- 和 HCO_3^-，细胞内液中主要阳离子是 K^+，主要阴离子是 HPO_4^{2-} 及蛋白质。小儿体液的电解质组成与成人相似，生后数日的新生儿血钾、氯、磷和乳酸偏高，血钠、钙和碳酸氢盐偏低。

(三)水的交换

每日所需水量与热量消耗成正比。由于小儿生长发育快，活动量大，新陈代谢旺盛，摄入热量、蛋白质和经肾脏排出的溶质量均较多，不显性失水量多等原因，致小儿时期年龄越小，需水量相对越多。正常婴儿每日需水量约 120～150ml/418kJ(100kcal)，每日水的进、出量(体内、外水的交换量)约等于细胞外液的 1/2，而成人仅占 1/7。婴儿水的交换率比成人快 3～4 倍，所以婴儿对缺水的耐受力比成人差。在病理情况下，如呕吐、腹泻等，就容易发生脱水。

(四)体液调节

肾脏是调节体液平衡的主要器官，其他如肺脏、神经和内分泌系统以及血浆中的缓冲系统对体液平衡的调节亦有一定的作用。小儿器官系统的功能均不成熟，体液调节功能较成人差，所以易出现水、电解质和酸碱平衡紊乱。

二、常用液体种类、成分及配制

(一)非电解质溶液

常用的 5%葡萄糖注射液为等渗液，10%葡萄糖注射液为高渗液。但葡萄糖液输入体内后，很快被氧化成二氧化碳和水，或转变成糖原而贮存体内，失去其渗透压的作用。故输入葡萄糖注射液，主要用以补充水分和部分热量，纠正体液的高渗状态或酮中毒。

(二)电解质溶液

主要用于补充所丢失的体液、所需的电解质，纠正体液的低渗状态和酸碱平衡失调。

1. 0.9%氯化钠注射液 (生理盐水)　生理盐水中含 Na^+ 和 Cl^- 均为 154mmol/L，为等渗液。Na^+ 含量与血浆中的 Na^+(142mmol/L)相近而 Cl^- 含量比血浆中的 Cl^-(103mmol/L)高约 1/3，故大量输入体内可致血氯升高，造成高氯性酸中毒。

2. 碱性溶液　主要用于纠正酸中毒。常用的有：

(1)碳酸氢钠溶液：可直接增加缓冲碱，纠正酸中毒的作用迅速。1.4%碳酸氢钠为等渗溶液，5%碳酸氢钠高渗溶液，可用 5%或 10%葡萄糖注射液稀释 3.5 倍，即为等渗液。

(2)乳酸钠溶液：需在有氧条件下，经肝脏代谢产生 HCO_3^- 而发挥作用，因此在肝功能不全、缺氧、休克、新生儿期以及乳酸潴留性酸中毒时不宜使用。1.87%乳酸钠为等渗溶液。11.2%的乳酸钠需稀释 6 倍转为 1.87%的等渗溶液。

3. 氯化钾溶液　用于纠正低钾血症。常用 10%氯化钾注射液，静脉滴注时稀释成 0.2%～0.3%浓度。禁忌静脉直接推注含钾溶液，同时注意肾功能及排尿情况。

4. 混合溶液　将各种溶液按不同比例配成混合溶液，用于不同液体疗法的需要。常用混合溶液的配制方法及性质见表 8-4。

表 8-4 几种常用混合溶液的配制及性质

溶液种类	张力	溶液成分之比(份)			简易配制加入的溶液(ml)		
		NS	5%或10%GS	1.4%soda	5%或10%GS	10%NaCl	5%soda
2:3:1 液	1/2	2	3	1	500	15	24
4:3:2 液	2/3	4	3	2	500	20	33
2:1 等张液	1	2		1		30	47
1:1 液	1/2	1	1		500	20	
1:2 液	1/3	1	2		500	15	
1:4 液	1/5	1	4		500	10	

5. 口服补液盐(oral rehydration salt,ORS) 是世界卫生组织(WHO)推荐用以治疗急性腹泻合并脱水的一种溶液。目前有多种 ORS 配方,WHO 推荐的 ORS 中电解质成分及浓度分别为:Na^+ 90mmol/L,K^+ 20mmol/L,Cl^- 80mmol/L,HCO_3^- 30mmol/L,葡萄糖 111 mmol/L,可用氯化钠 3.5g,碳酸氢钠 2.5g,枸橼酸钾或氯化钾 1.5g,葡萄糖 20.0g,加水至 1000ml 制成。其电解质的渗透压为 220mmol/L(2/3 张) ,含钾浓度为 0.15%。可用于腹泻时脱水的预防;轻、中度脱水无明显循环障碍时补液及补充生理需要。

三、液体疗法

婴幼儿腹泻的液体疗法目的在于纠正脱水和电解质平衡紊乱,以恢复机体的正常生理功能。补液前要全面了解疾病情况,综合分析、判定水、电解质紊乱和酸碱失衡的性质和程度,制定合理的液体疗法方案,确定补液总量、组成、步骤和速度。补液时需根据患儿的具体情况拟订整体输液方案,应遵循以下原则:①三定原则:定输液总量,定溶液性质,定补液速度;②三先原则:先快后慢,先盐后糖,先浓后淡;③三见原则:见酸补碱,见尿补钾,见惊补钙。其他问题如纠正酸中毒、补钾、补充热能、补镁等。补液方法包括口服补液和静脉补液两种。

(一)口服补液

适用于轻、中度脱水,无明显呕吐、腹胀、酸中毒者。预防脱水时可用 ORS 液加等量温开水稀释, 每日 50~100mL/kg 少量多次服用;轻度脱水者用 ORS 50~80mL/kg,中度脱水者 80~100mL/kg,于 8~12 小时内服完,以补充累积损失量;脱水纠正后可将 ORS 液加等量温开水稀释后按病情需要随意口服。

(二)静脉补液

适合中度以上脱水、吐泻严重或腹胀患儿。

1. 第一天补液

(1)补液总量 总量包括累积损失量、继续损失量和生理需要量三部分。

1)累积损失量 按脱水程度估计,轻度脱水 50mL/kg,中度脱水 50 ~ 100mL/kg,重度脱水 100 ~ 120mL/kg。如为重度脱水伴有循环衰竭, 首先应用 20mL/kg(总量最多不超过

300mL),用 2:1 等张含钠液,在 1/2 小时~1 小时内输入,以扩充血容量。

2)继续损失量 原则是丢失多少补多少,根据实际损失量补充。一般约 10~40mL/kg。

3)生理需要量 约为 60~80mL/kg。

以上三部分液体量合计,第一个 24 小时应供给的液体总量为:轻度脱水 90~120mL/kg,中度脱水 120~150mL/kg,重度脱水 150~180mL/kg。学龄前儿童和学龄儿童酌减 1/4~1/3。

(2)液体种类 补充累积损失量时,应根据脱水的性质来确定补液的性质,低渗性脱水时补 2/3 张含钠液,等渗性脱水时补 1/2 张含钠液,高渗性脱水时补 1/3~1/5 张含钠液。如临床上判断脱水性质有困难时,可先按等渗性脱水处理。一般用 1/3~1/2 张含钠液补充继续损失量,用 1/3~1/5 张含钠液补充生理需要量。

(3)补液速度 累积损失量应于 8~12 小时补完,继续损失量和生理需要量可在 12~16 小时内输入,如需扩容应在 0.5~1 小时内完成。

(4)纠正酸中毒 轻度酸中毒随循环情况及肾功能的改善可自行恢复,一般不必另外补给碱性液。中、重度酸中毒患儿须另外补给碱性液来纠正,首选碳酸氢钠,计算方法为:①所需 5%碳酸氢钠的毫升数 =(-BE)×0.5×体重(kg);②所需碱性溶液的毫摩尔数 =(-BE)×0.3×体重(kg)。得出计算结果后,先给 1/2 总量,再根据病情变化、治疗后的反应等调整剂量。所用碱性液一般应先稀释成等渗液体。

(5)纠正低钾 补钾时应注意以下问题:见尿补钾;含钾溶液严禁静推;静脉补钾浓度不超过 0.3%;每日静脉补钾时间不短于 8 小时,一般补钾需持续 4~6 天。能口服尽量口服补钾。

2. 第二天补液 如第二天仍需静脉补充,只需补充继续损失量和生理需要量,以均匀的速度补给。

(三)液体疗法的护理

1. 口服补液的护理 向家长示范喂服方法:2 岁以下的患儿每 1~2 分钟喂 1 小勺,约 5mL,大一点儿的患儿可用杯子直接喝,如有呕吐,停 10 分钟后再慢慢喂服(每 2~3 分钟喂一勺);4 小时后应重新估计患儿脱水状况,然后选择上述适当的方案继续治疗护理。ORS 液为 2/3 张含钠液,应用时需适当补充水分,尤其是在维持补液时,更应注意补充水分以防发生高钠血症。如患儿出现眼睑浮肿,应停服 ORS 液,改用母乳或白开水,浮肿消退后再继续服用。口服补液过程中,如患儿呕吐频繁,腹泻次数多,脱水加重,则应报告医师及时改用静脉补液。

2. 静脉补液的护理

(1)严格掌握输液速度 合理安排 24 小时输液量,依病情需要及输液原则分期分批输入。注意防止输液速度过速或过缓,注意液路是否通畅,有无输液反应。

(2)密切观察病情 ①记录液体出入量 24 小时液体入量应包括口服液体和胃肠道外补液量。液体出量包括尿、大便和不显性失水量。注意观察生命体征:包括体温、脉搏、血压、呼吸、精神状况。若出现烦躁不安、脉率加快、呼吸加快等,应警惕有无发生心力衰竭和肺水肿等情况;②观察脱水情况 注意患儿的神志状态,有无口渴,皮肤、黏膜干燥程度,眼窝及前囟凹陷程度,尿量多少等。如补液合理,一般于补液后 3～4 小时应该排尿,此时说明血容量恢复,所以应注意观察和记录输液后首次排尿的时间、尿量。补液后 24 小时皮肤弹性恢复,眼窝凹陷消失,则表明脱水已被纠正;补液后眼睑出现浮肿,可能是钠盐过多;补液后尿多而脱水未能纠正,则可能是葡萄糖液补入过多,宜调整溶液中电解质比例。

（李 锋）

第五节 习题及答案

一、选择题

A1 型题

1. 引起鹅口疮病原体是
   A. 大肠埃希菌
   B. 白色念珠菌
   C. 支原体
   D. 轮状病毒
   E. 冠状病毒

2. 引起婴幼儿秋冬季腹泻最常见的病原体是
   A. 大肠埃希菌
   B. 白色念珠菌
   C. 链球菌
   D. 轮状病毒
   E. 金黄色葡萄球菌

3. 重型腹泻与轻型腹泻的主要区别是
   A. 腹泻频繁
   B. 水、电解质和酸碱平衡紊乱和全身中毒症状
   C. 大便为水样便
   D. 呕吐次数
   E. 腹痛的程度

4. 等渗性脱水的血清钠浓度是
   A. 50mmol/L ~ 100mmol/L
   B. 100mmol/L ~ 130mmol/L
   C. 130mmol/L ~ 150mmol/L
   D. 150mmol/L ~ 180mmol/L
   E. 180mmol/L ~ 200mmol/L

5. 低钾血症的表现不包括哪项
   A. 精神萎靡
   B. 心音低钝
   C. 腹胀、肠鸣音减弱
   D. 惊厥
   E. 心电图有 T 波平坦

6. 腹泻患儿静脉补液 100ml,静脉补 10%氯化钾最多

   A. 1ml
   B. 3ml
   C. 5ml
   D. 8ml
   E. 10ml

7. 小儿腹泻常发生的酸碱平衡紊乱是
   A. 呼吸性酸中毒
   B. 呼吸性碱中毒
   C. 代谢性酸中毒
   D. 代谢性碱中毒
   E. 混合性性酸中毒

8. 关于高渗性脱水的叙述不正确的是
   A. 烦躁不安,易激惹
   B. 肌张力增高
   C. 口渴不明显
   D. 血清钠浓度 > 150mmol/L
   E. 脱水征不明显

9. 婴儿腹泻当补液纠正脱水与酸中毒时,患儿突然发生惊厥,应首先考虑:
   A. 高钠血症
   B. 低血钾
   C. 低钠血症
   D. 低钙血症
   E. 碱中毒

10. 纠正酸中毒时应选用哪种液体
    A. 0.9%氯化钠
    B. 5%葡萄糖
    C. 5%碳酸氢纳
    D. 10%氯化钾
    E. 复方氯化钠溶液

11. 对婴儿腹泻以下哪项措施错误
    A.详细记录出入水量
    B.加强臀部护理
    C.腹胀时应注意有无低钾血症
    D.急性腹泻早期应使用止泻剂

E. 除对严重呕吐者可暂禁食 4~6 小时,腹泻患儿应继续进食

A2 型题

12. 患儿 1 岁,腹泻 5 天,腹泻 10 次 / 日,口渴,精神萎靡,皮肤黏膜干燥弹性差,眼窝明显凹陷,尿量明显减少。其脱水程度:

    A. 轻度脱水

    B. 中度脱水

    C. 重度脱水

    D. 高渗性脱水

    E. 渗性脱水

13. 患儿 2 岁,腹泻 3 天,体温 39.20C,口渴明显,烦躁不安,易激惹,皮肤黏膜干燥,肌张力增高,血清钠 155mmol/L,其脱水性质是:

    A. 低渗性脱水

    B. 等渗性脱水

    C. 高渗性脱水

    D. 轻型腹泻

    E. 轻度脱水

14. 患儿,8 个月,呕吐腹泻 3 天,体检:体温 37.2℃,精神好,皮肤弹性好,肛门周围皮肤潮红,有糜烂,其目前主要的护理诊断是:

    A. 知识缺乏

    B. 有营养不足的危险

    C. 皮肤完整性受损

    D. 体温过高

    E. 体液不足

A3 型题

15~17 题共用题干:

患儿男 10 个月,呕吐腹泻 4 天,尿量明显减少,口渴,眼窝明显凹陷,精神萎靡,口腔粘膜干燥,皮肤弹性差,血钠 140mmol/L。

15. 患儿的脱水程度及性质是

    A. 轻度低渗脱水

    B. 轻度等渗脱水

    C. 中度等渗脱水

    D. 中度低渗脱水

    E. 重度度等渗脱水

16. 补充累积损失量应是

    A. 30~50mL/kg

    B. 50~100mL/kg

    C. 100~120mL/kg

    D. 120ml~150ml/kg

    E. 150ml~180ml/kg

17. 补充累积损失量液体的种类

    A. 等张含钠液

    B. 1/2 张含钠液

    C. 1/3 张含钠液

    D. 1/4 张含钠液

    E. 1/5 张含钠液

18. 该患儿补钾叙述哪项不正确

    A. 静脉补钾浓度不超过 0.3%

    B. 见尿补钾

    C. 每日静脉补钾时间不短于 8 小时

    D. 必要时缓慢静脉注射补钾

    E. 能口服尽量口服

B 型题

(19~21 题共用备选答案)

    A.失水占体重的 5%以下

    B.失水占体重的 5%~10%

    C.失水占体重的 2%~8%

    D.失水占体重的 5%~20%

    E.失水占体重的 10%~以上

19. 轻度脱水

20. 中度脱水

21. 重度脱水

(22~24 题共用备选答案)

    A. 2 周以内

    B. 3 周以内

    C. 2 周~2 个月

    D. 3 周~2 个月

E. 2 个月以上

22. 急性腹泻的病程

23. 迁延性腹泻的病程

24. 慢性腹泻的病程

（25~27 题共用备选答案）

A. 60ml/kg ~ 90ml/kg

B. 90ml/kg ~ 120ml/kg

C. 120ml/kg ~ 150ml/kg

D. 150ml/kg ~ 180ml/kg

E. 180ml/kg ~ 200ml/kg

25. 轻度脱水患儿第一日应供给的液体总量

26. 中度脱水患儿第一日应供给的液体总量

27. 重度脱水患儿第一日应供给的液体总量

X 型题

28. 小儿腹泻代谢性酸中毒的表现

A. 恶心、呕吐

B. 呼吸深快

C. 口唇樱红

D. 精神萎靡

E. 惊厥

29. 小儿易发生腹泻的因素有

A. 婴幼儿生长发育快,消化道负担重

B. 消化系统发育不成熟

C. 胃内酸度低

D. 肠道分泌型 IgA 较低

E. 母乳喂养

30. 小儿腹泻常见的护理诊断及合作性问题

A. 体液不足

B. 腹泻

C. 体温过高

D. 有皮肤黏膜完整性受损的危险

E. 知识缺乏

31. 中度脱水的表现有

A. 失水占体重百分比为 5% ~ 10%

B. 皮肤弹性差

C. 尿量减少

D. 眼窝明显凹陷

E. 烦躁不安

32. 有关补液总的原则包括

A. 先快后慢

B. 先糖后盐

C. 见尿补钾

D. 先浓后淡

E. 见惊补钙

二、填空题

1. 小儿腹泻补液总量包括 ＿＿＿、和＿＿＿＿。

2. 脱水性质分为 ＿＿＿＿、＿＿＿、＿＿＿三种,其中以 ＿＿＿＿最常见。

3. 腹泻病程在＿＿以内的急性腹泻,病程在＿＿＿＿为迁延性腹泻,病程在＿＿＿＿以上为慢性腹泻。

三、名词解释

脱水

四、简答题

1. 腹泻治疗原则。

2. 小儿腹泻中度脱水有哪些表现?

3. 小儿腹泻如何进行饮食护理?

一、选择题

1.B 2.D 3.B 4.C 5.D 6.B 7.C 8.C
9.D 10.C 11.D 12.B 13.C 14.C 15.C
16.B 17.B 18.D 19.A 20.B 21.E 22.A
23.C 24.E 25.B 26.C 27.D 28. ABCD
29. ABCD 30. ABCDE 31. ABCDE 32. ACDE

二、填空

1. 累积损失量、继续损失量、生理需要量

2. 低渗性脱水、等渗性脱水、高渗性脱水、等渗性脱水

3. 2周、2周到2个月、2个月

三、名词解释

脱水是指由于丢失体液过多和摄入量不足使体液总量尤其是细胞外液量的减少。

四、简答题

1、调整饮食;合理用药,控制感染;预防及纠正水、电解质和酸碱平衡紊乱;预防并发症。

2、失水占体重5%~10% 精神萎靡或烦躁不安,皮肤弹性差,口腔粘膜干燥,前囟眼窝明显凹陷,尿量明显减少,眼泪少

3、腹泻患儿应继续喂养,母乳喂养者继续喂哺母乳,暂停或减少辅食;人工喂养儿6个月以内者牛奶应加米汤或水稀释,或用发酵奶(酸奶),6个月以上的婴儿可用平常已经习惯的饮食,选用稀粥、面条、并加些熟的植物油、蔬菜、肉末等,但需由少到多,并逐渐过渡到正常饮食;病毒性肠炎可暂停乳类喂养,改喂豆制代乳品或酸奶;对牛奶和大豆过敏者应改用其他饮食;对严重呕吐者可暂禁食4~6小时(不禁水),好转后继续喂食;腹泻停止后逐渐恢复营养丰富的食物,并每日加餐一次,共1周。

第九章 循环系统疾病患儿的护理

学海导航

1. 能说出常见先天性心脏病、病毒性心肌炎的临床表现,护理措施
2. 能记住常见先天性心脏病、病毒性心肌炎的病因,主要护理诊断,治疗原则
3. 了解常见先天性心脏病、病毒性心肌炎的辅助检查,儿循环系统解生理特点

第一节 小儿循环系统解剖生理特点

一、心脏的胚胎发育

胚胎第 12~14 天,由中胚层形成原始心管,在遗传基因的作用下,心管逐渐扭曲生长,从下到上构成静脉窦(以后发育成上、下腔静脉和冠状窦)、共同心房、共同心室、心球(以后形成心室的流出道)和动脉总干。至胎儿第 3 周,由于心管和心包膜的发育不平衡,心管扭曲成 S 形,并发生了收缩环。心房转至心室的后上方,心室向前向左旋转(图 9-1)。胎儿于第 4 周起有循环作用, 第 5 周心房间隔形成,至第 8 周室间隔发育完成,成为四腔心脏。房室间隔形成过程中,二尖瓣及三尖瓣也在此时形成。原始的心脏出口是一根动脉总干, 在总干内层对侧长出一纵嵴,两者在中央轴相连,将总干分为主动脉和肺动脉。肺动脉向前向右旋与右室连接,主动脉向左向后旋与左室连接。

心脏胚胎发育的关键时期是胚胎第 2~8 周时,在此期间如受到某些物理、化学和生物因素的影响,则易引起心血管发育畸形。因此,此期也是预防先天性心脏畸形发生的重要时期。

二、胎儿血液循环和出生后的改变

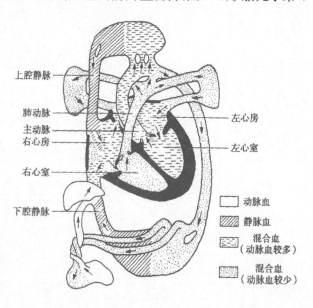

上腔静脉

肺动脉
主动脉
右心房

右心室

下腔静脉

左心房

左心室

□ 动脉血
▨ 静脉血
▨ 混合血(动脉血较多)
▨ 混合血(动脉血较少)

图 9-1 胎儿血液循环示意图

（一）正常胎儿血液循环

胎盘来的胎儿氧和血由脐静脉进入胎儿体内,在肝下缘分成两支,一支入肝与门静脉汇合后经肝静脉进入下腔静脉;另一支经静脉导管直接流入下腔静脉,与来自下半身的静脉血混合,共同流入右心房。此混合血(以动脉血为主)约 1/3 经卵圆孔入左心房,再经左心室流入升主动脉,供应心、脑及上肢(上半身),其余的流入右心室。从上腔静脉回流的、来自上半身的静脉血,进入右心房后绝大部分流入右心室,与来自下腔静脉的血液一起进入肺动脉,由于胎儿肺脏处于压缩状态, 故肺动脉的血只有少量血液入肺脏经肺静脉回到左心房,约80%的血液经动脉导管与来自升主动脉的血液汇合后进入降主动脉(以静脉血为主),供应腹腔器官及下肢(下半身),最后经脐静脉回至胎盘,换取营养及氧气。故胎儿期供应脑、心、肝和上肢的血液的氧气含量远比下半身高,肝脏血含氧量最丰富,腹腔脏器及下肢血含氧量最低。

综上所述,胎儿血液循环有以下特点:①胎儿通过脐血管和胎盘与母体之间通过弥散方式进行营养、代谢产物和气体交换;②左、右心室都供血。由于肺处于压缩状态,故只有体循环而无有效的肺循环;③静脉导管、卵圆孔、动脉导管都正常的开放;④除脐静脉是氧合血外,其他都是混合血。

（二）出生后血液循环的改变

1. 脐带结扎　脐 – 胎盘循环终止,呼吸建立,肺脏开始进行有效的气体交换,由于肺泡扩张,肺小动脉管壁肌层逐渐退化、变薄,肺循环压力下脐血管在血流停止后 6 ~ 8 周完全闭锁,形成韧带。

2. 卵圆孔关闭　出生后脐血管剪断结扎,胎盘血液循环停止。呼吸建立,在肺脏开始进行气体交换,由于肺泡的扩张,肺小动脉管壁肌层逐渐退化,管壁变薄、扩张,肺循环压力降低,从右心室经肺动脉流入肺内的血液增多,以致使肺静脉回流到左心房的血液增多,左心房压力因而也增高。当左心房压力超过右心房压力时,卵圆孔的瓣膜则发生功能上的关闭,生后5 ~ 7 个月时,卵圆孔解剖上大多闭合。15% ~ 20% 的人可保留卵圆孔,但无左向右分流。

3. 动脉导管闭缩　由于肺循环压力降低,体循环压力增高,使流动动脉导管内的血流逐渐减少,最后停止,动脉导管形成功能性关闭。此外,自主呼吸使动脉血氧含量增高,使动脉导管壁平滑肌受到刺激而收缩,故导管逐渐闭塞,约80%婴儿于生后 3 ~ 4 个月、95%婴儿于生后一年内形成解剖上的关闭。

4. 大小血管建立,动静脉血各行其径。

三、正常各年龄小儿心脏、心率、血压的特点

（一）心脏重量

新生儿心脏重约 20 ~ 25g,占体重的 0.8%;1 ~ 2 岁达 60g,占体重的 0.5%。心脏重量与体重的比值随着年龄的增长而下降,且左、右心室的增长不平衡。

（二）心脏容积

胎儿的右心室负荷较左心室大,出生时两侧心室管壁厚度几乎相等,随着小儿的生长发育,体循环量日趋扩大,左心室负荷明显增加,而肺循环的阻力在出生后明显下降,故左心室

管壁较右心室管壁厚度更快。

小儿心脏容积相对比成人大,胸片的心胸比率(心脏最大横径与右隔最高点水平胸廓内径之比)是粗略估计心脏大小最常用的方法,一般年长儿应<50%,婴幼儿<55%。小儿心腔容积出生为 20~22ml;1 岁时达 2 倍;2 岁半时增加至 3 倍;7 岁时增至 5 倍,约 100~200ml;其后增长缓慢,18~20 岁达 240~250ml。

(三)心脏位置

小儿心脏在胸腔的位置随年龄而变化。新生儿和小于 2 岁婴幼儿的心脏位置较高并呈横位,心尖搏动位于左侧第 4 肋间、锁骨中线外侧,心尖部主要为右心室。2 岁以后心脏逐渐由横位转为斜位;3~7 岁心尖搏动位于左侧第 5 肋间、锁骨中线处,心尖部主要为左心室;7 岁以后心尖位置逐渐移到锁骨中线以内 0.5~1cm。正常心尖搏动范围不超过 2~3cm,若心尖搏动强烈、范围扩大,提示心室肥大;心尖搏动减弱,见于心包液和心肌收缩力减弱。

(四)心率

由于小儿新陈代谢旺盛和交感神经兴奋性较高,故心率较快。新生儿平均每分钟 120~140 次,1 岁以内 110~130 次;2~3 岁 100~120 次;4~7 岁 80~100 次;8~14 岁 70~90 次。进食、活动、哭闹、发热等因素易影响小儿心率,因此,应在小儿安静或睡眠时测量心率和脉搏。一般体温每升高 1℃,心率增加 10~15 次/分。如脉搏显著增快,且消除影响因素后仍不减慢者,应怀疑有器质性心脏病。

(五)动脉血压

由于小儿心输出量较少,动脉壁的弹性较好,血管口径相对较大,故血压偏低,但随着年龄的增长而逐渐升高。新生儿收缩压平均 60~70mmHg(8.0~9.3kPa);1 岁时 70~80mmHg(9.3~10.7kPa);2 岁以后收缩压可采用下列方式计算:收缩压(mmHg)=年龄×2+80mmHg(或年龄×0.26+10.7kPa)。舒张压为收缩压的 2/3。收缩压高于此标准 20mmHg(2.67kPa)为高血压,低于此标准 20mmHg(2.67kPa)为低血压。正常情况下,下肢的血压比上肢血压约高 20mmHg(2.67kPa)。

第二节 先天性心脏病

一、概述

先天性心脏病(congenital heart disease,CHD)简称先心病,是胎儿时期心脏及大血管发育异常而致先天畸形,是小儿最常见的心脏病。发病率为活产婴儿的 5‰~8‰左右,而在早产儿中的发生率为成熟儿的 2~3 倍,在死胎中的发生率为活产儿的 10 倍。近 30 多年,由于心导管检查,无创性心脏诊断技术如心血管造影术、超声心动图、磁共振等的应用,介入导管术及在低温麻醉和体外循环下心脏直视手术的发展,术后监护技术的提高,许多常见的先天性心脏病得到准确诊断,多数患儿获得彻底根治,先心病的预后已大为改观。但先天性心脏病仍为小儿先天发育异常致死的重要原因。

大视野　　如何申请心脏病救助

申请人须登录中国红十字基金会仁爱仁爱重生救助官方网站(http://www.renaimg.com/index.asp),点击下载"心脏病资助申请表",填写完后按表格下方提供的地址邮寄至中国红十字基金会事业发展中心"仁爱重生行动"办公室。偏远山区的申请人,可按以下内容提交申请:

1.申请人的求助申请书(写明家庭经济情况、患儿治疗情况以及申请人详细联系方式);

2.患儿近期五寸以上彩色照片一张及户口簿(或者身份证、出生证明)的复印件;

3.所在地区民政部门出具的家庭贫困证明;

4.二级以上资质的医疗机构出具的相关检查报告(彩超检查报告单、超声心动图报告等)和病情诊断证明。

(一)病因和预防

任何影响胎儿心脏发育的因素都可以使心脏的某一部分出现发育停滞和异常。目前认为心血管畸形的发生主要由遗传和环境因素及其互相作用所致。遗传因素主要包括染色体易位与畸变,单一基因突变,多基因突变和先天性代谢紊乱,如21-三体综合征的患儿,40%合并有心血管畸形且以房室间隔缺损最多见。环境因素中较为重要的是孕早期宫内感染,如风疹、流行性感冒、流行性腮腺炎和柯萨奇病毒感染等。此外,孕妇接触过量的放射线,服用抗癌、抗癫痫等药物,患代谢紊乱性疾病(如糖尿病、高钙血症等),妊娠早期饮酒、吸食毒品等均可能与发病有关。

引起先天性心脏病的病因尚未完全明确,对孕妇加强保健工作,特别是妊娠早期积极预防风疹、流感等病毒性疾病和避免与发病有关的高危因素接触,慎用药物,对预防先天性心脏病是很重要的。现在更可以在怀孕的早、中期通过胎儿超声心动图及染色体、基因诊断等对先天性心脏病进行早期诊断和早期干预。

学科经纬　　先天性心脏病的预防

孕妇在怀孕的3个月内,一定要注意补充营养,积极参加户外活动,坚持适当锻炼,以增强抵抗能力,避免各种致畸因素,预防细菌或病毒感染。一旦感冒,切忌乱服药物。患其他疾病,也应在医生的指导下积极治疗。

(二)血流动力学及分型

先天性心脏病可一种或多种畸形并存。根据畸形所在的位置和左、右心腔及大血管之间有无直接分流分为三类。

1.左向右分流型(潜伏青紫型)　在左、右心之间或主动脉与肺动脉之间有异常通路。正常情况下,由于体循环压力高于肺循环压力,所以血液从左向右分流而不出现青紫。当屏气、剧烈哭闹或任何病理情况下,肺动脉和右心室压力增高并超过左心压力时,则使氧含量低的血液自右向左分流而出现暂时性青紫,故此型又称潜伏青紫型。常见的有室间隔缺损、房间隔缺损、动脉导管未闭等。

2.右向左分流型(青紫型) 为先心病中最严重的一组,畸形的存在导致右心压力增高并超过左心,使血液从右向左分流,或大动脉起源异常,导致大量回心静脉血流入体循环,引起全身持续性青紫。常见有法洛四联症、大动脉错位等。

3.无分流型(无青紫型) 指在心脏左、右两侧或动、静脉之间没有异常分流或通路存在,故无青紫现象,只在发生心衰时才发生青紫,如肺动脉狭窄、主动脉缩窄和右位心。

二、临床常见的先天性心脏病

小儿先天性心脏病中最常见的是室间隔缺损、房间隔缺损、动脉导管未闭、法洛四联症和肺动脉狭窄等。

(一)室间隔缺损

室间隔缺损(ventricular septal defect,VSD)是最常见的先天性心脏病,发生率约占小儿先天性心脏病的25%~40%。室间隔缺损是心脏胚胎发育异常形成的左右心室间的异常通道,它可单独存在,也可与其他畸形同时存在。根据缺损位置不同,可分为4种类型:①膜部:位于主动脉瓣及室上嵴下方,是缺损最常见的部位;②漏斗部:位于室上嵴上方,肺动脉瓣下方,又称干下型缺损或流出道型;③三尖瓣后方:又称流入道型;④室间隔肌部:较少见。缺损可以只有一个,也可同时存在几个缺损。根据缺损的大小分为:①小型缺损:缺损直径<5mm。②中型缺损:缺损直径5~15mm。③大型缺损:缺损直径>15mm。

1.病理生理 室间隔缺损主要是左、右心室之间有一异常通道(图9-2)。由于左心室压力高于右心室,血液从左向右分流,所以一般不出现青紫。缺损小时分流量少,临床可无症状。随着病情的发展或分流量大时,体循环血流量减少,肺循环血流量增加,左心房和左心室的负荷加重,产生肺动脉高压,此时左向右分流量显著减少,最后出现双向分流或逆向分流而呈现青紫。若肺动脉高压显著时,血液自右向左分流,临床出现持久性青紫,称为艾森曼格(Eisenmenger)综合征。

2.临床表现 临床表现取决于缺损的大小和肺循环的阻力。

小型室间隔缺损,患儿无明显症状,生长发育正常,胸廓无畸形,临床上多于体检时发现杂音。中、大型室间隔缺损,在新生儿后期及婴儿期即可出现症状,表现为喂养困难,吸吮时气促、苍白、多汗,体格发育迟缓,易反复呼吸道感染及心力衰竭。长期肺动脉高压的患儿多有活动能力的下降、青紫和杵状指。体检可见心前区隆起,心界扩大,胸骨左缘3~4肋间可闻及Ⅲ~Ⅳ级粗糙的全收缩期杂音,向心前区广泛传导,并可在杂音最响处扪及收缩期震颤;肺动脉第二

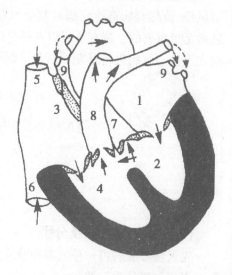

图9-2 室间隔缺损血液循环示意图
1.左心房 2.左心室 3.右心房 4.右心室
5.上腔静脉 6.下腔静脉 7.主动脉
8.肺动脉 9.肺静脉 10.动脉导管

音增强。明显肺动脉高压者,肺动脉第二音显著亢进而心脏杂音较轻,此时右心室肥大较明显,左向右分流减少,当出现右向左分流时,患儿出现青紫。

室间隔缺损易并发支气管炎、支气管肺炎、充血性心力衰竭、肺水肿和亚急性细菌性心内膜炎。

室间隔缺损的自然病程取决于缺损的大小。小型缺损预后良好,膜部和肌部的室间隔缺损自然闭合率高(35%～80%),大部分在5岁以内关闭,尤其1岁以内。小型缺损即使不关闭亦无碍,一般不致发生心衰或肺动脉高压。干下型室间隔缺损未见自然闭合者。大型室间隔缺损在婴儿期易出现心衰,甚至死亡,年长后可发展成梗阻型肺动脉高压,错失手术的时机。

3.辅助检查

(1)心电图 小型缺损者心电图基本正常;中型缺损者左心室肥大;大型缺损者有左、右心室肥大。

(2)胸部X线检查 小型缺损者无明显改变;中、大型缺损者肺血量增多,心影增大,肺动脉段凸出,搏动强烈,肺门阴影扩大,心脏以左心室增大为主,左心房也异常增大,晚期可出现右心室增大

(3)超声心动图 可见左心室、左心房和右心室内径增大,主动脉内径缩小。二维超声心动图可显示室间隔回声中断,并可提示缺损的位置和大小。多普勒彩色血流显像可直接见到分流的位置、方向和区别分流的大小,还能确定多个缺损的存在。

(4)心导管检查 近年来非侵入性检查如超声心动图等可对多数室间隔缺损做出诊断,而小型缺损心电图和X线检查基本正常亦无手术指征,都不必进行创伤性心导管检查和心血管造影。如合并重度肺动脉高压、合并其他心脏畸形或对解剖有疑点,须做右心导管检查,检查可发现右心室血氧含量明显高于右心房,右心室和肺动脉压力增高。

4.治疗要点 小型室间隔缺损者有自然闭合可能,不主张外科手术,亦不限制体力活动。为预防亚急性细菌性心内膜炎,应在拔牙、做扁桃体或其他咽部手术时预防性使用抗生素,并定期随访。大、中型室间隔缺损者难以控制的充血性心力衰竭,肺动脉压力持续升高超过体循环的1/2,或肺循环血量与体循环血量的比大于2∶1时,应及时手术修补。过去只能在体外循环心内直视下做修补术,随介入医学的发展,应用可自动张开和自动置入的装置(Amplatzer装置)经心导管阻塞成为非胸治疗的新技术。

学科经纬

手术适应证

　巨大的室间隔缺损,25%～50%在1岁内因肺炎、心力衰竭而死亡。因此,心力衰竭反复发作婴儿应行缺损修补治疗。约半数小缺损可能自行闭合,除并发细菌性心内膜炎外,可观察到10岁再考虑手术治疗。很小的缺损可终生不需手术。分流量超过50%或伴有肺动脉压力增高的婴幼儿应早日手术,以防肺高压持续上升。如已臻严重阻塞性肺高压则为手术反指征。

(二)房间隔缺损

房间隔缺损(atrial septal defect,ASD)约占先天性心脏病发病总数的 20%~30%,女孩多见。由于小儿时期症状较轻,不少患者到成年后才被发现。根据解剖病变的不同可分为卵圆孔未闭、第一孔未闭型缺损、第二孔未闭型缺损,以后者常见。房间隔缺损可合并其他心血管畸形,较常见的有肺静脉畸形引流人右心房。

1.病理生理 出生后随着肺循环血量的增加,左心房压力超过右心房压力,分流自左向右,分流量的大小取决于缺损的大小和两侧心室顺应性。分流造成右心房和右心室负荷过重而产生右心房和右心室增大,肺循环血量增多和体循环血量减少。分流量大时可产生肺动脉压力升高。晚期当右心房压力大于左心房压力时,则可产生右向左分流,出现持续性青紫。第一孔未闭型缺损伴有二尖瓣关闭不全时,左心室也增大(图9-3)。

2.临床表现 房间隔缺损的症状随缺损的大小而不同。缺损小者可无症状,仅在体检时发现胸骨左缘第 2~3 肋间有收缩期杂音。缺损大者由于体循环血量减少而表现为活动后气促、乏力、易患呼吸道感染及生长发育迟缓,当哭闹、患肺炎或心力衰竭时,右心房压力可超过左心房,出现暂时性青紫。体检:可见体格发育落后,消瘦,心前区隆起,心尖搏动弥散,心浊音界扩大,胸骨左缘 2~3 肋间可闻及Ⅱ~Ⅲ级收缩期喷射性杂音,肺动脉瓣区第二音增强或亢进,并呈固定分裂。

本病一般预后较好,平均可活到 40 岁左右。小型房间隔缺损在 1 岁内有自然闭合的可能;1岁以上自然闭合的可能性很小。常见的并发症为肺炎,至青中年期可合并心律失常、肺动脉高压和心力衰竭。

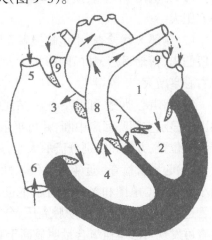

图 9-3 房间隔缺损血液循环示意图
1.左心房 2.左心室 3.右心房 4.右心室
5.上腔静脉 6.下腔静脉 7.主动脉
8.肺动脉 9.肺静脉 10.动脉导管

3.辅助检查

(1)心电图 典型心电图表现为电轴右偏和不完全性右束支传导阻滞,部分病例尚有右心房和右心室肥大。第一孔未闭伴二尖瓣关闭不全者,则左心室亦增大。

(2)胸部 X 线检查 心脏外形呈轻、中度扩大,以右心房、右心室增大为主,肺动脉段突出,肺门血管影增粗,可见"肺门舞蹈"征,肺野充血,主动脉影缩小。

(3)超声心动图 示右心房和右心室内径增大。二维超声心动图可见房间隔回声中断,并可显示缺损的位置和大小。多普勒彩色血流显像可观察到分流的位置、方向且能估测分流的大小。

(4)心导管检查 可发现右心房血氧含量高于上、下腔静脉平均血氧含量。心导管可由右心房通过缺损进入左心房。

4.治疗要点 缺损较大影响生长发育者宜于学龄前做房间隔缺损修补术。亦可通过介入性心导管用扣式双盘堵塞装置、蚌状伞或蘑菇伞关闭缺损。

疾病预防

1.戒除不良生活习惯包括孕妇本人及其配偶,如嗜烟、酗酒等。

2.孕前积极治疗影响胎儿发育的疾病如糖尿病红斑狼疮、贫血等。

3.积极做好产前检查工作,预防感冒,应尽量避免使用已经证实有致畸胎作用的药物避免接触有毒有害物质。

4.对高龄产妇有先心病家族史夫妇一方有严重疾病或缺陷者,应重点监测。

(三)动脉导管未闭

动脉导管未闭(patent ductus arteriosus,PDA)约占先天性心脏病发病总数的 15%～20%,女多于男,比例约为 2～3:1。动脉导管是胎儿时期肺动脉与主动脉间的正常通道,是胎儿循环的重要途径。小儿出生后,随着呼吸的开始引肺循环压力降低,血氧分压提高,动脉导管于生后数小时至数天在功能上关闭。多数婴儿于生后 3 个月左右解剖上亦完全关团。若持续开放并出现左向右分流者即为动脉导管未闭。未闭的动脉导管大小、长短和形态不一,一般分为 3 型:①管型;②漏斗型;③窗型。

临床分型

1.管型:导管长度多在 1cm 左边,直径粗细不等。

2.漏斗型:长度与管型相似,但其近主动脉端粗大、向肺动脉端逐渐变窄。

3.窗型:肺动脉与主动脉紧贴,两者之间为一孔道,直径往往大。出生后动脉导管关闭的机制包括多种因素,在组织结构方面,动脉导管的肌层丰富,含有大量凹凸不平的螺旋状弹性纤维组织,易于收缩闭塞。而出生后体循环中氧分压的增高,强烈刺激动脉导管平滑肌收缩。

1.病理生理　由于主动脉血流人肺动脉,故周围动脉舒张压下降而致脉压差增大。分流量的大小与导的粗细及主、肺动脉之间的压差有关。由于主动脉压力高于肺动脉压力,故无论收缩期或舒张期血液均自主动脉向肺动脉分流,肺循环血量增加,左心室舒张期容量负荷过重,出现左心房和左心室扩大,室壁肥厚。分流量大者,长期大量血流向肺循环冲击造成肺动脉管壁增厚,肺动脉压力增高,可致右心室肥大和衰竭,当肺动脉压力超过主动脉时,即产生右向左分流,患儿呈现下半身青紫,左上肢轻度青紫,右上肢正常,称为差异性紫绀(differential cyanosis)(图9-4)。

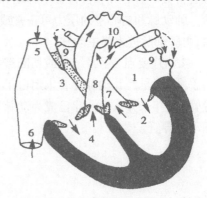

图 9-4 动脉导管未闭血液循环示意图

1.左心房 2.左心室 3.右心房 4.右心室

5.上腔静脉 6.下腔静脉 7.主动脉

8.肺动脉 9.肺静脉 10.动脉导管

2.临床表现　临床症状取决于动脉导管的粗细。导管口径较细者,分流量小,临床可无症状,仅在体检时发现心脏杂音。导管粗大者分流量大,影响生长发育,患儿疲劳无力、多汗,易合并呼吸道感染表现为气急、咳嗽等。如合并重度肺动脉高压,即出现青紫。偶因扩大的肺动脉压迫喉返神经而引起声音嘶哑。

体检:患儿多消瘦,轻度胸廓畸形,心前区隆起,尖搏动增强,胸骨左缘第 2～3 肋间可闻有粗糙响亮的连续性机器样杂音,占据整个收缩期和舒张期,向左上和腋下传导,可伴有震颤,肺动脉瓣区第二心音增强或亢进。婴幼儿期及合并肺动脉高压或心力衰竭时,主动脉与肺动脉舒张期压力差很小,可仅有收缩期杂音。由于肺动脉分流使动脉舒张压降低,收缩压多正常,脉压差多大于 40mmHg(5.3kPa),可有水冲脉、毛细血管搏动和股动脉枪击音等周围血管征。伴有显著肺动脉高压者可出现差异性青紫,多限于左上肢及下半身青紫。

患儿预后与导管的粗细及分流量的大小有关。导管口径较细、分流量较小者,预后良好夺导管口径较粗、分流量较大者,婴儿期易患肺部感染及心方衰竭,是本病死亡的常见原因。若不予治疗,最终因严重的肺动脉高压,出现反流及右心衰竭而于成人期死亡。

充血性心力衰竭、心内膜炎、肺血管的病变等是本病常见的并发症。

3.辅助检查

(1)心电图　导管细的心电图正常,导管粗和分流量大的可有左心室肥大和左心房肥大、合并肺动脉高压时右心室肥大。

(2)胸部 X 线检查　导管口径较细、分流量小者可无异常发现。导管粗、分流量大者有左心室和左心房增大,肺动脉段突出,肺门血管影增粗,肺野充血。有肺动脉高压时,右心室亦增大,主动脉弓往往有所增大。

(3)超声心动图　示左心房和左心室内径增宽,主动脉内径增宽,左心房内径／主动脉内径＞l.2,二维超声心动图有时可显示肺动脉与降主动脉之间有导管的存在,多普勒彩色血流显像可直接见到分流的方向和大小。

(4)心导管检查　典型病例不需心导管检查,如有肺动脉高压或伴发其他畸形者进行心导管检查。右心导管检查显示肺动脉血氧含量高于右心室。说明肺动脉部位有左向右的分流。肺动脉和右心室的压力可正常或不同程度升高。部分患者心导管可通过未闭的动脉导管,由肺动脉进入降主动脉。

4.治疗要点　手术结扎或切断缝扎导管即可治愈,宜于学龄前施行,必要时任何年龄均可手术。对早产儿动脉导管未闭可于生后一周内应用消炎痛,以促使导管平滑肌收缩而关闭导管。近年来介人性治疗已成为动脉导管未闭首选治疗方法,可采用微型弹簧圈或蘑菇伞堵塞动脉导管。

学科经纬

手术禁忌

1.并患肺血流减少的紫绀型心血管畸形者,导致紫绀的病变不能同期得到纠治时。

2.静止时或轻度活动后出现趾端紫绀,或已出现杵状趾者。

3.动脉导管未闭的杂音已消失,代之以肺动脉高压所致肺动脉瓣关闭不全的舒张期杂音(GrahamSteell 杂音)者。

4.体(股)动脉血氧测定,静止状态血氧饱和度低于95%或活动后低于90%者。

5.超声多普勒检查,示导管处呈逆向(右至左)分流,或双向分流以右至左为主者。

6.右心导管检查,测算肺总阻力已超过 10Wood 单位者

(四)法洛四联症

法洛四联症(tetralogy of fallot,IDF)是存活婴儿中最常见的青紫型先天性心脏病,其发病率占各类先天性心脏病的 10%～15%,男女发病比例接近。

法洛四联症是由以下 4 种畸形组成:①肺动脉狭窄:以漏斗部狭窄多见;②室间隔缺损;③主动脉骑跨;主动脉骑跨于室间隔之上;④右心室肥厚:为肺动脉狭窄后右心室负荷增加的结果。以上 4 种畸形中以肺动脉狭窄最主要,对患儿的病理生理和临床表现有重要影响。

1.病理生理 由于肺动脉狭窄,血液进入肺循环受阻,引起右心室代偿性肥厚,右心室压力增高;狭窄严重时,右心室压力超过左心室,此时为右向左分流,血液大部分进入骑跨的主动脉。由于主动脉骑跨于两心室之上,主动脉除接受左心室的血液外,还直接接受一部分来自右心室的静脉血,因而出现青紫。另外由于肺动脉狭窄,肺循环进行气体交换的血流减少,更加重了青紫的程度。在动脉导管关闭前,肺循环血流量减少的程度轻,随着动脉导管关闭和漏斗部狭卒逐渐加重,青紫日益明显(图9-5)。

2.临床表现

(1)青紫 为主要表现。青紫严重程度及出现早晚与肺动脉狭窄程度成正比。一般出生时青紫多不明显。3～6 个月后渐明显,并随年龄的增加而加重。肺动脉狭窄严重或肺动闭锁的患儿,在生后不久即有青紫。青紫常干唇、球结合膜、口腔粘膜、耳垂、指(趾)等毛细血管丰富的部位明显。由于血氧含量下降致患儿活动耐力差,稍一活动,如吃奶、哭闹、走动等,即出现气急和青紫加重。

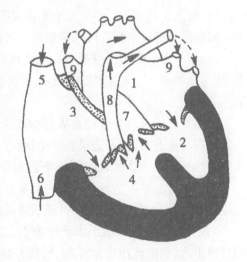

图 9-5 法洛氏四联症血液循环示意图
注:1.左心房 2.左心室 3.右心房 4.右心室
5.上腔静脉 6.下腔静脉 7.主动脉 8.肺动脉
9.肺静脉 10.动脉导管

(2)缺氧发作 2岁以下的患儿多有缺氧发作,常在晨起吃奶、大便、哭闹时出现阵发性呼吸困难、烦燥和青紫加重,严重者可引起突然昏厥、抽搐或脑血管意外,这是由于在肺动脉漏斗部狭窄的基础上,突然发生该处肌肉痉挛,引起一时性肺动脉梗阻,使脑缺氧加重所致。每次发作可持续数分钟至数小时,常能自行缓解。年长儿常诉头晕、头痛。

(3)蹲踞症状 婴儿期常期采用胸膝卧位。年长儿多有蹲踞症状,每于行走、活动或站立过久时,因气急而主动下蹲片刻再行走,为一种无意识的自我缓解缺氧和疲劳的体位。蹲踞时下肢受压,体循环阻力增加,使右向左分流减少,肺循环增加,同时下肢屈曲,使静脉回心血量减少,减轻了右心室负荷,使右向左分流减少,从而缺氧症状暂时得以缓解。

(4)杵状指(趾) 由于长期缺氧,指、趾端毛细血管扩张增生,局部软组织和骨组织也增生肥大,随后指(趾)末端膨大如鼓槌状,称杵状指(趾)。

体检:可见患儿生长发育迟缓。心前区可稍隆起,胸骨左缘第2~4肋间可闻及Ⅱ～Ⅲ级喷射性收缩期杂音,一般以第3肋间最响,其响度取决于肺动脉狭窄程度。狭窄重,流经肺动脉的血液少,杂音则轻而短。肺动脉第二音减弱或消失。

由于长期缺氧、红细胞增加、血液粘稠度高,血流变慢引起脑栓塞。若为细菌性血栓,则易形成脑脓肿。常见并发症还有亚急性细菌性心内膜炎。

本病的预后与肺动脉狭窄的严重程度、并发症及手术的早晚有关,若不手术,其自然生存率平均10年左右。

3.辅助检查

(1)血液检查 周围血红细胞计数增多,血红蛋白和红细胞压积增高。

(2)心电图 心电轴右偏,右心室肥大,也可右心房肥大。

(3)胸部X线检查 心脏大小正常或稍增大。典型者心影呈靴形,系由右心室肥大使心尖上翘和漏斗部狭窄使心腰凹陷所致。肺门血管影缩小,肺纹理减少,透亮度增加。

(4)超声心电图 二维超声心电图可显示主动脉内径增宽并向右移位。右心室内径增大,流出道狭窄。左心室内径缩小。多普勒彩色血流显像可见右心室直接将血液注入骑跨的主动脉。

(5)心导管检查 导管较易从右心室进入主动脉,有时能从右心室入左心室。心导管从肺动脉向右心室退出时,可记录到肺动脉和右心室之间的压力差。根据压力曲线可判断肺动脉狭窄的类型。股动脉血氧饱和度降低,证明有右向左的分流存在。

(6)心血管造影 造影剂注入右心室,可见主动脉和肺动脉几乎同时显影。主动脉影增粗且位置偏前、稍偏右。此外,尚可显示肺动脉狭窄的部位、程度和肺血管时情况。

4.治疗要点 以根治手术治疗为主。手术年龄一般在2~3岁以上。在体外循环下作心内直视手术,切除流出道肥厚部分,修补室间隔缺损,纠正主动脉右跨。如肺血管发育较差不宜作根治手术,则以姑息分流手术为主,以增加肺血流量。待年长后一般情况改善时再作根治术。

缺氧发作时的处理 ①置患儿于膝胸位;②及时吸氧并保持患儿安静;③皮下注射吗啡0.1~0.2mg/kg,可抑制呼吸中枢和消除呼吸急促;④静脉应用碳酸氢钠,纠正代谢性酸中毒;⑤可静脉注射β受体阻滞剂普萘洛尔(心得安)减慢心率,缓解发作。

手术适应证与禁忌证

1.本病确诊即因考虑手术。出生3个月内无症状的患儿根治手术可以推迟至3～12月进行。症状严重的患者可以先做姑息手术而后改根治手术。一般患者多是可以根治的。

2.手术禁忌证：①周围肺动脉发育、左心室发育小者为手术的相对禁忌证，可行姑息性手术；②体－肺动脉分流术后出现严重肺动脉高压者为手术禁忌证。

（五）肺动脉狭窄

肺动脉狭窄(pulmonary stenosis,PS)为右室流出道梗阻的先天性心脏病，发病率占先天性心脏病总数的10%～20%。按狭窄部位的不同，可分为肺动脉瓣狭窄、漏斗部狭窄、肺动脉干及肺动脉分支狭窄，其中以肺动脉瓣狭窄最常见。狭窄可各自单独存在，亦可并在。

1.病理生理　由于肺动脉瓣狭窄，右心室排出受阻，收缩期负荷加重，压力升高。导致右心室肥厚。当右心室失代偿时，右心房压力也升高，出现右心衰竭。如伴有房间隔缺损或卵圆孔未闭，可产生右向左分流而出现青紫。

2.临床表现　本病症状和病情发展与狭窄程度有关，轻度肺动脉狭窄一般无症状，只有在体检时才发现。狭窄程度越重，症状越明显，主要为活动后有气急、乏力和心悸。重症肺动脉瓣狭窄婴儿期即可发生青紫及右心衰竭，青紫主要为通过未闭的卵圆孔的右向左分流所致。发生心力衰竭前，生长发育尚可。

体检：可见心前区隆起，胸骨左缘搏动较强。肺动脉瓣区可触及收缩期震颤，并可闻及响亮的喷射性全收缩期杂音，向颈部传导。轻、中度狭卒杂音为Ⅱ～Ⅳ级，重度狭窄可达Ⅴ级，但极重度狭窄时杂音反而减轻。杂音部位与狭窄的类型有关：瓣膜型以第2肋间最响；漏斗部狭窄以第3、4肋间最响。如右心室代偿失调而扩大，则于三尖瓣区可闻及收缩期吹风样杂音，同时可有颈静脉怒张、肝肿大、下肢浮肿等右心衰竭表现。

3.辅助检查

(1)心电图　轻者正常。中度以上狭窄者，显示不同程度的电轴右偏，右心室肥大，部分患者有右心房肥大。

(2)胸部X线检查　肺野清晰。肺纹理减少。右心室扩大，有时右心房亦扩大，肺动脉段明显凸出。

(3)超声心动图　右心室和右心房内径增宽，右心室前壁和室间隔增厚。扇形切面显像可见肺动脉瓣增厚和活动受限。漏斗部狭窄可见右心室流出道狭小。多普勒超声检查可估测跨瓣压差。

(4)心导管检查　右心室收缩压增高，而肺动脉收缩压降低，心导管从肺动脉向右心室退出时的连续曲线显示明显的无过渡区的压力阶差。

4.治疗要点　经皮囊导管成形术目前在临床应用广泛，对中、重度肺动脉瓣膜型狭窄多数效果良好。对肺动脉瓣膜显著增厚、漏斗部有狭窄或合并其他心脏结构异常时宜及早外科手术治疗。

手术适应证

1.活动后有气短、心悸,或有右心衰竭及发绀表现者,或临床症状不明显,但有右心室肥大伴劳损者。

2.休息时右心室收缩压>9.3kPa(70mmHg);或肺动脉－右心室压差>6.7kPa(50mmHg)。

3.肺动脉瓣口面积<0.5cm² / m²。

三、常见先天性心脏病患儿的护理

(一)护理评估

1. 健康史 了解母亲妊娠期,尤其妊娠初期 2~3 个月有无感染史,接触放射线、用药史及吸烟,饮酒史;母亲是否患有代谢性疾病,家族中是否有先天性心脏病患者。了解发现患儿心脏病的时间,详细询问有无青紫、出现青紫的时间;小儿发育的情况,体重的增加情况,与同龄儿相比活动耐力是否下降,有无喂养困难、声音嘶哑、苍白多汗、反复呼吸道感染,是否喜欢蹲踞、有无阵发性呼吸困难或突然昏厥发作。

2. 身体状况 体检注意患儿精神状态、生长发育的情况,皮肤粘膜有无紫绀及其程度有无周围血管征;有无呼吸急促,心率加快、鼻翼扇动,以及肺部哕音、肝脏增大等心力衰竭的表现;有无杵状指(趾),胸廓无畸形,有无震颤。听诊心脏杂音位置、时间、性质和程度,特别注意肺动脉瓣区第二心音是增强还是减弱,是否有分裂。

了解 X 线、心电图、超声心动图、血液检查的结果和临床意义。较复杂的畸形还应该取得心导管检查和心血管造影的诊断资料。

3. 心理社会状况 评估患儿是否因患先天性心脏病生长发育落后,正常活动、游戏、学习受到不同程度的限制和影响而出现抑郁、焦虑、自卑、恐惧等心理。了解家长是否因本病的检查和治疗比较复杂、风险较大、预后难干预测、费用高而出现焦虑和恐惧等。

(二)常见护理诊断／问题

1.活动无耐力(activity intolerance) 与体循环血量减少或血氧饱和度下降有关。

2.生长发育迟缓 与体循环血量减少或血氧下降影响生长发育有关。

3.有感染的危险 与肺血增多及心内缺损易致心内膜损伤有关。

4.潜在并发症 心力衰竭、感染性心内膜炎、脑血栓。

5.焦虑 与疾病的威胁和对手术担忧有关。

(三)预期目标

1.患儿活动量得到适当的限制,能满足基本生活所需。

2.患儿获得充足的营养,满足生长发育的需要。

3.患儿不发生感染。

4.患儿不发生并发症或发生时能被及时发现,得到及时适当的处理。

5. 患儿或(和)家长能获得本病的有关知识和心理支持,较好的配合诊断检查和手术治疗。

(四)护理措施

1. 建立合理的生活制度 安排好患儿作息时间,保证睡眠、休息,根据病情安排适当活动量,减少心脏负担。集中护理,避免引起情绪激动和大哭大闹。病情严重的患儿应卧床休息。

2. 供给充足营养 注意营养搭配,供给充足能量、蛋白质和维生素,保证营养需要,以增强体质,提高对手术的耐受。对喂养困难的小儿要耐心喂养,可少量多餐,避免呛咳和呼吸困难。心功能不全时有水钠潴留者,应根据病情,采用无盐饮食或低盐饮食。

3. 预防感染 注意体温变化,按气温改变及时加减衣服,避免受凉引起呼吸系统感染。注意保护性隔离,以免交叉感染。做各种口腔小手术时应给予抗生素预防感染,防止感染性心内膜炎发生,一旦发生感染应积极治疗。

4. 注意观察病情,防止并发症发生

(1)观察病情 防止法洛四联症患儿因活动、哭闹、便秘引起缺氧发作,一旦发生应将小儿置于膝胸卧位,此体位可增加体循环阻力,使右向左分流减少,同时给予吸氧,并与医生合作给予吗啡及普萘洛尔抢救治疗。

(2)法洛四联症患儿血液粘稠度高,发热、出汗、吐泻时,体液量减少,加重血液浓缩易形成血栓,因此要注意供给充足液体,必要时可静脉输液。

(3)观察有无心率增快、呼吸困难、端坐呼吸、吐泡沫样痰、浮肿、肝大等心力衰竭的表现,如出现上述表现,一立即置患儿于半卧位,给予吸氧,及时与医生取得联系。并按心衰护理。

5. 心理护理 对患儿关心爱护、态度和蔼,建立良好的护患关系,消除患儿的紧张。对家长和患儿解释病情和检查、治疗经过,取得他们理解和配合。

6. 健康教育 指导家长掌握先天性心脏病的日常护理,建立合理的生活制度,合理用药,预防感染和其他并发症。定期复查,调整心功能到最好状态,使患儿能安全到达手术年龄,安度手术关。

(五)护理评价

评价患儿活动耐力是否增加,能满足基本生活所需;能否获得充足的营养,满足生长发育的需要;有无发生感染等并发症,患儿或(和)家长是否了解本病的有关知识,是否积极配合诊疗和护理。

第三节 心导管检查和心血管造影患儿的护理

一、术前护理

1. 术前一天清洁手术区皮肤,如为青春期少年准备做股静脉或股动脉穿刺者,应备皮、剃除阴毛。

2. 做青霉素皮试,以备术后使用,如青霉素过敏,必要时做先锋霉素皮试。

3. 准备做心血管造影术者,术前做泛影葡胺碘过敏试验,如患儿过敏应报告医生,改用低渗透压非离子碘造影剂(后者价格较前者昂贵)。

4. 术前进食 6 小时,以免术中呕吐引起窒息。对青紫型先天性心脏病患儿,因容易出现血浓缩,必要时可静脉补液。

5. 如术中进行附加药物试验时,应准备好药品。

6. 对年幼儿,体重较轻。又需做左、右心导管检查和造影,估计用血量和失血量总和超过患儿血容量的 10%者。应查血型备血,以供必要时用。

二、术后护理

1. 患儿回病房后,应让其平卧于床上,检查伤口有无渗血,如有渗血与医生合作重新止血,包扎,可在敷料外放置砂袋以压迫止血。股静脉穿刺者应卧床 12 小时,股动脉穿刺者需卧床 24 小时以上,以防局部形成血肿。

2. 定时测量心率、心律、血压,观察足背动脉搏动情况,注意穿刺侧与对侧比是否有搏动减弱和肢体温度的变化

3. 按医嘱输液给药,尤其对青紫型先天性心脏病患儿应补足液量,放血液浓缩。

4. 婴幼儿用氯胺酮麻醉者,需完全清醒后才能进食,以免引起呕吐。

第四节　病毒性心肌炎

病毒性心肌炎(viral myocarditis)是病毒侵犯心脏所致的炎性过程,除心肌炎外,部分病例可伴有心包炎和心内膜炎。本病临床表现轻重不一,轻者预后大多良好,重者可发生心力衰竭、心源性休克、甚至猝死。近年统计,小儿病毒性心肌炎的发病率在上升,但重症患儿仍占少数。

一、病因和发病机制

很多病毒感染可引起心肌炎。主要是肠道和呼吸道病毒,尤其是柯萨奇病毒 B1~6 型最常见,约占半数以上,其次为埃可病毒。其他病毒如腺病毒、脊髓灰质炎病毒,流感和副流感病毒、单纯疱疹病毒、腮腺炎病毒等均可引起心肌炎。轮状病毒是婴幼儿秋季腹泻的病原体,也可引起心肌的损害。本病发病机制尚不完全清楚,一般认为与病毒及其毒素早期经血液循环直接侵犯心肌细胞有关,另外病毒感染后的变态反应和自身免疫也与发病有关。

学科经纬

病毒性心肌炎病因学

临床上绝大多数病毒性心肌炎由柯萨奇病毒和埃可病毒引起。柯萨奇病毒的 B 组为人体心肌炎的首位病原体,按其分型以 2、4 二组最多见,5、3、1 型次之;A 组的 1、4、9、16、23 各型易侵犯婴儿,偶尔侵入成人心肌。

二、病理变化

病变分布可为局灶性、散在性或弥漫性,多以心肌间质组织和附近血管周围单核细胞、淋巴细胞和中性粒细胞浸润为主,少数为心肌变性,包括肿胀、断裂、溶解和坏死等变化。慢性病例多有心脏扩大、心肌间质炎症浸润和心肌纤维化形成的疤痕组织。心包可有浆液渗出,个别发生粘连。病变可波及传导系统,甚至导致终身心律失常。

三、临床表现

病毒性心肌炎临床表现轻重悬殊,轻症患儿可无自觉症状,仅表现心电图的异常;重症者则暴发心源性休克、急性心力衰竭常在数小时或数天内死亡。典型病例在起病前数日或1～3周多有上呼吸道或肠道等前驱病毒感染史,常伴有发热、胸痛、周身不适、咽痛、肌痛、腹泻和皮疹等症状;心肌受累时患儿常诉疲乏无力、气促、心悸和心前区不适或腹痛。检查发现心脏扩大、心搏异常,安静时心动过速,第一心音低钝,出现奔马律,伴心包炎者可听到心包摩擦音。严重时甚至血压下降,发展为充血性心力衰竭或心源性休克。

多数患儿预后良好,病死率不高。半数经数周或数月后痊愈。少数重症暴发病例,因心源性休克、急性心力衰竭或严重心律失常在数小时或数天内死亡。部分病例可迁延数年,仅表现为心电图或超声心动图改变。

临床诊断依据

1.心功能不全、心源性休克或心脑综合征。

2.心脏扩大(X线、超声心动图检查具有表现之一)。

3.心电图改变:以R波为主的2个或2个以上主要导联(I、II、aVF、V5)的ST-T改变持续4天以上伴动态变化,窦房传导阻滞、房室传导阻滞,完全性右或左束支阻滞,成联律、多形、多源、成对或并行性早搏,非房室结及房室折返引起的异位性心动过速,低电压(新生儿除外)及异常Q波。

4.CK-MB升高或心肌肌钙蛋白(cTnI或cTnT)阳性。

四、辅助检查

1.实验室检查

(1)血象及血沉 急性期白细胞总数轻度增高,以中性粒细胞为主;部分病例血沉轻度或中度增快。

(2)血清心肌酶谱测定 病程早期血清肌酸激酶(CK)及其同功酶(CK-MB)、乳酸脱氢酶(LDH)及其同功酶(LDH1)、血清谷草转氨酶(SGOT)均增高。心肌肌钙蛋白T(cTnT)升高,具有高度的特异性。恢复期血清中检测相应抗体,多有抗心肌抗体增高。

(3)病毒分离 疾病早期可从咽拭子、粪便、血液、心包液或心肌中分离出病毒,但阳性率低。

(4)PCR 在疾病早期可通过PCR技术检测出病毒核酸。

2.X线检查 透视下心搏动减弱,胸片示心影正常或增大,合并大量心包积液时心影显著增大。心功能不全时两肺呈淤血表现。

3. 心电图检查　呈持续性心动过速,多导联 ST 段偏移和 T 波低平、双向或倒置 QT 间期延长、QRS 波群低电压。心律失常以早搏为多见,尚可见到部分性或完全性窦房、房室或室内传导阻滞。

病原学诊断依据

1. 确诊指标　穿刺液检查有以下之一者可确诊心肌炎由病毒引起。①分离到病毒;②用病毒核酸探针查到病毒核酸;③特异性病毒抗体阳性。

2. 参考依据　有以下之一者结合临床表现可考虑心肌炎系病毒引起。①自患儿粪便、咽拭子或血液中分离到病毒,且恢复期血清同抗体滴度较第一份血清升高或降低 4 倍以上;②病程早期患儿血中特异性 IgM 抗体阳性;③用病毒核酸探针自患儿血中查到病毒核酸。

五、治疗要点

本病为自限性疾病,目前尚无特效治疗,主要是减轻心脏负担,改善心肌代谢和心功能,促进心肌修复。

1. 休息十分重要,减轻心脏负担。

2. 抗生素和抗病毒药物治疗　急性期可加用抗生素,有报道联合应用三氮唑核苷和干扰素可提高生存率。

3. 保护心肌和清除自由基的药物治疗。

(1)大剂量维生素 C 和能量合剂　维生素 C 有清除自由基的作用,可改善心肌代谢及促进心肌恢复,对心肌炎有一定疗效。剂量为每日 100～200mg/kg,以葡萄糖稀释成 10%～20%溶液静脉注射。每日 1 次,疗程 3～4 周。病情好转可改维生素 C 口服。能量合剂有加强心肌营养、改善心肌功能的作用,常用三磷酸腺苷 20mg、辅酶 A50 单位、胰岛素 4～6 单位及 10%氯化钾 8ml 溶于 l0%葡萄糖液 250ml 中静脉滴注,每日或隔日 1 次。

(2)辅酶 Q_{10}　有保护心肌和清除自由基的作用,lmg/kg·d,分二次口服,疗程 3 个月以上。

(3)1,6-二磷酸果糖(FDP)　可改善心肌细胞代谢,150～250mg/kg·d,静脉滴注,疗程 l～3 周。

(4)中药　在常规治疗的基础上加用丹参或黄芪等中药。

4. 应用肾上腺皮质激素　激素有改善心肌功能、减轻心肌炎性反应和抗休克作用,一般病程早期和轻症者不用,多用于急重病例,常用泼尼松,每日 1～1.5mg/kg 口服,共 2～3 周,症状缓解后逐渐减量至停药。对于急症抢救病例可采用静脉滴注,如地塞米松每日 0.2～0.4mg/kg,或氢化可的松每日 10～20mg/kg。

5. 应用丙种球蛋白　用于重症病例,2g/kg,单剂 24 小时静脉缓慢滴注。

6. 控制心力衰竭　强心药常用地高辛或毛花甙丙。由于心肌炎时对洋地黄制剂比敏感,容易中毒,故剂量应偏小,一般用有效剂量的 2/3 即可。重症患儿加用利尿剂时,尤应注意电解质平衡,以免引起心律失常。

7.救治心源性休克　静脉大剂量滴注肾上腺皮质激素或静脉推注大剂量维生素 C 常可取得较好的效果,如效果不满意可应用调节血管紧张度的药物如多巴胺、异丙肾上腺素和阿拉明等加强心肌收缩、维持血压和改善微循环。

> **疾病预后**
>
> 1.大多数患者经过适当治疗后痊愈,不遗留任何症状或体征。
>
> 2.极少数患者在急性期因严重心律失常、急性心力衰竭和心源性休克而死亡。
>
> 3.部分患者经过数周或数月后病情趋向稳定,但有一定程度的心脏扩大、心动能减退、心律失常或心电图变化,此种情况历久不变,大致为急性期后心肌疤痕形成,成为后遗症。
>
> 4.还有部分患者由于急性期后炎症持续,转为慢性心肌炎,逐渐出现进行性心脏扩大、心功能减退、心律失常,经过数年或一、二十年后死于上述各并发症。

六、护理诊断 / 问题

1.活动无耐力　与心肌收缩力下降,组织供氧不足有关。

2.潜在并发症　心律失常、心力衰竭、心源性休克。

七、护理措施

1.休息,减轻心脏负担　急性期卧床休息,至体温稳定后 3～4 周基本恢复正常时逐渐增加活动量。恢复期继续限制活动量,一般总休息时间不少于 6 个月。重症患儿心脏扩大者,有心力衰竭者,应延长卧床时间,待心衰控制、心脏情况好转后再逐渐开始活动。

2.严密观察病情,及时发现和处理并发症

(1)密切观察和记录患儿精神状态、面色、心率、心律、呼吸、体温和血压变化。有明显心律紊乱者应进行连续心电监护,发现多源性期前收缩、频发室性期前收缩、高度或完全性房室传导阻滞、心动过速、心动过缓时应立即报告医生,采取紧急处理措施。

(2)胸闷、气促、心悸时应休息,必要时可给予吸氧。烦躁不安者可根据医嘱给予镇静剂。有心力衰竭时置患儿于半卧位,尽量保持其安静,静脉给药应注意点滴的速度不要过快,以免加重心脏负担。使用洋地黄时剂量应偏小,注意观察有无心率过慢,出现新的心率失常和恶心、呕吐等消化系统症状,如有上述症状暂停用药并与医生联系处理,避免洋地黄中毒。

(3)心源性休克使用血管活性药物和扩张血管药时,要准确控制滴速,最好能使用输液泵,以避免血压过大的波动。

3.健康教育　对患儿及家长介绍本病的治疗过程和预后,减少患儿和家长的焦虑和恐惧心理。强调休息对心肌炎恢复的重要性,使其能自觉配合治疗。告知预防呼吸道感染和消化道感染的常识,疾病流行期间尽量避免去公共场所。带抗心律失常药物出院的患儿应让患儿和家长了解药物的名称、剂量、用药方法及其副作用。嘱咐出院后定期到门诊复查。

(张淑彦)

第四节 习题及答案

一、选择题

A1 型题

1. 目前认为先天性心脏病的主要病因是
   A.宫内细菌感染
   B.宫内病毒感染
   C.宫内真菌感染
   D.宫内支原体感染
   E.宫内弓形虫感染

2. 下列哪项属于右向左分流型先天性心脏病
   A.室间隔缺损
   B.房间隔缺损
   C.动脉导管未闭
   D 法洛四联症
   E 主动脉缩窄

3. 法洛四联症的四个心脏畸形中,不包括
   A.主动脉骑跨
   B.肺动脉狭窄
   C.主动脉缩窄
   D.室间隔缺损
   E.右心室肥厚

4. 法洛四联症患儿最突出的表现是
   A.消瘦
   B.乏力
   C.气促
   D.青紫
   E.心悸

5. 室间隔缺损听诊最典型的改变是
   A.胸骨右缘第 2 肋间吹风样收缩期杂音
   B.胸骨左缘第 2 肋间吹风样收缩期杂音
   C. 胸骨左缘第 3～4 响亮粗糙的收缩期杂音
   D. 胸骨左缘第 4～5 肋间响亮粗糙的收缩期杂音
   E. 胸骨右缘第 4～5 肋间响亮粗糙的收缩期杂音

A2 型题

6. 患儿,男,2 岁,生后即有青紫现象,哭闹时加重,行走或游戏时喜主动下蹲片刻。发育落后,有杵状指,口唇及甲床青紫,胸骨左缘第 2～4 肋间可闻及响亮粗糙的喷射性杂音,该患儿可能是
   A.房间隔缺损
   B.室间隔缺损
   C.肺动脉狭窄
   D.法洛四联症
   E 动脉导管未闭

7. 患儿,女,3 岁,诊断为先天性心脏病,法洛四联症合并缺氧发作,患儿应采取的体位
   A.平卧位
   B.俯卧位
   C.侧卧位
   D.半坐卧位
   E.胸膝卧位

A3 型题

(8～9 题共用题干)

患儿,男,2 岁。经常呼吸道感染,活动后心悸。体检:面色苍白,胸骨左缘第 3、4 肋间闻及 3/6 级收缩期喷射样杂音,肺动脉瓣区第二心音亢进。诊断为:室间隔缺损。

8. 针对该诊断应采取的主要护理措施是
   A.严格卧床休息
   B.动静适度
   C.调整饮食
   D.补充足够液体
   E.注意预防感染

9. 该患儿最易发生何种并发症
   A.脑血栓
   B.心力衰竭
   C.缺氧发作

D.支气管肺炎

E.亚急性细菌性心内膜炎

二、名词解释

1. 先天性心脏病

2. 法洛四联症

3. 艾森曼格综合征

4. 差异性青紫

5. 蹲踞

答案

一、选择题：

1.B 2.D 3.C 4.D 5.C

6.D 7.E 8.E 9.D

二、名词解释

1.先天性心脏病(congenital heart disease, CHD)简称先心病,是胎儿时期心脏及大血管发育异常而致先天畸形，是小儿最常见的心脏病。

2.法洛四联症(tetralogy of fallot, IDF)是存活婴儿中最常见的青紫型先天性心先天性心脏病,由以下4种畸形组成;①肺动脉狭窄:以漏斗部狭窄多见;②室间隔缺损;③主动脉骑跨;主动脉骑跨于室间隔之上;④右心室肥厚。以上4种畸形中以肺动脉狭窄最主要。

3.左向右分流型先心病随着病情的发展或分流量大时,体循环血流量减少,肺循环血流量增加,产生肺动脉高压,此时左向右分流量显著减少，最后出现双向分流或逆向分流而呈现青紫。若肺动脉高压显著时,血液自右向左分流,临床出现持久性青紫,称为艾森曼格(Eisenmenger)综合征。

4.动脉导管未闭分流量大者，长期大量血流向肺循环冲击造成肺动脉管壁增厚,肺动脉压力增高,可致右心室肥大和衰竭,当肺动脉压力超过主动脉时,即产生右向左分流,患儿呈现下半身青紫,左上肢轻度青紫,右上肢正常,称为差异性青紫。

5.法洛四联症年长儿多有蹲踞症状,每于行走、活动或站立过久时,因气急而主动下蹲片刻再行走，为一种无意识的自我缓解缺氧和疲劳的体位。蹲踞时下肢受压,体循环阻力增加,使静脉回心血量减少,使右向左分流减少,从而缺氧症状暂时得以缓解。

第十章 泌尿系统疾病患儿的护理

第一节 小儿泌尿系统解剖生理特点

一、解剖特点

1. 肾脏　小儿年龄愈小,肾脏体积相对愈大。婴儿期肾脏位置偏低,2岁以内的小儿在腹部触诊时容易触及肾脏。婴儿肾脏表面呈分叶状,至2～4岁时分叶消失。

2. 输尿管　婴幼儿输尿管长而弯曲,由于管壁肌肉和弹力纤维发育不良,容易受压及扭曲而导致梗阻,造成排尿不畅而诱发感染。

3. 膀胱　婴儿膀胱位置相对较高,尿液充盈时可升入腹腔,腹部触诊时易扪及,随年龄增长膀胱逐渐降至盆腔。

4. 尿道　女婴尿道短(新生女婴尿道长仅1 cm,性成熟期3～5 cm),外口暴露且接近肛门,易被粪便沾染而引起上行性感染;男婴尿道长,常有包皮过长或包茎,积垢后也易引起细菌的上行性感染。

二、生理特点

(一)肾功能

新生儿出生时肾小球滤过率平均为20 mL/(min.173m2),早产儿更低,生后1周为成人的1/4;3～6个月为成人的1/2;6～12个月为成人的3/4;2岁达成人水平,因此不能有效地排除过多的水分和溶质。新生儿排钠能力较差,输入过多钠时易发生水钠潴留而致水肿。新生儿及幼婴由于髓袢较短,尿素形成少及抗利尿激素分泌不足,其浓缩尿液功能不足,故入量不足时易发生脱水,甚至诱发急性肾功能衰竭。新生儿及幼婴儿稀释功能接近成人。一般于1～1.5岁时,小儿肾功能达成人水平。

(二)尿液特点

1. 尿液外观　93%的新生儿于出生后24小时内排尿,99%的新生儿出生后48小时后排尿。正常尿液淡黄而透明,初生后几天内尿色较深、稍混浊,放置后有褐色沉淀,为尿酸盐结晶。寒冷季节尿液放置后可因盐类结晶析出而变混浊,属生理现象。应与脓尿和乳糜尿相鉴别(在尿液中加酸或加热后尿液变清为正常)。

2. 尿量 个体差异较大,与每日饮食、摄入水量、气温、活动量及精神等因素相关。正常婴儿每日排尿量为 400～500 mL,幼儿 500～600 mL,学龄前儿童 600～800 mL,学龄儿童 800～1 400 mL。当婴幼儿每日尿量 <200 mL,学龄前儿童 <300ml,学龄儿童 <400 mL 时即为少尿;每日尿量 <30～50 mL 为无尿。

3. 尿液检查 新生儿尿比重较低,以后会逐渐增高,一岁时接近成人。pH 值多为 5-7;新生儿尿中可有微量蛋白,定量每日不超过 100mg。此与肾小球通透性较高有关。以后正常小儿尿中蛋白定性为阴性;清洁新鲜尿液离心后沉渣镜检,红细胞 <3 个 /HP,白细胞 <5 个 /HP,一般无管型;12 小时尿细胞计数(Addis 计数)正常为:蛋白含量 <50mg,红细胞 <50 万个,白细胞 <100 万个,管型 <5000 个。

第二节 急性肾小球肾炎

急性肾小球肾炎(acute glomerulonephritis,AGN)简称急性肾炎,是小儿时期最常见的泌尿系统疾病。临床以血尿为主,伴有水肿、尿少、高血压或肾功能不全的肾小球疾病。本病是由各种不同病原体感染后所致的免疫肾小球疾病,但临床由 A 组 β 溶血性链球菌感染后最多见,故又称之为急性链球菌感染后肾炎(APSGN),而由其他病原体感染后引起者称非链球菌感染后肾炎。本节主要介绍 APSGN。急性肾炎占小儿泌尿系统疾病的 53.7%,多见于 5～14 岁儿童,男多于女,男女之比约 2:1。

一、病因与发病机制

急性肾小球肾炎绝大部分为 A 组 β 溶血性链球菌中的致肾炎株引起上呼吸道或皮肤化脓性感染后的一种免疫反应。除 A 组 β 溶血性链球菌之外,其他细菌(如绿色链球菌、肺炎链球菌、金黄色葡萄球菌等)、病毒(如乙型肝炎病毒、柯萨奇病毒 B4 型、埃可病毒 9 型、麻疹病毒、腮腺炎病毒、巨细胞病毒等)、肺炎支原体、丝虫、钩虫真菌、血吸虫、疟原虫等也可导致急性肾炎。致肾炎菌株作为抗原刺激机体产生相应的抗体,形成抗原抗体免疫复合物(原位免疫复合物和循环免疫复合物形成学说),沉积于肾小球并激活补体,引起一系列免疫损伤和炎症,炎症损伤使肾小球毛细血管腔狭窄或闭塞,肾小球血流量减少,肾小球滤过率降低,体内钠水储留;又由于免疫损伤,是肾小球基膜断裂,血浆蛋白,红细胞,白细胞通过肾小球毛细血管壁渗出到肾小球囊内,临床上出现血尿、蛋白尿、管型尿。

急性肾炎的发病机制见图 10-1。

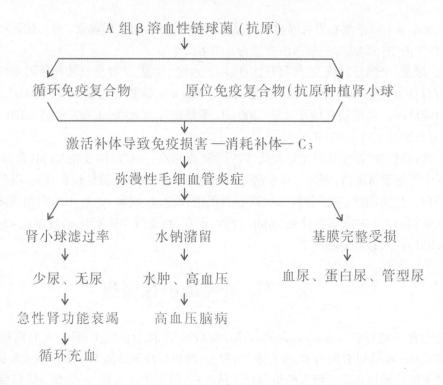

图 10-1 急性肾小球肾炎的发病机制

二、护理评估

(一)健康史

询问患儿发病前 1~3 周有无上呼吸道感染或皮肤感染史，若主要症状为水肿或血尿，了解水肿开始的时间、持续时间、发生部位、发展顺序及程度。了解患儿 24 小时排尿次数及尿量，观察尿的颜色。评估患儿有无低热、乏力、食欲欠佳、头痛、头晕、恶心、呕吐腰痛、烦躁、惊厥或昏迷。询问目前药物治疗情况，包括用药的种类、用药的时间、剂量、次数、副作用等。

(二)身心状况

1、一般病例　多数患儿有前驱感染，即起病前 1~3 周曾有链球菌感染病史。北方地区以呼吸道感染，如咽炎、扁桃体炎为主，春季多发。南方地区则以皮肤感染，如皮肤脓疱病为主，夏秋季多发。

急性期常伴有全身不适、低热、食欲不振、乏力、头痛、头晕、恶心、呕吐、腹痛、鼻出血等症状。但主要表现有：①血尿：为初期症状，起病时几乎都有血尿。50%~70% 的患儿有肉眼血尿，在酸性或中性尿液中血尿呈浓茶样，在碱性尿液中血尿呈鲜红色或洗肉水样。肉眼血尿一般持续 1~2 周后转为镜下血尿；②水肿、少尿：轻者，仅眼睑、面部水肿；重者 2~3 天就出现全身水肿，水肿呈非凹陷性及下行性。同时可伴程度不同的少尿症状；③高血压：30%~70% 的患儿有血压增高，学龄前儿童血压 >120/80 mmHg；学龄儿童血压 >140/90 mmHg，即为高血压。血压一般 1~2 周后随尿量增多恢复正常。

2、严重病例 少数患儿在起病2周内可出现严重并发症,如循环充血、高血压脑病、急性肾功能衰竭,如不及时治疗常危及生命。①严重循环充血:由于水钠潴留,血浆容量增加,而出现循环充血。早期为呼吸急促和肺部出现湿罗音。严重病例表现为呼吸困难、发绀、频咳、端坐呼吸、吐粉红色泡沫痰、两肺满布湿罗音;心脏增大、心率加快、有时呈奔马律;肝脏肿大而硬,颈静脉怒张,静脉压增高,水肿加剧;②高血压脑病:当血压在 150~160/100~110 mmHg 时,由于血压急剧增高,使脑血管痉挛或脑血管高度充血扩张而致脑水肿,年长儿主诉剧烈头痛、头晕、复视或一过性失明,严重者甚至惊厥或昏迷。当血压控制后上述症状可迅速缓解;③急性肾功能不全:由于肾小球滤过率下降导致少尿甚至无尿,引起暂时性氮质血症、代谢性酸中毒、高钾血症。一般 3~5 日随尿量增多而缓解。如持续不恢复则预后严重。

3. 不典型病例表现 部分患儿可不具有急性肾炎的典型症状,可表现为以下几种类型:

(1)无症状性 患儿无急性肾炎的临床症状,仅有镜下血尿等实验室检查的变化。

(2)肾外症状性 患儿以水肿、高血压起病,严重者并发循环充血和高血压脑病,但尿液检查正常或仅有轻微改变。

(3)以肾病综合征为表现的急性肾炎 患儿以急性肾炎起病,但有严重水肿和明显蛋白尿,同时合并有低蛋白血症和高胆固醇血症。此型患儿症状持续时间长且预后较差。

(三)社会-心理状况

由于患儿年龄小,往往对于卧床休息难以配合,年龄大的患儿除来自疾病和医疗上对活动和饮食严格限制的压力外,还有由于需要休学、长期休息等原因会产生紧张焦虑、悲观忧郁等情绪。住院时间长的患儿会因长时间限制活动和担心经济问题而出现隐瞒、说谎、不合作现象。家长因担心患儿转变成慢性肾炎而有焦虑、沮丧。护理人员应评估患儿及家长对急性肾炎的了解程度,目前的心理状况及对护理的要求。

(四)辅助检查

1. 尿液检查 尿相对密度增加;镜检红细胞 ++~+++/HP,尿蛋白定性 +~+++;白细胞 +~++/HP,可见透明、颗粒或红细胞管型。

2. 血液检查 轻度贫血,白细胞计数增高或正常;血沉增快,多在 2~3 个月内恢复正常;ASO 增高,>400U,可持续 6 个月左右;起病 2 周内血清补体 C_3 降低,6~8 周内多恢复正常。

3. 肾功能检查 血浆尿素氮和肌酐一般正常,明显少尿或无尿时可升高,肌酐清除率降低、少数严重病例可出现暂时性氮质血症,提示合并急性肾功能不全。B超检查可见双侧肾脏弥漫性增大。

(五)治疗要点

急性肾炎目前尚无特异性治疗方法,主要进行中西医结合对症处理,预防和处理并发症,保护肾功能。

1.清除残余感染 可选用青霉素,如青霉素过敏可改用红霉素。

2.对症治疗

(1)利尿 常用利尿剂为氢氯噻嗪口服,水肿严重时可选用呋塞米静脉注射。

（2）降压　经限水、限盐及利尿剂治疗无效时应给予降压药物,常用硝苯地平口服或舌下含服,或与卡托普利交替使用效果更好。

3. 并发症的治疗　循环充血时严格限水、限盐、利尿,必要时使用快速强心药如毛花苷C、血管活性药物如酚妥拉明或硝普钠等,上述治疗无效时可采用腹膜透析或血液透析。

高血压脑病应及时降压、脱水及止惊,降压一般用硝普钠,也可用二氮嗪;脱水剂可选用高渗葡萄糖或呋塞米静脉注射。合并急性肾功能衰竭时迅速用呋塞米静脉注射,无效后改透析治疗,同时应注意纠正水、电解质及酸碱平衡紊乱。

三、护理诊断／问题

1. 体液过多　与肾小球滤过率下降,水钠潴留有关。
2. 潜在并发症　循环充血,高血压脑病,急性肾功能不全。
3. 知识缺乏　与患儿及家长缺乏有关急性肾小球肾炎的相关知识有关。

四、护理目标

1. 患儿尿量增加,水肿明显减轻或消失,血压正常。
2. 患儿住院期间没有发生并发症或并发症被及时发现与控制。
3. 患儿及家长能讲出休息与饮食调整对急性肾炎的重要性,对康复有信心,能配合治疗及护理。

五、护理措施

（一）一般护理

1. 休息　休息可减轻心脏负担,改善心功能,增加心排血量,提高肾小球滤过率,减少水钠储留,减少潜在并发症发生;同时又由于静脉压下降使水肿减轻。急性期需卧床 2～3 周,待肉眼血尿消失,水肿消退,血压正常后可下床轻微活动,2～3 个月后,离心尿每高倍视野红细胞在 10 个以下,血沉接近正常时可恢复上学,但应避免剧烈活动;尿液 Addis 计数正常后可正常活动。

2. 饮食护理

（1）给予清淡、易消化、富含维生素的高糖、适量蛋白质及脂肪的饮食。并且要少量多餐以减轻水肿的胃肠道负担。

（2）对水肿及高血压者,给予低盐或无盐饮食,食盐一般以 60mg/(kg.d)为宜;严重水肿、尿少限制水的摄入,每天进入体内的液体量一般等于前一天的出量加 500ml。

（3）有氮质血症时,每日蛋白质的摄入量应 <0.5g/kg;

（4）不可长期限制饮食,待尿量增加、水肿消退、血压正常后,应尽快恢复正常饮食,以满足患儿生长发育的需要。

3. 病情观察

（1）密切观察生命体征的变化,每日定时或遵医嘱测量体温、脉搏、呼吸和血压,并做好记录,注意有无并发症的出现,发现异常应立即报告医生并配合进行处理。

（2）观察患儿水肿增减的情况,每日或隔日测体重 1 次,使用利尿剂者需要每日测体重并做好记录。

(3)观察尿量、尿色变化,准确记录 24 小时出入水量,每周送检尿常规 2 次。

4.皮肤护理 勤洗澡,勤换衣服,保持床面清洁、平整,尽量避免水肿部位的肌肉注射,定时翻身,水肿严重者,受压部位垫棉垫或气垫圈,防止皮肤损伤。

(二)用药护理

遵医嘱给予抗生素、利尿剂、降压药、强心剂、血管活性药物,注意观察有无药物的不良反应,如直立性低血压、低钠血症、低钾血症、洋地黄中毒等。需透析者应做好透析前的准备,并遵医嘱采取相应的救治措施。

(三)预防医院内感染

患儿应安置于非感染性疾病病房实施保护性隔离,避免过多人员探视。

(四)健康教育

向患儿家长及年长儿介绍发生急性肾炎的原因;帮助理解休息与饮食调整的重要性;教给防治与护理的方法,如休息、饮食的安排,防止过于疲劳与感冒。告知家长患儿在疾病恢复正常半年后方可接受预防接种,痊愈出院后需定期随访,随访的时间一般为 6 个月。

六、护理评价

1.患儿的水肿是否消退。

2.患儿住院期间并发症是否被及时发现与控制。

3.患儿住院期间皮肤的完整性是否保持良好。

4.患儿及家长能否讲出休息与饮食调整的重要性。

第三节 肾病综合症

肾病综合征(nephrotic syndrome,NS)简称肾病,是以肾小球基膜通透性增高为主要病理变化的一组临床症候群。临床特征为全身高度水肿、大量蛋白尿、低蛋白血症和高脂血症。原发性肾病综合征按其临床特征又可分为单纯性肾病、肾炎性肾病和先天性肾病三类,其中以单纯性肾病最多见。肾病综合征的发病率在小儿泌尿系统疾病中仅次于急性肾炎。发病年龄多为 3～5 岁儿童,男女之比为 3.7∶1。

一、病因与发病机制

迄今原发性肾病综合征的病因和发病机制尚未完全明确。目前认为单纯性肾病的发病可与 T 细胞免疫功能紊乱,导致肾小球基膜的多种阴离子(涎酸蛋白等)丢失,使肾小球基膜的静电屏障受损,血浆中带阴电荷的蛋白(如白蛋白)大量滤出,形成选择性蛋白尿有关。

其他类型肾病的发病则与局部免疫病理过程同时损伤了肾小球基膜的分子屏障和静电屏障,导致分子量大小不等的蛋白质从尿中丢失(非选择性蛋白尿)有关。大量蛋白尿又导致了低蛋白血症、高胆固醇血症和高度水肿等一系列病理生理变化(图 10-2),近年的研究表明肾病的发病还可能具有一定的遗传基础。

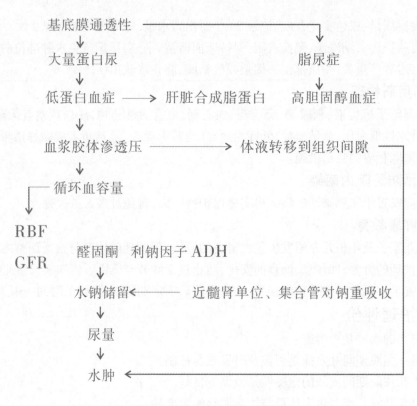

图 10-2 肾病综合征的发病机制

二、临床表现

1. 单纯性肾病　起病缓慢,主要表现为水肿。多为全身性重度凹陷性水肿。水肿始起于眼睑及面部,随后波及四肢和全身,呈进行性加重,且随体位而改变,常合并有浆膜腔积液,如胸腔积液、腹水等。眼睑水肿明显者可使眼裂变小,两眼不能睁开。男孩阴囊水肿可使皮肤变薄而透明,甚至有液体渗出。水肿可自行消退,自行复发,反复迁延,水肿同时常伴有尿量减少。一般无明显血尿及高血压。

2. 肾炎性肾病　较单纯性肾病少见。发病年龄偏大,多见于学龄期儿童。患儿水肿不如单纯性肾病明显,但常合并有血尿、高血压、氮质血症及低补体血症 4 项中的 1 项或几项。

三、并发症

1. 感染　由于低蛋白血症及肾上腺皮质激素免疫抑制剂的治疗引起。患儿免疫功能低下而易并发各种感染,最常见为呼吸系统感染,其次为皮肤感染、泌尿系统感染、原发性腹膜炎等。而感染常导致肾病的复发或加重。

2. 电解质紊乱　由于肾上腺皮质激素及利尿剂使用、不恰当的禁盐引起。患儿常并发电解质紊乱,常见有低钠血症、低钾血症、低钙血症。并发低钠血症时患儿可出现厌食、乏力、懒言、嗜睡及血压下降等症状;并发低钾血症时,可出现乏力、心音低钝、腱反射减弱或消失;并发低钙血症时,可出现手足搐搦。

3.高凝状态及血栓形成 临床常见肾静脉血栓,表现为突发性腰痛、血尿或血尿加重、尿少等症状。亦可出现下肢静脉血栓,甚至肺栓塞和脑栓塞。

4. 生长延迟 临床上多见于肾病频繁复发及长期接受大剂量糖皮质激素治疗的患儿。多数患儿在肾病好转后可有生长追赶现象。

四、辅助检查

1. 尿常规 蛋白定性 +++ ~ ++++,24 小时尿蛋白定量 >50 mg / kg 为大量蛋白尿。

2. 血清蛋白测定 血清总蛋白下降、清蛋白 <30 g / L、清蛋白 / 球蛋白比值可倒置。

3. 血脂检查 血胆固醇 >5.7 mmol / L。

4. 高凝状态检查 血小板增加、血浆纤维蛋白原增加、尿纤维蛋白裂解产物(FDP)增加。

五、治疗要点

1. 对症治疗 当合并感染时需选择适当的抗生素进行治疗。在未使用激素治疗之前,水肿严重伴尿少的患儿可配合使用利尿剂。

2. 肾上腺皮质激素治疗 泼尼松 2 mg / (k d),分次服用。根据激素减量的间隔时间及其维持的时间不同,分为短程、中程及长程疗法。疗程在 8 周以内为短程疗法。疗程在 6 个月以内为中程疗法。疗程在 9 ~ 12 个月为长程疗法。

3. 其他治疗 当患儿出现激素耐药、激素依耐、激素严重副作用和频繁复发时,在使用小剂量激素的同时,可选用免疫抑制剂或免疫调节剂,如环磷酰胺、苯丁酸氮介、环孢霉素 A、左旋咪唑、中药及大剂量丙种球蛋白等药物。

六、护理评估

(一)健康史

询问患儿发病的情况,如起病的缓急;发病前有无呼吸道感染或其他系统感染,有无劳累或预防接种等诱因;是首次发病还是复发;患儿发病后是否到医院就诊并进行规律治疗,选择的药物种类,用药的效果;了解患儿的精神、食欲、排尿情况、水肿发生的时间和顺序等。

(二)身心状况

1. 症状、体征 了解患儿体重和腹围增加的程度。评估患儿水肿的程度,是否合并有腹水或睾丸鞘膜积液。评估患儿水肿的性质,是否呈凹陷性水肿。患儿是否合并少尿,每日尿量多少;尿液的颜色,尿中有无泡沫等。同时应注意评估患儿的体温、脉搏、呼吸、血压等生命征的变化。

2. 社会、心理反应 由于肾病病情反复、病程相对较长,因此需评估患儿及家长对肾病的认识程度,对复发的患儿需评估其对待病情反复的态度;了解患儿用激素治疗后产生的形象变化有无焦虑及自卑情绪,了解患儿及其家长对今后的较长期治疗有无心理准备及对治疗的依从性。

(三)辅助检查

尿蛋白阳性,血浆总蛋白下降,以清蛋白降低明显,胆固醇可高出正常几倍。

七、护理诊断／问题

1. 体液过多 与低蛋白血症导致水钠潴留有关。

2. 营养失调(低于机体需要量)　与大量蛋白尿及食欲减退有关。

3. 皮肤的完整性受损　与重度水肿有关。

4. 潜在并发症　感染,电解质紊乱,血栓形成,药物的副作用。

5. 自我形象紊乱　与激素的副作用有关。

八、护理目标

1. 患儿水肿逐渐消退。

2. 患儿低蛋白血症得到纠正,营养状况逐渐改善。

3. 患儿皮肤完整性逐渐恢复。

4. 患儿住院期间未发生并发症,或并发症被及时控制。

5. 患儿能坦然面对激素治疗造成的形象改变。

九、护理措施

(一)一般护理

1. 休息　除严重水肿患儿需卧床休息外,不必过于限制活动。一般可根据患儿的病情,在病房内安排合适的活动,但不易过劳。重度水肿或伴有高血压的患儿需卧床休息,学龄儿童在肾病活动期应休学治疗。

2. 饮食　护理保证每日的热量摄入,根据水肿的程度给予低盐或无盐饮食,不宜长期禁盐,少尿者应限制入水量。一般病例为保证患儿的生长发育,在活动期每日给食盐 1~2g,蛋白质 1.5~2 g/kg,蛋白质尽可能选择乳类、鱼类、牛肉、蛋类等优质蛋白。蛋白质量的分配主要以放在晚餐为宜。此外应注意维生素(特别是维生素 D)、钙剂及铁剂的补充等。

3. 皮肤护理　①保持床单及被褥的平整、干燥及松软;②注意皮肤的清洁和干燥,汗湿的衣物及时更换,皮肤皱折处,如腋窝、腹股沟每日擦洗 1~2 次;③避免皮肤受压、擦伤、溃疡,严重阴囊水肿时应用棉垫或丁字带托起;臀部及四肢严重水肿时,可用棉垫、橡皮圈或气垫床等垫于水肿部位;④防止渗出和感染,皮肤破裂处应选用抗生素局部湿敷并用消毒纱布覆盖,尽量避免肌内注射,若必须注射,应严格遵守无菌操作规程,注射后用无菌棉签或棉球久压注射部位直至针口无渗液为止。

4. 预防感染　对患儿实行保护性隔离,入院后分室收治。病室需每日进行空气消毒,尽量减少探视次数,及时为患儿增减衣服,避免受凉,避免到公共场所,以减少感染的一会。在肾上腺皮质激素和免疫抑制剂治疗期间,应避免接种各种活疫苗。

5. 病情观察　肾病患儿在治疗期间,除密切观察生命体征的变化外,还应观察患儿食量及水肿的消退情况。严重水肿患儿每日测量体重、蝮围 1 次,记录 24 小时的液体出入量并做好记录。注意观察患儿有无电解质紊乱及血栓形成的表现,发现异常情况应立即报告医生并遵医嘱积极处理。

(二)用药护理

1. 肾上腺皮质激素是单纯性肾病治疗的首选药物,用药过程中应注意观察患儿有无继发性库欣综合征、胃肠道反应、诱发或加重感染、骨质疏松及高血压等情况发生。

2. 在免疫抑制剂使用的过程中,应注意患儿有无胃肠道反应、脱发、出血性膀胱炎、白细胞减少等情况发生,有严重副作用时应报告医生,并遵医嘱减量或停药。

(三)健康教育

向家长及患儿解释。肾病的基本知识,肾病的治疗及用药特点,激素在疾病治疗中的重要性,及时调整患儿的情绪,帮助患儿树立战胜疾病的信心,使其能主动配合并坚持治疗。

十、护理评价

1. 患儿水肿是否消退。
2. 患儿的营养状况是否逐渐改善。
3. 患儿皮肤完整性是否恢复。
4. 患儿住院期间并发症是否得到及时控制。
5. 患儿能否坦然面对激素治疗造成的形象改变。

第四节 急性泌尿道感染

泌尿道感染(urinary tract infection,UTI)又称尿路感染,是指病原体直接侵入尿道,在尿液中繁殖并引起尿道黏膜或组织损伤。尿路感染按临床特点分为症状性和非症状性(无症状性细菌尿)2 种;按部位分为肾盂肾炎、膀胱炎、尿道炎;前者称上泌尿道感染,后两者称下泌尿道感染。小儿因局部定位困难,统称尿路感染。

尿路感染是儿科泌尿系统的常见疾病之一,占泌尿系统疾病发病率的第 3 位,可发生于任何年龄,新生儿和婴幼儿期以男性发病较多见,女性发病率呈现出随年龄逐年增加的趋势。

一、病因与发病机制

1. 病原菌 尿路感染的病原菌绝大多数为革兰阴性杆菌,主要有大肠埃希菌. 其次是变形杆菌、克雷伯杆菌、铜绿假单胞菌等,少数为肠球菌及葡萄球菌。

2. 感染途径

(1)上行性感染 病原菌由尿道口上行,是尿路感染最常见的感染途径,常见于肠道埃希菌的感染;多发于女孩。

(2)血源性感染 病原菌从机体任何部位的感染进入血液而到达泌尿系统,常见于葡萄球菌感染。

(3)淋巴感染 肠道有淋巴管与肾脏相通,肠道感染通过淋巴管感染肾脏或膀胱。

(4)直接感染 肾脏周围脏器和组织感染直接蔓延引起,但极为少见。

3. 易感因素

(1)解剖因素 小儿输尿管长而弯曲,管壁弹力纤维及肌肉组织发育不全,管壁易扩张而引发尿潴留和感染。男孩包茎易于积聚污垢,女孩尿道短、尿道口接近肛门,容易引发逆行感染。

(2)免疫因素及细菌的毒力 由于小儿泌尿道黏膜局部分泌型 IgA 缺陷,使尿液中分泌型 IgA 浓度减低,而细菌本身含有的黏附素及内毒素等致病因子,致使细菌容易在黏膜局部黏附,并大量繁殖而引起感染。

(3)全身因素 糖尿病、高钙血症、慢性肾脏疾病、长期运用肾上腺皮质激素治疗的患儿,其尿路感染的发病率可增高。

二、临床表现

患儿在不同年龄阶段可有不同的临床表现,新生儿期以血源性感染多见,临床症状不典型,以全身中毒症状为主,局部症状不明显;婴幼儿临床症状也不典型,表现为全身症状重而局部症状轻;年长儿临床症状较典型且与成人相似。慢性尿路感染时,患儿可合并生长发育迟缓、贫血、倦怠无力、肾功能不全等。

1. **新生儿期** 患儿可有发热或体温不升,亦可伴有呕吐、腹泻、体重不增、黄疸、烦躁或嗜睡等症状,严重者面色发灰或发绀,甚者出现烦躁、惊厥等神经系统症状。

2. **婴幼儿期** 患儿可有发热、腹泻、呕吐、拒食、生长发育迟缓、烦躁、黄疸等全身症状以及尿臭、排尿时哭闹不安、排尿中断等局部症状。

3. **年长儿** 患儿出现尿频、尿急、尿痛、尿道烧灼感等下尿路感染时的尿路刺激症状,以及发热、寒战、腰痛、腹痛、肾区叩痛、遗尿等上尿路感染时的常见症状。

三、辅助检查

1. **血常规** 白细胞计数增高、中性粒细胞比例增高、慢性尿路感染者可有贫血。

2. **尿常规** 清洁中段尿离心后,沉渣镜检可见白细胞 >10 个 / HP,或有白细胞管型和红细胞。

3. **尿培养及菌落计数** 此项检查是诊断尿路感染的主要依据,最好是在抗生素应用之前连续 2 次培养。中段尿培养菌落数 >10^5 / mL 可诊断,菌落数 $10^4 \sim 10^5$ / mL 可疑,<10^4mL / L 为污染。

4. **尿液直接涂片找细菌** 有一定的诊断参考价值。

5. 影像学检查

(1)排泄性膀胱尿道造影 可检查有无膀胱 – 输尿管反流。

(2)静脉肾盂造影 可观察肾脏的轮廓、输尿管和膀胱的外形。

(3)肾素图检查 可检查肾脏有无瘢痕性损伤。

(4)B 超检查 可发现肾脏大小、形态方面的变化及尿路梗阻。

四、治疗要点

1. 急性期卧床休息、多饮水、对症处理。

2. 选择有效的、副作用小的抗生素治疗,常用药物如呋喃妥英、复方磺胺甲噁唑、氨苄西林、头孢噻肟钠、头孢哌酮、头孢曲松、庆大霉素及阿米卡星等。

3. 积极治疗尿路畸形。

五、护理评估

(一)健康史

了解患儿有无不良的卫生习惯,如常穿开裆裤、经常坐地玩耍、便前不洗手等,患儿有无每日睡前清洁外阴和肛周的习惯。女孩有无蛲虫病病史,男孩有无包皮过长或包茎等现象。

(二)身心状况

1. **症状、体征** 应评估患儿发病后体温的变化情况,患儿有无烦躁、乏力、生长发育迟缓、恶心、呕吐等全身中毒症状。评估患儿发病后尿路刺激症状出现的情况以及患儿的尿量、尿色。

2. 社会、心理反应 应评估发病后患儿和家长有无情绪紧张,家长对本病的了解情况。

(三)辅助检查

尿常规检查可见大量白细胞数,尿液培养可有致病菌细菌生长,影像学检查用以发现患儿是否存在泌尿系统的各种畸形。

六、护理诊断

1. 体温过高 与细菌感染有关。

2. 排尿异常 与尿道口的炎性刺激有关。

3. 舒适的改变 与尿急、尿频、尿痛等尿路刺激征有关。

4. 知识缺乏(家长) 缺乏有关泌尿道感染的预防和护理知识。

七、护理目标

1. 患儿体温逐渐恢复正常。

2. 患儿排尿异常逐渐好转直至消失。

3. 患儿尿路刺激症状逐渐减轻或消失。

4. 患儿家长能掌握泌尿系统感染的基本护理方法和预防措施。

八、护理措施

(一)一般护理

1. 维持体温正常,安排好患儿的休息,鼓励患儿多饮水,高热时给予物理降温或遵医嘱使用解热镇痛药物。

2. 保持会阴部的清洁卫生,要勤清洗会阴部及勤换尿布,维持外阴部干燥和清洁,尿布要经日晒或煮沸、高温消毒。

3. 饮食护理鼓励患儿多进食,选择高热量、富含蛋白及维生素的食物,以增强机体抵抗力。发热患儿可给流质或半流质。

4. 病情观察

(1)仔细观察患儿的全身情况及排尿情况的变化,当伴有黄疸、体重不增、体温进一步升高或体温不升时,应警惕是否合并败血症;如患儿排尿次数减少,尿色变浅且变清,表明病情有所缓解。

(2)正确收集并及时送检尿标本 遵医嘱定期复查尿常规和尿培养,送检标本时要避免污染,常规消毒外阴,取中段尿用无菌袋收集后,立即送检。

(二)用药护理

1. 遵医嘱给抗感染药物治疗

(1)磺胺类 抗菌谱广、泌尿道浓度高,仍是目前常用的抗感染药物之一,适用于下尿路感染。其主要的副作用有:泌尿系统反应、变态反应及造血系统反应等,在使用时,要注意评估有无变态反应史,用药过程中可通过多饮水、碱化尿液来减少或避免血尿、尿痛及尿闭的出现。硝基呋喃类药物禁用于3个月以下的婴儿。

（2）抗生素类 常选用氨苄西林、头孢氨苄、头孢唑啉钠、头孢噻肟等，长期用第一代头孢菌素要定期查肾功能。

抗感染药物使用的疗程：急性感染第 1 次发作，疗程多为 10 ~ 14 日；再发性尿路感染，急性发作用药 2 周左右，总疗程 6 ~ 8 周；慢性感染疗程为 6 ~ 12 个月。

2. 遵医嘱对症给药如退热药、止痉药等。严重尿路刺激征患儿，可遵医嘱给阿托品、氢溴酸山莨菪碱(654-2)等抗胆碱药物和碳酸氢钠、构橼酸钾等碱性药物，以缓解症状。

(三)健康教育

教给家长本病的护理要点和预防知识，如更换尿布的方法、清洗外阴的方法、内裤应勤换洗、婴幼儿尽量不穿开裆裤、不憋尿、避免肠道细菌的上行感染、定期复查尿等。

九、护理评价

1. 患儿体温是否恢复正常。

2. 患儿排尿异常情况是否好转或消失。

3. 患儿尿路刺激症状是否减轻或消失。

4. 患儿家长能否掌握泌尿系统感染的基本护理方法和预防措施。

（林小芹）

第五节 习题及答案

一、选择题

1. 急性肾小球炎属于下列哪种性质的疾病
   A.感染后免疫反应性疾病
   B.病毒直接感染肾脏
   C.细菌直接感染肾脏
   D.单侧肾脏化脓性炎症
   E.双侧肾脏化脓性炎症

2. 急性肾小球肾炎尿呈浓茶色是由于
   A.尿液为酸性
   B.尿相对密度增高
   C.尿酸盐结晶
   D.饮水少
   E.尿蛋白太高

3. 原发性肾病综合征的常见并发症是
   A.心力衰竭
   B.高血压脑病
   C.肾功能不全
   D.高钾血症
   E.感染

4. 患儿8岁。因高度水肿,尿蛋白(++++)人院,诊断为肾病综合征,治疗首选
   A.青霉素
   B.肾上腺皮质激素
   C.环磷酰胺
   D.白蛋白
   E.利尿剂

5. 单纯性肾病综合征患儿,应用肾上腺糖皮质激素治疗。对他的出院指导中哪项错误
   A、久不能随意停用激素
   B.避免到公共场所
   C、避免过度劳累
   D.可进行预防接种
   E.给予营养丰富的饮食

6. 肾病综合征在并发感染中疾病的发生
   A.肺炎
   B.胃肠炎
   C.原发性腹膜炎
   D.脑膜炎
   E.尿路感染

（7–8 题共用题干）

应特别注意哪种

患儿8岁,患上呼吸道感染2周后,出现食欲减退。乏力。尿少。水肿。体温37.5?C、血压增高。尿蛋白。红细胞各(+),补体C,低。诊断为急性肾小球肾炎。

7. 其首选的护理诊断/问题是
   A.体温升高
   B.体液过多
   C,营养不足
   D.排尿异常
   E.活动无耐力

8. 该患儿的护理措施哪项正确
   A.严格卧床休息1~2周
   B.给予易消化的普食
   C.血尿消失后可加强锻炼
   D.每日留取晨尿送培养
   E.严格控制蛋白质摄人量

9. 8岁患儿,因面部水肿。头痛。头晕就诊。尿液检查:蛋白(++),红细胞20个/HP,诊断为急性肾小球肾炎。对其处理应是
   A.给镇痛药
   B.适当下床活动,防止血栓形成
   C.给大剂量青霉素
   D.低盐。高糖。高蛋白饮食
   E.低盐。高糖。高维生素饮食

（10~12 题共用题干）

患儿,男,5岁,因全身浮肿,以"肾病综合征"人院。体检:面部。腹壁及双下肢浮肿

明显,阴囊水肿明显,囊壁变薄透亮。化验检查,尿蛋白(++++),胆固醇升高,血浆蛋白降低。

10. 该患儿当前最主要的护理诊断是
   A.焦虑
   B.排尿异常
   C.体液过多
   D.活动无耐力
   E.体温过高

11. 目前给予最主要的护理措施是
   A.卧床休息
   B.无盐饮食.
   C.低蛋白饮食
   D.高脂肪饮食
   E.肌内注射给药

12. 若病情好转,出院时健康指导应强调
   A.介绍本病的病因
   B.说明本病的治疗反应
   C.遵医嘱继续服药,不能随便停药
   D.说明不能剧烈活动的重要性
   E.讲解预防复发的注意事项

13. 急性肾小球肾炎持续较久的临床表现是
   A.水肿
   B.高血压
   C.肉眼血尿
   D.镜下血尿
   E.恶心。呕吐

14. 婴幼儿少尿的概念是昼夜尿量
   A.<200 ml
   B.<300 ml
   C.<400 ml
   D.<50 ml
   E.<100 ml

15. 原发性肾病综合征的最主要病理生理改变
   A.高胆固醇血症
   B.低蛋白血症
   C.全身性水肿
   D.大量蛋白尿
   E.高血压

16. 急性肾小球肾炎患儿恢复正常活动的标准
   A.尿常规正常
   B.血沉正常
   C.血压正常
   D.尿阿迪计数正常
   E.抗链球菌溶血素 O 效价正常

17. 关于急性泌尿道感染的临床表现下列哪项是错误的
   A.新生儿期主要为全身表现
   B.婴幼儿期全身中毒症状重
   C.婴幼儿期尿痛表现为排尿时哭闹
   D.年长儿上尿路感染时全身症状较为突出
   E、年长儿下尿路感染时可有腰痛及肾区叩击痛

18. 急性肾小球肾炎患儿可以下床散步的标准
   A.尿常规正常
   B.血沉补体正常
   C.血压下降,肉眼血尿消失
   D.尿阿迪计数正常
   E.抗链球菌溶血素 O 效价正常

19. 关于急性肾炎的临床表现,下列哪项是错误的
   A.多数病人都有血尿.
   B.起病后第 1 周常有高血压
   C.水肿为首发症状,常为上行性
   D.起病 1~2 周内可发生严重循环充血
   E.血压突然升高,应注意高血压脑病

20. 患儿男,6 岁,因面部水肿 2 周,拟诊"肾病综合征"收住院,现患儿阴囊皮肤薄而透明,水肿明显,对其处理应是
   A.绝对卧床休息
   B. 高蛋白饮食
   C .严格限制水的入量
   D. 保持床铺清洁。柔软
   E.用丁字带托起阴囊,并保持干燥

（21~22 题共用备选答案）

21. 单纯性肾病的水肿

22. 急性肾炎的水肿

    A.高度水肿随体位而变化

    B.水肿指压凹陷不明显

    C.限于眶周

    D.体腔积液甚为少见

    E.水肿从踝部开始

23. 急性肾小球肾炎水肿期，选择何种饮食为宜

    A.无盐。高糖。高蛋白

    B.低盐。高糖。高蛋白

    C.低盐。高糖。低蛋白

    D.低盐。高糖。高维生素。适量脂肪

    E.低盐。普通饭

24. 急性肾炎严重病例多发生在起病后

    A.第一周内

    B.第二周内

    C.第三周内

    D.第四周内

    E.第五周内

25. 典型的急性肾小球肾炎患儿，持续时间较久的表现是

    A.水肿

    B.高血压

    C.镜下血尿

    D.肉眼血尿

    E.氮质血症

（26-27 题共用题干）

    患儿 4 岁，全身严重指陷性水肿，24h 尿蛋白定量 0.15 g／kg，血清蛋白（白蛋白）10 g／L，血胆固醇 9.2mmol/L，诊断为单纯性肾病。

26. 该患儿不会发生的并发症是

    A.低钠血症

    B.感染

    C.心力衰竭

    D.低钾血症

    E.静脉血栓形成

27. 该患儿的治疗及护理正确的是

    A.适当户外活动

    B.饮食不必限盐

    C.禁用环磷酰胺

    D.尽量避免皮下注射

    E.口服泼尼松总疗程不超过 8 周

28. 患儿因急性肾小球肾炎入院。2 天后尿少。水肿加重，伴呼吸困难，两肺有湿性啰音，心律奔马律，肝脏增大，可能并发了

    A.支气管肺炎

    B.急性肾功能衰竭

    C.高血压脑病

    D.急性心力衰竭

    E.电解质紊乱

29. 8 岁男孩因水肿入院，尿蛋白（++），血压 11/16kPa，头育，头晕。初诊为急性肾小球肾炎。下述哪项处理最重要

    A.无盐饮食

    B.低蛋白饮食

    C.利尿。消肿。降压

    D.记出入液量

    E.肌注青霉素

30. 患儿，8 岁，4 周前患扁桃体炎，近日眼睑浮肿，尿少，有肉眼血尿，血压 18／12 kPa，应考虑的疾病是

    A.急性肾炎

    B.慢性肾炎

    C.单纯性肾病

    D.肾炎性肾病

    E.急进性肾炎

31. 急性肾炎注射青霉素的目的是

    A.控制肾脏炎症

    B.清除先驱感染病灶

    C.预防并发症

    D.预防复发

E.缩短病程

32. 为减轻肾病综合征病人长期服用肾上腺皮质激素的副作用,可采用下列哪项方法
    A.减少剂量
    B.选用地塞米松
    C.联合服用利尿剂
    D.联合服用维生素 B_6
    E.隔日顿服法

B 型题

（33~34 题共用备选答案）
    A.400~500 ml
    B.500~600 ml
    C.600~800 ml
    D.800-1 400 ml
    E.1 400-1 800 ml

33. 正常婴儿每昼夜排尿量
34. 正常学龄前儿童每昼夜排尿量

X 型题

35. 急性肾小球肾炎部分患儿在疾病初期可出现下列哪些严重症状
    A.严重循环充血
    B.高血压脑病
    C.急性肾功能衰竭
    D.急性进行性肾炎
    E.以上均有

36. 急性肾炎的护理评估有下列哪些
    A.病前 1~4 固有前驱感染史
    B.有水肿。高血压。少尿。血尿
    C.血清补体下降
    D.尿常规检查可无蛋白。红细胞及管型
    E.红细胞计数及血红蛋白有轻度降低

37. 急性肾炎患儿治疗后,最先消失的是哪些
    A.水肿
    B.肉眼血尿
    C.高血压

D.蛋白尿
E.镜下血尿

38. 小儿泌尿系统解剖特点不正确的是
    A.肾脏位置偏低,2 岁以内查体可触及
    B.输尿管长而弯曲,易受压及扭曲
    C.膀胱位置偏高,尿液充盈时可触及
    D.女婴尿道较短,容易发生逆行性感染
    E.男婴尿道较长,且常有包茎,不易发生逆行性感染

39. 下列不符合单纯性肾病的特点是
    A.多于 2~7 岁起病
    B.男孩发病多于女孩
    C.镜检红细胞小于 10 个 /HP
    D.无高血压和氮质血症
    E.免疫学检查出现补体下降

40. 对婴幼儿肾功能描述不正确的是
    A.肾小球滤过率低
    B.肾血流量低
    C.肾小管的重吸收能力差
    D.尿比重低
    E.肾小管的排泄功能正常

二、填空题

1. 急性肾小球肾炎的典型症状为 ____、____、____。

2. 急性肾小球肾炎严重病例在第 2 周常合并 ____、____、____。

3. 肾病综合征的四大特征为大量蛋白尿、____、____、____。

三、名词解释

1. 肾病综合征

2. 大量蛋白尿

3. 激素敏感

4. 激素耐药

四、简答题

1. 急性肾小球肾炎的典型表现有哪些?

2. 如何区别单纯性肾和肾炎性肾病?

3. 肾病综合征泼尼松治疗中长程方案。

一、选择题：

1.A　2.A　3.E　4.B　5.D　6.C　7.B
8.A　9.E　10.C 11.A 12.C 13.D 14.A
15.D 16.D 17.E 18.C 19.C 20.E 21.A
22.B 23.D 24.A 25.C 26.C 27.D 28.D
29.C 30.A 31.B 32.E 33.A 34.C 35.ABC
36.ABCE 37.ABC 38.E 39.E 40.E

二、填空题

1. 浮肿　血尿　高血压
2. 严重循环充血　高血压脑病　急性肾功能不全
3. 低蛋白血症　高度浮肿　高胆固醇血症

三、名词解释

1. 是由于多种原因引起肾小球基底膜通透性增加,导致血浆蛋白从尿中丢失,引起一系列病理生理改变的临床综合征。

2. 肾病综合征时肾小球基底膜通透性增加,大量血浆蛋白漏入尿中。

3. 肾病综合征患儿,泼尼松正规治疗8周内尿蛋白转阴,浮肿消退。

4. 肾病综合征患儿,泼尼松正规治疗8周尿蛋白仍在(＋＋)以上。

四、简答题

1. (1)前驱感染:常在链球菌感染后经1周~3周间歇期起病;

(2)浮肿、少尿:初常系双睑晨起微肿,重者可延及下肢、全身,水肿处指压后凹陷不明显。多数小儿尿量减少;

(3)血尿:1/3~1/2病儿有肉眼血尿,尿色如洗肉水样或烟灰水样;

(4)高血压:2/3病例血压轻度至中度增高。

2. (1)凡具备大量蛋白尿、低蛋白血症、高胆固醇血症和高度浮肿四项标准者为单纯性肾病;

(2)除符合上述四项标准外,具有以下四项中之一项或多项者属肾炎性肾病;

①尿检查红细胞超过10个/高倍视野;

②反复出现高血压,并排除用皮质类固醇激素所致;

③持续性氮质血症,并排除由于血容量不足所致;

④血总补体或 C_3 反复降低。

3. (1)泼尼松 2mg/(kg.d),分次口服,尿蛋白转阴后再巩固2周;

(2)改为 2mg/kg 隔日晨顿服;

(3)4周后每2周~4周减量一次,直至停药;

(4)中程方案总疗程6个月,长程方案总疗程9个月

第十一章 造血系统疾病患儿的护理

学海导航

1. 能解释小儿造血及血液特点、小儿白血病的临床表现及治疗要点
2. 能叙述小儿营养性缺铁性贫血、营养性巨幼红细胞性贫血主要护理诊断与护理措施
2. 能说明小儿贫血的病因分类和形态分类

第一节 小儿造血和血液特点

一、造血特点

小儿造血分胚胎期造血和生后造血。

(一)胚胎期造血

根据造血组织发育与造血部位发生的先后,可分为 3 个阶段。

1. 中胚叶造血期　在胚胎的第 3 周始出现卵黄囊造血,之后在中胚叶组织中出现广泛的原始造血成分,主要是原始的有核红细胞,从胚胎的第 6 周后,中胚叶造血开始衰退。

2. 肝脾造血期　在胚胎的第 6~8 周肝脏开始造血,成为胎儿中期的主要造血部位。主要造有核红细胞,也生产少量粒细胞和巨核细胞;第 4~5 个月时达高峰;至胚胎 6 个月,肝脏造血逐渐减退。约在胚胎第 8 周脾脏开始造血,主要生成红细胞;到第 12 周时出现淋巴细胞和单核细胞;至胚胎 5 个月后脾脏停止造红细胞和粒细胞,而造淋巴细胞的功能维持终生。

胸腺在胚胎第 8 周时出现,开始生成淋巴细胞并维持终身;淋巴结自胚胎第 4 个月开始具有造淋巴细胞的功能,并成为终身造淋巴细胞和浆细胞的器官。

3. 骨髓造血期　胚胎第 6 周时骨髓腔发育,直至胎儿 6 个月时才开始造血,并迅速成为造血的主要器官,出生 2~5 周后成为唯一的造血场所。

(二)生后造血

1. 骨髓造血　为生后主要的造血器官,生成各种血细胞。婴幼儿所有骨髓均为红髓,全部参与造血以满足生长发育的需要。5~7 岁时长骨中的红髓逐渐被脂肪组织(黄髓)所代替;因此到 18 岁时红髓仅限于肋骨、胸骨、脊柱、骨盆、颅骨及长骨近端。黄髓仍具有潜在的造血功能,当造血需要增加时,可变为红髓而恢复造血功能。小儿在出生头几年由于缺少黄髓,故造血代偿力低,如果造血需要增加,就易出现骨髓外造血。

2. 骨髓外造血　在正常情况下,骨髓外造血极少,当发生感染性或溶血性贫血等需要增加造血时,肝、脾和淋巴结可随时适应需要,恢复到胎儿时期的造血状态而出现肝、脾、淋

巴结肿大,同时外周血中可出现有核红细胞或(和)幼稚粒细胞。这是小儿造血器官的一种特殊反应,称为"骨髓外造血"。当病因去除后,又可恢复到正常的骨髓造血。

二、血液特点

(一)红细胞数和血红蛋白量

胎儿期处于相对缺氧状态,红细胞生成素合成增加,故红细胞数和血红蛋白量较高,出生时红细胞数约 $5.0 \times 10^{12} \sim 7.0 \times 10^{12}$ /L,血红蛋白量约 150~220g/L,出生后随着自主呼吸的建立,血氧含量增加,红细胞生成素减少,骨髓暂时性造血功能降低,网织红细胞减少,胎儿红细胞寿命短且破坏多(生理性溶血)。婴儿生长发育迅速,循环血量迅速增加等因素,红细胞数和血红蛋白量逐渐降低,至生后 2~3 个月时(早产儿较早)红细胞数降至 3.0×10^{12} /L,血红蛋白量降至 110g/L,出现轻度贫血,称为"生理性贫血"。"生理性贫血"呈自限性经过,3 个月后由于红细胞生成素的增加,红细胞数和血红蛋白量又逐渐上升;约 12 岁时达到成人水平。

(二)白细胞数与分类

初生时白细胞总数为 $15 \times 10^9 \sim 20 \times 10^9$ /L,生后 6~12 小时达 $21 \times 10^9 \sim 28 \times 10^9$ /L,以后逐渐下降,1 岁时平均为 12×10^9 /L;婴儿期白细胞维持在 10×10^9 /L 左右;8 岁以后接近成人水平。

在白细胞分类中,其特点是中性粒细胞(N)与淋巴细胞(L)比例的变化,出生时中性粒细胞约占 0.65;淋巴细胞约占 0.30,随着白细胞总数的下降,中性粒细胞比例也相应下降,生后 4~6 天两者比例相等 (第 1 次交叉),之后淋巴细胞比例上升约占 0.60,中性粒细胞占 0.35;至 4~6 岁时两者又相等(第 2 次交叉);7 岁以后白细胞分类与成人相似。

(三)血小板数

血小板数与成人相似,约为 $150 \times 10^9 \sim 250 \times 10^9$ /L。

(四)血红蛋白的种类

出生时血红蛋白以胎儿型血红蛋白(HbF)为主,平均 70%,成人型血红蛋白(HbA)约占 30%,出生后 HbF 迅速被 HbA 所替代;1 岁时 HbF 不超过 5%;2 岁时 HbF 不超过 2%,达到成人的水平,HbA 约占 95%。

(五)血容量

小儿血容量相对较成人多,新生儿约占体重的 10%;儿童约占体重的 8% ~ 10%;成人血容量约占体重的 6% ~ 8%。

第二节 小儿贫血概述

一、贫血的定义

贫血(anemia)是指外周血中单位容积内的红细胞数或血红蛋白量低于正常。世界卫生组织规定:血红蛋白值的低限在 6 个月 ~6 岁为 110g/L,6~14 岁为 120g/L;海拔每升高 1000 米,血红蛋白上升 4%,低于此值称为贫血。我国小儿血液学会议暂定:新生儿期血红蛋白 <

145g/L;1~4 月时 < 90g/L;4~6 月时 < 100g/L 者为贫血。

二、贫血的分类

(一)程度分类

可依据外周血中血红蛋白量含量或红细胞数将贫血分为轻、中、重、极重四度。①血红蛋白(Hb)从正常下限~90g/L 为轻度;~60g/L 为中度;~30g/L 为重度;<30g/L 为极重度。②新生儿血红蛋白值 144~120g/L 为轻度;~90g/L 为中度;~60g/L 为重度;<60g/L 为极重度。

表 10-1 贫血程度分类

	轻度	中度	重度	极重度
血红蛋白(g/L)	~90	~60	~30	<30
红细胞（10^{12}/L）	~3	~2	~1	<1

大视野

缺铁性贫血虽然是最常见的小细胞低色素性贫血,但尚有其他疾病(如地中海贫血、异常血红蛋白病、维生素 B_6 缺乏症、铁粒幼红细胞贫血等)亦表现为小细胞低色素性贫血,故临床上遇到小细胞低色素性贫血要综合判断。

(二)病因分类

有利于明确贫血的性质,对诊断和治疗都有一定意义。可根据贫血的原因将其分为三类。

1. 红细胞和血红蛋白生成不足 ①造血物质缺乏,如缺铁性贫血,维生素 B_{12} 或叶酸缺乏所致的巨幼红细胞贫血、铜缺乏等;②再生障碍性贫血,骨髓造血功能衰竭及各种原因如放射线、化学物质及药物等所致骨髓抑制;③感染性、炎症性及癌症性贫血,如儿童风湿热、系统性红斑狼疮等。

2. 溶血性贫血 ①红细胞内在异常:红细胞膜结构异常如遗传性球形红细胞增多症等,红细胞酶缺陷如葡萄糖 -6- 磷酸脱氢酶(G-6-PD)缺乏等,血红蛋白合成与结构异常如地中海贫血;②红细胞外在异常:免疫因素如新生儿溶血病等,非免疫因素如物化因素及脾功能亢进等。

3. 失血性贫血 ①急性贫血,如创伤性大出血,②慢性贫血如溃疡病等引起的贫血。

(三)形态分类

根据检测红细胞数、血红蛋白量和红细胞压积计算红细胞平均容积(MCV)、红细胞平均血红蛋白(MCH)和红细胞平均血红蛋白浓度(MCHC)的结果,将贫血分为四类。临床多采用病因分类,形态分类有助于病因推断。

表 11-1 贫血的细胞形态分类

	MCV（fl）	MCH（pg）	MCHC（%）
正常值	80~94	28~32	32~38
大细胞性贫血	> 94	> 32	32~38
正细胞性贫血	80~94	28~32	32~38
单纯小细胞性贫血	< 80	< 28	32~38
小细胞低色素性贫血	< 80	< 28	< 32

第三节 营养性缺铁性贫血

营养性缺铁性贫血（nutritional iron deficiency anemia ,NIDA）是由于体内铁缺乏导致血红蛋白合成减少的一种贫血。临床上以小细胞低色素性贫血、血清铁蛋白减少和铁剂治疗有效为特点。缺铁性贫血是小儿最常见的一种贫血,遍及全球,以 6 个月 ~2 岁的婴幼儿发病率最高,对小儿的生长发育危害较大,是我国儿科工作者需要重点防治的疾病之一。

人体总铁量中约 2/3 用于合成血红蛋白和肌红蛋白,另外 1/3 为储存铁,以铁蛋白及含铁血黄素的形式存在于肝、脾和骨髓中,极少量构成人体内必需的含铁酶。铁的来源主要有两种途径:①从食物中摄取的铁,②衰老的红细胞释放出来的铁。正常情况下,食物中的铁经十二指肠和空肠上部吸收到血液, 一部分与细胞内的去铁蛋白结合形成铁蛋白, 作为储备铁;另一部分与血浆中的转铁蛋白结合后,转运到需铁的组织如骨髓。肠粘膜细胞对铁的吸收有调节作用,这种调节又通过体内储存铁和转铁蛋白受体来调控。铁到达骨髓造血组织后即进入幼红细胞,在线粒体中与原卟啉结合形成血红素,血红素再与珠蛋白结合形成血红蛋白。在体内未被利用的铁以铁蛋白及含铁血黄素的形式储存。在机体需要铁时,这两种铁均可被利用。

铁是合成血红蛋白的原料,缺铁时血红蛋白合成减少,新生的红细胞内血红蛋白含量不足,细胞浆减少,细胞变小;而缺铁对红细胞的增值、分裂影响较小,故红细胞数量减少的程度不如血红蛋白减少明显,形成小细胞低色素性贫血。当铁供应不足时,储存铁可供造血所需,故缺铁早期无贫血表现,而是要经过三个阶段:①铁减少期(ID):此阶段体内储存铁减少,但是供红细胞制造血红蛋白的铁尚未减少;②红细胞生成缺铁期(IDE):此期储存铁进一步耗竭,红细胞生成所需的铁亦不足,但循环中血红蛋白量尚不减少;③缺铁性贫血期(IDA):此期出现小细胞低色素性贫血和一些非造血系统的症状。

缺铁可影响肌红蛋白的合成,使体内许多含铁酶的活性降低,如单胺氧化酶、过氧化物酶等,由于这些含铁酶与多种生物功能密切相关,如生物氧化、组织呼吸及神经化学反应。因此,缺铁乏时造成酶活性降低,细胞功能紊乱而产生一系列非造血系统的症状。如易疲劳、体力减弱、表情淡漠、注意力不集中和记忆力减退等。缺铁还可引起皮肤、粘膜上皮损伤,出现口腔炎、舌炎及反甲等。

缺铁性贫血是可以预防的,主要是做好卫生宣传工作,使全社会尤其是家长认识到缺铁对小儿健康的危害性及做好预防工作的重要性,使之成为儿童保健工作中的重要内容之一。

一、病因

1. 储铁不足　胎儿妊娠最后 3 个月从母体获得的铁最多,足够其生后 4~5 个月之用,因早产、多胎、胎儿失血及母患严重缺铁性贫血等均可使胎儿储铁减少。

2. 铁摄入不足　是造成缺铁性贫血的主要原因。人乳、牛乳及谷物中含铁量均低,吸收率也不同,人乳中铁的吸收率比牛乳高 5 倍左右,肉类、鱼类、肝脏等动物性食物中铁吸收率约 10%~25%;谷物等植物中铁的吸收率仅为 1% 左右,因此约 4 月龄的婴儿要增加含铁丰富的辅食,年长儿挑食、偏食等也可导致铁摄入不足。

3. 生长发育快　婴儿期生长发育较快,5 个月和 1 岁时的体重分别为出生时的 2 倍和 3 倍,随着体重增加,血容量也增加较快,未成熟儿的体重增加更快,如不及时添加含铁丰富的辅食,则易导致缺铁。

4. 铁吸收减少或丢失过多　食物的成分不同对铁的吸收产生的影响也不同,如维生素 C、果糖、氨基酸等还原物质可促进铁的吸收,植物纤维、茶、牛奶、蛋、咖啡等可抑制铁的吸收,所以食物搭配不合理可影响铁的吸收。慢性腹泻、消化道畸形、钩虫病及肠息肉等均可导致铁吸收障碍或丢失过多。婴儿饮用不加热的鲜牛奶,可因对蛋白过敏而致肠出血。

二、临床表现

起病缓慢,大部分患儿不能确定发病时间,不少患儿因其他疾病就诊时才发现患有本病。

(一)一般表现

面色及皮肤逐渐苍白,以唇、口腔粘膜及甲床最明显,不爱活动,易疲乏,年长儿可诉头痛、眼前发黑。

(二)骨髓外造血表现

肝、脾、淋巴结轻度肿大,年龄愈小,病程愈久,贫血愈重,肿大也愈严重。

(三)非造血系统表现

1. 消化系统症状　食欲不振,常伴有呕吐、腹泻,部分患儿会出现口腔炎、舌炎及舌乳头萎缩,少数患儿有异食癖,如喜食泥土、墙皮、生米等。

2. 神经系统症状　表现为烦躁不安或萎靡不振,年长儿常精神不集中,记忆力减退,上课不专心听讲,智力多数低于同龄儿,由此影响到儿童之间的交往以及学习能力和思维活动。

3. 心血管系统的症状　贫血明显时心率增快、心脏扩大,严重者可发生心力衰竭。

4. 其他　因免疫功能低下,常合并各种感染,因上皮组织异常而出现指甲菲薄、反甲等。

三、辅助检查

1. 血常规　血红蛋白降低比红细胞数减少明显,呈小细胞低色素性,外周血涂片可见红细胞大小不等,以小细胞为主,中央淡染区扩大,MCV、MCH 及 MCHC 均降低,网织红细胞数正常或轻度降低,白细胞、血小板一般无特殊变化。

2. 骨髓象　幼红细胞增生活跃,以中、晚幼红细胞增生为主,各期红细胞均较小,胞浆成熟度落后于胞核,粒细胞和巨核细胞系一般无明显改变。

3. 有关铁代谢的检查 ①血清铁蛋白 (SF) 降低, SF 可反映体内储存铁的情况, 是诊断缺铁 ID 期的敏感指标; ②红细胞游离原卟啉 (FEP) 增高, 是缺铁 IDE 期的典型表现; ③血清铁 (SI)、转铁蛋白饱和度 (TS) 降低, 总铁结合力 (TIBC) 增高, 此三项检查反映血浆中铁含量, 常在 IDA 期才有异常; ④骨髓可染色铁: 骨髓涂片用普鲁氏兰染色、镜检, 铁幼粒细胞数减少, 是反映体内储存铁的敏感而可靠的指标。

四、治疗要点

本病的治疗原则是去除病因, 合理喂养, 补充铁剂及防治感染。

学科经纬

小细胞低色素性贫血

缺铁性贫血是最常见的小细胞低色素性贫血, 但尚有其他疾病 (如地中海贫血、异常血红蛋白病、维生素 B_6 缺乏症、铁粒幼红细胞性贫血等) 亦表现为小细胞低色素性贫血, 故临床上遇到小细胞低色素性贫血不能想当然, 应根据各病临床特点和实验室检查加以鉴别。

五、护理评估

(一)健康史

向家长了解患儿的喂养方法和饮食习惯, 小婴儿应了解其母孕产史, 如孕期母亲有无严重贫血, 是否早产、双胎、多胎等, 询问生长发育状况, 有无慢性疾病如慢性腹泻、肠道寄生虫、吸收不良综合征等病因。

(二)身体状况

了解患儿贫血程度, 观察皮肤粘膜颜色及毛发、指甲情况, 了解有无乏力、烦躁或萎靡、记忆力减退等, 年长儿有无头晕、耳鸣、眼前发黑, 贫血严重时要注意有无心率增快、心脏扩大及心力衰竭表现, 了解患儿有无异食癖、口腔炎、舌炎及生长发育情况。了解血液、骨髓检查及有关铁代谢检查结果。

(三)心理-社会状况

由于缺铁性贫血多发生在婴幼儿时期, 其心理改变不明显, 注意评估家长是否认识到本病对小儿体格、智力发育的影响, 年长儿因病情较重、病程较长, 不能与同龄健康儿一起尽情玩耍、游戏, 学习时注意力不集中, 理解力较差, 学习成绩不理想, 都会使患儿产生焦虑、自卑等心理。家长应正确对待, 及时了解防治贫血知识的重要性。对有异食癖的患儿, 家长和社会不要过多的责备, 要积极治疗原发疾病, 以免对患儿心理造成不良影响。

六、护理诊断及合作性问题

1. 活动无耐力 与贫血致组织、器官缺氧有关。
2. 营养失调 低于机体需要量, 与铁的供应不足, 先天储备不足, 丢失或消耗过多有关。
3. 潜在的并发症 感染、心力衰竭, 药物的副作用。

七、预期目标

1. 患儿活动耐力增加、疲乏无力逐步得到改善。

2. 消除缺铁因素,家长及患儿配合纠正不良的饮食习惯,合理搭配膳食。

3. 指导家长及患儿正确服用铁剂,保证铁的摄入。

八、护理措施

(一)注意休息,适量活动

根据患儿日常生活与活动的耐受力制定休息方式、活动强度及每次活动持续时间,以不感到疲乏为度。注意观察病情,调整活动强度。

1. 对轻、中度贫血患儿,生活有规律,睡眠充足,不必严格限制日常活动,做适合个体的活动,注意其剧烈活动后易感疲劳,甚至头晕,活动间歇应保证休息。

2. 对易烦躁、激动的患儿,护理人员应耐心细致,护理操作时应轻柔,集中进行;在病室内尽量保持安静,避免因哭闹而加重病情。

3. 对重度贫血患儿,因组织缺氧可有心悸、气喘等表现,活动后症状明显加重,应卧床休息,必要时吸氧以保护心脏功能,定时测量心率。

(二)饮食护理

1. 指导家长合理喂养,及时添加含铁丰富的辅食,如动物肝、瘦肉、动物血如鸡血、鸭血,植物性食物如桂圆、银耳、香菇、豆类、紫菜、海带及黑木耳等,注意食物搭配,避免同时食用茶、钙剂、咖啡、牛奶、麦麸、植物纤维等可抑制铁的吸收。

2. 告知家长及年长儿不良饮食习惯会导致缺铁性贫血的发生,协助家长纠正患儿的不良习惯。若婴幼儿食欲较差,家长应创造良好的进食环境,经常变换食物,提高烹调技巧,以刺激患儿食欲;根据具体情况遵医嘱可服用助消化药物。

3. 指导家长及早添加铁剂,对成熟儿月 4 月龄每天给予铁剂约 1.5mg / kg;对早产儿 2 月龄每天给予铁剂约 2mg / kg,但一日总量不能超过 15mg。

4. 婴儿提倡母乳喂养,人乳中铁的含量虽与牛乳相似,但吸收率却高达 49%,而牛乳仅为 4%,鲜牛乳需经过加热后才能喂养婴儿,以因过敏而造成肠出血;婴儿 4 个月时应添加含铁丰富辅食;6 个月后应逐步减少每日乳类的摄入量,以便增加含铁丰富的固体食物。

(三)正确应用铁剂

1. 铁剂是治疗缺铁性贫血的特效药,采用二价铁口服补铁易吸收,常用的有硫酸亚特、富马酸铁、力蜚能等,剂量为元素铁每日 4~6 mg / kg,分 3 次口服,一次量元素铁不应超过 1.5~2 mg / kg,此剂量吸收率最高,且安全、副作用小。

2. 口服铁剂时应告知家长有胃肠道反应,如恶心、呕吐、腹泻或便秘、胃部不适等,宜从小剂量开始并在两餐间服用,以减少对胃粘膜的刺激。同时服维生素 C、果汁以利铁剂吸收,忌与抑制铁吸收的食物同服;液体铁剂可使牙齿染黑,尽量用吸管或滴管服之,以减轻染色,服用铁剂后,大便变黑或成柏油样,停药后恢复,应向家长说明原因,消除紧张情绪。

3. 注射铁剂一般临床慎用,易发生不良反应甚至过敏性反应致死。常用有右旋糖酐铁等,注射时应选择深部肌肉注射,每次更换注射部位,注射后勿按揉,以防药液渗入皮下组织使皮肤染色或刺激。能肌肉注射者尽量不用静脉注射。

4. 疗效观察　治疗有效者用药 3~4 天后网织红细胞升高,7~10 天达高峰,2~3 周后下降至正常,治疗约 2 周后,血红蛋白相应增加,患儿乏力等临床症状亦随之好转,若服用 3 周血红蛋白上升不足 20g / L, 应注意查找原因。铁剂应服用至血红蛋白正常后 2 个月左右停药,以补充体内的储存铁,治疗中最好监测血清铁蛋白,以避免铁过量。

(四)输血的护理

一般不需输血,重症贫血患儿合并心力衰竭或严重感染时输血,可少量多次输注浓缩的红细胞,以改善贫血症状。输血时应注意:①输血前认真验血型及交叉配血,准确无误后方可输入患儿体内;②告知家长输血有一定的风险,由于献血者在感染后存在窗口期,此期许多病原体查不出,故输血有被传染的危险,家长须在输血同意书上签名;③由输血指征的每次可输入浓缩红细胞 4~6 ml / kg,贫血愈重,输入量愈小,速度应愈慢,以免诱发心功能不全;④密切观察输血过程,疑有输血反应,立即减速或停止输血,并报告医生紧急处理。

(五)预防感染

参见本章第五节白血病患儿的护理措施中防止感染。

(六)健康教育

1. 做好母亲的保健工作,孕妇及哺乳期妇女应使用含铁丰富的食物。

2. 宣传科学育儿,提倡母乳喂养,出生 6 个月内的婴儿最好保证足量的母乳,按时添加含铁丰富的辅食;人工喂养儿应哺喂强化铁奶粉,并及时添加辅食。贫血纠正后,仍要坚持合理安排小儿膳食,培养良好的饮食习惯。

3. 向家长及患儿讲解疾病的有关防治要点及护理知识,对因贫血导致智力低下、成绩差的患儿,家长及学校要注意加强教育和训练,减轻自卑感。

九、护理评价

患儿活动耐力是否增加、疲乏无力逐步得到改善,缺铁因素是否消除,家长及患儿是否配合纠正不良的饮食习惯,合理搭配膳食。家长及患儿能否正确服用铁剂,保证铁的摄入。

第四节 营养性巨幼红细胞性贫血

营养性巨幼红细胞贫血(nutritional megaloblastic anemia)是由于缺乏维生素 B_{12} 或(和)叶酸所引起的一种大细胞性贫血,主要临床特点为贫血,伴有神经精神症状,红细胞的胞体变大,骨髓中出现巨幼红细胞,用维生素 B_{12} 或(和)叶酸治疗有效。本病多见于 2 岁以内的婴幼儿,发病率约占 96% 以上,山区、农牧区患儿多见。

维生素 B_{12} 主要来源于动物性食物如肉类、肝、肾、海产品、禽蛋等,而植物性食物一般不含维生素 B_{12},乳类中含量少,食物中维生素 B_{12} 进入体内后先与胃底壁细胞分泌的糖蛋白结合成 B_{12} - 糖蛋白复合物,然后经回肠粘膜吸收入血,贮存在肝脏。如日常饮食均衡,仅从食物中摄取的维生素 B_{12} 即可满足生理需要。

人体所需的叶酸亦主要来源于食物,如绿叶蔬菜、水果、酵母、谷类及动物内脏等,但高温加热易遭破坏,肠道细菌也可合成部分叶酸。叶酸主要在空肠及 12 指肠中吸收进入血循环,主要贮存于肝脏。人乳和牛乳均可提供足够的叶酸,够机体出生后 4 个月生理所需。羊乳中几乎不含叶酸,长期以羊乳喂养婴儿易患巨幼红细胞贫血。

叶酸进入人体后,经叶酸还原酶的还原作用和维生素 B_{12} 的催化作用变成四氢叶酸,四氢叶酸是 DNA 合成过程中必需的辅酶,因此,维生素 B_{12} 和叶酸缺乏多可导致四氢叶酸减少,进而引起 DNA 合成障碍。幼红细胞内的 DNA 减少使红细胞的增殖、分裂延迟,细胞质成熟而细胞核发育落后,红细胞胞体变大而形成巨幼红细胞。由于红细胞生成速度减慢,变异的红细胞易遭破坏及红细胞的寿命缩短,故造成贫血。粒细胞的核也因 DNA 的成熟障碍而胞体变大,出现巨大幼稚粒细胞和中性粒细胞分叶过多现象。

维生素 B_{12} 与神精髓鞘中脂蛋白的形成有关,缺乏时可致周围神经变性、脊髓亚急性联合变性和大脑损伤,出现神经精神症状,还可使中性粒细胞和巨噬细胞吞杀细菌的作用减退而易感染。

一、病因

1. 摄入量不足　胎儿可从母体获得维生素 B_{12} 并贮存于肝脏,如孕妇缺乏维生素 B_{12} 可致婴儿储存不足,出生后单纯母乳喂养奶粉、羊奶喂养而未及时添加辅食的婴儿易致维生素 B_{12} 和叶酸缺乏。年长儿多因挑食、偏食所致。

2. 吸收代谢障碍　严重营养不良、慢性腹泻、胃肠炎、小肠病变或吸收不良综合症使维生素 B_{12} 和叶酸吸收减少。

3. 需要量增加　早产儿、婴幼儿生长发育快,对维生素 B_{12} 和叶酸的需要量增加,严重感染使维生素 B_{12} 消耗增加,慢性溶血、恶性肿瘤等对叶酸的需要增加。

4. 药物作用　长期或大剂量使用某些药物,如广谱抗生素可使正常结肠内部分含叶酸的细菌清除而减少叶酸的供应,抗叶酸制剂(氨甲蝶呤)及某些抗癫痫药(苯妥英钠、苯巴比妥)等均可致叶酸缺乏。

二、临床表现

1. 一般表现　起病缓慢,面色苍黄多虚胖,伴轻度浮肿,毛发稀疏枯黄,严重者皮肤有出血点或瘀斑。

2. 贫血表现　轻度或中度贫血者占大多数,皮肤呈蜡黄色,全身无力,睑结膜、口唇、指甲等处苍白,常伴肝、脾、淋巴结轻度肿大。

3. 神经精神症状　其表现与贫血的严重程度不平行,表现为烦躁不安、易怒等。维生素 B_{12} 缺乏者出现目光发直、表情呆滞、对周围反应迟钝、不认亲人、奶瓶,少哭不笑、动作、智力发育落后甚至退步。严重病例可出现不规则震颤、手足无意识运动,甚至抽搐、共济失调、感觉异常、髁阵挛及巴宾斯基征阳性。

4. 消化系统症状　患儿食欲不振,常伴有呕吐、腹泻及舌炎、舌下溃疡等。

三、辅助检查

1. 血常规　红细胞数的减少比血红蛋白量减少更为明显,呈大细胞性贫血,MCV > 94 MCH > 32,外周血涂片可见红细胞大小不等,以大细胞多见,可见巨幼变的红细胞,中性粒细胞呈分叶过多现象,这种分叶过多现象出现在骨髓改变之前,因此具有早期诊断价值。网织红细胞、白细胞、血小板计数常减少。

2. 骨髓象 骨髓增生活跃,以红细胞系增生为主,粒、红系统均出现巨幼变,表现为胞体变大、核染色质粗而松、副染色质明显,细胞核的发育落后于胞浆,中性粒细胞的胞浆空泡形成,核分叶过多,巨核细胞的核有过度分叶现象。

3. 血清维生素 B_{12} 和叶酸测定 血清维生素 B_{12} < 100 ng/L,血清叶酸 < 3 μg/L。

四、治疗要点

去除诱因,加强营养,防治感染。单纯维生素 B_{12} 缺乏者,应以维生素 B_{12} 治疗为主,不宜加用叶酸,以免加重精神神经症状,维生素 B_{12} 每次肌注 100 μg,每周 2~3 次,一般用药 2~4 天精神症状即好转;叶酸为口服片剂,每次 5mg,每日 3 次,同时服用维生素 C 可提高疗效,使用 2~4 天后网织红细胞开始上升,4~7 天达峰值,需连服数周,直至临床症状好转,血象恢复正常;神经系统的症状恢复较慢。重度贫血者可输注红细胞制剂,肌肉震颤者可给镇静剂。

五、护理评估

(一)健康史

临床工作中注意评估导致巨幼红细胞贫血的原因。询问患儿喂养方法及辅食添加情况,患儿有无偏吃素食的习惯,是否患有肠道寄生虫病、慢性消化道及感染性疾病,是否有长期服用抗生素或抗叶酸代谢药史;是否早产、双胎或多胎儿;其母妊娠期是否患有缺铁性贫血或缺乏维生素 B_{12} 等。

(二)身体状况

评估患儿有无皮肤粘膜苍白、疲乏无力、食欲减退、腹泻、腹胀等症状,检查有无肝脾肿大、心率增快、心界扩大和心脏杂音等体征。

(三)心理 – 社会状况

评估家长及年长患儿对本病知识了解程度, 有无因病致学习成绩差所产生的焦虑和自卑心理。多发生在婴幼儿时期,较严重的贫血不但会影响小儿的体格发育,而且还会影响神经、精神的正常发育,如注意力不集中、反应迟钝,不能正常的生活和游戏,使患儿产生烦躁、抑郁及自卑的心理。注意评估家长对本病防治知识的了解程度,及由此病导致的焦虑、担忧心理,及时给与健康指导。

六、护理诊断 / 合作性问题

1. 活动无耐力 与贫血致组织、器官缺氧有关。
2. 营养失调 低于机体需要量,与维生素 B_{12} 或(和)叶酸的摄入不足、吸收不良等有关。
3. 生长发育改变 与营养不足、贫血及维生素 B_{12} 缺乏影响生长发育有关。

七、预期目标

1. 患儿活动耐力增加,活动量逐步增加,血清维生素 B_{12} 和叶酸达到正常值。
2. 患儿神经精神症状好转,体格、智能发育加快,逐步达到正常同龄儿水平。
3. 消除缺乏维生素 B_{12} 和叶酸的原因,家长及患儿纠正不良的饮食习惯。

八、护理措施

(一)注意休息

根据患儿的活动耐受力情况安排适量活动,一般不需卧床,严重贫血者适当限制活动,烦躁、抽搐频繁者必要时可用镇静剂,以防外伤。

(二)加强营养

指导哺乳母亲改善营养,及时添加富含维生素 B_{12} 和叶酸的辅食,对婴幼儿要少量多餐,耐心喂养,合理搭配饮食以保证能量和营养素摄入全面;对年长儿要鼓励多进食,纠正挑食、偏食的不良习惯。震颤严重不能吞咽者可改用鼻饲。

(三)按医嘱给药。

(四)监测生长发育

评估患儿的体格、智力、运动发育情况,对部分发育落后者应加强锻炼和训练,如做被动体操,训练坐、立、行等运动功能,以促进动作和智力发育。

(五)预防感染

应避免交叉感染,少去公共场所,在医院注意实施保护性隔离,做好口腔清洁。

(六)健康教育

预防重点是哺乳期妇女应注意均衡饮食,营养全面,婴儿特别是人工喂养儿应及时添加辅食。向家长本病的临床表现和防治措施,强调预防的重要性。如患本病后应及时予以药物治疗和教育训练,患儿的精神神经症状可逐步恢复正常,给予家长心理安慰和支持。加强对家长进行营养知识的宣传,无论以何种方式喂养小儿,均应按时添加富含维生素 B_{12} 和叶酸的辅食如瘦肉、肝、肾、蛋、海产品、绿叶蔬菜、水果、谷类等,哺乳期母亲也应多吃上述食品,以增加乳汁中维生素 B_{12} 和叶酸的含量,满足婴儿生长发育的需要。

九、护理评价

1. 患儿活动耐力增加,活动量逐步增加,血清维生素 B_{12} 和叶酸达到正常值。
2. 患儿神经精神症状好转,体格、智能发育加快,逐步达到正常同龄儿水平。
3. 消除缺乏维生素 B_{12} 和叶酸的原因,家长及患儿纠正不良的饮食习惯。

【附】其他常见小儿贫血性疾病的特点见表 11-2。

表 11-2 其他常见小儿贫血性疾病比较

疾病	病因	临床表现	实验室检查	治疗	护理
红细胞酶葡萄糖 6-磷酸脱氢酶缺陷症(G-6-PD 缺陷症)	G-6-PD 缺乏,与遗传有关	常见于吃蚕豆或服用药物后出现黄疸、血红蛋白尿、贫血	RBC、Hb 减少,织红细胞计数增高,血间接胆红素增高,G-6-PD 活性下降	去除诱因,碱化尿液,输给 G-6-PD 正常的红细胞	避免食用蚕豆及其制品,忌服氧化型药物,观察溶血症状,防治感染,高发区进行普查
遗传性球形红细胞增多症	常染色体显性遗传,红细胞膜缺陷	贫血、黄疸、脾肿大,劳累、受凉、感染等可诱发"溶血危象"	RBC、Hb 减少,网织红细胞计数增高,球形红细胞增多	脾切除、抗生素	加强营养,防治感染,注意溶血危象的发生危象

续表

疾病	病因	临床表现	实验室检查	治疗	护理
再生障碍性贫血	原发性或因物理、化学、生物等因素使骨髓造血功能受到抑制	进行性贫血、出血、反复感染、肝、脾、淋巴结一般不肿大	全血细胞、Hb减少，骨髓增生低下	激素、中药、输血、抗生素、造血干细胞移植髓	加强营养，防治感染，贫血和出血的护理，去除病因，忌用骨髓抑制剂
地中海性贫血	遗传因素（常染色体不完全显性遗传）致珠蛋白合成障碍	发病早，慢性进行性贫血、肝脾肿大、生长发育不良、轻度黄疸、特殊面容	RBC、Hb减少，网织红细胞计数增高，骨髓红细胞系增生活跃，HbF或HbH增加	输血、脾切除、造血干细胞移植	注意休息与营养，防治感染，开展人群普查与遗传咨询

第五节 急性白血病

白血病（leukemia）是造血系统的恶性增生性疾病。其特点为造血组织中某一血细胞系统的过度增生、进入血流并浸润到各组织和器官，从而引起一系列临床表现，如贫血、出血及激发感染等。在我国，白血病占小儿各种恶性肿瘤的首位。据统计，我国 10 岁以下小儿的白血病发生率为 3/10 万 ~4/10 万，男孩发病率高于女孩。任何年龄均可发病，但以学龄前期和学龄期儿童多见。白血病通常分为急性和慢性两大类，小儿 90% 以上为急性白血病，慢性白血病仅占 3 %~ 5%。

一、病因

白血病的病因及发病机制目前尚未明了，可能与下列因素有关：①病毒感染：研究证实属于 RNA 病毒的逆转率病毒（retrovirus）可引起人类 T 淋巴细胞白血病，近年来研究提示可能与癌基因有关，当机体受到致癌因素的作用，原癌基因可发生点突变、染色体重排或基因扩增，转化为肿瘤基因，导致白血病的发生，其致病机制推测为抑癌基因畸变，失去抑癌活性有关；②理化因素：电离辐射、核辐射等均可能激活隐藏于体内的白血病病毒，使癌基因畸变或抑制机体的免疫功能而引起白血病，苯及其衍生物、氯霉素、重金属、保泰松和细胞毒性药物均可诱发白血病；③遗传素质：白血病不属于遗传病，但具有一定的家族性，如家族中可有多发性恶性肿瘤情况。患有 21- 三体综合症等遗传性疾病或严重免疫缺陷的患儿，其白血病的发病率较普通正常儿童明显增高，同卵双生儿如果一个患白血病，另一个患病率为 20%，比异卵双生儿高 12 倍，提示与遗传有关。

二、分类

急性白血病的分类或分型对于诊断、治疗和提示预后具有一定意义。根据增生的白细胞种类不同，可分为急性淋巴细胞白血病（急淋，ALL）和急性非淋巴细胞白血病（急非淋，ANLL），在小儿白血病中以急淋的发病率最高。

目前,常采用形态学(M)、免疫学(I)、细胞遗传学(C)和分子生物学(M),即 MIC M 综合分型,更有利于指导治疗和判断预后。

1. 形态学分型 目前国内普遍采用 FAB 分型,将急淋分为 L1、L2、L3 三个亚型,将急非淋分为 M1、M2、M3、M4、M5、M6、M7 七型。

2. 免疫学分型 用单克隆抗体检测淋巴细胞表面抗原标记,分析正常细胞与恶性细胞的免疫表现,准确鉴别正常不成熟白细胞和白血病细胞,划分细胞的发育阶段,一般将急淋分为 T、B 两大系列。

3. 细胞遗传学分型 应用细胞遗传学技术对白血病进行染色体核型和数目检测,研究表明 90%以上急淋患儿具有克隆性染色体异常。

4. 分子生物学分型 根据急性淋巴细胞白血病发生及演化中的特异基因分型。

5. 临床分型 目前分型标准尚无统一意见,根据 1998 年全国小儿血液病学组提出的标准将 ALL 分为 2 型:标危型急性淋巴细胞白血病(SR-ALL)、中危型急性淋巴细胞白血病(MR-ALL)、高危型急性淋巴细胞白血病(HR-ALL),国外多数发达国家将 ALL 分为 3 型:标危型(SR)、中危型(MR)、和高危型(HR)。

急性淋巴细胞白血病的治疗主要是以化疗为主的综合治疗措施,目前国内外广泛采用此种模式。即加强支持治疗、防治感染、成分输血、应用集落刺激因子及防治尿酸性肾病。采用早期、联合、足量、间歇、交替和长期的正规化疗方案,根据白血病的类型及患方的意愿,选择最佳的治疗方案。同时要进行防治中枢神经系统白血病和睾丸白血病,持续时间 2.5~3.5 年者方可停止治疗,如有合适的供体可做骨髓移植、外周血造血干细胞移植或脐血造血干细胞移植。

近十年来由于化疗的不断改进,急淋患儿在诱导巩固治疗后,基本上能缓解,正规治疗后 5 年无病生存率达 70%~80%;标危型长期存活率为 70%~85%;高危型为 40%~50%。急非淋初治完全缓解率能达 80%;5 年无病生存率约 40%~60%;长期存活率为 50%。

三、临床表现

各型急性白血病的临床表现基本相同,大多急性起病,早期症状有面色苍白、乏力、精神不振、食欲低下、鼻衄或牙龈出血等,少数患儿以发热和类似风湿热的骨关节疼痛为首发症状。

1. 发热 为最常见的症状,多数起病时即有发热,热型不定,一般不伴有寒战。白血病性发热多为低热且抗生素治疗无效,合并感染时表现为持续高热。

2. 贫血 出现较早,随病情呈进行性加重,主要原因是由于骨髓造血干细胞受到抑制所致。表现为面色苍白、乏力、活动后气促、易疲倦等。

3. 出血 以皮肤和粘膜的出血常见,主要原因是由于骨髓被白血病细胞浸润,巨核细胞受抑制使血小板的生成减少和功能不足。以皮肤瘀点、瘀斑、鼻衄、牙龈出血、消化道出血和血尿多见。偶有颅内出血,是引起死亡的重要原因。

4. 白血病细胞浸润引起的症状和体征 ①表现为肝、脾、淋巴结肿大,可有压痛,在急淋尤其显著;②骨和关节痛多见于急淋,约 25%的患儿以首发症状,部分患儿关节呈游走性疼痛,局部红肿不明显,常伴有胸骨压痛;③白血病细胞浸润中枢神经系统引起中枢神经系统白血病,出现头痛、呕吐、脑神经麻痹甚至惊厥、昏迷等。目前它是导致急淋复发的主要原因;④睾丸浸润可致局部肿大、触痛,皮肤呈红黑色,由于化疗药物不易进入成为复发的另一重要原因;⑤绿色瘤是急性粒细胞白血病的一种特殊类型,白血病细胞浸润眶骨、颅骨、肋骨或肝、肾、肌肉等组织所致。

四、辅助检查

1. 血常规 白细胞计数增高者占 50% 以上,白细胞分类示原始和幼稚细胞为主,常有不同程度的贫血,呈正细胞正色素性贫血,血小板计数减少。

2. 骨髓象 骨髓检查是确立诊断和评定疗效的重要依据。典型的骨髓象为该类型白血病的原始及幼稚细胞极度增生,总数超过 30%,并且多在 50%~90%,幼红细胞及巨核细胞减少。

3. 其他 组织化学染色主要用于协助形态学鉴别细胞类型;溶菌酶检查是测定血清与尿液中溶菌酶的含量

五、治疗要点

采用以化疗为主的综合疗法,其原则是早诊断、早治疗、严格分型,按型选方案、争取尽快完全缓解;化疗药物采用足量、联合(3~5 种)、间歇、交替及长期治疗的方针;同时早期预防中枢神经系统白血病和睾丸白血病;加强支持疗法;造血干细胞移植等。

化学药物治疗通常按次序、分阶段进行:①诱导缓解治疗:联合数种化疗药物,最大限度杀灭白血病细胞,尽快达完全缓解;②巩固治疗:在缓解状态下最大限度杀灭微小残留白血病细胞,防止早期复发;③预防髓外白血病:由于大多数化疗药不能进入中枢神经系统、睾丸等部位,积极预防髓外白血病是防止骨髓复发、治疗失败,使患儿获得长期生存的关键之一;④维持及加强治疗:巩固疗效,使达长期缓解或治愈目的。持续完全缓解 2.5~3.5 年者方可停止治疗。

六、护理评估

(一)健康史

注意收集患儿是否有病毒感染史、放射线接触史及化学毒物,如苯、砷剂、农药等,是否患先天性疾病、免疫缺陷病及恶性肿瘤,应询问患儿有无家族遗传病史及母亲孕期情况,对 3 岁以上有贫血表现的患儿,应仔细分析其贫血的发病特点,尤其是曾用常规补血药如铁剂、维生素 B_{12}、叶酸等治疗无效的,应警惕白血病的可能。

(二)身体状况

评估患儿的表现。

(三)心理 – 社会状况

多数患儿及家长对本病缺乏了解,家长在其患儿确诊后,由于害怕失去孩子,会极度震惊、恐惧,甚至不愿承认现实,表现为痛苦不堪,不知所措。由于本病会对患儿的生命产生威胁,且住院时间长,正常生活受到限制,患儿因此会产生烦躁、悲观的心理,学龄前儿童对骨穿术、腰穿术充满紧张及恐惧感,操作时苦闹、不愿合作。年长儿因不能与同龄儿一起学习和游戏,加之化疗药物会造成脱发等形象改变,会导致自卑、孤独的心理。应注意评估患儿对诊疗的依从性及家长的心理承受能力,能否正确处理疾病所带来的精神打击。另外高额的医疗费用也给家庭带来沉重的负担,还应评估家庭的经济承受能力及应对方式。

七、护理诊断及合作性问题

1. 体温过高　与大量白细胞浸润、坏死或感染有关

2. 有感染的危险　与中性粒细胞减少,服用化疗药物有关。

3. 活动无耐力　与贫血致组织、器官缺氧有关。

4. 潜在的副作用　出血、化疗药物的副作用。

5. 营养失调　低于机体需要量,与疾病过程中消耗增加,抗肿瘤药物致恶心、呕吐有关。

6. 有执行治疗方案无效的危险　与治疗方案复杂、时间长、药物的毒副作用大及家长缺乏白血病的指示有关。

八、预期目标

1. 患儿体温恢复正常。

2. 经过治疗及护理患儿未发生感染或虽已发生感染但得到及时处理与控制。

3. 患儿乏力减轻,能适度活动。

4. 能合理安排饮食,患儿进食量增加,体重维持正常。

5. 家长及患儿能积极配合化疗,增强战胜疾病的信心。

九、护理措施

(一)维持体温正常

检测体温,观察热型及热度,遵医嘱给予降温药,观察降温效果,积极防治感染。

(二)防治感染

感染是感染最常见和最危险的并发症,由于白血病患儿免疫功能降低,而化疗药物又致骨髓抑制,成熟的中性粒细胞减少或降低,使得患儿极易发生感染,严重者甚至有生命危险,所以有效的预防是感染治疗的重要前提。在化疗阶段可适当应用抗生素如复方新诺明(SMZ_{co})预防细菌感染。

1. 保护性隔离　由于化疗药物的作用,白血病患儿在诱导缓解期极易感染,应被保护隔离,居住相对洁净无菌的病房或单人病房,定时进行空气和地面消毒,有条件者应住层流室或无菌单人层流床;医护人员接触患儿前应洗手消毒,训练家长护理患儿尽量做到清洁,限制探视人数和次数,严禁感染者探视。

2. 注意个人卫生　化疗期间最易发生呼吸道及皮肤粘膜的感染,患儿外出时应戴口罩防止感染,保持口腔卫生,每日沐浴,勤换衣服;进食前后应漱口,选用软毛牙刷或海绵,保持鼻腔、外耳道及肛周等部位的清洁,便后应冲洗肛周,以防脓肿形成。

3. 严格无菌操作　护理人员应有严格的无菌观念,遵守操作规程。对粒细胞减少的患儿进行操作时除按常规消毒外,宜用浸过乙醇的无菌纱布覆盖局部皮肤5分钟后再进行。

4. 及时发现感染迹象　检测体温变化是否在正常范围内,检查皮肤有无破损、红肿,牙龈有无肿痛,肛周、外阴有无溃烂、渗出、脓肿等,发现感染迹象及时报告医生,遵医嘱使用抗生素。同时检测血象,对骨髓抑制明显、中性粒细胞很低者,遵医嘱皮下注射集落刺激因子(CSF)。

（三）休息

白血病患儿常有乏力等现象，护理人员应合理安排其生活作息，既不需过多卧床休息，也要防止患儿活动过度，重病儿卧床休息期间，护理人员应协助其日常生活。

（四）防治出血

出血是白血病患儿死亡的又一主要原因。提供安全的生活环境，避免碰伤或摔伤出血，禁食坚硬、多刺的食物，以免损伤口腔粘膜及牙龈，各种穿刺操作后需按压穿刺部位10分钟。注意观察有无出血表现，检测血小板的变化，口鼻出血粘膜者可采用压迫止血，无效者请耳鼻喉科医生处理，严重出血者遵医嘱予以止血药、输同型血小板。

（五）应用化疗药物的护理

急性白血病化疗方案通常按次序、分阶段进行：①诱导缓解：需联合数种化疗药物，最大程度的杀灭白血病细胞，尽快获得完全缓解；②巩固治疗：在缓解状态下最大限度地杀灭微小残留病，防止早期复发；③预防髓外白血病：由于大多数化疗药物不能进入中枢神经系统、睾丸等部位，有效的预防髓外白血病是防止骨髓复发、治疗失败的关键之一；④维持和加强治疗：巩固疗效，达到长期缓解或治愈的目的。白血病是一个异质性，每个患儿对药物的疗效反应不一，对药物毒性的耐受性也不同，因此，在治疗中应强调化疗剂量的个体化。

1. 首先应了解化疗方案既给药途径，按医嘱静脉注射或静脉点滴药物。①使用前先确认静脉通畅方可注入，注意输液速度，以减轻化疗药物对血管的刺激性，避免药液外渗造成局部组织疼痛、红肿甚至坏死，如发现渗漏立即停止输液，局部用25%的硫酸镁热敷；②鞘内注射时剂量不宜过大，药量不宜过多，缓慢推入，术后应去枕平卧6小时；③因患儿需长期静脉用药，应注意保护血管，从远端小静脉开始。操作中要口罩和戴手套，注意自我保护。

2. 观察及处理药物的副作用 ①绝大多数化疗药物均可致骨髓抑制使患儿易感染，监测血象，观察有无感染、出血倾向及贫血表现；②环磷酰胺（CTX）的主要副作用除骨髓抑制外，还可致出血性膀胱炎和性腺损害，化疗时应增加液体量输入并告知患儿多饮水。可能致脱发者应事先告知家长及患儿，使之有思想准备；③甲氨蝶呤（MTX）可致口腔炎、胃炎、胃肠道反应及消化道溃疡，大剂量应用时注意需水化治疗并碱化尿液，并定时用四氢叶酸钙解救。口腔粘膜有溃疡者，进食清淡、易消化的流质或半流质饮食，疼痛明显者局部喷敷药物；④阿糖胞苷（Ara-c）刺激呕吐中枢引起恶心、呕吐是最常见的症状，为减轻胃肠道反应，用药前半小时给与止吐药；⑤柔红霉素（DNR）主要毒副作用为心肌损害，故用药前后需监测心功能，化疗时加用保护心脏的药物；⑥左旋门冬酰胺酶（L-Asp）应用时可致过敏反应及胰腺炎，每次用药前后尿糖、尿淀粉酶，用药期间还需低脂饮食并注意观察有无过敏现象。

（六）加强营养，注意饮食卫生

食物应新鲜、卫生，食具应消毒。给与高热量、高蛋白、高维生素的饮食，鼓励患儿进食，不能进食者，可采用肠道外静脉营养。

（七）心理护理

1. 关心爱护患儿，让家长及年长儿了解到随着国内外的治疗技术的不断进步，目前白血病已不再是不治之症，如急淋及早诊断、合理治疗5年无病生存率70%~80%以上，帮助他们树立战胜疾病的信心并对长期治疗有充分的思想准备。

2. 定期组织活动为新老患儿家长提供交流的机会,相互交流成功治疗和护理的经验及体会,如何采取措施渡过难关,增强治愈的信心。对年长儿可能出现的心理问题,及时做心理疏导,以正确的态度面对疾病。

3. 进行各项诊疗、护理操作前,告知家长及患儿其目的、操作过程、如何配合及可能出现的不适,让家长了解所用的化疗方案、药物剂量及可能出现的不良反应;明确定期化验检查(如血象、骨髓、肝、肾功能、脑脊液)的必要性,详细记录每次的治疗情况及患儿所处的治疗阶段,使治疗方案具有连贯性、顺序性。

(八)健康教育

1. 向家长讲解有关白血病的知识,化疗药物的作用和毒副作用。教会家长如何预防感染和观察感染及出血征象,发现异常及时就诊。对输血液制品者,告知有传播疾病的可能,每次输血前均应做好各项记录,家长须在输血同意书上签名,以免医疗纠纷。

2. 初始阶段的诱导巩固治疗结束后,化疗间歇期可家庭维持治疗,患儿定期到专科门诊复查,按时按量用药,不能随便停药或减量。即使白血病完全缓解,患儿体内仍有残存的白血病细胞,这是复发的根源,应明确定期化疗的重要性。患儿出院后应参与体格锻炼,增强抗病能力,预防感染。

十、护理评价

患儿体温是否恢复正常,经过治疗及护理患儿是否未发生感染或虽已发生感染但得到及时处理与控制,患儿乏力是否减轻,并能适度活动,能否合理安排饮食,患儿进食量是否增加,体重能否维持正常。家长及患儿能否积极配合化疗,增强战胜疾病的信心。

（肖建武）

第六节 习题及答案

一、选择题

A1 型题

1. 小儿出现骨髓外造血时,末梢血中可出现
   - A. 巨大血小板
   - B. 幼稚单核细胞
   - C. 幼稚淋巴细胞
   - D. 幼稚中性粒细胞
   - E. 幼稚嗜酸性粒细胞

2. 生理性贫血一般发生在生后
   - A. 2月~3月
   - B. 4月~6月
   - C. 2岁~3岁
   - D. 4岁~6岁
   - E. 11岁~13岁

3. 小儿末梢血白细胞分类,中性粒细胞和淋巴细胞的比例发生两个交叉的年龄是
   - A. 4天~6天和4岁~6岁
   - B. 4天~6天和4月~6月
   - C. 4周~6周和4月~6月
   - D. 4周~6周和4岁~6岁
   - E. 4月~6月和4岁~6岁

4. 6个月~6岁小儿贫血的诊断标准,末梢血中血红蛋白量低于
   - A. 90g/L
   - B. 100g/L
   - C. 110g/L
   - D. 120g/L
   - E. 145g/L

5. 小儿营养性缺铁性贫血最主要的病因是
   - A. 生长发育快
   - B. 铁吸收障碍
   - C. 铁丢失过多
   - D. 先天储铁不足
   - E. 铁摄入量不足

6. 有关铁代谢的检查中, 较灵敏地反映体内贮铁情况, 在缺铁的铁减少期即有改变的指标是
   - A. 血清铁
   - B. 血清铁蛋白
   - C. 总铁结合力
   - D. 骨髓可染铁
   - E. 红细胞游离原卟啉

7. 大细胞性贫血 MCV 超过
   - A. 50fl
   - B. 64fl
   - C. 70fl
   - D. 84fl
   - E. 94fl

8. 在预防小儿缺铁性贫血的措施中, 哪项是错误的
   - A. 母乳喂养
   - B. 及时添加辅食
   - C. 婴幼儿食品适量铁强化
   - D. 牛乳喂养者,应加热处理
   - E. 早产儿、低出生体重儿宜从生后4个月开始给予铁剂预防

9. 早产儿、低出生体重儿给予铁剂预防缺铁性贫血的合适时机是生后
   - A. 2个月
   - B. 3个月~4个月
   - C. 5个月~6个月
   - D. 7个月~8个月
   - E. 9个月~10个月

10. 关于营养性缺铁性贫血铁剂治疗, 正确的是
   - A. 铁剂宜空腹服用
   - B. 优先使用注射铁剂
   - C. 口服铁剂宜选用三价铁盐
   - D. 口服铁剂不宜与维生素 C 同时口服
   - E. 铁剂用到血红蛋白正常后2个月~

3个月左右再停药

11. 营养性缺铁性贫血的骨髓象，下列哪项不符合

    A. 幼红细胞增生活跃

    B. 粒细胞系无明显异常

    C. 各期红细胞体积均较小

    D. 巨核细胞系无明显异常

    E. 红细胞系统胞核成熟程度落后于胞浆

12. 有明显神经精神症状的营养性巨幼细胞性贫血,首选的治疗是

    A. 叶酸

    B. 铁剂

    C. 维生素 B_{12}

    D. 铁剂加维生素 C

    E. 叶酸加维生素 B_{12}

13. 新生儿出生时血红蛋白量约为

    A. 30g/L ~ 60g/L

    B. 61g/L ~ 90g/L

    C. 91g/L ~ 120g/L

    D. 150g/L ~ 220g/L

    E. 250g/L ~ 350g/L

14. 铁在体内主要的储存形式是

    A. 血清铁

    B. 转铁蛋白

    C. 总铁结合力

    D. 转铁蛋白饱和度

    E. 铁蛋白及含铁血黄素

15. 下列哪项检查对缺铁性贫血的早期诊断有价值

    A. 血清铁

    B. 血清铁蛋白

    C. 红细胞形态

    D. 血清总铁结合力

    E. 红细胞游离原卟啉

16. 缺铁性贫血红细胞属

    A. 大细胞性贫血

    B. 正细胞性贫血

    C. 单纯小细胞性贫血

    D. 大细胞低色素性贫血

    E. 小细胞低色素性贫血

17. 为促进铁的吸收，服用铁剂时最好

    A. 与牛奶同服,餐前服用

    B. 与牛奶同服,两餐间服用

    C. 与维生素 C 同服,餐后服用

    D. 与维生素 C 同服,餐前服用

    E. 与维生素 C 同服,两餐间服用

18. 营养性缺铁性贫血发病率最高的年龄为

    A. 1 个月内

    B. 2 个月 ~ 3 个月

    C. 4 个月 ~ 5 个月

    D. 6 个月 ~ 2 岁

    E. 3 岁 ~ 5 岁

19. 单纯羊乳喂养儿易患

    A. 缺铁性贫血

    B. 溶血性贫血

    C. 地中海贫血

    D. 再生障碍性贫血

    E. 巨幼红细胞性贫血

20. 关于营养性巨幼红细胞性贫血血象或骨髓象的特点,正确的是

    A. 红细胞呈巨幼变

    B. 胞浆发育落后于胞核

    C. 巨核细胞及血小板明显增多

    D. 中性粒细胞可出现分叶过少现象

    E. MCV<94fl,MCH<32pg,MCHC 正常

A2 型题

21. 8 个月婴儿,单纯母乳喂养,面色苍白,对外界反应差， 双上肢有震颤,Hb80g/L,RBC3.5 × 10^9/L,N0.65,L0.37,RC0.02,MCV99fl,MCH36pg,MCHC34%,HbF2%。此患儿贫血最可能的原因是

    A. 铁缺乏

    B. 碘缺乏

    C. 叶酸缺乏

D. 维生素 C 缺乏

E. 维生素 B_{12} 缺乏

22. 9 个月男孩,因长期腹泻导致缺铁性贫血,今日开始用硫酸亚铁治疗,在 3 天～5 天后判断治疗效果最合适的指标是

    A. 红细胞计数

    B. 血红蛋白量

    C. 网织红细胞

    D. 血清铁蛋白

    E. 红细胞游离原卟啉

23. 1 岁半小儿,食欲差,脸色渐苍白 1 年,肝脾大,Hb62g/L,RBC4.5 × 10^9/L,N0.35,L0.67,RC0.02,MCV69fl,MCH24pg,MCHC27%。下列哪种治疗最合理

    A. 叶酸

    B. 维生素 B

    C. 维生素 C

    D. 维生素 B_{12}

    E. 硫酸亚铁

24. 2 岁男孩,消瘦,食欲差,脸色苍白,1 岁半时会行走和说短语,目前不能走,不会叫爸爸和妈妈,肝右肋下 4cm,脾左肋下 3cm,血常规示大细胞性贫血。最主要的护理诊断是

    A. 有感染的危险

    B. 生长发育改变

    C. 心输出量减少

    D. 有体温改变的危险

    E. 营养失调:低于机体需要量

A3 型题

4 个月婴儿,足月顺产,出生体重 2000g/L,单纯母乳喂养,未添加辅食。体查:皮肤巩膜无黄染,前囟平软,唇较苍白,心肺无异常,肝右肋下 3cm,脾左肋下 2cm,Hb80g/L,WBC8.5 × 10^9/L,N0.38,L0.65,RC0.05,MCV70fl,MCH25pg,MCHC26%,HbF7%。

25. 最可能的医疗诊断是

    A. 生理性贫血

    B. 地中海贫血

    C. 再生障碍性贫血

    D. 营养性缺铁性贫血

    E. 营养性巨幼细胞性贫血

26. 引起贫血的原因最可能是缺乏

    A. 铁

    B. 叶酸

    C. 维生素 C

    D. 维生素 B_2

    E. 维生素 B_{12}

27. 最主要的护理措施为

    A. 注意休息

    B. 补充铁剂

    C. 加强教育与训练

    D. 纠正不良饮食习惯

    E. 注意饮食搭配合理

B 型题

(28~29 题共用备选答案)

A. MCV<80fl,MCH<28pg,MCHC<32%

B. MCV>94fl,MCH>32pg,MCHC>38%

C. MCV>94fl,MCH>32pg,MCHC32%～38%

D. MCV<80fl,MCH28～32pg,MCHC32%～38%

E. MCV80～94fl,MCH28～32pg,MCHC32%～38%

28. 巨幼红细胞性贫血

29. 缺铁性贫血

(30~31 题共用备选答案)

A. 单纯羊乳喂养者

B. 早产儿纯母乳喂养者

C. 母乳喂养并添加蛋黄者

D. 母乳喂养并添加猪肝者

E. 牛奶喂养并添加猪肝者

30. 易引起巨幼红细胞性贫血

31. 易引起缺铁性贫血

X 型题

32. 婴儿"生理性贫血"的原因是

A. 未及时添加含铁丰富的饮食

B. 新生儿出生后胎儿红细胞破坏较多

C. 婴儿出生 3 个月体内储存铁已大量被消耗

D. 暂时性骨髓造血功能降低,红细胞生成素不足

E. 婴儿生长发育迅速增加,血液循环量迅速增加

33. 缺铁性贫血的临床表现有

A. 颅骨改变

B. 明显贫血时可有心脏扩大

C. 可有髓外造血表现,如肝脾大

D. 可有异食癖,如食泥土,煤渣

E. 在神经系统方面可出现腱反射亢进,如震颤

34. 关于铁剂治疗哪些是正确的

A. 选用二价铁盐易吸收

B. 维生素 B_{12} 亦有利于铁剂吸收

C. 铁剂治疗至血红蛋白正常即可停药

D. 口服铁剂时同时服维生素C能促进吸收

E. 用药 3 天～4 天后网织红细胞升高说明铁剂治疗有效

35. 营养性巨幼红细胞性贫血的特点可以表现为

A. 异食癖

B. 神经精神症状

C. 红细胞减少比血红蛋白降低明显

D. 骨髓有核红细胞胞浆发育落后于胞核

E. 骨髓象红细胞与粒细胞系统有巨幼变

36. 缺铁性贫血的治疗原则是

A. 去除病因

B. 注意休息

C. 补充铁剂

D. 加强教育与训练

E. 纠正不良饮食习惯

二、填空题

1. 胚胎期造血分为 ____、____、____ 三个阶段。

2. 小儿血容量相对较成人 ____,新生儿血容量约占体重的 ____%,而成人血容量占体重的 ____%。

3. 贫血程度的判定一般根据周围血红细胞数及血红蛋白量分为轻、____、____、____ 四度。

4. 营养性巨幼红细胞性贫血是由于缺乏 ____ 和（或）____ 引起的一种 ____ 性贫血。

三、名词解释

1. 骨髓外造血

2. 生理性贫血

3. 贫血

四、简答题

1. 试述小儿贫血的诊断标准。

2. 营养性缺铁性贫血的病因。

3. 营养性缺铁性贫血的血象特点。

4. 对缺铁性贫血,主要预防措施有哪些?

一、选择题

1．D　2．A　3．A　4．C　5．E
6．B　7．E　8．E　9．A　10．E
11．E　12．C　13．D　14．E　15．B
16．E　17．E　18．D　19．E　20．A
21．E　22．C　23．E　24．E　25．D
26．A　27．B　28．C　29．A　30．A
31．B　32．BDE　33．BCD　34．ADE
35．BC　36．AC

二、填空题

1．中胚叶造血期　肝(脾)造血期　骨髓造血期

2．多　10　6～8

3．中　重　极重

4．维生素 B_{12}　叶酸　大细胞

三、名词解释

1．婴幼儿在某些情况下需要增加造血时，肝、脾和淋巴结又恢复到胎儿期的造血状态。

2．婴儿生后 2 个月～3 个月时红细胞数降至 $3.0 \times 10^{12}/L$，血红蛋白量降至 110g/L 左右，出现轻度贫血。

3．末梢血中单位容积内红细胞数或血红蛋白量低于正常。

四、简答题

1．(1)新生儿期血红蛋白＜145g/L;

(2)1 月～4 月血红蛋白＜90g/L;

(3)4 月～6 月血红蛋白＜100g/L;

(4)6 月～6 岁血红蛋白＜110g/L;

(5)6 岁～14 岁血红蛋白＜120g/L。

2．(1)先天储铁不足;

(2)铁摄入量不足;

(3)生长发育快;

(4)铁吸收障碍;

(5)铁的丢失过多。

3．(1)血红蛋白降低比红细胞减少明显,呈小细胞低色素性贫血;

(2)血涂片可见红细胞大小不等,以小细胞为多,中央淡染区扩大;

(3)平均红细胞容积(MCV)＜80fl,平均红细胞血红蛋白量(MCH)＜26pg,平均血红蛋白浓度(MCHC)＜310g/L;

(4)网织红细胞数正常或轻度减少;

(5)白细胞、血小板一般无特殊改变。

4．(1)加强孕期保健,预防早产,妊娠后期适当补充铁剂;

(2)提倡母乳喂养,及时添加含铁丰富的辅食,注意饮食搭配合理,纠正不良饮食习惯;

(3)早产儿、低出生体重儿生后 2 月开始给予铁剂预防。

第十二章 神经系统疾病患儿的护理

1. 掌握化脓性脑膜炎的临床表现,化脓性脑膜炎的护理诊断和护理措施
2. 熟悉病毒性脑炎及脑膜炎的护理
3. 了解小儿神经系统的特征和检查

第一节　小儿神经系统解剖生理特点

一、脑

新生儿的脑在大体形态上与成人无明显差别,已有主要的沟和回,但脑沟较浅,脑回较宽,皮质较成人薄,灰质与白质区分不明显。小儿出生后大脑皮质细胞数已不再增加,随着年龄的增长,主要是细胞的体积增大和细胞分化,功能逐渐成熟及复杂化。神经纤维髓鞘的形成,因不同神经而先后不同,脑神经髓鞘在生后 3 个月形成,周围神经髓鞘在 3 岁以后形成,并且脊神经的髓鞘是由上而下逐渐形成的。

婴幼儿时期由于大脑皮层发育较差,神经细胞功能分化不全,加之神经髓鞘尚未完全形成,神经活动不稳定,皮层下中枢兴奋性较高,且兴奋、抑制易于扩散并产生泛化现象,表现出肌肉张力较高,常出现无意识的手足徐动,新生儿睡眠时间长,遇到强刺激时易发生昏睡或惊厥等。

二、脊髓

出生时脊髓结构已近完善,功能基本具备。脊髓的发育与脊柱的发育是不平衡的,3 个月胎儿两者等长, 出生时脊髓的末端位于第 3 ~ 4 腰椎水平;4 岁时才退到第 1 ~ 2 腰椎之间。所以婴幼儿时期作腰椎穿刺的位置要偏低,以第 4 ~ 5 腰椎间隙为宜;4 岁以后可与成人相同。

三、脑脊液

脑脊液(cerebral spinal fluid, CSF)的量和压力随着年龄的增长和脑室的发育逐渐增加。脑脊液的量:新生儿约为 5ml;婴儿为 40 ~ 60ml;幼儿为 60 ~ 100ml;学龄儿童为 80 ~ 120ml。脑脊液的压力:侧卧位婴儿为 30 ~ 80mmH$_2$O(290 ~ 780Pa);儿童为 50 ~ 200mmH$_2$O(490 ~ 1960 Pa)。外观:无色透明,在生理性黄疸期可呈微黄色。细胞数:新生儿时可高达 20×10^6/L,以后一般不超过 10×10^6/L。脑脊液生化检查:糖 2.8 ~ 4.4mmol/L,氯化物 118 ~ 128 mmol/L,蛋白不超过 400 mg/L。

四、神经反射

神经反射与神经系统的成熟程度和髓鞘的形成有关。

反射	出现年龄	消失年龄
拥抱反射	初生	3~6月
吸吮反射和觅食反射	初生	4~7月
掌握持反射	初生	3~4月
颈肢反射	2个月	6个月
支撑反射	初生	2~3月
迈步反射	初生	2月

1. 出生时就存在，终身不消失的反射如角膜反射(corneal reflex)、瞳孔反射(pupil reflex)、吞咽反射(deglutition reflex)、结膜反射等。如果这些反射减弱或消失，则提示神经系统有病理改变。

2. 出生时存在，随年龄增长逐渐消失的反射如觅食反射(rooting reflex)、拥抱反射(Moro reflex)、吸吮反射(sucking reflex)、握持反射(grasp reflex)等，于生后 3~6 个月消失。这些反射在新生儿时期减弱或该消失时仍存在为病理现象。

3. 出生时不存在，以后逐渐出现并终身存在的反射如腹壁反射(abdominal reflex)、提睾反射(cremasteric reflex)以及各种腱反射等。

4. 病理反射 2 岁以内引出踝阵挛(ankle clonus)、巴宾斯基征(Babinski's sing)、查多克(Chaddock)征、戈登(Gordon)征和奥本海姆 (Oppenheim)阳性可视为生理现象，正常 2 岁以下婴儿可呈现阳性巴彬斯基征，多表现为拇趾背伸但少有其他脚趾的扇形分开。检查者用拇指紧压婴儿足底也可引出同样阳性反应。若单侧阳性或 2 岁以后出现为病理现象。

5. 脑膜刺激征 布鲁津斯基征(Brudzinski's sign)、凯尔尼格征(Kernig's sign)在新生儿期可为弱阳性，属于生理现象。同时由于婴幼儿期因颅缝和囟门未完全闭合而可缓解颅内压增高，所以脑膜刺激征可能不明显或出现较晚。

第二节 化脓性脑膜炎

化脓性脑膜炎，简称化脑，是小儿时期常见的神经系统急性感染性疾病，可由各种化脓性细菌引起。临床以急性发热、惊厥、意识障碍、颅内压增高和脑膜刺激征、以及脑脊液脓性改变为特征。婴幼儿多见。病死率较高，目前病死率在 5%~15% 之间，约 1/3 幸存者遗留各种神经系统后遗症，尤以 6 月以下婴儿患本病预后更为严重。

主要病理改变为脑膜表面血管极度充血、蛛网膜及软脑膜发炎，大量的脓性渗出物覆盖在大脑顶部、颅底及脊髓，并可发生脑室膜炎，导致硬脑膜下积液或积脓，脑积水。炎症还可损害脑实质、颅神经、运动神经和感觉神经而产生相应的临床神经系统体征。

一、病因

约80%以上的化脓性脑膜炎是由肺炎链球菌、流感嗜血杆菌、脑膜炎球菌引起。致病原因与年龄、季节、地区、机体免疫功能、头颅外伤以及是否有先天性的神经或皮肤缺陷有关。其中以年龄为最主要的因素。新生儿及2个月的婴儿以革兰阴性细菌、B组溶血性链球菌、金黄色葡萄球菌为主;2个月至儿童时期以流感嗜血杆菌,脑膜炎球菌、肺炎链球菌为主;12岁以后以脑膜炎球菌、肺炎链球菌为主。肺炎链球菌及脑膜炎球菌性脑膜炎于晚冬及早春多见;流感嗜血杆菌性脑膜炎则好发于晚秋及早冬。

细菌大多从呼吸道侵入,也可由皮肤、粘膜或新生儿脐部侵入,经血循环到达脑膜。少数化脓性脑膜炎可因患中耳炎、乳突炎、脑脊膜膨出或头颅骨折时,细菌直接蔓延到脑膜所致。

二、临床表现

各种细菌所导致的化脓性脑膜炎的表现大致相同如感染、脑膜刺激症、颅内压增高等。其临床表现主要取决于患儿年龄,年长儿与成人相似。婴幼儿症状不典型,易误诊。

1. 症状 患儿发病前数日常有上呼吸道或胃肠道感染症状,随即出现高热、头痛、精神萎靡、烦躁不安、嗜睡、脸色苍白。

2. 体征 主要包括:①颅内压增高征:剧烈头痛、喷射性呕吐、囟门饱满、张力增高。当出现双瞳孔不等大、对光反应迟钝、呼吸衰竭时,应警惕脑疝;②脑膜刺激征:颈项强直、布鲁津斯基征、凯尔尼格征阳性;③部分患儿出现Ⅱ、Ⅲ、Ⅵ、Ⅶ、Ⅷ对颅神经受损或肢体瘫痪症状。

3. 新生儿及小婴儿脑膜炎表现与败血症相似,表现为脸色苍白、拒食、吐奶、呼吸不规则、易激惹、烦躁不安、双目凝视、甚至惊厥、昏迷等,发热或有或无,甚至体温不升。由于颅缝及囟门未闭,对颅内压增高有一定缓冲作用,使颅内压增高征及脑膜刺激征不典型。前囟隆起或头后仰为其重要体征。

三、并发症和后遗症

1. 硬脑膜下积液 约15%～45%的化脑并发硬脑膜下积液,若加上无症状者,其发生率可高达85%～90%。本症主要发生在1岁以下婴儿。凡经化脑有效治疗48～72小时后,体温不退、意识障碍、惊厥、或颅压增高等脑症状无好转,甚至进行性加重者,应高度怀疑本症可能。头颅透光检查和CT扫描可协助诊断,但最后确诊,则依赖硬膜下穿刺放出积液送常规和细菌学检查,同时也达到治疗目的。正常婴儿硬脑膜下积液量不超过2ml,蛋白定量小于0.4g/L。

2. 脑室管膜炎 主要发生在治疗被延误的婴儿。患儿在抗生素治疗下发热不退、惊厥、意识障碍无改善,进行性加重的颈项强直甚至出现角弓反张,脑脊液始终无法正常,以及CT见脑室扩大时,均需考虑本症,确诊则依赖侧脑室穿刺,取脑室内脑脊液显示异常。治疗大多困难,病死率和致残率高。

3. 抗利尿激素异常分泌综合征 炎症刺激垂体后叶致抗利尿激素过量分泌,引起低钠血症和血浆低渗透压,脑水肿加剧,致惊厥和意识障碍加重,或直接因低钠血症引起惊厥发作。

4. 脑积水 炎症渗出物粘连堵塞脑室内脑脊液流出通道,如导水管、第Ⅳ脑室侧孔或正中孔等狭窄处,引起非交通性脑积水;也可因炎症破坏蛛网膜颗粒,或颅内静脉窦栓塞致脑脊液重吸收障碍,造成交通性脑积水。发生脑积水后,患儿出现烦躁不安、嗜睡、呕吐、惊厥发作、头颅进行性增大、骨缝分离、前囟扩大饱满、头颅破壶音、落日征和头皮静脉扩张。至疾病晚期,持续的颅内高压使大脑皮层退行性萎缩,患儿出现进行性智力减退和其他神经功能倒退现象。

5. 其他各种神经功能障碍 由于炎症波及耳蜗迷路,10%～30%的患儿并发神经性耳聋。以及其他如智力低下、癫痫、失明和行为异常等后遗症。

四、实验室检查

1. 血象 周围血白细胞数增高、中性粒细胞明显增高。

2. 脑脊液 是确诊本病的依据。脑脊液压力增高、外观混浊、白细胞数多达1 000X10⁶/L以上,分类以中性粒细胞为主,糖含量降低,氯化物降低,蛋白质增多。脑脊液常规涂片检查和培养可进一步明确病因。还可采用对流免疫电泳法、乳胶颗粒凝集法对脑脊液进行病原学检测。各种情况的脑脊液改变是表12-1。

表12-1 各种情况的脑脊液改变

情况	压力(KPa)	外观	潘氏试验	白细胞(×10⁶/L)	蛋白(g/L)	糖(mmol/L)	其他
正常	0.69~1.96	清	—	0～5	0.2~0.4	2.2~4.4	
化脑	高	浑浊	++～+++	数百～数万 多形核为主	1～5	<2.2	细菌
结脑	常升高	毛玻璃样	+～+++	数十～数百 淋巴为主	增高	减低	结核菌
病脑	正常或增高	多清	±～++	正常或数百	正常或增高	正常	病毒抗体阳性

五、治疗要点

除对症治疗、并发症治疗及支持疗法外,主要采取抗生素进行病原学治疗。

1. 病原治疗 及早采用对病原体敏感及易于透过血脑屏障的抗生素,抗生素量要足。必须静脉注射。注意要及早,足量联合,足疗程的运用原则。在病原菌未明确时,目前主张选用头孢曲松钠每日100mg/kg,或头孢噻肟钠,每日200mg/kg,治疗10～14天。病原菌明确后,根据不同的致病选用敏感的抗生素,疗程不少于3~4周。停药指征:脑脊液完全正常2周,临床症状消失;革兰阴性菌,金黄色葡萄球菌脑膜炎治疗要达到4周或更长时间。治疗化脑的抗生素选择见表12-2。

表12-2 治疗化脑的抗生素选择

化脑的种类	推荐的抗生素
流感嗜血杆菌	氨苄西林、氯霉素、头孢呋辛钠、头孢曲松钠
肺炎链球菌	青霉素—G、头孢噻肟钠
脑膜炎球菌	青霉素—G
革兰阴性细菌	头孢噻肟钠、丁氨卡那霉素
金黄色葡萄球菌	头孢噻肟钠、头孢呋辛钠、氨基糖甙类
新生儿脑膜炎	氨苄西林、头孢呋辛钠、头孢曲松钠

2. 对症和支持治疗　①维持水、电解质平衡;②处理高热,控制惊厥和感染性休克;③降低颅内压;④处理并发症:硬膜下积液多时行穿刺放液,硬膜下积脓,还需根据病原菌注入相应抗生素,必要时外科处理;脑室管膜炎可作侧脑室控制性引流,并注入抗生素;脑性低钠血症需适当限制液体入量,酌情补充钠盐。此外,还可以适当使用肾上腺皮质激素,可减轻中毒症状和炎症反应.必要时可静脉注射丙种球蛋白.

六、护理评估

(一)健康史

重点评估患儿有无呼吸道、消化道及中耳炎、乳突炎等化脓性细菌感染的病史;新生儿有无皮肤、脐部感染;有无头颅外伤及先天性的神经或皮肤缺陷;有无造成机体免疫功能下降的因素等。

(二)身体评估

1. 症状　患儿发病前数日常有上呼吸道或胃肠道感染症状,随即出现高热、头痛、精神萎靡,小婴儿表现易激惹、烦躁不安、双目凝视 ,甚至惊厥、昏迷等。

2. 体征　主要包括　①颅内压增高征:剧烈头痛、喷射性呕吐、囟门饱满(bulging fontanels)、张力增高。当出现双瞳孔不等大(anisocoria)、对光反应迟钝、呼吸衰竭时,应警惕脑疝;②脑膜刺激征:颈强直(nuchal rigidity)、布鲁津斯基征、凯尔尼格征阳性;③部分患儿出现Ⅱ、Ⅲ、Ⅵ、Ⅶ、Ⅷ对颅神经受损或肢体瘫痪症状。

3. 新生儿及小婴儿由于颅缝或囟门未闭,对颅内高压有一定缓冲作用使脑膜炎表现多不典型,以感染中毒症状为主,神经系统症状不明显。

七、护理诊断

1. 体温过高　与颅内感染有关。

2. 潜在并发症　颅内高压症,与脑积水,硬脑膜下积液等有关

3. 营养失调　低于机体需要量与摄入不足,机体消耗增多有关。

4. 有受伤的危险　与抽搐,反复惊厥有关。

5. 恐惧(家长的)　与预后不良有关。

八、护理目标

1. 患儿体温维持正常。

2. 患儿的颅内压能维持正常水平。

3. 患儿的营养供给能满足机体的需要。

4. 患儿没有外伤的情况发生。

5. 患儿家长能用正确的态度对待疾病,主动配合各项治疗和护理。

九、护理措施

1. 维持正常的体温　保持病室安静、空气新鲜。绝对卧床休息。每 4 小时测体温 1 次,并观察热型及伴随症状。鼓励患儿多饮水,必要时静脉补液。出汗后及时更衣,注意保暖。体温超过 38.5℃时,及时给予物理降温或药物降温,以减少大脑对氧的消耗,防止惊厥,并记录降温效果。遵医嘱给予抗生素治疗。

2．病情观察、防治并发症

(1)监测生命体征 若患儿出现意识障碍、囟门及瞳孔改变、躁动不安、频繁呕吐、肢体发紧等惊厥先兆，说明有脑水肿。若呼吸节律不规则、瞳孔忽大忽小或两侧不等大、对光反应迟钝、血压升高，说明有脑疝及呼吸衰竭。应经常巡视、密切观察、详细记录，以便及早发现给予急救处理。

(2)做好并发症的观察 如患儿在治疗中发热不退或退而复升、前囟饱满、颅缝裂开、呕吐不止、频繁惊厥、应考虑有并发症存在。可作颅骨透照、头颅 CT 扫描检查等，以期早确诊并及时处理。

(3)做好抢救药品及器械的准备 做好氧气、吸引器、人工呼吸机、脱水剂、呼吸兴奋剂、硬脑膜下穿刺包及侧脑室引流包的准备。

(4)药物治疗的护理 了解各种药的使用要求及副作用。如静脉用药的配伍禁忌；青霉素稀释后应在 1 小时内输完，防止破坏，影响疗效；高浓度的青霉素须避免渗出血管外，防止组织坏死；注意观察氯霉素的骨髓抑制作用，定期作血象检查；静脉输液速度不宜太快，以免加重脑水肿；保护好静脉血管，保证静脉输液通畅；记录 24 小时出入水量。

3．保证营养供应 保证足够热量摄入，根据患儿热量需要制定饮食计划，给予高热量、清淡、易消化的流质或半流质饮食。少量多餐，以减轻胃的饱胀感，并防止呕吐发生。注意食物的调配，增加患儿食欲。频吐不能进食者，应注意观测呕吐情况并静脉输液，维持水电解质平衡。监测患儿每日热能摄入量，及时给予适当调整。

4．防止外伤 协助患儿洗漱、进食、大小便及个人卫生等生活护理。做好口腔护理，呕吐后帮助患儿漱口，保持口腔清洁，及时清除呕吐物，减少不良刺激。做好皮肤护理，及时清除大小便，保持臀部干燥，适当使用气垫等抗压力器材，预防褥疮的发生。注意患儿安全，躁动不安或惊厥时防坠床发生，防舌咬伤。

5．健康教育

(1)必须加强卫生知识的大力宣传，预防化脓性脑膜炎。保持室内卫生，空气新鲜，阳光充足，及时治疗呼吸道感染、中耳炎、皮肤感染等。提高机体免疫力。凡与流感嗜血杆菌性脑膜炎和流行性脑脊髓膜炎接触的易感儿均应服用利福平，每日 20mg/kg，共 4 天。还可采用脑膜炎双球菌荚膜多糖疫苗在流行地区实施预防接种。

(2)对患儿及家长给予安慰、关心和爱护，使家长接受疾病的事实，鼓励战胜疾病的信心。根据患儿及家长的接受程度，介绍病情，讲清治疗护理方法，使其主动配合。及时解除患儿不适，取得患儿及家长的信任。

(3)对恢复期和有神经系统后遗症的患儿，应进行功能锻练，指导家长根据不同情况给予相应护理，促使病情尽可能的康复。

第三节 病毒性脑膜炎、脑炎

病毒性脑膜炎、脑炎:简称病脑,是指多种病毒引起的颅内急性炎症。由于病原体致病性能和宿主反应过程的差异,形成不同类型疾病。若炎症过程主要在脑膜,临床重点表现为病毒性脑膜炎。主要累及大脑实质时,则以病毒性脑炎为临床特征。大多患者具有病程自限性。临床表现主要以发热,颅内压增高,精神和意识障碍为突出。轻者能自行缓解,危重者可导致后遗症及死亡。

一、病因和发病机制

临床工作中, 目前仅能在 $1/3 \sim 1/4$ 的中枢神经病毒感染病例中确定其致病病毒, 其中80%以上的病毒性脑膜炎、脑炎是由肠道病毒引起(如柯萨奇病毒、埃可病毒),其次为虫媒病毒(如乙脑病毒)、腮腺炎病毒和疱疹病毒等。

病毒自呼吸道、胃肠道或经昆虫叮咬侵人人体,在淋巴系统内繁殖后经血循环(此时为病毒血症期)到达各脏器,在入侵中枢神经系统前,可有发热等全身症状。但在神经系统症状出现时,病毒血症就消失。此外病毒亦可经嗅神经或其它周围神经到达中枢神经系统。中枢神经系统的病变可是病毒直接损伤的结果,也可是感染后的过敏性脑炎改变,导致神经脱髓鞘病变、血管及血管用围的损伤。

二、临床表现

病情轻重差异很大,取决于病变主要是在脑膜或脑实质。一般说来,病毒性脑炎的临床经过较脑膜炎严重,重症脑炎更易发生急性期死亡或后遗症。

(一)病毒性脑膜炎

急性起病,或先有上感或前驱传染性疾病。主要表现为发热、恶心、呕吐、软弱、嗜睡。年长儿会诉头痛,婴儿则烦躁不安,易激惹。一般很少有严重意识障碍和惊厥。可有颈项强直等脑膜刺激征。但无局限性神经系统体征。病程大多在 1~2 周内。

(二)病毒性脑炎

起病急,其临床表现因主要病理改变在脑实质的部位、范围和严重程度而有所不同。

1. 多数患儿在弥漫性大脑病变基础上主要表现为发热、反复惊厥发作、不同程度意识障碍和颅压增高症状。惊厥大多呈全部性,但也可有局灶性发作,严重者呈惊厥持续状态。患儿可有嗜睡、昏睡、昏迷、深度昏迷,甚至去皮质状态等不同程度意识改变。若出现呼吸节律不规则或瞳孔不等大,要怀疑颅内高压并发脑疝可能。部分患儿尚有偏瘫或肢体瘫痪等表现。

2. 有的患儿病变主要累及额叶皮层运动区,临床则以反复惊厥发作为主要表现,伴或不伴发热。多数为全部性或局灶性强直 - 阵挛或阵挛性发作,少数表现为肌阵挛或强直性发作。都可出现癫痫发作持续状态。

3. 若脑部病变主要累及额叶底部、颞叶边缘系统,患者则主要表现为精神情绪异常,如躁狂、幻觉、失语、以及定向力、计算力与记忆力障碍等。伴发热或无热。多种病毒可引起此类表现,但由单纯疱疹病毒引起者最严重,该病毒脑炎的神经细胞内易见含病毒抗原颗粒的包涵体,有时被称为急性包涵体脑炎,常合并惊厥与昏迷,病死率高。其他还有以偏瘫、单瘫、四肢瘫或各种不自主运动为主要表现者。不少患者可能同时兼有上述多种类型表现。当病变累及锥体束时出现阳性病理征。 病毒性脑炎病程大多 2~3 周。多数完全恢复,但病情重者少数可遗留癫痫、肢体瘫痪、智能发育迟缓等后遗症。

由于病毒感染常累及其他脏器, 故可出现其他系统症状, 比如腮腺炎病毒伴有腮腺肿大,单纯疱疹病毒可有口唇或角膜疱疹,肠道病毒可能出现心肌炎和不同皮疹等。

三、实验室检查

脑脊液外观清亮,压力正常或增高,细胞数大多在 $10 \times 10^6 \sim 500 \times 10^6 / L$,早期以中性粒细胞为主,后期以淋巴细胞为主,蛋白质轻度增高,糖和氯化物一般在正常范围。涂片或培养均无细菌出现.血清学检查双份滴定度呈 4 倍增高有诊断价值。此外尚可作脑脊液病原学检查 + 但仍有部分病例无法肯定致病病毒。脑电图以弥漫性或局限性异常慢波背景活动为特征,少数伴有棘波、棘慢综合波。慢波背景活动只能提示异常脑功能,不能证实病毒感染性质。某些患儿脑电图也可正常。

四、治疗要点

本病缺乏特异性治疗。但由于病程自限性,急性期正确的支持与对症治疗,是保证病情顺利恢复、降低病死率和致残率的关键。

主要是对症治疗,如降温、止惊、降低颅内压、改善脑微循环、抢救呼吸和循环衰竭。在急性期可采用地塞米松静脉滴人,但作用尚有争议。抗病毒治疗常选用三氮唑核苷,疱疹病毒性脑炎可选用阿昔洛韦等。

五、护理诊断

1. 体温过高 与病毒血症有关。
2. 急性意识障碍 与脑实质炎症有关。
3. 躯体移动障碍 与昏迷、瘫痪有关。
4. 营养失调 低于机体需要量与摄入不足有关。
5. 潜在并发症 颅内压增高。

六、护理措施

1. 维持正常体温 监测体温,观察热型及伴随症状。出汗后及时更换衣物。体温 >38.5℃时给予物理降温或遵医嘱药物降温、静脉补液。

2. 促进脑功能的恢复 向患儿介绍环境,以减轻其不安与焦虑。明确环境中可引起患儿坐立不安的刺激因素,可能的话,使患儿离开刺激源。纠正患儿的错误概念和定向力错误。如患儿有幻觉,讨论幻觉的内容,以便采取适当的措施。为患儿提供保护性的看护和日常生活的细心护理。

3. 促进肢体功能的恢复。
(1)做好心理护理,增强患儿自我照顾能力和信心。
(2)卧床期间协助患儿洗漱、进食、大小便及个人卫生等。
(3)教给家长协助患儿翻身及皮肤护理的方法。适当使用气圈、气垫等,预防褥疮。

(4)保持瘫痪肢体于功能位置。病情稳定后,及早督促患儿进行肢体的被动或主动功能锻炼,活动时要循序渐进,加强保护措施,防碰伤。在每次改变锻炼方式时给予指导、帮助和正面鼓励。

4. 注意病情观察、保证营养供应。

(1)患儿取平卧位,一侧背部稍垫高,头偏向一侧,以便让分泌物排出;上半身可抬高20℃～30℃,利于静脉回流,降低脑静脉窦压力。利于降颅压。

(2)每2小时翻身一次,轻拍背促痰排出,减少坠积性肺炎。

(3)密切观察瞳孔及呼吸,以防因移动体位致脑疝形成和呼吸骤停。

(4)保持呼吸道通畅、给氧,如有痰液堵塞,立即气管插管吸痰,必要时作气管切开或使用人工呼吸机。

(5)对昏迷或吞咽困难的患儿,应尽早给予鼻饲,保证热卡供应;做好口腔护理。

(6)输注能量合剂营养脑细胞,促进脑功能恢复。

(7)控制惊厥,保持镇静,因任何躁动不安均能加重脑缺氧。遵嘱使用镇静药、抗病毒药、激素、促进苏醒的药物等。

5. 健康教育 向患儿及家长介绍病情,做好心理护理,增强战胜疾病的信心。向家长提供保护性看护和日常生活护理的有关知识。指导家长做好智力训练和瘫痪肢体功能训练。有继发癫痫者应指导长期正规服用抗癫痫药物。出院的患儿应定期随访。

第四节 注意力缺陷多动症

注意力缺陷多动症(attention—deficit hyperactivity disorder,ADHD),又称儿童多动症,是指与年龄不相称的活动过多、注意力不集中、任性、易冲动、参与事件的能力差、但智力基本正常为主要特征的一种行为障碍。我国14岁以下儿童患病率为7%～9%,半数患儿4岁之前起病,男、女比例为4～6∶1。早产儿发病率高。1/3以上患儿伴有学习困难和心理异常。

一、病因及发病机制

本症病因与发病机制尚不十分清楚。多数学者认为,注意缺陷多动症是由于生理、心理、社会等因素共同作用而引起的。发病原因可能有:

1. 遗传因素在本症发生中有相当大的作用,可能是一种多基因的遗传性疾病。

2. 脑损伤与注意力缺陷多动症发病之间的关系仍在继续探讨之中,如妊娠及分娩期脑轻微损伤、感染、中毒等。

3. 不良社会和家庭环境及其他心理障碍、微量元素缺乏等有关。

目前认为有关发病因素可能与患儿全脑葡萄糖代谢率降低,尤其是运动前回、前额皮质,而前额皮质与注意力形成有关;另外临床和动物实验也提示神经递质代谢异常与该症有关联。

二、临床表现

本症有注意力改变和多动两大主要表现。

(一)注意力缺陷

注意力缺陷是本症必备表现之一,许多注意力缺陷多动症儿童不能控制自己的行为,患儿注意力短暂、易随环境转移、做事有始无终,在玩和学习时往往心不在焉,上课不专心,常把作业记错或漏掉。对各方面的刺激都起反应。

(二)多动

患儿从小表现异常的兴奋多动,好跑动,不守纪律,上课时小动作不断,叫喊讲话,下位走动,扰乱课堂秩序,干扰他人。

(三)其他表现

患儿任性冲动、情绪易激动、缺乏自控力,甚至出现攻击行为;伴有学习困难;神经发育障碍或延迟症状(如精细协调动作笨拙、语言发育延迟、智力偏低)等。

ADHD 诊断

按照美国 DSM—Ⅳ(1991)标准,ADHD 的临床表现可分为注意力和多动两项。ADHD诊断根据为:小儿 7 岁以下发病,病程达 6 个月以上,依据父母及老师的连续性观察记录,至少具备上述两项中各 4 种表现,或上述某一项中 8 种表现,方可确诊。

三、治疗原则

早期治疗很重要,这也是影响预后的重要因素之一,早期干预有助于提高患儿自尊心,改善伙伴关系、亲子关系,改善认知功能。通过实施合理教育和训练,采用一定的心理治疗措施,以缓解小儿的心理压力。对本症唯一有效的药物为精神兴奋剂,如呢甲酯(利他林)、苯丙胺、匹莫林、丙咪嗪等药物。用药从小剂量开始,白天早餐后顿服,节假日停药,6 岁以下及青春期以后原则上不用药。

四、护理评估

1. 健康史　了解小儿有无注意力缺陷和活动过度的表现。
2. 身体状况　检查神经系统及智力是否正常。
3. 心理社会状况　了解患儿家长对疾病的性质,处理及预后认识程度。

五、护理诊断

1. 思维过程改变　与神经发育延迟或损伤、遗传等因素有关。
2. 焦虑(家长)　与患儿常有攻击破坏行为及学习成绩落后有关。

六、护理目标

1. 患儿思维过程逐渐恢复正常。
2. 消除患儿家长焦虑,积极配合治疗。

七、护理措施

1. 合理教育　本病需社会多方面来对患儿进行关心,心理治疗非常重要,要告知家长、教师该病的特点以协助医护人员治疗,在同情和爱护的基础上,尽可能地去寻找、除去致病因素。对患儿的攻击行为、违纪行为不要袒护,要严加制止,但不能采取辱骂、歧视等不良刺激。多发现患儿优点,从正面进行表扬,帮助患儿树立自信心。患儿学习成绩差,要帮助其寻找原因,不要过多责备。

2. 生活指导　制定简单可行的生活制度,鼓励患儿多参加文娱和体育活动,改善伙伴关系、亲子关系,培养其注意力,养成做事要一心一意和持之以恒的习惯。

3. 指导用药　对需要用药治疗的患儿,要指导用药的方法、疗效及副作用的观察。精神兴奋剂仅能改善患儿注意力,而对多动、冲动等无多大作用,要严格按医嘱使用,禁止乱用,以免引起患儿淡漠、刻板动作、食欲减退等不良反应。6 岁以后小儿最好不要用药,以教育为主。

八、健康指导

向患儿家长及老师讲解本病的治疗及护理方法,以取得患儿家长和老师的配合,在平时的生活中,家长和老师要学会如何对待患儿的过错,为患儿制定特殊的学习计划,监测和评估患儿的进步及药物不良反应。

第五节 脑性瘫痪

脑性瘫痪(cerebral palsies)是指发育早期阶段各种原因所致的非进行性脑损伤,临床主要表现为中枢性运动障碍和姿势异常。严重病例可伴有智力低下、抽搐以及视、听或语言功能等障碍。本病并不少见,发达国家患病率在 1‰ ~ 4‰间,我国患病率为 2‰左右。

一、病因及病理

脑性瘫痪可由多种原因引起,一般可分为三类:

1. 出生前因素 主要来自孕妇体内外环境因素、遗传因素及母孕早期严重营养不良、孕期感染、妊高症、糖尿病等导致胎儿期感染,脑缺血、缺氧、脑发育畸形及早产、低出生体重等。

2. 出生时因素 如羊水或胎粪吸入、脐带绕颈等所致的窒息,难产所致的缺氧、颅内出血及产伤。

3. 出生后因素 核黄疸、新生儿期严重感染及颅脑外伤等。

有时某一病例可找到确切病因,不少病例病因不明。近年国内、外对脑瘫的病因作了更深入的探讨,一致认为胚胎早期阶段的发育异常,很可能就是导致婴儿早产、低出生体重和易有围生期缺氧缺血等事件的重要原因。胚胎早期的这种发育异常主要来自受孕前后孕妇体内外环境影响、遗传因素以及孕期疾病引起妊娠早期胎盘羊膜炎症等。

出生前即有损害者,常有不同程度脑皮质萎缩及脑皮质发育不全。出生时和出生后损害者则以疤痕、硬化或软化、部分萎缩及脑实质缺损为主。锥体束可出现弥漫性病变。

二、临床表现

根据其表现不同可分为多型。

1. 痉挛型(spasticity)　约占 2/3,表现为上肢屈肌张力增高,下肢以伸肌、内收肌张力增高。表现为上肢肘、腕关节屈曲,拇指内收。下肢呈剪刀状交叉,足尖着地行走,膝腱反射亢进。

2.手足徐动型(athetosis)　患儿安静时出现缓慢、无目的、无规律、不协调、不自主的动作,面部表情怪异,入睡后消失。

3.肌张力低下型 (hypotonia)　肌张力显著降低而呈软瘫,因锥体系和锥体外系同时受累,肢体瘫痪但腱反射存在。多见于婴幼儿时期,2～3 岁后转为其他类型。

4.强直型(rigidity)　全身肌张力显著增高而僵硬,肢体呈铅管样或齿轮样强直,常有严重的智力低下。

5.共济失调型(ataxia)　稳定性及协调性差,步态蹒跚,上肢常有意向性震颤。

6.震颤型(tremors)　多为锥体外系相关静止性震颤。

7.混合型(mixed)　同时兼有以上两种类型的症状,以痉挛型和手足徐动型共存多见。

作为脑损伤引起的共同表现,脑性瘫痪患儿约有 2/3 合并智能障碍,约半数伴感觉、语言、听力、视力、行为障碍、过度激惹、小头畸形及癫痫发作等。

三、辅助检查

可进行头颅 CT、MRI 影像学检查,以明确有无先天畸形,病变的部位、范围,但正常者不能排除本病。脑电图可正常,或出现异常背景活动、痫性放电波等。

四、治疗原则

以康复治疗为主,早期进行各种功能训练,促进正常运动发育,抑制异常运动和姿势,提高独立生活能力。此外可采用高压氧舱、水疗、电疗、针刺及脑活素、地西泮、安坦等药物治疗。痉挛型可采用手术方法解除肌紧张,减轻肢体畸形。

五、护理评估

(一)健康史

注意家族中有无遗传病史,孕期是否接触各种理、化刺激物,有无感染、糖尿病等疾病;有无早产、窒息、难产及产伤等;生后有无核黄疸、严重感染及心肺疾患等。

(二)身体状况

主要观察有无中枢性运动障碍、肌张力和姿势异常。患儿是否运动发育落后、自主运动困难、运动僵硬、不对称、不协调等;是否肌张力增高、低下或高低变化不定,是否有踝阵挛,巴彬斯基征阳性;患儿是否有异常的姿势,如头和四肢不能保持在中线位上,呈现角弓反张或为四肢痉挛。

(三)心理 – 社会状况

脑性瘫痪给患儿的日常生活、社会活动带来极大的困难,孩子的教育、训练给家长造成很大的物质和精神负担,同时家长对孩子今后的生活产生担心和焦虑。

六、护理诊断

1.进食自理缺陷　与脑损伤有关

2.躯体移动障碍　与中枢性瘫痪有关,肢体活动受限

3.有受伤的危险　与运动功能障碍有关

4.营养失调　　与进食困难有关

5.皮肤完整性受损　与运动障碍有关

七、护理目标

1.患儿能脱离他人喂养

2.患儿各系统功能得以最大程度恢复，

3.患儿无意外伤害出现

4.患儿能得到足够的营养

5.患儿皮肤保持完整健康状态

八、护理措施

1. 促进生长发育

（1）培养自理能力　由于脑性瘫痪患儿常不能自己进食、更衣、洗漱、如厕等，需对其进行日常生活加以护理及训练。为患儿选择穿脱方便的衣服，更衣时一般病重侧肢体先穿、后脱，培养患儿独立更衣的能力。根据患儿年龄进行梳洗训练。教会患儿在排便前能向大人示意，养成定时大小便的习惯，学会使用手纸、穿脱裤子等动作。对有听力、语言障碍的患儿，给予丰富的语言刺激，鼓励患儿多发声，矫正发声异常。鼓励患儿多参加集体活动，增强适应社会生活的能力，调动患儿积极性，防止产生孤独、自卑心理，促进健康成长。

（2）保证营养供给　脑性瘫痪患儿应食用高热量、高蛋白及富含维生素、易消化的食物，并应含有一定的粗纤维保证大便通畅。对进食或吞咽困难，热量无法保证的患儿可进行鼻饲；喂食时，应保持患儿头处于中线位，避免因头后仰进食导致食物吸入；切勿在患儿牙齿紧咬时将匙强行抽出，以防损伤牙齿；要耐心教患儿进行进食训练，使患儿尽早做到自己进食。

2. 加强躯体运动功能训练　患儿一旦确诊，应立即开始功能锻炼，如不早期进行适当功能锻炼，其异常的姿势和运动模式会固定下来而造成肌腱挛缩，骨、关节畸形，加重智能障碍。对瘫痪的肢体应保持功能位，进行被动或主动运动，促进肌肉、关节活动和改善肌张力，同时配合推拿、按摩、针刺及理疗等措施。由于婴幼儿脑组织代偿能力强，若康复治疗措施恰当，可获得良好的治疗效果。

3. 防止皮肤完整性受损　部分病情严重不能保持坐位的脑性瘫痪患儿往往长时间卧床，可引起躯体受压部位血液循环障碍、营养不良而产生褥疮。要经常帮助患儿翻身，定期洗澡，保持皮肤清洁，及时清理大小便，保证衣服被褥的平整，局部皮肤可涂油膏，防止皮肤擦伤，必要时加用气垫等。

4. 健康指导

（1）做好产前、产时、产后保健　在妊娠早期，预防各种感染性疾病及不良理化因素刺激；避免早产、难产、产时损伤及窒息；加强新生儿护理，积极防治新生儿窒息、低血糖、胆红素脑病及严重的心、肺疾病。

（2）指导家长正确护理患儿，加强日常生活能力的训练及躯体运动功能训练并持之以恒，提高其运动功能及独立生活的能力。

（3）鼓励患儿积极参加集体活动，避免产生自卑心理和孤独性格，增强社会适应能力及克服困难的信心。

小儿脑性瘫痪各个阶段的具体表现：

新生儿期：孩子仰卧时，双下肢过度伸直，而且两上肢屈曲，手握得很紧。活动减少，尤其两手很少活动。下肢不易分开双腿，换尿布困难。

3~5个月：孩子不能做双手举到眼前反复玩弄的动作。

7~8个月：孩子仍不会坐。强扶成坐位时，孩子的双下肢呈屈曲状，膝关节处不能伸直；强扶成前倾体位后，父母一松手，孩子又向后倾倒。扶小儿腋下使其成直立站位时，孩子的髋及膝过度伸直，甚至交叉成剪刀状。

7~8个月后：孩子不会爬，或爬行时孩子只表现为上肢活动，下肢没有伸屈交替运动。

1岁以内：孩子用手不分左右，只会一只手去拿东西。面部经常会出现异样表情。出现节律性地吐舌动作。吸奶时找不准奶头的位置，或出现吸吮吞咽困难。

大量研究证明，治疗脑瘫关键在于一个"早"字。许多专家认为，脑组织在一岁以内尚未发育成熟，还处在迅速生长阶段，而脑瘫的脑损伤也处于初级阶段，异常姿势和运动还未固定化，所以这一时期的可塑性大，代偿恢复能力强，在这一时期治疗往往能达到事半功倍的效果。

（杨 坚）

第六节 习题及答案

一、选择题

1. 2个月以下小婴儿化脓性脑膜炎最常见的病原体是
   A.水痘病毒
   B.肺炎双球菌
   C.大肠杆菌
   D.溶血性链球菌
   E.轮状病毒

2. 患儿,2岁,化脓性脑膜炎。入院后出现意识不清,呼吸不规则,两侧瞳孔不等大,对光反射迟钝。该患儿可能出现的并发症
   A.脑疝
   B.脑脓肿
   C.脑积水
   D.脑室管膜炎
   E.颅神经损伤

3. 典型的化脓性脑膜炎脑脊液改变是
   A.细胞数增高。蛋白增高。糖增高
   B.细胞数增高。蛋白增高。糖正常
   C.细胞数增高。蛋白正常。糖增高
   D.细胞数正常。蛋白增高。糖下降
   E.细胞数增高。蛋白增高。糖下降

4. 对化脓性脑膜炎患儿的处理。正确的是
   A.保持安静,头侧位以防窒息
   B.硬脑膜下穿刺时应侧卧位,固定头部
   C.重症患儿输液速度宜快,防止休克
   D.颅压高时应适量放出脑脊液
   E.硬脑膜下积液者可穿刺放液,每次不少于30 ml

5. 化脓性脑膜炎患儿静脉输入青霉素应在多长时间内输完,以免影响药效
   A.1h 内
   B.2h 内
   C.3h 内
   D.4h 内
   E.5 h 内

6. 处理硬脑膜下积液下述最有效的方法是
   A.加大抗生素剂量
   B.使用脱水剂
   C.腰穿
   D.硬膜下穿刺
   E.及时更换抗生素

7. 婴幼儿化脓性脑膜炎最常见的细菌是
   A.肺炎链球菌
   B.大肠杆菌
   C.葡萄球菌
   D.溶血性链球菌
   E.绿脓杆菌

8. 化脓性脑膜炎的脑脊液与结核性脑膜炎的脑脊液最主要的不同点是
   A.细胞数增高
   D.蛋白增高
   C 糖含量低
   D.外观混浊甚至脓样
   E.可以检出细菌

9. 化脓性脑膜炎的最常见并发症是
   A.脑积水
   B.脑脓肿
   C.硬脑膜下积液
   D.偏瘫
   E.亚急性硬化性全脑炎

10. 确诊化脓性脑膜炎的主要依据是
    A.病史
    B.临床表现
    C.脑液病原学检查
    D.脑超声波检查
    E.头部 CT

11. 患儿男,10岁,因头痛。呕吐,发热,颈强直入院,现发现全身抽搐,意识丧失,初步诊断为化脓性脑膜炎。该患儿首要的护理诊断/问题是

A.体温升高

B.疼痛

C.有体液不足的危险

D.急性意识障碍

E.调节颅内压能力下降

12. 最易并发硬脑膜炎是

A.金黄色葡萄球菌脑膜炎

B、病毒性脑膜炎

C.结核性脑膜炎

D.肺炎球菌脑膜炎

E.隐球菌脑膜炎

13. 1岁婴儿因发热。呕吐。惊厥来依,确诊为化脓性脑膜炎,本病最易出现的并发症是

A.脑疝

B.硬脑膜下积液

C.脑积水

D.智力低下

E.水。电解质紊乱

14 脑细胞分化基本完成的年龄是

15. 脊髓末端位于第1-2腰椎水平的年龄是

A.出生时

B.1岁

C.3岁

D.4岁

E.5岁

16. 降低颅内压的护理措施是

A.保持安静,避免刺激

B.给脱水剂

C.给呋塞米(速尿)

D.严密观察生命体征

E.抗生素控制感染

17. 预防脑疝的发生下列正确的是

A.保持安静,避免不必要的搬动

B.积极输液,以防脱水

C、每15~30分钟观察1次瞳孔变化

D.观察头痛。呕吐情况

E.以上均正确

二、填空题

1. 化脓性脑膜炎的并发症有硬脑膜下积液、____、____、____。

2. 脑膜刺激征包括 ____、____、____。

三、名词解释

化脓性脑膜炎

四、简答题

试述化脓性脑膜炎的脑脊液典型改变。

答案

一、选择题

1.C 2.A 3.E 4.A 5.A 6.D 7.A 8.D9.C 10.C 11.E 12.D 13.B 14.C 15.D 16.ABCDE 17.ACD

二、填空题

1. 脑室管膜炎 脑性低钠血症 脑积水

2. 颈强直 克氏征 布氏征

三、名词解释

由各种化脓性细菌引起的以发热、头痛、呕吐、惊厥、意识障碍、脑膜刺激征阳性及脑脊液化脓性改变为主要临床特征的中枢神经系统感染性疾病。

四、简答题

1. (1)脑脊液压力增高;

(2)外观混浊甚至脓样;

(3)白细胞多在 1000×10^6/L 以上,以中性粒细胞为主;

(4)糖含量降低,<2.8mmol/L,氯化物含量可减少,蛋白含量多在 100mg/L 以上;

(5)涂片可找到细菌,培养阳性。

第十三章 结缔组织疾病患儿的护理

1. 能叙述小儿风湿热皮肤粘膜淋巴结综合征过敏性紫癜临床表现和护理措施
2. 能说明小儿风湿热皮肤粘膜淋巴结综合征治疗要点

第一节 风湿热

风湿热(rheumatic fever)是一种常见的风湿性疾病,其发病与 A 组乙型溶血性链球菌感染密切相关。临床主要表现为关节炎、心脏炎、环形红斑、皮下结节和舞蹈病。反复发作可导致慢性风湿性心脏瓣膜病。发病年龄多见于 5~15 岁小儿,一年四季都可发病,以冬春季节多见,无性别差异。

一、病因和发病机制

风湿热是 A 组乙型溶血性链球菌感染后引起机体免疫性损伤,包括变态反应和自身免疫反应。

二、临床表现

急性风湿热发病前 1~5 周有链球菌咽峡炎史。

(一)一般表现

一般呈急性起病,发热,体温在 38℃~40℃之间,热型不定,1~2 周转为低热,隐匿起病者可无发热,可有精神不振、倦怠、食欲不振、面色苍白、多汗、关节痛及腹痛等。

(二)主要表现

1. 心脏炎　约 40%~50% 的风湿热患儿可引起心脏病变,是风湿热唯一的持续性器官损害,是本病最严重的表现。以心肌炎及心内膜炎最常见,也可引起全心炎。

(1)心肌炎　患儿可诉心悸、气短、心前区不适,轻者可无症状,严重病例发生心力衰竭。心脏有不同程度的扩大,安静时心动过速,与体温不成比例,心尖部第一心音低钝,可有奔马律,心尖部闻及收缩期杂音,心电图示 P-R 间期延长 ST-T 改变,心律失常等。

(2)心内膜炎　心内膜炎主要侵犯二尖瓣和 / 或主动脉瓣,造成关闭不全;二尖瓣关闭不全表现为心尖部吹风样全收缩期杂音,向腋下传导,主动脉瓣关闭不全时胸骨左缘第 3 肋间可闻舒张期叹气样杂音;多次复发可造成心瓣膜永久性瘢痕形成,导致风湿性心瓣膜病。

(3)心包炎　心包积液量很少时,可出现心前区疼痛,有时于心底部听到心包摩擦音;积液量多时心前区搏动消失,心音遥远,有颈静脉怒张、肝肿大等心包填塞表现。

2. 关节炎 呈游走性多关节炎,以膝、踝、腕、肘大关节受累为主,表现为红、肿、热、痛和功能障碍,愈后不留畸形。

3. 舞蹈病 舞蹈病系锥体外系受累所致,可伴有其他风湿热的表现,也可单独出现。表现为全身或部分肌肉不自主、无目的的快速运动,如出现伸舌歪嘴、挤眉弄眼、耸肩缩颈、不能持物、解扣、进食、书写困难、细微动作不协调,严重者影响日常生活。兴奋和注意力集中时加剧,入睡后消失。舞蹈病病程约 1~3 个月左右,可复发,少数留有后遗症,如性格改变、偏头痛、细微动作不协调等。

4. 皮下小结 多位于肘、腕、膝、踝等关节伸面,直径约 0.1~1cm,为活动质硬无痛的结节,2~4 周后自行消失。

5. 环形红斑 常出现在躯干及四肢近端,为环形或半环形边界清楚淡红斑,大小不等,中心苍白,呈一过性。

三、辅助检查

1. 链球菌感染证据 咽拭子培养可发现 A 组乙型溶血型链球菌,血清抗链球菌溶血素 O(ASO)滴度升高,测定抗脱氧核糖核酸酶 B、抗链球菌激酶、抗透明质酸酶阳性。

2. 风湿热活动指标 白细胞计数和中性粒细胞增高、血沉增快、C 反应蛋白阳性、粘蛋白增高等。

四、治疗要点

本病的治疗要点是清除体内链球菌感染和抗风湿热治疗应用阿司匹林和肾上腺皮质激素及对症处理。

五、护理评估

(一)健康史

应注意评估遗传史,因一些人群具有明显的易感性。应注意询问患儿病前有无上呼吸道感染的表现,以往有无心脏病或关节炎病史。居住地的气候、家庭的环境条件等。

(二)身体状况

了解患儿起病情况,观察有无关节炎、心脏炎、环形红斑、皮下结节和舞蹈病表现。了解链球菌感染证据,风湿热活动指标等检查结果。

(三)心理－社会状况

因风湿热易反复发作,可出现心脏损害,会威胁患儿生命,并易导致慢性风湿性心脏病而影响到患儿的生命质量。应注意评估家长是否有焦虑存在,以及对该病的预后、疾病的护理方法、药物的副作用、复发的预防等方面知识的认知程度。对年长儿还需注意评估有无因长期休学带来的困扰和舞蹈症患儿是否有自卑等情况存在。

六、护理诊断及合作性问题

1. 心排出量减少 与心脏损伤有关。
2. 疼痛 主要与关节受累有关。
3. 焦虑 与疾病的预后有关。

4. 潜在并发症　药物的副作用。

5. 体温过高　与感染、风湿活动有关。

七、预期目标

1. 患儿能保持充足的心排出量,生命体征稳定。

2. 患儿主诉疼痛减轻,活动自如。

3. 患儿情绪稳定,心情愉快,能积极配合治疗及护理。

4. 患儿体温渐下降并恢复正常。

八、护理措施

(一)防止发生严重的心功能损害

1. 病情观察　着重观察心率、心律及心音,有无面色苍白、烦躁不安、气急、肝大等心力衰竭表现。一旦发现,应及时通知医生给予处理。

2. 休息和控制活动量　本病多见于学龄儿童,必须对家长和患儿说明长期休息疗养的重要性,休息可以减轻心脏的负担,这对已有病变的心脏尤为重要。制定允许范围内的学习计划及游戏,并与保育人员、医师、患儿及家属协同实施。卧床休息期限取决于心脏受累程度和功能状态:

(1)急性期无心脏炎者卧床 2 周,随后逐渐恢复活动,于 2 周后达正常活动水平。

(2)有心脏炎但无心力衰竭者卧床 4 周,重者 6~12 周。

(3)心脏炎伴心力衰竭者待心功能恢复后再卧床 3~4 周,总卧床时间不少于 8 周。在以后 2~3 个月内逐渐增加活动量,活动量要根据心率、心音、呼吸、有无疲劳而调节。

3. 饮食护理　应给予易消化、高蛋白、高维生素的食物,有心力衰竭和应用肾上腺皮质激素治疗者适当限制盐和水的摄入。因进食过多会使胃膨胀压迫心脏而增加心脏的负担,应采取少量多餐的进食方法。详细记录出入水量,并注意保持大便通畅。

(二)减轻关节疼痛

关节痛时,可令其保持舒适的体位,避免痛肢受压,移动肢体动作轻柔。可用热水袋热敷局部关节以止痛。同时做好皮肤护理。

(三)用药护理

1. 消除链球菌感染灶,用青霉素 80 万单位肌注,每日两次,青霉素过敏者可改用其他有效抗生素,时间不少于 2 周。抗风湿用阿司匹林、肾上腺皮质激素,两者均为非特异性消炎药,均有退热、控制关节炎和心脏炎的作用,远期疗效相仿,但激素作用强、控制症状迅速,故心脏炎伴心力衰竭的患儿应首选。多发性关节炎首选阿司匹林,对舞蹈病两者均无效。

2. 心脏炎应早期应用泼尼松每日 1.5~2mg/kg,2~4 周待症状改善后逐渐减量至停药,总疗程 8~12 周,病程迁延者可适当延长疗程。为防止部分患儿停药后出现反跳现象,可于激素停用前 2 周或更长一些时间加用阿司匹林。无心脏炎者用阿司匹林每日 80~100mg/kg,体温下降、关节症状消失、血沉正常后剂量减半,后逐渐停药。单纯关节炎总疗程为 4~8 周,如有轻度心脏炎者宜用 12 周。

3. 充血性心力衰竭者及时给予大剂量静脉注射糖皮质激素,如氢化可的松或甲基泼尼松龙,应慎用或不用洋地黄制剂,必要时吸氧。

4. 舞蹈病时可用苯巴比妥、安定等镇静剂。

5. 抗风湿治疗疗程较长,服药期间应注意药物的副作用。阿司匹林可引起胃肠道反应、肝功能损害和出血。饭后服用或同服氢氧化铝可减少对胃的刺激,加用维生素K防止出血。阿司匹林引起多汗时应及时更衣防受凉。泼尼松可引起向心性肥胖、消化道溃疡、肾上腺皮质功能不全、精神症状、血压增高、电解质紊乱、免疫抑制等,应密切观察,避免交叉感染及骨折。心肌炎时对洋地黄敏感性增高,易出现中毒现象,用量应为一般剂量的1/2～1/3,并注意有无恶心呕吐、心律不齐、心动过缓等副作用,同时要注意补钾。

(四)维持正常体温
密切观察体温变化,体温过高时可采用物理降温措施或遵医嘱应用退热药物降温。

(五)健康教育
1. 向患儿及家长耐心解释各项检查、治疗、护理措施的意义,争取得到合作。注意患儿的各种不适感并及时解除,如发热、出汗、疼痛等,以增强病人战胜疾病的信心。

2. 指导家长学会病情观察,患有舞蹈病者应做好生活护理防止受伤。

3. 对其做好出院指导,尤其对遗留有心脏瓣膜病变者,指导家长做好患儿日常生活护理,学会饮食、用药、活动量及上学等事项的具体安排。

4. 详细向家长交待预防风湿热复发的重要性及具体做法,如坚持用长效青霉素进行"继发性预防",剂量为120万U,肌内注射,每月1次,对青霉素过敏者可口服红霉素。预防时间最少不短于5年或至18岁。用药同时防止受凉、避免去公共场所、改善居住条件避免寒冷潮湿、及时控制各种体内的链球菌感染、不要参加剧烈的活动以免过劳、定期门诊复查。只要能坚持治疗和预防,就能改善疾病的预后。

九、护理评价
评价患儿生命体征是否恢复正常,关节痛是否逐渐改善或消失,家长及患儿是否配合治疗和护理。

第二节 皮肤黏膜淋巴结综合征

皮肤粘膜淋巴结综合征(mucocutaneous lymphnode syndrome, MCLS)又称川崎病(Kawasaki disease, KD),是一种以全身性血管炎为主要病理改变的结缔组织病。

大视野　皮肤粘膜淋巴结综合征1967年日本川崎富作首次报导,全世界均有发病,以亚裔儿童为多见,1976年我国首例川崎病报导;发病率逐年增多,呈散发或小流行;5岁以下占80%,平均年龄1.5岁,男:女=1.5:1,为小儿后天性心脏病主要病因之一。

一、病因和发病机制

病因不明,其发病可能与多种病原感染(如 EB 病毒、逆转录病毒、链球菌、丙酸杆菌、支原体)有关,但未能证实,发病机制尚不清楚,多认为是易患宿主对多种感染病原触发的一种免疫介导的全身性血管炎。

二、临床表现

1. 发热　体温 39℃～40℃,呈稽留热或弛张热,持续 1~2 周或更长,抗生素治疗无效。

2. 皮疹　多形性,如斑丘疹或多形红斑样皮疹、猩红热样皮疹,无水疱或结痂。可有肛周发红、脱皮,在卡介苗接种处可出现红斑、硬结。

3. 粘膜表现　起病 3～4 天出现双眼球结合膜充血,无脓性分泌物和流泪,常持续于整个发热期。口唇充血、皲裂、出血和结痂是本病非常重要的体征。口腔粘膜弥漫充血,舌乳头突起充血呈杨梅舌。

4. 手足改变　手足广泛硬性水肿,手掌、足底红斑,伴疼痛和关节强直。在恢复期指、趾端甲床与皮肤交界处出现膜状脱皮,重者指(趾)甲可脱落。

5. 颈部淋巴结肿大　多数患儿出现单侧或双侧非化脓性颈淋巴结肿大,质硬而有触痛,热退后消散。

6. 心脏改变　部分病人可出现心包炎、心肌炎、心内膜炎、冠状动脉瘤、心肌梗塞。少数可因冠状动脉瘤及心肌梗塞引起猝死。

7. 其它　可发生间质性肺炎、无菌性脑膜炎、消化系统症状、关节炎等。

三、辅助检查

1. 血液检查　血象可见轻度贫血、白细胞和中性粒细胞均增高,并有核左移,血小板于发病 2~3 周增高。血沉增快、C 反应蛋白增高、免疫球蛋白增高。

2. 心血管系统检查　心电图可有 ST 段和 T 波改变,超声心动图检查可见冠状动脉扩张、冠状动脉瘤。

四、治疗要点

应用阿司匹林和丙种球蛋白,抗血小板凝集,及对症处理。

五、护理评估

(一)健康史

本病病因不明,评估时应详细询问既往史,有无近期感染和服药史。

(二)身体状况

了解患儿起病情况,观察体温变化,了解皮肤粘膜及淋巴结改变,有无心脏受损表现。了解辅助检查结果。

(三)心理－社会状况

本病病程较长,少数并发心脏损害,症状可持续数月至数年,患儿家属可出现急噪、焦虑、情绪不稳定,应注意评估家长对该病的了解程度,是否有焦虑及患儿对住院、治疗是否有恐惧等。

六、护理诊断及合作性问题

1. 体温过高 与免疫性炎症等因素有关。
2. 皮肤粘膜完整性受损 与血管炎有关。
3. 潜在并发症 心脏受损。

七、护理目标

患儿体温恢复正常。住院期间患儿保持皮肤及口腔黏膜完整,无破损及继发感染发生。

八、护理措施

(一)维持体温正常

急性期应绝对卧床休息,因休息可以降低代谢,减少能量消耗。注意监测体温、观察热型及伴随症状,以便及时采取必要的降温措施。应给予清淡的高热量、高维生素、高蛋白质的流质或半流质饮食,鼓励患儿多饮水或遵嘱静脉补液。遵医嘱及时进行病因治疗。

(二)粘膜的护理

观察患儿口腔粘膜病损情况,注意口腔卫生,保持口腔清洁每日进行口腔护理2~3次,避免食用生、硬、辛辣类食物,以流食、软食为主,口唇干裂者可涂润唇油。保持眼的清洁,避免直接强光刺激。

(三)皮肤的护理

保持皮肤清洁,勤换衣服,给患儿穿柔软的衣物。患儿剪短指甲,防止抓伤。皮肤脱皮勿强行撕脱,防止出血和继发感染。

(四)病情观察

密切监测患儿有无心脏损害的表现,如精神状态、面色、心率、心律、心音、心电图等,一旦发现异常立即通知医生进行心电监护,并根据心血管损害程度采取相应的护理措施。有心律失常者用药控制心律,心肌梗塞者及时进行溶栓治疗,严重的冠状动脉病变可行冠状动脉搭桥术,应注意及时做好术前术后护理。

(五)健康教育

及时向家长交待病情。并向患儿及家长说明本病为自限性疾病,多数预后良好,减轻其恐惧感。理解家属对患儿心血管受损的担心,以及对可能发生猝死而产生的不安心理,并予以安慰。因患儿需定期做心电图、超声心动图等检查,应结合患儿和家长的理解情况进行解释,以取得配合。在卧床休息期间,护理人员应为患儿安排好床上娱乐方法,及时安慰患儿,减少其精神刺激与不安。做好出院后病人护理问题的指导工作。

九、护理评价

评价患儿是否体温恢复正常,皮肤是否恢复正常,家长及患儿是否配合治疗和护理。

第三节 过敏性紫癜

过敏性紫癜（anaphylactoid purpura）又称亨 – 舒综合征（Henoch – Schonlein purpura, HSP），是小儿时期常见的以小血管炎为主要病变的系统性血管炎。临床特点除皮肤紫癜外，常有关节肿痛、腹痛、便血和血尿等。主要见于 2 ~ 8 岁儿童，男女发病比例为 2∶1，四季均有发病，但春秋季多见。

一、病因和发病机制

本病病因不明，虽然病原体、药物、食物、花粉吸入、昆虫叮咬、疫苗注射等因素与本病发病有关，但均无确切证据。目前认为本病是一种自身免疫反应性疾病。发病机制可能是某种刺激因子作用于有遗传背景的小儿，激发 B 细胞克隆扩增，引起 IgA 介导的系统性血管炎。主要病理变化为小血管炎，以毛细血管炎为主，也可波及小静脉和小动脉。

二、临床表现

本病多见于学龄儿童及青年，病前 1 ~ 3 周常有上呼吸道感染史。多急性起病，可伴有低热、纳差、乏力等全身症状。

1. 皮肤紫癜　常为首发症状，全身均可发生，但多见于下肢及臀部，呈对称性分布，伸侧多见，分批出现。紫癜大小不等，形态不一，高出皮面，呈紫红色，数日后转为暗紫色最后转为棕褐色，带有水肿和出血(压之不褪色)，4 ~ 6 周后消退。少数重症紫癜可融合成大疱出现出血性坏死。约半数患儿皮疹反复，但一次比一次持续时间短，症状轻。

2. 消化道表现　约有 2/3 的患儿有消化道症状，常在皮疹未出现前，突发阵发性剧烈的腹痛、恶心、呕吐，伴肠鸣音增强及腹部轻压痛，多于脐周或下腹部，但多数无腹胀、腹部柔软。严重者有便血或黑便，少数可诱发肠套叠、肠梗阻、肠穿孔。

3. 关节表现　约有 1/3 的患儿出现关节表现，以膝、踝关节等大关节的损害多见。表现为关节和关节周围肿痛和压痛，活动受限，关节腔有浆液性积液，愈后不留畸形。

4. 肾脏表现　约 30% ~ 60%的患儿有肾脏损害的表现，多在起病一月内发生，出现血尿、蛋白尿及管型，伴血压增高及浮肿，称为紫癜性肾炎，大多数病例完全恢复，少数病人发展为慢性肾炎或肾功能衰竭。

5. 其他　偶有颅内出血、鼻出血、牙龈出血等出血症状。

三、辅助检查

1. 血象　白细胞正常或增加，除非严重出血，一般无贫血。血小板计数正常甚至升高，出凝血时间正常，血块退缩试验正常，部分患儿毛细血管脆性试验可阳性。

2. 尿、便检查　可有红细胞、蛋白、管型，重症有肉眼血尿。大便隐血试验可阳性。

3. 其它　血沉增快，血清 IgA 升高，补体 C_3、C_4 正常或升高。

四、治疗要点

此病无特效疗法，治疗主要是积极寻找和去除病因，对症治疗，应用抗组胺药物、糖皮质激素及抗凝治疗等。

五、护理评估

(一)健康史

应注意询问病前是否接触过敏原(如各种感染、食物、药物、预防接种、昆虫叮咬等)。既往是否有类似发作

(二)身体状况

评估皮疹的特点,有无腹痛、便血、关节痛等伴随症状,注意肾脏受损情况,了解辅助检查结果。

(三)心理-社会状况

应评估家长及患儿对相关知识的认识程度。过敏性紫癜可反复发作,有些病例并发肾脏损害,给患儿及家属带来焦虑和不安。

六、护理诊断及合作性问题

1. 皮肤完整性受损　与血管炎症有关。

2. 疼痛　与关节和肠道变态反应性炎症有关。

3、潜在并发症　消化道出血、紫癜性肾炎。

七、护理目标

1. 住院期间患儿保持皮肤完整,无皮肤破损及继发感染发生。

2. 关节及肠道疼痛减轻直至消失。

八、护理措施

(一)皮肤护理

1. 观察皮疹的特点并记录。

2. 保持皮肤清洁,衣着宽松、柔软,及时更换衣物。有搔痒时防止擦伤和抓伤,有破溃时防止出血和感染。

3. 去除可能存在的各种致敏原,遵医嘱应用抗组胺药物、糖皮质激素等。

(二)关节肿痛及腹痛的护理

观察关节肿痛的情况,协助患儿选用舒适体位以减轻疼痛,保持患肢功能位置。患儿腹痛时应卧床休息,遵医嘱使用肾上腺皮质激素,以缓解关节痛及腹痛。

(三)密切观察病情

定期尿液检查和血压监测,若出现血尿、蛋白尿、高血压、浮肿时,考虑紫癜性肾炎,按肾炎护理。观察腹痛、便血等情况,注意检查腹部体征,出现异常时及时通知医生。消化道出血时给予无渣的流质饮食,出血量多时应禁食,静脉补充营养。

(四)健康教育

向患儿和家长的讲解本病相关知识,一般预后良好,解释患儿病情,帮助他们树立战胜疾病的信心,教会家长学会观察病情、合理调配饮食,做好出院指导,肾脏受累的程度决定本病远期预后,嘱其出院后定期来院复查,及早发现肾脏并发症。

九、护理评价

评价患儿皮肤是否恢复正常,关节痛腹痛是否逐渐改善或消失,家长及患儿是否配合治疗和护理。

（李　锋）

第四节 习题及答案

一、选择题

A1 型题

1. 小儿风湿性关节炎特点哪项不正确
   - A. 游走性
   - B. 大关节受损为主
   - C. 局部有红、肿、热、痛和功能障碍
   - D. 多关节炎
   - E. 愈后留有关节畸形

2. 风湿热其发病与哪种病原感染有关
   - A. A 组乙型溶血性链球菌
   - B. 轮状病毒
   - C. 金黄色葡萄球菌
   - D. 支原体
   - E. 大肠埃希菌

3. 影响过敏性紫癜决定本病远期预后因素是
   - A. 肾脏受累的程度
   - B. 关节受累情况
   - C. 皮肤受累情况
   - D. 腹痛严重程度
   - E. 心脏受累情况

4. 过敏性紫癜的常见受累部位不包括
   - A. 皮肤
   - B. 消化道
   - C. 关节
   - D. 肾脏
   - E. 心脏

5. 关于过敏性紫癜的主要症状,下列不正确的是
   - A. 皮肤紫癜
   - B. 腹痛
   - C. 关节肿痛
   - D. 颈部淋巴结肿大
   - E. 血尿

6. 关于皮肤黏膜淋巴综合征的主要症状,下列不正确的是

   - A. 手足硬肿
   - B. 双眼球结膜充血
   - C. 杨梅舌
   - D. 皮肤紫癜
   - E. 皮疹

7. 皮肤黏膜淋巴综合征的主要死亡原因是
   - A. 肾功能衰竭
   - B. 脑炎
   - C. 心肌梗塞
   - D. 肺水肿
   - E. 肝功能衰竭

8. 关于皮肤黏膜淋巴综合征的护理要点,下列不正确的是
   - A. 急性期卧床休息
   - B. 给予高蛋白、高脂肪饮食
   - C. 保持皮肤黏膜清洁以预防感染
   - D. 密切观察有无心血管损害的症状
   - E. 做好健康教育

A2 型题

9. 男孩,7 岁。两下肢及臀部肢有出血性皮疹呈对称性分布,伸侧多见,突出皮面,腹痛及便血一次, 血小板计数正常可能诊断为
   - A. 过敏性紫癜
   - B. 血小板减少性紫癜
   - C. 消化性溃疡
   - D. 流行性脑脊髓膜炎
   - E. 以上都不是

A3 型题

10 ~ 12 题共用题干

患儿, 男,8 岁。发热 10 天, 体温在 37.5℃ ~ 38.5℃之间,关节疼痛,心悸、气短、乏力,3 周前曾患化脓性扁桃体炎。查体:体温 38℃面色苍白,膝、肘关节肿痛,心率 120

次/分,心尖部第一心音低钝,胸片示心脏轻度扩大,心电图示 ST–T 改变血化验结果白细胞总数增多,中性粒细胞比例增高。血沉增快、C 反应蛋白阳性,血清抗链球菌溶血素 O(ASO)滴度升高。

10. 最有可能的诊断为

　　A. 病毒性心肌炎

　　B. 败血症

　　C. 风湿热

　　D. 儿童类风湿病

　　E. 皮肤黏膜淋巴结综合征

11. 患儿的主要治疗是

　　A. 肾上腺皮质激素

　　B. 抗病毒

　　C. 青霉素

　　D. 镇静剂

　　E. 三磷酸腺苷

12. 患儿住院后发生心力衰竭,卧床时间应

　　A. 1 周

　　B. 2 周

　　C. 3 周

　　D. 心功能恢复后 1~2 周

　　E. 心功能恢复后 3~4 周

B 型题

(13~15 题共用备选答案)

　　A. 卧床休息 1 周

　　B. 卧床休息 2 周

　　C. 卧床休息 4 周

　　D. 至心功能恢复正常后再休息 3-4 周

　　E. 卧床休息半年

13. 风湿热无心脏炎

14. 风湿热有心脏炎时轻者

15. 风湿热伴心力衰竭时

X 型题

16. 下列川畸病的临床表现有哪些

　　A. 手、足硬性水肿

　　B. 皮疹

　　C. 热退时,指趾端和甲床交界处呈膜样或片状脱皮

　　D. 发热呈稽留热或弛张热

　　E. 唇干裂、草莓舌

17. 风湿热的临床表现

　　A. 心脏炎

　　B. 舞蹈病

　　C. 关节炎

　　D. 发热

　　E. 皮肤紫癜

18. 过敏性紫癜的的临床表现包括

　　A. 皮肤紫癜

　　B. 腹痛

　　C. 关节肿痛

　　D. 血尿

　　E. 血便

19. 风湿热的护理诊断有

　　A. 心排出量减少

　　B. 疼痛

　　C. 体液不足

　　D. 焦虑

　　E. 体温过高

二、填空题

风湿热的主要表现有_____、_____、_____、_____、_____。

三、简答题

1.过敏性紫癜的肾脏表现

2.小儿风湿热心脏炎如何护理

一、选择题

1E 2A 3A 4E 5D 6D 7C 8B 9A 10C 11A 12E 13B 14C 15D 16 ABCDE 17 ABCD 18ABCDE 19ABDE

二、填空题

心脏炎、关节炎、舞蹈病、皮下小结、环形红斑

三、简答题

1、约 30%～60% 的患儿有肾脏损害的表现，多在起病一月内发生，出现血尿、蛋白尿及管型，伴血压增高及浮肿，称为紫癜性肾炎，大多数病例完全恢复，少数病人发展为慢性肾炎或肾功能衰竭

3、（1）病情观察 观察心率、心律及心音，有无面色苍白、烦躁不安、气急、肝大等心力衰竭表现。

（2）休息和控制活动量 有心脏炎但无心力衰竭者卧床 4 周，重者 6～12 周。心脏炎伴心力衰竭者待心功能恢复后再卧床 3～4 周，总卧床时间不少于 8 周。在以后 2～3 个月内逐渐增加活动量。

（3）饮食护理应给予易消化、高蛋白、高维生素的食物，有心力衰竭和应用肾上腺皮质激素治疗者适当限制盐和水的摄入。

第十四章 内分泌系统疾病患儿的护理

1. 能说出小儿常见内分泌性疾病先天性甲状腺功能减低症、生长激素缺乏症的护理评估要点及护理措施。
2. 熟悉内分泌性疾病的基本知识，为个体、家庭、社区提供防治措施。

第一节 先天性甲状腺功能减低症

先天性甲状腺功能减低症（congenital hypothyroidism，CH）简称甲低，是由于甲状腺激素合成或分泌不足所引起的疾病，又称为呆小病或克汀病，是小儿最常见的内分泌疾病。根据病因不同可分为两类：①散发性：系因先天性甲状腺发育不良、异位或甲状腺激素合成途径中酶缺陷所致，发生率为 14/10 万 ~20/10 万；②地方性：多见于甲状腺肿流行的山区，系由于该地区水、土和饮食中缺碘所致，随着碘化食盐在我国的广泛使用，其发病率明显下降。

甲状腺的主要功能是合成甲状腺素（thyroxine, T_4）和三碘甲状腺原氨酸（triiodothyronie, T_3）。甲状腺激素的主要原料为碘和酪氨酸，在体内可转化合成为具有生物活性的 T_3 与 T_4。甲状腺激素的释放先由溶酶体将甲状腺球蛋白水解，使 T_3、T_4 分离再释放入血。释入血中的 T_3、T_4 主要与血浆中甲状腺结合球蛋白（TBG）相结合，仅少量游离的 T_3 与 T_4 发挥生理作用。甲状腺激素的合成与释放受下丘脑分泌的促甲状腺激素释放激素（TRH）和垂体分泌的促甲状腺素（TSH）控制，而血清 T_4 则可通过负反馈作用降低垂体对 TRH 的反应性，减少 TSH 的分泌。T_3 的代谢活性为 T_4 的 3 ~ 4 倍，机体所需的 T_3 约 80% 是在周围组织中经 5'-脱碘酶的作用下将 T_4 转化而成的。

甲状腺素的主要生理作用为：加速细胞内氧化过程，促进新陈代谢；促进蛋白质合成，增加酶活性；促进糖的吸收和利用；加速脂肪分解、氧化；促进细胞、组织的分化、成熟；促进钙、磷在骨质中的合成代谢和骨、软骨生长；更为重要的是促进中枢神经系统的生长发育。因此，当甲状腺功能不足时，可引起代谢障碍、生理功能低下、生长发育迟缓、智能障碍等。

一、护理评估

（一）健康史

1. 散发性先天性甲低

（1）甲状腺不发育或发育不良（亦称原发性甲低）是最主要的原因，约占 90%。患儿甲状腺在宫内阶段即不明原因发育不全,或形成异位甲状腺。大多数患儿在出生时即存在甲状腺激素缺乏,仅少数可在出生后数年始出现不足症状。发生原因尚未阐明,可能与遗传素质和免疫介导机制有关。

(2)甲状腺激素合成途径障碍(亦称家族性甲状腺激素合成障碍)是第二位原因。多为常染色体隐性遗传病,大多由于甲状腺激素合成途径中酶缺陷造成。

(3)促甲状腺素(TSH)缺乏(亦称下丘脑－垂体性甲低)因垂体分泌 TSH 障碍而造成甲状腺功能低下,常见于特发性垂体功能低下或下丘脑发育缺陷。

(4)母亲因素(亦称暂时性甲低)母亲在妊娠期服用抗甲状腺药物或母体存在抗甲状腺抗体,均可通过胎盘,影响胎儿,造成甲低。

(5)甲状腺或靶器官反应性低下 可由于甲状腺细胞质膜上的 $Gs\alpha$ 蛋白缺陷,使 cAMP 生成障碍而对 TSH 不反应;或由于末梢组织对 T_4、T_3 不反应所致,与 β－甲状腺受体缺陷有关。均为罕见病。

2. 地方性先天性甲低 多因孕妇饮食中缺碘,致使胎儿在胚胎期即因碘缺乏而导致甲状腺功能低下,造成不可逆的神经系统损害。

(二)身体状况

症状出现早晚及轻重程度与患儿残留的甲状腺组织多少及功能有关。无甲状腺组织的患儿,在婴儿早期即可出现症状。有少量腺体者多于 6 个月后症状始明显,偶亦有数年之后始出现症状者。

1. 新生儿甲低 生理性黄疸时间延长达 2 周以上,反应迟钝、声音嘶哑、少哭、喂养困难、腹胀、便秘;体温低、末梢循环差、四肢凉、皮肤出现斑纹或硬肿现象等。

2. 婴幼儿甲低 多数先天性甲低患儿常在出生半年后出现典型症状。

(1) 特殊面容 头大颈短,毛发稀少,皮肤苍黄、干燥,面部粘液水肿,眼睑浮肿,眼距宽,眼裂小,鼻梁宽平,唇厚舌大,舌常伸出口外。

(2) 生长发育落后 身材矮小,躯干长而四肢短,上部量／下部量 >1.5,囟门关闭迟,出牙迟。

(3) 生理功能低下 精神、食欲差、不善活动、安静少哭、嗜睡、低体温、怕冷、脉搏及呼吸均缓慢、心音低钝、腹胀、便秘、第二性征出现晚等。

(4) 智力低下 动作发育迟缓、智力低下、表情呆板、淡漠等。

3. 地方性甲低 临床表现为两组不同的症候群,有时会交叉重叠。

(1) "神经性"综合征 以共济失调、痉挛性瘫痪、聋哑和智力低下为特征,但身材正常且甲状腺功能正常或仅轻度减低。

(2) "粘液水肿性"综合征 以显著的生长发育和性发育落后、粘液水肿、智能低下为特征,血清 T_4 降低、TSH 增高。

(三)心理和社会支持状况

评估患儿及家长的心理状态,是否有焦虑存在;家庭经济及环境状况;父母角色是否称职,是否掌握与本病有关的知识、特别是服药方法和副作用观察,以及对患儿进行智力、体力训练的方法等。

（四）辅助检查

1. 新生儿筛查 采用出生后 2~3 天的新生儿干血滴纸片检查 TSH 浓度作为初筛，结果 >20mU/L 时，再采集血标本检测血清 T_4 和 TSH 以确诊。早期确诊是避免神经精神发育严重缺陷的极佳防治措施。

2. 血清 T_3、T_4、TSH 测定 T_3、T_4 下降，TSH 增高。

3. 骨龄测定 手和腕部 X 线拍片可见骨龄落后。

4. TRH 刺激试验 用于鉴别下丘脑或垂体性甲低。若试验前血 TSH 值正常或偏低，在 TRH 刺激后引起血 TSH 明显升高，表明病变在下丘脑；若 TRH 刺激后血 TSH 不升高，表明病变在垂体。

5. 甲状腺扫描 可检查甲状腺先天缺如或异位。

6. 基础代谢率测定 基础代谢率低下。

（五）处理原则

不论何种原因引起者，应尽早开始甲状腺素的替代治疗。一般在出生 2 个月内即开始治疗者，不致遗留神经系统损害，因此治疗开始时间越早越好。常用药物有甲状腺素干粉片和左旋甲状腺素钠，开始剂量应根据病情轻重及年龄大小而不同，并根据甲状腺功能及临床表现随时调整剂量。甲状腺素干粉片的小剂量为 5~10mg/d，每 1~2 周增加一次剂量，直至临床症状改善、血清 T_4 和 TSH 正常，即作为维持量。如用左旋甲状腺素钠，婴儿用量为 8~14ug/kg；儿童为 4 ug/kg。

二、护理诊断及医护合作性问题

1. 体温过低 与代谢率低有关。
2. 营养失调 低于机体需要量：与喂养困难、食欲差有关。
3. 便秘 与肌张力低下、活动量少有关。
4. 生长发育迟缓 与甲状腺素合成不足有关。
5. 知识缺乏 与患儿父母缺乏有关疾病的知识有关。

三、预期目标

患儿体温保持正常；患儿营养均衡，体重增加；患儿大使通畅；患儿能掌握基本生活技能，无意外伤害发生；患儿及其父母掌握正确服药方法及药效观察。

四、护理措施

1. 保暖 注意室内温度，适时增减衣服，避免受凉，加强皮肤护理。

2. 保证营养供给 指导喂养方法，供给高蛋白、高维生素、富含钙及铁剂的易消化食物。对吸吮困难、吞咽缓慢者要耐心喂养，提供充足的进餐时间，必要时用滴管喂或鼻饲，以保证生长发育所需。

3. 保持大便通畅 指导防治便秘的措施：提供充足液体入量；多吃水果、蔬菜；适当增加活动量；每日顺肠蠕动方向按摩数次；养成定时排便的习惯；必要时采用大便缓泻剂、软化剂或灌肠。

4. 加强行为训练，提高自理能力 通过各种方法加强智力、行为训练，以促进生长发育，使其掌握基本生活技能。加强患儿日常生活护理,防止意外伤害发生。

5. 用药护理 使家长及患儿了解终生用药的必要性,以坚持长期服药治疗,并掌握药物服用方法及疗效观察。甲状腺制剂作用缓慢,用药 1 周左右方达最佳效力,故服药后要密切观察患儿生长曲线、智商、骨龄、以及血 T_3、T_4 和 TSH 的变化等,随时调整剂量。药量过小,影响智力及体格发育;药量过大,则可引起烦躁、多汗、消瘦、腹痛和腹泻等症状。因此,在治疗过程中应注意随访,治疗开始时,每 2 周随访 1 次;血清 TSH 和 T_4 正常后,每 3 个月随访 1 次;服药 1~2 年后,每 6 个月随访 1 次。

6. 宣传新生儿筛查的重要性 本病在内分泌代谢性疾病中发病率最高。早期诊断至为重要,生后 1~2 月即开始治疗者,可避免严重神经系统损害。

五、护理评价

患儿体温是否保持正常;营养是否均衡,体重是否增加;大便是否通畅;患儿是否能掌握基本生活技能;患儿及其父母是否能掌握正确服药方法及药效观察。

六、健康教育

1. 从围生期保健做起,重视新生儿期筛查。本病在遗传、代谢性疾病中发病率最高,早期诊断尤为重要。

2. 强调尽早开始替代治疗。由于本病严重影响患儿的生长发育和智力发育,

疗效取决于治疗开始的早晚,如在生后 3 个月内治疗,预后较佳,智能绝大多数可达到正常;如未能及早诊断而在 6 个月后才开始治疗,仅可改善生长状况,但智能仍然会受到严重损害。

3. 坚持终身服药。讲解药物治疗的重要性,使家长和患儿了解终身用药的必要性,以坚持长期服药治疗,并掌握药物服用方法及副作用的观察。如用药量不足,患儿身高和骨骼发育滞后,智力也受影响;用药量过大,可导致医源性甲亢,出现烦躁、多汗、消瘦、腹痛、腹泻、发热等症状。治疗开始时间较晚者,虽然智力不能改善,但可变得活泼,改善生理功能低下的症状。

4. 指导家长掌握患儿体温、脉搏、血压、体重的测量方法。

5. 与家长共同制定患儿合理的饮食方案、行为及智力训练方案,并增强其战胜疾病的信心。对患儿多鼓励,帮助其正确看待自我形象的改变。

第二节 生长激素缺乏症

生长激素缺乏症(growth hormone deficiency, GHD)又称垂体性侏儒症(pituitary dwarfism),是由于垂体前叶合成和分泌的生长激素部分或完全缺乏,或由于结构异常、受体缺陷等所致的生长发育障碍,致使小儿身高低于同年龄、同性别、同地区正常小儿平均身高 2 个标准差(−2SD)或在小儿生长曲线第 3 百分位数以下。发生率约为 20/10 万 ~ 25/10 万,男 : 女为 3 : 1。

人生长激素(hGH)由垂体前叶的生长素细胞分泌和储存,它的释放受下丘脑分泌的生长激素释放激素(GHRH)和生长激素释放抑制激素(GHIH)的调节。GHRH 刺激垂体释放

hGH,GHIH 对 hGH 的合成和分泌有抑制作用。垂体在这两种激素的交互作用下释放 hGH,而中枢神经系统则通过神经递质控制下丘脑 GHRH 和 GHIH 的分泌。小儿时期每日 GH 的分泌量超过成人,在青春发育期更为明显。生长激素的基本功能是促进生长,同时作为重要调节因子调节多种物质代谢。①促生长效应:促进人体各种组织细胞增大和增殖,使骨骼、肌肉和各系统器官生长发育,骨骼的增长即导致个体长高;②促代谢效应:GH 的促生长作用的基础是促合成代谢,可促进各种细胞摄取氨基酸,促进细胞核内 mRNA 的转录,最终使蛋白质合成增加;促进肝糖原分解,同时减少对葡萄糖的利用,降低细胞对胰岛素的敏感性,使血糖升高;促进脂肪组织分解和游离脂肪酸的氧化生酮过程;促进骨骺软骨细胞增殖并合成含有胶原及硫酸粘多糖的基质。当下丘脑、垂体功能障碍或靶细胞对生长激素无反应时均可造成生长落后。

一、护理评估

(一)健康史

导致生长激素缺乏的原因有原发性、获得性和暂时性三种。

1.原发性　占极大多数。

(1)遗传因素　占 5% 左右,大多有家族史。人生长激素基因簇位于 17q22-q24,是由 GH1(GH–N)、CSHP1、CSH1、GH2、CSH2 等 5 个基因组成的长约 55kbp 的 DNA 链。GH1 是人生长激素的编码基因,它的缺陷即导致 GHD。此外,下丘脑转录调控基因缺陷亦可引起 GHD,并可造成多垂体激素缺乏症。

(2)特发性下丘脑、垂体功能障碍　下丘脑、垂体无明显病灶,但分泌功能不足,这是生长激素缺乏的主要原因。

(3)发育异常　GHD 患儿中证实有垂体不发育、发育异常或空蝶鞍等并不罕见,如合并脑发育严重缺陷常在早年夭折。

2. 获得性(继发性)　继发于下丘脑、垂体或其他颅内肿瘤、感染、放射性损伤和头部创伤等。

3. 暂时性　体质性围青春期生长延迟、社会心理性生长抑制、原发性甲状腺功能低下等均可造成暂时性 GH 分泌功能低下,在外界不良因素消除或原发病治疗后可恢复正常。

(二)身体状况

1. 原发性生长激素缺乏症

(1)生长障碍　出生时的身高和体重可正常,1 岁以后呈现生长缓慢,随着年龄增长,其外观明显小于实际年龄,面容幼稚(娃娃脸),手足较小,身高低于正常身高均数 –2SD 以下,但上下部量比例正常,体型匀称。

(2)骨成熟延迟　出牙及囟门闭合延迟,由于下颌骨发育欠佳,恒齿排列不整。骨化中心发育迟缓,骨龄小于实际年龄 2 岁以上。

(3)青春发育期推迟。

(4)智力正常　部分患儿同时伴有一种或多种其他垂体激素缺乏,患儿除有生长迟缓外可有其他症状,如伴 TSH 缺乏,可有食欲不振、不爱活动等轻度甲状腺功能不足症状;伴有促肾上性腺皮质激素缺乏者,易发生低血糖。

2. 继发性生长激素缺乏症 可发生于任何年龄,并伴有原发疾病的相应症状,如颅内肿瘤多有头痛、呕吐、视野缺损等颅内压增高和视神经受压迫等症状和体征。

(三)心理和社会支持状况

评估患儿及家长是否掌握与本病有关的知识,特别是服药方法和副作用观察;了解患儿及家长的心理状态、家庭经济及环境状况。

(四)辅助检查

1. 生长激素刺激试验 正常人体 GH 呈脉冲性释放,故随机采血测 GH 无诊断价值。临床多采用 GH 刺激试验来判断垂体分泌 GH 的功能。GH 分泌功能的生理性试验包括运动试验和睡眠试验,两者用于对可疑患儿的筛查。GH 分泌功能的药物刺激试验包括胰岛素、精氨酸、可乐定、左旋多巴试验,有两项不正常方可确诊 GHD。表 14-1 列出了临床常用的 GH 分泌功能试验的测定方法。各种药物刺激试验均需在用药前(0 分钟)采血测定 GH 基础值。一般认为在试验过程中,GH 峰值 <10ug/L 即为分泌功能不正常。

2. 胰岛素样生长因子(IGF-l)和膜岛素样生长因子结合蛋白(IGFBP3)测定 血中 IGF-l 大多与 IGFBP3 结合,两者分泌模式与 GH 不同,呈非脉冲分泌,血中浓度稳定,且与 GH 水平一致,一般可作为 5 岁到青春发育前小儿 GHD 筛查检测。

3. 其他 对确诊为 GHD 的小儿,根据需要作头颅侧位摄片、CT 扫描、MRI 检查,有助于明确病因。

表 14-1 生长激素分泌功能试验

生理性试验	方法	采血时间
运动	禁食 4~8 小时后,剧烈活动 15~20 分钟	开始运动后 20~40 分钟
睡眠药物刺激试验	晚间人睡后用脑电图监护	III-IV 期睡眠时
膜岛素	0.75U/kg,静注	0、15、30、60、90、120 分钟测血糖、皮质醇、GH
精氨酸	0.5g/kg,用注射用水配成 5%~10%溶液,30 分钟滴完	0、30、60、90、120 分钟测 GH
可乐定	0.004mg/kg,1 次口服	同上
左旋多巴	10mg/kg,1 次口服	同上

(五)处理原则

采用激素替代治疗。

1. GH 替代治疗 基因重组人生长激素(recombinant hGH, r-hGH)已被广泛应用,目前大多采用 0.1U/kg,每晚临睡前皮下注射一次,治疗应持续至骨前愈合为止。治疗过程中须监测甲状腺功能。恶性肿瘤或有潜在肿瘤恶变者及严重糖尿病患者禁用。

2. 生长激素释放激素(GHRH)治疗 对由于下丘脑功能缺陷、GHRH 释放不足的 GHD 患儿可采用。

3,性激素治疗 对同时伴有性腺轴功能障碍的 GHD 患儿,在骨龄达 12 岁时即可开始用性激素治疗,以促使第二性征发育。男孩用长效梗酸睾酮,每月肌注一次,25mg;每 3 月增加 25mg,直至 100mg。女孩用炔雌醇 1~2ug/d,或妊马雌酮,剂量自 0.3mg/d 起,逐渐增加。

二、护理诊断及医护合作性问题

1.生长发育迟缓 与生长激素缺乏有关。

2.自我概念紊乱(self-concept disturbance)与生长发育迟缓有关。

三、预期目标

患儿营养均衡,体重、身高增加;患儿能正确地看待自我形象的改变,树立正向的自我概念;患儿及其父母掌握正确服药方法及药效观察。

四、护理措施

1. 指导用药,促进生长发育 生长激素替代疗法在骨骺愈合以前均有效,应为患儿及家长提供有关激素替代治疗的信息和相关教育资料,用药期间应严密随访骨龄发育情况。

2.心理护理 向患儿及其家庭提供心理支持,运用沟通交流技巧,与患儿及其家人建立良好信任关系。鼓励患儿表达自己的情感和想法,提供其与他人及社会交往的机会,帮助其正确地看待自我形象的改变,树立正向的自我概念。

五、健康教育

向家长讲解疾病的相关知识和护理方法。教会家长掌握药物的剂量、使用方法和副作用。治疗过程中,每 3 个月测量身高、体重 1 次,记录生长发育曲线,以观察疗效。向家长强调替代治疗一旦终止,生长发育会再次减慢。

(肖建武)

第三节 习题及答案

一、选择题

A1 型题

1. 散发性先天性甲状腺功能减低症最主要的病因是
   A. 母孕期碘缺乏
   B. 甲状腺发育异常
   C. 甲状腺激素合成障碍
   D. 垂体促甲状腺激素分泌不足
   E. 母亲妊娠期应用抗甲状腺药物

2. 服用甲状腺素片治疗甲状腺功能减低症，正确的是
   A. 终身服药
   B. 服至青春期后停药
   C. 临床症状消减后停药
   D. 服至青春期开始停药
   E. 临床症状消失后继续服 1 个月

3. 关于先天性甲状腺功能减低症的治疗，错误的是
   A. 诊断后尽快用甲状腺素治疗
   B. 用药后精神食欲好转，即可减量
   C. 血清 T4、TSH 可做为调节用药的参考
   D. 甲状腺素治疗时，应注意适当补充营养
   E. 用药后如有烦躁不安，多汗消瘦时宜减量

4. 地方性先天性甲状腺功能减低症最主要的原因是
   A. 胚胎期缺碘
   B. 甲状腺发育异常
   C. 促甲状腺激素缺乏
   D. 甲状腺激素合成障碍
   E. 甲状腺或靶器官反应低下

5. 先天性甲状腺功能减低症新生儿筛查是检测血清
   A. T_3

   B. T_4
   C. TSH
   D. TRH
   E. FSH

6. 先天性甲状腺功能减低症新生儿筛查采血标本的时间应是出生后
   A. 1 天内
   B. 2 天～3 天
   C. 4 天～5 天
   D. 6 天～7 天
   E. 8 天～9 天

7. 先天性甲状腺功能减低症神经系统最突出的表现是
   A. 惊厥
   B. 易激惹
   C. 神经反射迟钝
   D. 智力发育低下
   E. 运动发育障碍

8. 先天性甲状腺功能减低症与 21—三体综合征外观上有鉴别意义的是
   A. 伸舌
   B. 眼距宽
   C. 鼻梁低平
   D. 表情呆滞
   E. 面部粘液水肿

9. 先天性甲状腺功能减低症主要的治疗方法是
   A. 补碘
   B. 营养神经
   C. 激素替代疗法
   D. 激素冲击疗法
   E. 低丙苯氨酸饮食

10. 先天性甲状腺功能减低症的治疗中，甲状腺素需服至
    A. 1 岁

B. 2 岁

C. 5 岁

D. 18 岁

E. 终生服用

A2 型题

11. 1 个月女孩,喂养困难、吃奶少、少哭、哭声低微,5 天排便一次。查体:仍有轻度皮肤黄染,血清 T_3 正常,T_4 降低,TSH 升高。对此患儿最主要的护理措施

    A. 碘油肌注

    B. 碘化钾口服

    C. 甲状腺片口服

    D. 及早加碘化食盐

    E. 及早加含碘丰富的饮食

12. 患儿男,2 岁。因身材矮小就诊,10 个月会坐,近 1 岁 10 个月会走,平时少哭多睡,食欲差,常便秘。体检:头大、前囟未闭,乳齿 2 个,反应较迟钝,喜伸舌,皮肤较粗糙,有脐疝,心肺无特殊发现。对该患儿首先应做的检查是

    A. 智商测定

    B. 染色体检查

    C. 脑 CT 检查

    D. 血钙,血磷测定

    E. T_3、T_4、TSH 测定

A3 型题

男婴,足月儿,25 天龄,出生体重 4100g,生后母乳喂养困难。T35℃,P100 次 / 分,R30 次 / 分,皮肤黄染未退,少哭多睡,腹胀明显,大便秘结。摄膝部 X 线片未见骨化中心。诊断为先天性甲状腺功能减低症。

13. 用甲状腺素治疗,正确的是

    A. 需终生用药

    B. 治疗至成年后停药

    C. 治疗半年至 1 年后停药

    D. 治疗停用后有症状时再用药药

    E. 治疗使症状好转后逐渐减量至停

14. 若在用甲状腺素治疗期间患儿出现发热、烦躁、多汗、消瘦,应考虑

    A. 加服钙剂

    B. 加服铁剂

    C. 立即停用甲状腺素

    D. 治疗的正常反应,无需处理

    E. 甲状腺素剂量过大,宜适当减量

B1 型题

(15~16 题共用备选答案)

    A. 青霉素

    B. 生长激素

    C. 司坦唑醇

    D. 甲状腺制剂

    E. 肾上腺糖皮质激素

15. 治疗先天性甲状腺功能减低症,应选用

16. 治疗生长激素缺乏症,应选用

X 型题

17. 下列符合先天性甲状腺功能减低症临床表现的是

    A. 智能障碍

    B. 腹胀便秘

    C. 皮肤细白

    D. 粘液性水肿

    E. 身材矮小、四肢粗短、特殊面容

18. 检查甲状腺功能是检测血清

    A. T3

    B. T4

    C. TSH

    D. TRH

    E. FSH

二、填空题

1. 先天性甲状腺功能减低症分为 ____

和 ___。

2. 早期发现先天性甲状腺功能减低症患儿最有效的措施为开展 ___ 工作。

三、名词解释

先天性甲状腺功能减低症

四、简答题

简述应用甲状腺素的注意事项。

答案

一、选择题

1. B 2. A 3. B 4. A 5. C
6. B 7. D 8. E 9. C 10. E
11. C 12. E 13. A 14. E 15. D
16. B 17. ABDE 18. ABC

二、填空题

1. 散发性 地方性
2. 新生儿筛查

三、名词解释

各种不同疾病累及下丘脑—垂体—甲状腺轴功能,以致甲状腺素缺乏,或由于甲状腺素受体缺陷所造成的临床综合征。

四、简答题

(1)服药后要观察患儿食欲、活动量及排便情况,定期体温、脉搏、体重及身高;

(2)用药剂量随小儿年龄增长而逐渐增多;

(3)注意观察剂量是否不足或过多;

(4)应定期随访复查;

(5)应终身用药。

第十五章 遗传性疾病患儿的护理

学海导航

1. 能说出小儿常见遗传性疾病唐氏综合征、苯丙酮尿症的护理评估要点及护理措施。
2. 熟悉遗传性疾病的基本知识，开展遗传咨询、指导优生优育，并为个体、家庭、社区提供防治措施。

学科经纬

遗传性疾病概念

遗传性疾病是指由于遗传物质结构或功能改变所导致的疾病，简称遗传病(genetic disease)。随着分子生物学技术的飞速发展，人们对遗传性疾病的认识从细胞水平进入了分子水平，对众多疾病的发病机制有了新的认识，并在诊断、治疗和预防方面开拓了新途径。但遗传性疾病种类繁多，涉及全身各个系统，导致畸形、代谢异常、神经和肌肉功能障碍，病死率和残疾率均高。因此，做好遗传咨询、预防遗传病、协助诊治，及对患儿提供有效护理，是儿科护理工作的重要内容。

第一节 唐氏综合征

唐氏综合征(Down 综合征)又称 21-三体综合征，以前也称先天愚型，属常染色体畸变，是小儿染色体病中最常见的一种。活产婴中一般发生率为 1/(600~800)，主要临床特征是特殊面容、身体和智力发育差，并可伴有多种畸形。

进步阶梯

染色体病的概念

染色体病又称为染色体畸变综合症，是由于各种原因引起的染色体的数目或(和)结构异常的疾病，常造成机体多发畸形、智能低下、生长发育迟缓和多系统功能障碍。

本病为常染色体畸变所引起，细胞遗传学已证实大多数唐氏综合征患儿的体细胞内存在一条额外的 21 号染色体，即第 21 号染色体呈三体型，故又称为 21-三体综合征。其发生主要由于生殖细胞在减数分裂时或受精卵在有丝分裂时 21 号染色体发生不分离所致。根据染色体的异常,按照核型分析可分为 3 种类型。①标准型:最常见,占全部患儿的 95%。体细胞染色体总数为 47 条,核型为 47XY(或 XX)+21,有一条额外的 21 号染色体。双亲外周血淋巴细胞核型都正常。②易位型:占 2.5% ~ 5%左右,染色体总数为 46 条,其中一条是易位染色体。最常见的是 D/G 易位,即 G 中组 21 号染色体与 D 组 14 号染色体发生着丝粒融合,这种易位型患儿约半数为遗传性,即亲代中有 14/21 平衡易位染色体携带者。另一种为 G/G 易位,是由于 G 组中两个 21 号染色体发生着丝粒融合,形成等臂染色体。③嵌合型:占 2% ~ 4%,患儿体内有两种以上细胞株(以两种为多见),一株正常,另一株为 21 三体细胞,形成嵌合体。本型是因受精卵在早期分裂过程中染色体不分裂所致,临床表现依据正常细胞所占百分比而定,可以从接近正常到典型表现。

一、病因

1. 孕母高龄 孕妇年龄过大是引起唐氏综合征的主要原因之一,可能与生殖细胞老化有关。母龄 20 岁时发生率为 0.05%;35 岁时约为 0.3%;40 岁以上可高达 2% ~ 5%。

2. 物理因素 人类染色体对辐射很敏感,孕母接触放射线后,其子代发生染色体畸变的危险性增高。

3. 化学因素 许多化学药物(如抗代谢药物、抗癫痫药物等)、农药和毒物(如苯、甲苯等)都能导致染色体畸变。

4. 生物因素 一些病毒(如 EB 病毒、流行性腮腺炎病毒、风疹病毒、肝炎病毒、疹病毒等)可引起胎儿染色体断裂。

5. 遗传因素 父母的染色体异常可能遗传给下一代。

二、临床表现

本病主要特征为有特殊面容、智能低下和生长发育迟缓,并可伴有多种畸形。

1. 特殊面容 患儿有明显的特殊面容(图 15-1),表现为表情呆滞,脸圆而扁,眼距宽,鼻梁低平,眼裂小,眼外眦上斜,内眦赘皮,耳小异形,硬腭窄小,张口伸舌,流涎不止,头小枕平,头发细软而较少,前囟大且关闭延迟,颈短而宽,常呈现嗜睡状,可伴有喂养困难。

2. 智能低下 患儿都有不同程度的智能发育障碍,随年龄增大,其智能低下表现逐渐明显,智商通常在 25 ~ 50 之间,抽象思维能力受损最大。常在 30 岁以后出现老年性痴呆症状。

3. 生长发育迟缓 身材矮小,骨龄落后,出牙延迟而错位;四肢短,肌张力低,韧带松弛,关节过度弯曲,手指粗短,小指向内侧弯曲。运动及性发育都延迟。

4. 皮纹特征 典型皮纹特征表现为通贯手,手掌三叉点 t 移向掌心,atd 角增大,大于 580(我国正常人为 400),第 4,5 指桡箕增多,脚拇指球胫侧弓形纹和第 5 指只有一条指褶纹等。

5. 伴发畸形 约 50%患儿伴有先天性心脏病,其次是消化道畸形。由于免疫功能低下,易患各种感染,尤其是呼吸道感染多见,白血病的发病率明显高于正常人。

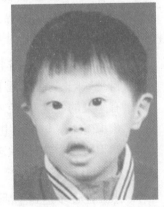

图 15-1 唐氏综合征患儿特殊面容

三、辅助检查

1. 染色体检查 可发现异常。

2. 酶的改变 红细胞中 SOD-I 活性较正常人增高约 50%；白细胞中的碱性磷酸酶亦可增高。

3. 免疫改变 患儿 T 淋巴细胞转化反应受抑制,血中胸腺因子水平及丙种球蛋白含量均降低,因此易患感染性疾病。

四、治疗要点

本病目前尚无特殊有效治疗方法。对患儿应注意预防感染,手术矫正严重的先天畸形;对轻型患儿可以进行长期耐心教育训练以提高生活自理能力。

案例

唐氏综合征

患儿,男,3 岁。身材矮小,脸圆而扁,眼距宽,鼻梁低平,眼裂小,常张口伸舌,流涎不止,通贯手,智能低下,运动发育延迟。临床拟诊断为 21- 三体综合征。根据患儿目前的身心状况,列出主要的护理诊断？你如何培养患儿的自理能力？

五、护理评估

(一)健康史

应详细询问母亲是否高龄妊娠、多胎、不孕或多次自然流产史;询问母亲孕早期是否有过病毒感染,有无接触过放射线、农药、毒物和使用某些化学药物史;了解是否有类似疾病的家族史。

(二)身体状况

患儿有唐氏综合征特殊面容,智能低下,生长发育迟缓,通贯手,皮纹异常,常伴有先天性心血管畸形及其他畸形的症状和体征。

(三)心理 - 社会状况

家长面对此类疾病的患儿,因缺乏对本病的认识而感到自责、忧伤;又因预后不良而产生焦虑不安、沮丧等心理。特别需要来自医护人员的心理支持。

六、护理诊断及合作性问题

1. 自理缺陷 与智能低下有关。

2. 有感染的危险 与免疫力低下有关。

3. 焦虑(家长) 与小儿患有严重疾病、智力低下有关。

4. 知识缺乏 与家长缺乏对疾病认识有关。

七、预期目标

1. 患儿能逐步达到生活自理或具有谋生的能力。

2. 患儿不发生感染,或发生时能被及时发现和处理。

3. 患儿家长焦虑减轻或消失,情绪稳定。

4. 家长理解本病发生的原因,了解本病的预防措施,学会护理患儿的方法。

八、护理措施

(一)培养自理能力,加强生活护理

1. 帮助患儿母亲制定教育和训练方案,并进行示范以开发患儿智力,通过训练使患儿能逐步生活自理,从事简单劳动。

2. 心照顾患儿。由于患儿舌常伸出口外,加上肌张力低,使患入喂养十分困难,要使用长柄、直把的小勺将食物送入口腔一侧,利于喂养患儿;由于胃肠运动失调,患儿易出现便秘,应多食用纤维素高的食物并增加水的摄入,可促进胃肠排空,同时注意营养过剩,预防患儿肥胖。

3. 保持皮肤清洁干燥,并防止意外事故。患儿长期流涎,应及时擦干,保持下颌及颈部清洁,用面油保持皮肤的润滑,以免皮肤糜烂。

(二)预防感染

患儿免疫力低,易患感染,尤以呼吸道感染多见,应保持空气清新,避免接触感染者,注意个人卫生,保持口腔、鼻腔清洁,勤洗手,呼吸道感染者接触患儿需戴口罩,预防感染发生。

(三)家庭支持

由于 21-三体综合征的特殊表现,通常患儿一出生就可确诊。当家长得知他们的孩子患有先天愚型时,会难以接受事实并表现出忧伤、自责,护士应理解他们的心情并予以耐心开导,同时提供 21-三体综合征的疾病知识,以及有关患儿养育和家庭照顾的知识,使他们尽快适应疾病的影响。

(四)健康教育

1. 避免高龄生育,35 岁以上妇女妊娠后作羊水细胞检查,有利于早期诊断。

2. 子代有 21-三体综合征者,或姨表姐妹中有此病患者,应及早检查子亲代染色体核型,及早发现易位染色体携带者,作好预防。

3. 孕期应预防病毒感染、避免接受 X 线照射和滥用药物等。

4. 开展遗传咨询。标准型 21-三体综合征的再发风险率为 1%,母亲年龄越大,风险率越高。易位型患儿的双亲应进行核型分析,以便发现平衡易位携带者:如母方为 D/G 易位,则每一胎都有 10%的风险率;如为父方 D/G 易位,则风险率为 4%;绝大多数 G/G 易位病例为散发,父母亲核型大多正常,但亦有发现 21/21 易位携带者,其下一代 100%患本病。

九、护理评价

患儿生活自理能力是否达到、是否具有谋生的能力;患儿是否发生感染,或发生时是否及时发现和处理;患儿家长是否情绪稳定、能否理解本病发生的原因,能否正确护理患儿。

第二节 苯丙酮尿症

苯丙酮尿症(phenylketonuria,PKU)是一种较常见的先天性氨基酸代谢障碍的疾病。由于

苯丙氨酸代谢过程中酶缺陷导致苯丙氨酸及其酮酸蓄积,并从尿中大量排出而得名,属常染色体隐性遗传。未能及早治疗的患儿可发生不可逆的脑损伤而引起智力低下, 甚至惊厥发作。临床特点为智力低下,发育迟缓,皮肤毛发颜色变浅,以及尿液中排出大量苯丙酮酸。其发病率随种族而异,我国发病率为 1∶11000,北方人群高于南方人群。父母均为携带者,下一代发病率为 1/4。

遗传性代谢病的概念

遗传性代谢病是由于基因突变,引起蛋白质分子在结构和功能上发生改变,导致酶、受体、载体等缺陷,使机体的生化反应和代谢出现异常,反应底物或中间代谢产物在体内大量蓄积,引起一系列临床表现的一大类疾病。

苯丙氨酸是人体必需氨基酸之一,食入人体内的苯丙氨酸一部分用于蛋白质合成,另一部分通过苯丙氨酸羟化酶作用转化为酪氨酸, 仅有少部分苯丙氨酸经过次要代谢途径在转氨酶作用下转变成苯丙酮酸。

苯丙酮尿症是由于患儿肝脏缺乏苯丙氨酸羟化酶活性,不能将苯丙氨酸转化成酪氨酸,导致苯丙氨酸在血液、脑脊液、各种组织中的浓度极度增高,通过旁路代谢产生大量苯丙酮酸、苯乙酸、苯乳酸等。高浓度的苯丙氨酸及其代谢产物能导致脑组织损伤。

一、病因

本病根据酶缺陷不同分为典型和非典型两种,绝大多数患儿为典型病例(约占 99%)。

1. 典型 PKU 系由于患儿肝细胞苯丙氨酸羟化酶(PAH)缺陷,不能将苯丙氨酸转化为酪氨酸,从而引起苯丙氨酸在体内蓄积,导致在血液、脑脊液、各种组织和尿液中浓度升高,同时产生大量苯丙酮酸、苯乙酸、苯乳酸等旁路代谢产物并自尿中排出。这些高浓度的苯丙氨酸及其旁路代谢产物导致脑细胞受损,智力低下等。同时,由于酪氨酸生成减少,致使黑色素合成不足,出现患儿毛发、皮肤色素减少。

2. 非典型 PKU 是由于四氢生物蝶呤(BH_4)的缺乏,使苯丙氨酸不能氧化成酪氨酸,造成多巴胺、5- 羟色胺等重要神经递质缺乏,加重神经系统的功能损害。

二、临床表现

患儿出生时正常,3～6 个月时开始出现症状,后逐渐加重;1 岁时症状明显。

1. 神经系统表现　以智能低下为最主要的症状,可伴有行为异常、肌痉挛或癫痫发作,少数呈肌张力增高和腱反射亢进。出现惊厥,继而智能发育落后明显。患儿在新生儿时期发育基本正常;1～3 个月可出现呕吐、喂养困难等症状;3～6 个月出现表情呆滞、烦躁,智力发育明显落后于正常儿,表现语言障碍、行走困难、步态不稳等。非典型 PKU(BH_4 缺乏)患儿的神经系统症状出现较早且较重,常见肌张力下降、嗜睡和惊厥,如不及时治疗,常在幼儿期死亡。

2. 外貌特征　患儿生后数月因黑色素合成不足毛发变枯黄,皮肤变白,虹膜色泽变浅。

3. 其他　生长发育缓慢,喂养困难和皮肤湿疹常见,尿及汗液有鼠尿样臭味。

三、辅助检查

1. 新生儿筛查 采用 Guthrie 细菌生长抑制试验,是国际采用的筛选方法,可以半定量测定新生儿血液苯丙氨酸浓度。在给小儿奶类 2~3 日后进行测定,用厚滤纸采集其末梢血液一滴,送至筛查试验室。当苯丙氨酸含量 >0.24mmoL/L(4mg/d1),为两倍于正常参考值以上,即筛查阳性,应进一步采静脉血进行苯丙氨酸和酪氨酸定量测定。

2. 尿三氯化铁试验 是检查尿中苯丙氨酸的化学呈色法,取尿液 2~5ml,滴入三氯化铁数滴,如尿中有苯丙酮酸,则变为绿色,为阳性。但此试验特异性欠佳,有假阳性和假阴性的可能,一般用作对较大儿童的筛查,不能作早期诊断。

3. 血游离氨基酸分析和尿液有机酸分析 血浆和尿液的氨基酸、有机酸分析不仅为本病提供生物化学诊断依据,同时也可鉴别其他可能的氨基酸、有机酸代谢缺陷。

4. 血苯丙氨酸浓度的测定 正常新生儿血苯丙氨酸含量为 0.06~0.18mmol/L (1~3mg/dl),一般认为 0.37mmol/L(6mg/dl)以上可诊断。

5. DNA 分析 目前已有 DNA 探针供作产前基因诊断。

四、治疗要点

本病是少数可治性遗传代谢病之一,应在新生儿中进行筛查力求早期诊断,治疗年龄越小,效果越好。一旦确诊,应积极进行饮食控制,立即给予低苯丙胺酸饮食,以避免神经系统的不可逆损害。对非典型病例除饮食控制外,应给予 BH_4、5- 羟色氨酸和 L–DOPA 等药物治疗。

案例

苯丙酮尿症

患儿,男,10 个月,近一周惊厥 2 次。体检:生长发育迟缓,智力低下,表情呆滞,皮肤白皙,毛发枯黄,尿液有鼠尿样臭味。临床拟诊断为苯丙酮尿症。你应该对患儿和家庭哪些方面进行护理评估? 该患儿目前存在及可能出现的护理诊断? 你应该采取哪些护理措施?

五、护理评估

(一)健康史

了解家族中是否有类似疾病患者,询问父母是否近亲结婚;了解患儿是否有智力和体格发育落后于同龄儿,以及喂养情况、饮食结构、小便气味等。

(二)身体状况

观察皮肤颜色,闻毛发、尿及汗液的气味,测量身高、体重、头围大小,检查有无智能低下、行为异常、肌张力改变等。苯丙酮尿症患儿的症状大部分是可逆的,经过饮食控制后,行为异常可好转,癫痫可控制,脑电图转为正常,毛发由浅变为正常色,特殊气味消失,但智能发育落后很难转变,只有在出生后早发现早治疗才能预防。

(三)心理 – 社会状况

了解家长掌握本病有关的知识的情况,因患儿智能发育障碍随年龄增大而加重。家长常因延误诊治而内疚;因缺乏本病知识而焦虑,特别是饮食治疗的方法的知识;了解家庭经济、环境状况和家长有无护理患儿的能力,判断父母角色是否称职。

六、护理诊断及合作性问题

1. 生长发育改变 与高浓度的苯丙氨酸导致脑细胞受损有关。
2. 有皮肤完整性受损的危险 与尿液和汗液的刺激有关。
3. 焦虑(家长) 与患儿疾病有关。
4. 知识缺乏 家长缺乏饮食控制知识。

七、预期目标

1. 患儿神经系统损伤减轻,生长发育正常。
2. 患儿皮肤保持完好、无破损。
3. 家长焦虑程度减轻,积极配合治疗。
4. 家长能对患儿进行饮食控制。

八、护理措施

(一)加强饮食管理,促进生长

在 3 个月以前开始饮食控制,限制苯丙氨酸的摄入,以避免神经系统不可逆损害,超过 1 岁以后开始饮食治疗,虽可改善抽搐症状,但智力低下已不可逆转,因此必须制订周密饮食计划,及早供给低苯丙氨酸饮食。其原则是使摄入苯丙氨酸的量既能保证生长发育和体内代谢的最低需要,又能使血中苯丙氨酸浓度维持在理想控制范围,应根据年龄定期随访血中苯丙氨酸浓度,见表 15-1。饮食控制应至少持续到青春期以后,终身治疗对患者更有益。凡出生能及早给予饮食控制的患儿,智力发育可接近正常。对婴儿可喂给特制的低苯丙氨酸奶粉或母乳(母乳中苯丙氨酸的含量比牛乳低);对幼儿添加辅食时应以淀粉类、蔬菜和水果等低蛋白质食物为主,忌用肉、蛋、豆类等含蛋白质高的食物;随着年龄增长,可选用大米、小米、白菜、土豆、菠菜等。根据年龄、体重、所需营养成分、营养量制定一份食谱交给家长。常用食物苯丙氨酸含量见表 15-2。

表 15-1 不同年龄血苯丙氨酸浓度理想控制范围

年　龄	血苯丙氨酸浓度(mmol/L)
0 ~ 3 岁	0.12 ~ 0.24
3 ~ 9 岁	0.18 ~ 0.36
9 ~ 12 岁	0.18 ~ 0.48
12 ~ 16 岁	0.18 ~ 0.60
> 16 岁	0.18 ~ 0.90

表 15-2 常用食物的苯丙氨酸含量 (每 100 克食物)

食物	蛋白质(g)	苯丙氨酸的含量(mg)	食物	蛋白质(g)	苯丙氨酸的含量(mg)
母 乳	1.3	36	藕粉或麦淀粉	0.8	4
牛 乳	2.9	113	北豆腐	10.2	507
籼 米	7.0	352	南豆腐	5.5	226
小麦粉	10.9	514	豆腐干	15.8	691
小 米	9.3	510	瘦猪肉	17.3	805
白 薯	1.0	51	瘦牛肉	19.0	700
土 豆	2.1	70	鸡 蛋	14.7	715
胡萝卜	0.9	17	水 果	1.0	–

(二)加强皮肤护理

勤换尿布,保持皮肤干燥,对皮肤皱褶处特别是腋下、腹股沟应保持清洁,有湿疹时应及时处理。

(三)病情观察

观察患儿体格发育和智力发育水平的全过程,并定期监测血清中苯丙氨酸的浓度。

(四)健康教育

1. 向患儿家长讲述本病的有关知识,强调饮食控制对患儿智力和体格发育的重要性,使之能自觉遵守饮食要求,防止脑损伤,并协助制订饮食治疗方案,一般苯丙氨酸需要量为生后 2 个月内每日 50～70mg/kg;3～6 个月每日 40～60mg/kg;6～12 个月每日 30～50mg/kg;1～2 岁每日 20～40mg/kg;2～3 岁每日 20～35mg/kg;4 岁以上每日 10～30mg/kg。

2. 提供遗传咨询,宣传优生优育的知识,防止近亲结婚。

3. 对有本病家族史的夫妇采用 DNA 分析或羊水检测对胎儿进行产前诊断。

九、护理评价

1. 患儿能否控制饮食,神经系统损害是否减轻。

2. 患儿皮肤是否保持完好、无破损。

3. 家长是否掌握本病的相关知识,焦虑是否减轻。

(周 琦)

第三节 习题及答案

一、选择题

A1 型题

1. 先天愚型的临床特点哪项正确
   - A. 头型短小,眼裂小眼距宽
   - B. 表情呆滞易激惹
   - C. 新生儿阶段尚正常
   - D. 有精神及神经症状
   - E. 腱反射亢进

2. 先天愚型属于
   - A. 染色体疾病
   - B. 单基因遗传病
   - C. 多基因遗传病
   - D. 内分泌疾病
   - E. 免疫缺陷病

3. 哪项不符合先天愚型的特点
   - A. 眼裂小,眼距宽
   - B. 张口伸舌流涎多
   - C. 皮肤粗糙增厚
   - D. 并发各种先天性畸形
   - E 智力正常

4. 苯丙酮尿症临床表现最突出的特点是
   - A. 尿有霉臭或鼠尿样气味
   - B. 毛发黄褐色
   - C. 智力低下
   - D. 皮肤白嫩
   - E. 抽搐发作

5. 下列哪种酶致使苯丙氨酸代谢障碍
   - A. 酪氨酸酶
   - B. 苯丙氨酸羟化酶
   - C. 羟苯丙酮酸氧化酶
   - D. 尿黑酸酶
   - E. 各氨酸胶羧酶

6. 苯丙酮尿症饮食控制治疗 6 个月以内的患儿应选
   - A. 牛乳
   - B. 羊乳
   - C. 母乳
   - D. 麦糊
   - E. 稀面条

7. 苯丙酮尿症的新生儿筛查采用的方法是
   - A. 尿三氯化铁试验
   - B. 血游离氨基酸分析
   - C. 尿液有机酸分析
   - D. Guthrie 细菌生长抑制试验
   - E. 血苯丙氨酸浓度的测定

8. 苯丙酮尿症最主要的治疗方法是
   - A. 大量补充维生素
   - B. 限制苯丙氨酸摄入
   - C. 限制蛋白质摄入
   - D. 补充 5- 羟色氨酸
   - E. 对症治疗

A2 型题

9. 2 岁女孩不会站立,发音不清,只会伊呀发音,查体:头型短小,鼻梁扁平,眼距宽,眼裂小,口半张,流涎,四肢肌张力低,皮肤细嫩,手有通贯纹,小指短内弯。可能诊断是
   - A. 散发性呆小病
   - B. 先天愚型
   - C. 佝偻病
   - D. 侏儒症
   - E. 半乳糖血症

10. 一名 4 岁男孩顺产,出生时正常,6 个月后发现不会发音,表情呆滞不会坐,爱哭闹。查体:肌张力较高,腱反射亢进,皮肤白嫩,头发较黄,尿有霉味。可能的诊断是:
    - A. 半乳糖血症
    - B. 呆小病
    - C. 先天愚型
    - D. 苯丙酮尿症
    - E. 佝偻病

二、填空题

1. 唐氏综合征按照核型分析可分为 3 种类型,分别是_____、_____和_____。

2. 唐氏综合征患儿临床表现的主要特征为_____,_____,_____。

3. 苯丙酮尿症一旦确诊,应积极进行控制,立即给予_____饮食,以避免_____的不可逆损害。

三、名词解释

苯丙酮尿症

四、简答题

1. 简述先天愚型患儿的临床表现。
2. 简答苯丙酮尿症的预防及治疗措施。

答案

一、选择题

1. A 2. A 3. E 4. C 5. B 6. C 7. D
8. B 9. B 10. D

二、填空题

1. 标准型、易位型、嵌合型
2. 有特殊面容、智能低下、生长发育迟缓
3. 低苯丙氨酸、饮食、神经系统

三、名词解释

是一种较常见的先天性氨基酸代谢障碍的疾病。由于苯丙氨酸代谢过程中酶缺陷导致苯丙氨酸及其酮酸蓄积,并从尿中大量排出而得名,属常染色体隐性遗传。

四、简答题

1. 特殊痴呆面容;智能及体格发育落后;四肢肌张力低下、手掌和脚底有贯通纹等;免疫功能低下,常伴有多种先天畸形。

2. 预防措施:对新生儿普查筛选,以早期诊断;对病儿家族进行筛选检查,做好遗传咨询,指导计划生育,禁止近亲结婚。治疗措施:如确诊后立即开始饮食控制,给低苯丙氨酸饮食;最好采用低苯丙氨酸奶粉,注意补充各种维生素、矿物质及微量元素;6 个月以下者注意增加母乳,6 个月以上者以米粉奶糕为主食;年长儿可选用大米、小米、白菜、土豆、萝卜、红薯、菠菜等,有条件者可采用特制的蛋白质饮食,治疗持续到 8~10 岁。

第十六章 传染性疾病患儿的护理

1. 能解释小儿传染病的特点、常见传染病的流行特点及患儿的护理评估、护理诊断和护理措施。
2. 能叙述不同传染病皮疹的鉴别及护理。
3. 能比较常见传染病皮疹的特点和护理的异同点。

第一节 小儿传染病的特点

小儿时期由于免疫功能低下,传染病发病率较成人高,且起病急、症状重、病情复杂多变,容易发生并发症,因而护士必须熟悉传染病的相关理论知识,以预防和控制传染病。

一、传染病的基本特征

1. 有特异性病原体。
2. 具有传染性和流行性 传染病患者排出的病原体通过一定的传播途径使另一易感者患病,称为传染性。传染病在人群中传播蔓延,称为流行性,按其强度和广度可分为散发、暴发、流行、大流行四种类型。
3. 具有地方性和季节性。
4. 具有不同程度的免疫性 病人在传染病痊愈后,大多数可获得对该病病原体的特异性体液免疫及细胞免疫。

二、传染病的临床特征

(一)病程经过可分为四期

1. 潜伏期 从病原体侵入人体直到出现临床症状以前,这段时期称为潜伏期。最长潜伏期即为临床检疫期限,有助于传染病的诊断和流行病学调查。
2. 前驱期 亦称侵袭期。
3. 症状明显期 出现该传染病所特有的症状、体征。
4. 恢复期 患儿症状、体征基本消失,若治疗不彻底,可能带菌、复发、出现并发症或迁延为慢性,还可留有后遗症。

(二)常见症状及体征

1. 发热 发热是传染病的突出症状之一,按照每日记录的体温曲线波动,可分为不同热型,如稽留热、弛张热、间歇热、波浪热、不规则热等。

2. 出疹

(1)按种类 分为斑丘疹、瘀点瘀斑、疱疹、黏膜疹、荨麻疹。

(2)按时间 水痘皮疹出现在发病的第一天,猩红热的皮疹出现在发病的第二天,麻疹在第四天。

(3)按分布 麻疹、猩红热呈全身分布、水痘向心性分布。

3. 全身中毒反应 发热、乏力、全身不适、头痛、关节肌肉痛、厌食及恶心等。

三、传染病的流行过程及其影响因素

1. 传染病的流行过程 就是传染病在人群中发生、发展和转归的过程。传染病在人群中的传播必须具备 3 个基本环节,即传染源、传播途径和人群易感性。

2. 影响因素 包括自然因素和社会因素。

四、传染病的预防措施

1. 管理传染源 《传染病防治法》参照国际上统一分类标准,结合我国的实际情况,将全国发病率较高、流行面较大、危害严重的 38 种急性和慢性传染病分为甲、乙、丙三类,实行分类管理。

(1)甲类包括鼠疫、霍乱。城镇要求发现后 6 小时内上报,农村不得超过 12 小时。

(2)乙类包括传染性非典型肺炎、艾滋病、病毒性肝炎、脊髓灰质炎、人感染高致病性禽流感、麻疹、流行性乙型脑炎、细菌性和阿米巴性痢疾、肺结核、流行性脑脊髓膜炎、百日咳、白喉、新生儿破伤风、猩红热、甲型 H1N1 流感等 27 种。 对此类传染病要严格按照有关规定和防治方案进行预防和控制。要求于发现后 12 小时内上报。

(3)丙类包括 流行性感冒、流行性腮腺炎等 9 种疾病。对此类传染病要按国务院卫生行政部门规定的监测管理方法进行管理。

特殊传染病的处理

传染性非典型肺炎、炭疽中的肺炭疽、人感染高致病性禽流感和甲型 H1N1 流感这四种传染病虽被纳入乙类,但可直接采取甲类传染病的预防、控制措施。

2008 年 5 月 2 日,卫生部已将手足口病列入传染病防治法规定的丙类传染病进行管理。

2. 切断传播途径 消毒是切断传播途径的重要措施。

3. 保护易感人群 可以改善营养、锻炼身体提高机体非特异性免疫力,也可以通过预防接种提高人群的主动或被动特异性免疫力。儿童计划免疫对传染病的预防起关键性作用。

五、传染病患儿的一般护理

1. 建立预诊制度。

2. 严格执行消毒隔离制度。

3. 及时报告疫情。

4. 密切观察病情。传染病患儿病情重、变化快,护士应深入病房,密切观察病情变化、服药反应、治疗效果、特殊检查后的情况,尤其要注意观察发热的程度及热型、出疹情况、生命体征的变化、有无并发症等。

5. 促进休息与营养,保持病室清洁、安静、舒适,以利患儿休息。

6. 预防和控制院内感染。

7. 加强患儿心理护理。

8. 开展健康教育。健康教育是传染病护理的重要环节。

第二节　麻疹

麻疹(measles)是麻疹病毒引起的一种有高度传染性的急性出疹性呼吸道传染病,病后多能获得持久免疫力。临床上以发热、上呼吸道炎症(咳嗽、流涕)、结膜炎、麻疹黏膜斑(koplik's spots)及全身斑丘疹为主要表现。20 世纪 60 年代开始我国广泛应用麻疹减毒活疫苗后,麻疹的发病率显著下降。

一、病原学与发病机制

麻疹病毒是一种副粘液病毒,呈圆颗粒状,抗原性稳定,仅有一个血清型。麻疹病毒在外界生活能力不强,室温下存活 2～3 小时,不耐热,对日光和消毒剂均敏感,但在低温下能长期存活。

麻疹病毒侵入易感儿的呼吸道黏膜和眼结膜后,在其上皮细胞内复制,并于感染后第 2～3 天通过淋巴组织侵入血流,形成第一次病毒血症;此后病毒在全身单核－巨噬细胞系统大量复制、繁殖,大量病毒再次侵入血流,引起全身广泛性损害而出现一系列临床表现如高热和出疹,造成第二次病毒血症,此时传染性最强。

二、流行病学

麻疹患儿是最主要的传染源。麻疹病人自发病前 2 天至出疹后 5 天均有传染性,如合并肺炎,传染期可延长至出疹后 10 天。患儿口、鼻、咽、气管及眼部的分泌物中均含有麻疹病毒,主要通过喷嚏、咳嗽、说话等由飞沫传播。密切接触者亦可经污染病毒的手传播。本病的传染性极强,人群普遍易感,易感者接触后 90% 以上发病。任何季节均可发病,以冬、春季多见。

三、临床表现

(一)典型麻疹

临床经过可分为以下 4 期:

1. 潜伏期　一般为 6～18 天,平均为 10 天左右。使用特异性抗体被动免疫后,可延长至 21～28 天。在潜伏期末可有轻度发热、精神欠佳、全身不适。

2. 前驱期(出疹前期)　发热开始至出疹,一般为 3～4 天。主要症状有:

(1)发热　为首发症状,见于所有患儿,多为中度以上发热。

(2)上呼吸道炎　在发热同时出现流涕、流泪、喷嚏、咳嗽、咽充血等卡他症状,表现为眼结合膜充血、眼睑浮肿、畏光流泪及下眼睑边缘有一条明显充血红线,对诊断极有意义。

(3) 麻疹黏膜斑　见于 90% 以上的患儿,具有早期诊断价值。麻疹黏膜斑在发疹前

24~48 小时出现,在两侧下臼齿相对应的颊黏膜上见直径 0.5 ~ 1.0mm 灰白色斑点,周围有红色晕圈,但在 1 ~ 2 天内迅速增多融合成片,出疹 2 ~ 3 天后逐渐消失。

(4)其他:常伴有全身不适、精神不振、食欲减退、呕吐、腹泻等症状。

3. 出疹期　皮疹多在发热 3 ~ 4 天后出现,先见于耳后、发际,渐及颈部、颜面部,然后从上而下延至躯干、四肢,最后到手心、足底。皮疹为 2 ~ 4mm 略高出皮肤的斑丘疹,颜色从浅红色、鲜红色到暗红色,数量由少逐渐增多而融合成片。压之褪色,疹间有正常皮肤。出疹时体温更高,全身毒血症状加重,嗜睡、谵妄,甚至抽搐,易并发肺炎、喉炎等并发症。

4. 恢复期　2 周左右,体温随之下降,症状也逐渐好转。皮疹逐渐隐退,可有糠麸样脱屑及淡褐色色素沉着,2 ~ 3 周后完全消失。

(二)非典型麻疹

如轻型麻疹、重型麻疹、异型麻疹(非典型麻疹综合征)、无麻疹型麻疹等。

大视野　　　　　　非典型麻疹综合征

非典型麻疹综合征是一种疾病,通常与以前曾接受过麻疹灭活疫苗免疫有关。以往接种的麻疹疫苗使机体获得了持久性细胞免疫,当再感染自然麻疹病毒时,则致敏的淋巴细胞对病毒的抗原及其改变了的宿主细胞成分发生迟发型变态反应,因而引起非典型麻疹综合征。但亦有人认为本症的发生系由于麻疹病毒抗原与循环中抗体所形成的免疫复合物所致。

(三)常见并发症

麻疹最常见的并发症是肺炎,多见于 5 岁以下患儿,占麻疹患儿死因的 90%以上。其次为中耳炎、喉炎、气管及支气管炎、心肌炎、脑炎、营养不良和维生素 A 缺乏等,并可使原有的结核病恶化。

麻疹患儿应注意与其他出疹性疾病相鉴别。见表 16-1

表 16-1 小儿出疹性疾病的鉴别要点

病名	病原	全身症状及其他特征	皮疹特点	发热与皮疹关系
麻疹	麻疹病毒	呼吸道卡他性炎症, 结膜炎, 发热第 2 ~ 3 天口腔麻疹黏膜斑	红色斑丘疹, 自头面部→颈→躯干→四肢, 热退疹后有色素沉着及细小脱屑	发热 3 ~ 4 天, 出疹期热更高, 热退疹渐退
风疹	风疹病毒	全身症状轻, 耳后、枕部淋巴结肿大并触痛	斑丘疹, 自面部→躯干→四肢, 退疹后无色素沉着及脱屑	发热后半天至 1 天出疹
幼儿急疹	人疱疹病毒 6 型	一般情况好, 高热时可有惊厥, 耳后枕部淋巴结亦可肿大	红色斑丘疹, 颈及躯干部多见, 一天出齐, 次日消退	高热 3 ~ 5 天, 热退疹出
猩红热	乙型溶血性链球菌	高热, 中毒症状重, 杨梅舌、咽峡炎、扁桃体炎, 环口苍白圈	皮肤弥漫充血, 上有密集针尖大小丘疹, 持续 3 ~ 5 天退疹, 1 周后全身大片脱皮	发热 1 ~ 2 天出疹, 出疹时高热
水痘	水痘－带状疱疹病毒	全身症状轻, 表现为发热、全身不适、食欲不振等	皮疹分批出现, 按红色斑疹、丘疹、疱疹、结痂的顺序演变	发热第一天可出疹

四、辅助检查

1. 血常规 血白细胞总数减少,淋巴细胞相对增多。若中性粒细胞增多提示继发细菌感染。如淋巴细胞严重减少,常提示预后不良。

2. 病原学检查 从呼吸道分泌物中分离出或检测到麻疹病毒均可做出特异性诊断。

3. 血清学检查 酶联免疫吸附试验检测血清中麻疹 IgM 抗体,有早期诊断价值。

五、治疗要点

主要是加强护理、对症治疗和预防感染。

1. 一般治疗 注意补充水、电解质、维生素,尤其是维生素 A 和 D。

2. 对症治疗 体温超过 40℃者酌情给予小剂量(常用量的 1/3 ~ 1/2)退热剂;烦躁者可给予苯巴比妥等镇静剂;咳嗽剧烈时可用镇咳祛痰药,继发细菌感染可给予抗生素治疗。

六、护理评估

1. 健康史 了解患儿起病经过,仔细询问有无麻疹病人的接触史、麻疹疫苗接种史、既往有无麻疹或其他急慢性疾病史等。

2. 身体状况 观察患儿生命体征、上呼吸道卡他症状,口腔有无麻疹黏膜斑,注意皮疹的性质、分布、颜色及疹间皮肤是否正常,有无肺炎、喉炎、脑炎等并发症表现。了解患儿出疹初期的鼻咽部分泌物或痰涂片是否找到多核巨细胞以及免疫学检查结果。

3. 心理社会状况 评估患儿及其父母的心理状况及对本病的应对方式,评估家长的护理能力;了解家庭及社区居民对疾病的认识程度、防治态度。

七、常见护理诊断及合作性问题

1. 体温过高 与病毒感染有关。

2. 有皮肤完整性受损的危险 与皮疹及黏膜感染有关。

3. 有感染的危险 与机体免疫力低下有关。

4. 营养失调 低于机体需要量 与发热及摄入减少有关。

5. 潜在并发症 肺炎、喉炎、脑炎。

八、预期目标

1. 患儿体温降至正常,皮肤黏膜完整、光洁。

2. 患儿营养得到保证,生长发育良好。

3. 患儿不发生并发症和继发感染。

九、护理措施

(一)发热的护理

1. 卧床休息至皮疹消退、体温正常为止。

2. 监测体温变化,体温持续在 39℃以上时,应采取减少盖被、温水擦浴或遵医嘱用小剂量退热剂,禁用大剂量退热剂、冷敷及酒精擦浴,因体温骤降可引起末梢循环障碍而使皮疹突然隐退不利于透疹。

3. 保持室内空气新鲜,每日开窗通风 2 次,室内温度维持在 18℃ ~ 22℃,湿度 50% ~

60%,衣被合适,勿捂汗,出汗后及时更换衣被,避免直接吹风,防止受凉。

4. 指导患儿多饮水,保证充足的水分以便毒素排出。

(二)皮肤黏膜的护理

保持皮肤清洁,勤换内衣,勿用肥皂擦洗,减少皮肤刺激。勤剪指甲,避免患儿抓伤皮肤引起继发感染。观察出疹情况,如出疹不畅,可用中药或香菜、葱根煎服或外用,以助出疹。

(三)口、眼、耳、鼻部的护理

多喂白开水,常用生理盐水或朵贝液漱口,保持口腔清洁、舒适;室内光线应柔和,眼部因炎性分泌物多而形成眼痂者,应用生理盐水清洗双眼,再滴入抗生素眼药水或眼膏,角膜干燥或有夜盲症现象时可用3%硼酸液清洗眼部,并滴入鱼肝油;保持外耳道干燥,防止眼泪及呕吐物流入耳道,引起中耳炎;及时清除鼻腔分泌物,保持鼻腔清洁、通畅。

(四)供给足够营养

出疹期应给予清淡、易消化、营养丰富的流食、半流食为宜,补充大量水分,以利排毒、退热、透疹,必要时按医嘱静脉补液;恢复期应添加高蛋白、高能量、高维生素的食物,指导家长调剂好患儿饮食。

(五)预防并发症

麻疹并发症多且重,应密切观察病情变化。出疹期间出现高热不退、咳嗽加剧、气促、呼吸困难及肺部细湿啰音等为并发肺炎的表现,重症肺炎尚可致心力衰竭;患儿出现声嘶、气促、吸气性呼吸困难、三凹征等为并发喉炎的表现;患儿出现抽搐、嗜睡、脑膜刺激征等为脑炎的表现。如出现上述表现应立即通知医生,配合医生做好抢救准备工作。

(六)预防感染的传播

1. 控制传染源 一般患儿隔离至出疹后5~6天,合并肺炎者延长至出疹后10天。密切接触的易感儿,应检疫观察3周。隔离期间应谢绝探视。

2. 切断传播途径 病室应经常通风,每天用紫外线消毒患儿房间,患儿衣物、玩具应在阳光下曝晒。家属及医务人员须在空气流动处停留半小时。

3. 保护易感人群 流行期易感儿应尽量避免去公共场所。8个月以上未患过麻疹者均应接种麻疹减毒活疫苗,7岁时进行复种。接触麻疹后5天内立即注射免疫血清球蛋白可预防发病,有效免疫期一般为8周。

(七)健康教育

无并发症的患儿可在家中治疗护理,应向家长介绍麻疹的流行特点、病程、隔离时间、早期症状、并发症和预后,指导家长做好消毒隔离、皮肤护理以及病情观察等,防止继发感染和并发症的发生。

十、护理评价

评价患儿体温是否降至正常,皮疹是否出齐、出透,皮肤是否逐渐恢复正常,是否合并其他感染;患儿家长是否了解麻疹的有关知识。

第三节　水痘

　　水痘(varicella,chickenpox)是由水痘 – 带状疱疹病毒引起的小儿常见的急性出疹性疾病,临床特征为全身症状轻微,皮肤黏膜相继出现红色斑疹、丘疹、疱疹及结痂并存,皮疹呈向心性分布。该病传染性极强,患儿感染后可获得持久免疫,但恢复后病毒可长期潜伏在脊髓后根神经节或颅神经的感觉神经节内,当机体免疫力下降或某些诱因可以使病毒被激活,再次发病,表现为带状疱疹。

一、病原学及发病机制

　　水痘 – 带状疱疹病毒即人类疱疹病毒 3 型,有包膜,呈球形,病毒核心为双股 DNA,仅有一种血清型。病毒在外界生存力弱,对温度和酸碱度比较敏感。乙醇亦可杀灭该病毒。

　　病毒经上呼吸道、口咽、眼结膜及皮肤侵入人体,在呼吸道黏膜细胞内繁殖,2～3 天后进入血液,在单核—吞噬细胞系统内再次增殖后再入血引起病毒血症,导致皮肤黏膜损害而发病。

二、流行病学

　　水痘病人是唯一的传染源。病毒存在于患儿上呼吸道鼻咽分泌物及疱疹液中,经飞沫或直接接触传播。出疹前 1～2 天至疱疹结痂为止,均有很强的传染性。易感儿接触水痘患儿后几乎均可发病。本病一年四季均可发生,以冬春季高发。

三、临床表现

(一)典型水痘

　　潜伏期多为 2 周。前驱期 1～2 天,表现为低热、头痛、全身不适、厌食、流涕、咳嗽等。婴幼儿常无前驱症状或症状较轻。发热同时或 1～2 天后出疹,皮疹特点为:

　　1. 皮疹呈向心性分布,躯干密集,四肢稀疏,瘙痒严重,这是水痘皮疹的重要特征。

　　2. 皮疹分批出现,先见于躯干、头部,后延及全身,开始为红斑疹,迅速发展为清亮、椭圆形小水疱,周围伴有红晕。疱液先透明后混浊,且疱疹出现脐凹现象（见图 16-1),易破溃,2～3 天开始干枯结痂;1～2 周后痂皮脱落,一般不留瘢痕。由于皮疹演变过程快慢不一,同一部位可见斑疹、丘疹、疱疹、结痂同时存在,这是水痘皮疹的又一特征。

　　3. 部分患儿在口腔、咽、眼结膜、生殖器等黏膜可出现浅表疱疹,易破溃形成溃疡,疼痛明显。水痘多为自限性疾病,10 天左右自愈。

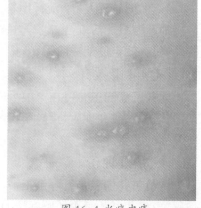

图 16-1 水痘皮疹

(二)非典型水痘

　　某些免疫功能低下或正在应用肾上腺糖皮质激素的患儿如果感染水痘出现重型水痘的表现,病死率高。母亲妊娠期患水痘时可累及胎儿患先天性水痘综合征。

(三)并发症

水痘患儿常继发皮肤细菌感染、肺炎和脑炎,少数病例可发生心肌炎、肝炎等。

四、实验室检查

1. 血常规 白细胞总数大多正常,继发细菌感染时可增高。

2. 疱疹刮片检查 可发现多核巨细胞及核内包涵体。

3. 血清学检查 血清特异性抗体 IgM 检查,在出疹 1~4 天后即可出现;2~3 周后滴度增高 4 倍以上可确诊。

五、治疗要点

1. 一般治疗 加强营养,注意维持水和电解质平衡。保持皮肤清洁,防止继发感染,皮肤瘙痒时可局部应用炉甘石洗剂或口服抗组织胺药。疱疹破溃或有继发感染者,局部涂 2%甲紫溶液或莫匹罗星软膏。

2. 抗病毒治疗 阿昔洛韦为目前首选抗病毒药物,但须在水痘发病后 24 小时内应用才有效。严重病例可静脉给干扰素。

六、护理评估

1. 健康史 了解患儿有无前驱症状,询问有无水痘病人的接触史,是否应用过糖皮质激素和免疫抑制剂等。

2. 身体状况 观察患儿出疹情况。

3. 心理社会状况 评估患儿及家长心理状态及对疾病的认知程度。

七、常见护理诊断及合作性问题

1. 皮肤完整性受损 与水痘病毒引起的皮疹及继发感染有关。

2. 体温过高 与感染有关。

3. 潜在并发症 肺炎、脑炎。

八、预期目标

1. 患儿体温降至正常。

2. 恢复皮肤完整性,无并发症。

九、护理措施

(一)皮肤护理

1. 室内温度适宜,保持衣被清洁、合适,以免增加痒感。

2. 保持皮肤清洁、干燥,勤换内衣,剪短指甲,小婴儿可戴并指手套或用长袖遮盖双手,避免抓破皮疹引起继发感染。

3. 皮疹瘙痒严重的患儿,可涂炉甘石洗剂或 5%碳酸氢钠溶液,也可遵医嘱口服抗组织胺药物;疱疹已破溃者、有继发感染者,局部用抗生素软膏或遵医嘱口服抗生素控制感染。

(二)发热的护理

1. 监测体温变化,患儿多有中低度发热,不必用药物降温。如有高热,可用物理降温或适量退热剂,忌用阿司匹林,以免增加 Reye 综合征的危险。

2. 给富含营养的清淡饮食,多饮水,保证机体足够的营养。

3. 保持室温在 18～22℃,室内空气新鲜,卧床休息到热退、症状减轻。

(三)观察病情

水痘偶可发生播散性水痘,并发肺炎、心肌炎,应注意观察及早发现,并予以相应的治疗及护理。

(四)预防感染传播

1. 管理传染源 对水痘患儿采取呼吸道隔离,无并发症患儿多在家中隔离治疗,应隔离至疱疹全部结痂为止。易感儿接触后应隔离观察 3 周。

2. 保护易感儿 保持室内空气新鲜,流行期间儿童集体机构应做好消毒隔离工作。对使用大剂量激素、免疫功能受损、恶性病患儿以及孕妇,在接触水痘后 72 小时内肌内注射水痘－带状疱疹免疫球蛋白,一般可阻止发病。

(五)健康教育

指导家长给予患儿足够的水分和营养。指导家长进行皮肤护理、发热护理、饮食护理及病情观察,防止继发感染。对社区人群除进行疾病病因、表现特点、治疗护理要点知识宣教外,为控制疾病的流行,重点应加强预防知识教育,如流行期间避免易感儿去公共场所。

十、护理评价

评价患儿体温是否降至正常;皮肤是否逐渐恢复正常,有无瘢痕;患儿家长是否学会并发症的观察。

第四节 流行性腮腺炎

流行性腮腺炎(mumps,epidemic parotitis)是由腮腺炎病毒引起的小儿常见的急性呼吸道传染病。临床特征为腮腺非化脓性肿大、疼痛为特征,各种腺体及器官均可受累。偶可无腮腺肿大。

一、病原学及发病机制

腮腺炎病毒为单股的 RNA 病毒,属副粘液病毒,呈球形,仅一个血清型。该病毒不耐热,对乙醚、氯仿等消毒剂敏感,紫外线照射亦可将其迅速灭活。

腮腺炎病毒经上呼吸道侵入机体,在局部黏膜上皮细胞中增殖,引起局部炎症和免疫反应,然后入血液产生病毒血症,播散到全身各器官,首先使腮腺、颌下腺、舌下腺、胰腺性腺等发生炎变,也可侵犯神经系统。在这些器官中病毒再度繁殖并再次侵入血循环,散布至第一次未曾侵入的其他器官,引起炎症,临床上呈现不同器官相继出现病变的症状。

二、流行病学

人是腮腺炎病毒的唯一自然宿主,腮腺炎患者及隐性感染者是本病的传染源,自腮腺肿大前 1 天到消肿后 3 天均有传染性。15 岁以下小儿是主要的易感者。病毒主要通过飞沫传播,也可以通过直接接触或被污染的食具、玩具等途径传播。本病一年四季均可散发,多见于冬春两季。

三、临床表现

(一)典型病例

临床上以腮腺炎为主要表现。潜伏期14~25天,平均18天。本病前驱期很短,可有发热、头痛、乏力、肌痛、厌食等。腮腺肿大常是疾病的首发体征。通常先起于一侧,2~3天内波及对侧,也有两侧同时肿大或始终限于一侧者。肿胀以耳垂为中心,向前、后、下发展,局部不红,边缘不清,轻度压痛,咀嚼食物时疼痛加重。在上颌第2磨牙旁的颊黏膜处,可见红肿的腮腺管口。腮腺肿大3~5天达高峰;1周左右逐渐消退。颌下腺和舌下腺也可同时受累。

(二)不典型病例

病毒常侵入中枢神经系统、其他腺体或器官,可无腮腺肿胀而产生脑膜脑炎(最常见)、睾丸炎、急性胰腺炎、心肌炎、肾炎、肝炎等。

大视野 急性胰腺炎

急性胰腺炎是多种病因导致胰酶在胰腺内被激活后引起胰腺组织自身消化、水肿、出血甚至坏死的炎症反应。临床以急性上腹痛、恶心、呕吐、发热和血淀粉酶增高等为特点。病变程度轻重不等,轻者以胰腺水肿为主,临床多见,病情常呈自限性,预后良好,又称为轻症急性胰腺炎。少数重者的胰腺出血坏死,常继发感染、腹膜炎和休克等多种并发症,病死率高,称为重症急性胰腺炎。

四、辅助检查

1. 血常规 白细胞总数正常或稍低,淋巴细胞相对增多。有并发症时白细胞总数及嗜中性粒细胞可增高。

2. 血清、尿淀粉酶测定 90%患儿血、尿淀粉酶增高,并与腮腺肿胀平行。

3. 特异性抗体测定 血清特异性IgM抗体阳性提示近期感染。

4. 病毒分离 患者唾液、脑脊液、尿或血中可分离出病毒。

五、治疗要点

该病为自限性疾病,无特殊药物治疗,主要为对症处理及支持治疗。氦氖激光局部照射治疗腮腺炎,对止痛、消肿有一定疗效。

六、护理评估

1. 健康史 了解患儿有无腮腺炎病人的接触史,既往有无腮腺炎病史。

2. 身体状况 评估患儿腮腺肿大及疼痛的特点,检查其他腺体有无肿大,观察患儿有无发热、头痛、呕吐、抽搐及意识改变等表现。

3. 心理社会状况 评估患儿及家长心理状态及对疾病的认知程度。

七、常见护理诊断及合作性问题

1. 疼痛 与病毒感染引起的腮腺肿胀有关。

2. 体温过高 与病毒感染有关。

3. 潜在并发症 脑膜脑炎、睾丸炎。

八、预期目标

1. 患儿体温降至正常,疼痛减轻至消失。

2. 无并发症发生,若出现能及早发现、治疗。

九、护理措施

(一)疼痛的护理

1. 用冷毛巾局部冷敷收缩血管,以减轻炎症充血及疼痛。亦可用中药湿敷。

2. 保持口腔清洁,用温盐水或复方硼酸溶液漱口,减少口腔残余食物,防止继发感染。

3. 给予营养丰富、易消化的半流质或软食,忌酸、辣、干、硬食物,以免因唾液分泌及咀嚼加剧疼痛。

(二)发热的护理

保证休息,防止过劳,减少并发症的发生。高热者给予物理或药物降温。鼓励患儿多饮水。发热伴有并发症者应卧床休息至热退。

(三)病情观察

注意有无脑膜脑炎、睾丸炎、急性胰腺炎等临床征象,并以相应治疗和护理。

(四)预防感染传播

发现腮腺炎患儿后立即采取呼吸道隔离措施,直至腮腺肿大消退后3天。有接触史的易感儿应观察3周。流行期间应加强托幼机构的晨检。居室应空气流通,对患儿口、鼻分泌物及污染物应进行消毒。易感儿可接种减毒腮腺炎活疫苗。

(五)健康教育

无并发症的患儿一般在家中隔离治疗,指导家长进行隔离消毒,学会病情观察,若有并发症表现,应及时送医院就诊。介绍减轻疼痛的方法,使患儿配合治疗。

十、护理评价

评价患儿腮腺肿胀疼痛是否逐渐消失;体温是否逐渐恢复正常;患儿家长是否学会并发症的观察。

第五节 猩红热

猩红热是由 A 组 β 型溶血性链球菌引起的急性呼吸道传染病。其临床特征为发热、咽峡炎、全身弥漫性鲜红色皮疹和疹后脱屑。少数患儿可出现变态反应性心、肾、关节的并发症。

一、病原学及病理

A 组 β 型溶血性链球菌为本病的主要病原菌,按其表面蛋白抗原 M 分为 80 个血清型,该菌对热及干燥的抵抗力较弱,加热 56℃30 分钟或用一般消毒剂均可将其杀灭,但在痰及脓液中可生存数周。

病原体侵入人体后主要产生三种病变:化脓性病变、中毒性病变、变态反应性病变。

二、流行病学

本病全年均可发病,冬春季发病较多。5～15岁为好发年龄。患儿和带菌者是主要的传染源。主要经空气飞沫传播,亦可经过皮肤伤口或产道等处感染。人普遍易感,感染后人体可以产生抗菌免疫和抗毒免疫,型间无交叉免疫,故患猩红热后可再患。

三、临床表现

(一)典型病例

起病急骤并有发热、咽峡炎、第2天出现典型的皮疹等,此构成猩红热三大特征性表现。

1. 发热　多为持续性,体温可达39℃左右。伴有头痛、全身不适、食欲不振等一般中毒症状。发热的高低及热程均与皮疹的多少及其消长相一致。

2. 咽峡炎　咽痛明显、吞咽时加重,局部充血并可覆有脓性分泌物,腭部可有充血或出血性黏膜疹,可出现于皮疹之前。

3. 皮疹　发热后第2天开始出疹,始于耳后、颈部及上胸部,24小时内迅速蔓及全身。典型皮疹是在弥漫性充血的皮肤上出现分布均匀的针尖大小的丘疹,压之褪色,伴有痒感。少数患者可见带黄白色脓头且不易破溃的皮疹,称"粟粒疹"。严重者可表现为出血性皮疹。在皮肤皱褶处,皮疹密集或因摩擦出血而呈紫红色线状,称为"线状疹"。在颜面部位仅有充血而无皮疹。口鼻周围充血不明显,与面部充血相比显得发白,称为"口周苍白圈"。皮疹多于48小时达高峰,继之依出疹顺序开始消退,2～3天内退尽,重者可持续1周。疹退后开始皮肤脱屑,皮疹越多越密脱屑越明显,以粟粒疹为重,多呈片状脱皮,面部及躯干常为糠屑状,手足掌、指(趾)处由于角质层较厚,片状脱皮常完整,呈指(趾)套状。

出疹同时出现舌乳头肿胀,初期舌被白苔,舌乳头红肿凸出覆以白苔的舌面,称为"草莓舌"(见图16-2)。2～3天后舌苔脱落舌面光滑呈绛红色,舌乳头凸起,称为"杨梅舌"。(见图16-3)此可作为猩红热的辅助诊断依据。

(二)其他类型

如轻型、中毒型、脓毒型、外科型或产科型。

四、辅助检查

1. 血常规　白细胞总数增高,多为$(10～20)×10^9$/L,中性粒细胞比例常在0.80以上,严重患者可出现中毒颗粒。

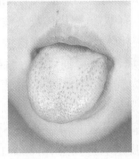 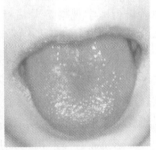

图16-2 草莓舌　　　图16-3 杨梅舌

2. 细菌培养　咽拭子或其他病灶分泌物培养可有β型溶血性链球菌生长。

3. 免疫荧光检查　可用免疫荧光法检测咽拭涂片进行快速诊断。

4. 尿液检查　常无明显异常,若发生肾脏变态反应并发症,则尿蛋白增加并出现红细胞、白细胞和管型。

五、治疗要点

1. 病原治疗 青霉素为首选药物,每日 10 万~20 万 U/kg,2~4 次。根据病情选择肌内注射或静脉给药,疗程 5~7 天。对青霉素过敏者可选用红霉素,每日 20~40mg/kg,分 3 次给药,疗程同青霉素。

2. 对症治疗 中型或脓毒型猩红热中毒症状明显,除应用大剂量青霉素外,可给予肾上腺糖皮质激素,发生休克者给予抗休克治疗。

六、护理评估

1. 健康史 评估患儿发病情况,有无发热、咽峡炎、皮疹,有无与猩红热患者接触史,居住环境是否阴暗潮湿、空气不流通、居住拥挤等。

2. 身体状况 评估患儿有无发热、畏寒、咽痛、头痛、呕吐,评估患儿皮疹情况,有无草莓舌、杨梅舌。

3. 心理社会状况 对发病能正确认识,也能积极配合治疗及护理。

七、常见护理诊断及合作性问题

1. 有感染的危险 与病原体播散有关。
2. 体温过高 与链球菌感染有关。
3. 有皮肤完整性受损的危险 与皮疹、脱皮有关。
4. 潜在并发症 化脓性感染、风湿热、肾小球肾炎等。

八、预期目标

1. 患儿体温降至正常,皮疹消退过程顺利,不适症状逐渐消失。
2. 避免继发感染和并发症的发生。

九、护理措施

1. 预防感染的传播 患儿隔离至临床症状消失后 1 周,咽拭子培养连续 3 次阴性。对接触者进行医学观察 7 天,一旦有咽痛、扁桃体炎表现就应给予隔离治疗观察。儿童机构内有本病流行时,对有咽峡炎或扁桃体炎的患儿,亦应按猩红热隔离治疗。

2. 发热的护理 调整环境,病室应通风良好,保持适宜的温度、湿度,一般室温维持在 16~18℃,湿度以 60% 左右为宜。给予高热量、高蛋白、高维生素、易消化的流质或半流质饮食,注意补充水分。必要时静脉输液以保证入量。有高热者,可采用物理降温,禁用乙醇擦浴,以避免对皮肤的刺激。持续高热用物理降温效果不佳可按医嘱采用药物降温。

3. 皮肤的护理 出疹期皮肤有瘙痒感,可涂炉甘石洗剂,忌穿绒布或化纤内衣裤,以免加重瘙痒感。疹退后有皮肤脱屑,应随其自然脱落,嘱患儿忌用手剥皮屑,有大片脱皮时需用剪刀剪掉,脱皮时可涂凡士林或液状石蜡。

4. 病情观察 观察病情变化应注意观察体温变化、咽痛症状、咽部分泌物变化及皮疹变化。警惕并发症的发生,定期检查尿常规,及时发现肾损害。

5. 健康指导 近年来猩红热以轻型多见,患儿可在家中治疗及护理,指导家长在家隔离患儿。告诫患儿及家长急性期应严格卧床休息,保持心情平静,为防止猩红热引起肾炎、心肌炎,患儿应绝对卧床 2~3 周,及时发现肾炎等并发症。

十、护理评价

评价患儿皮疹消退是否顺利消退;体温是否逐渐恢复正常;患儿家长是否学会继发感染及并发症的观察。

第六节 手足口病

手足口病(Hand-foot-and-mouth disease)是由肠道病毒引起的传染病,多发生于 5 岁以下儿童,可引起手、足、口腔等部位的疱疹,少数患儿可引起心肌炎、肺水肿、无菌性脑膜脑炎等并发症。个别重症患儿如果病情发展快,导致死亡。

一、病原学

引发手足口病的肠道病毒有 20 多种,柯萨奇病毒 A 组的 16、4、5、9、10 型,B 组的 2、5 型,以及埃可病毒和肠道病毒 71 型均为手足口病较常见的病原体,其中以柯萨奇病毒 A16 型和肠道病毒 71 型最为常见。肠道病毒适合在湿、热的环境下生存与传播,对乙醚、去氯胆酸盐等不敏感,75% 乙醇和 5% 来苏亦不能将其灭活,但对紫外线及干燥敏感。各种氧化剂(高锰酸钾、漂白粉等)、甲醛、碘酒都能灭活病毒。病毒在 50℃可被迅速灭活,病毒在 4℃可存活 1 年,在 −20℃可长期保存,在外环境中病毒可长期存活。

二、流行病学

患者、隐性感染者和无症状带毒者为该病流行的主要传染源。可经粪 − 口传播,也可经空气飞沫传播,亦可经接触患者的皮肤、衣物、疱疹液及被污染的手及物品传播。人群对柯萨奇病毒 A16 型和肠道病毒 71 型肠道病毒普遍易感,受感后可获得免疫力,高发人群以 5 岁以下儿童为主。此病传染性强,传播途径复杂,流行强度大,传播快,在短时间内即可造成大流行。一般 5 ~ 7 月为发病高峰。

三、临床表现

(一)典型病例

潜伏期一般 3 ~ 7 日。

1. 发热 多发生在出疹之前 1 ~ 2 日,多在 38℃左右,也可呈高热,少数患儿可有热性惊厥。

2. 皮疹 多见于手足心、肘、膝、臀部和前阴等部位,手、足和臀部,出现小米粒或绿豆大小、周围发红的灰白色小疱疹或红色丘疹,疱内液体较少。疹子"四不像":不像蚊虫咬、不像药物疹、不像口唇牙龈疱疹、不像水痘(图 16-4)。临床上不痒、不痛、不结痂、不结疤,水疱及皮疹通常会在一周内消退。

3. 口腔黏膜损害 多见于口腔内颊部、舌、软腭、硬腭、口唇内侧,也可波及软腭、牙龈、扁桃体和咽部,表现为口腔黏膜充血,出现粟米样斑丘

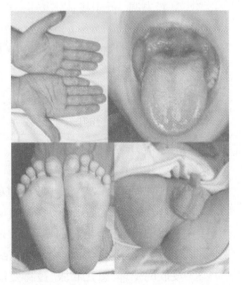

图 16-4 手足口病皮疹

疹、小疱疹及溃疡,周围有红晕,口腔内的疱疹破溃后即出现溃疡,常常流口水,不能吃东西。

(二)主要并发症

病毒性脑炎、脑膜炎和迟缓性瘫痪。除此之外尚有病毒性心肌炎、神经源性肺水肿等。手足口病表现在皮肤和口腔上,但病毒会侵犯心、脑、肾等重要器官。

四、辅助检查

1. 病毒分离 口咽拭子或咽喉洗液、粪便或肛拭子、脑脊液、疱疹液、血清以及脑、肺、脾、淋巴结等组织标本中分离到肠道病毒 71 型或其他肠道病毒如柯萨奇病毒 A16 型等则可确定诊断。

2. 血清学检查 患儿血清中特异性 IgM 抗体阳性,或急性期与恢复期血清 IgG 抗体有 4 倍以上的升高。

五、治疗要点

本病目前无特效治疗药物,主要是对症及支持治疗,抗病毒治疗可应用干扰素、利巴韦林等。

六、护理评估

1. 健康史 仔细询问患儿的饮食及卫生情况,近期有无与患者的接触史等。

2. 身体状况 评估患儿有无发热、手、足、口腔等部位有无疱疹,是否出现心肌炎、肺水肿、无菌性脑膜脑炎等并发症。

3. 心理社会状况 该病有传染性,须隔离治疗,患儿因活动受限制可产生有孤独感,恐惧心理;评估家长对该病相关知识了解程度,患儿可发生脑膜炎、脑膜脑炎、心肌炎、神经源性肺水肿,患儿及家长可产生紧张、焦虑反应。

七、常见护理诊断及合作性问题

1. 体温过高 与病毒血症和继发感染有关。

2. 皮肤完整性受损 与肠道病毒感染有关。

3. 营养失调 低于机体需要量 与病毒感染引起高热消耗增多和口腔皮疹引起饮食减少有关有关。

4. 潜在并发症:病毒性脑炎、脑膜炎和迟缓性瘫痪。

八、预期目标

1. 患儿体温降至正常,皮疹消退过程顺利,不适症状逐渐消失。

2. 避免继发感染和并发症的发生。

九、护理措施

1. 预防感染传播 患病后一般需要隔离 2 周。室内保持通风换气,保持空气新鲜、流通,温度适宜,避免继发感染。患儿使用过的物品要彻底消毒,患儿粪便及其他排泄物可用 3% 漂白粉澄清液浸泡,不宜浸泡的物品可放在日光下曝晒。

2. 发热的护理 小儿手足口病一般为低热或中度发热,无需特殊处理。体温在 37℃~38.5℃ 之间的患儿,给予散热、多喝温水、洗温水浴等物理降温。

3. 皮肤的护理 患儿衣服、被褥要清洁,衣着要舒适、柔软,经常更换。勤剪指甲,防止抓破皮疹。臀部有皮疹的患儿,应随时清理大小便,保持臀部清洁干燥,并于每次大便后清洗臀部,涂以消毒的植物油。手足部皮疹初期可涂炉甘石洗剂,待有疱疹形成或疱疹破溃时可涂0.5%碘伏。注意保持皮肤清洁,防止感染。

4. 口腔护理 注意保持其口腔清洁,饭前饭后用生理盐水漱口,对不会漱口的患儿,可以用棉棒蘸生理盐水轻轻地清洁口腔。可口服维生素 B$_2$、维生素 C,辅以超声雾化吸入,以减轻疼痛,促使糜烂早日愈合,预防细菌继发感染。

5. 饮食护理 因口腔疱疹疼痛,会导致患儿进食困难。所以要注意食物的色、香、味,并要给以营养丰富、清淡、可口、易消化、柔软的流质或半流质饮食,禁食冰冷、辛辣、咸等刺激性食物,注意鼓励患儿多饮水。

6. 健康教育 指导患儿和家长养成良好的饮食及卫生习惯。并教给家长手足口病的相关预防和护理知识。流行期间易感儿童避免去拥挤的公共场所,减少被感染机会。要注意婴幼儿的营养、休息,避免日光曝晒,防止过度疲劳,降低机体抵抗力。尽可能减少不必要的探视。

十、护理评价

评价患儿体温是否逐渐恢复正常;皮疹消退是消退;患儿家长是否学会继发感染及并发症的观察。

第七节 中毒型细菌性痢疾

中毒型细菌性痢疾是急性细菌性痢疾的暴发型,起病急骤,临床特征为急起高热、反复惊厥、嗜睡、昏迷,迅速发生循环衰竭或(和)呼吸衰竭,病死率高。以 2～7 岁体质较好的儿童多见。

一、病原学及发病机制

由痢疾杆菌引起,该菌属志贺菌属,革兰氏阴性染色。按其抗原性不同可分为 A、B、C、D四群,各群、型之间无交叉免疫。我国以福氏志贺菌多见,其次为宋内志贺菌。痢疾杆菌对外界抵抗力较强,耐寒、耐湿,但不耐热和阳光,一般消毒剂均可将其灭活。

中毒性痢疾发病机制尚不十分清楚, 可能和机体对细菌毒素产生异常强烈的过敏反应(全身炎症反应综合征)有关。痢疾杆菌可释放内毒素、产生外毒素。外毒素具有细胞毒性(可使肠黏膜细胞坏死)、神经毒性(吸收后产生神经系统表现)和肠毒性(使肠内分泌物增加)。痢疾杆菌经口进入结肠,侵入肠黏膜上皮细胞和黏膜固有层,在局部迅速繁殖并裂解,产生大量内毒素,形成内毒素血症,引起周身或脑的急性微循环障碍,产生休克或脑病。

 全身炎症反应综合征(SIRS)

是因感染或非感染病因作用于机体而引起的机体失控的自我持续放大和自我破坏的全身性炎症反应。它是机体修复和生存而出现过度应激反应的一种临床过程。当机体受到外源性损伤或感染毒性物质的打击时, 可促发初期炎症反应,同时机体产生的内源性免疫炎性因子而形成"瀑布效应"。 危重病人因机体代偿性抗炎反应能力降低以及代谢功能紊乱,最易引发 SIRS。严重者可导致多器官功能障碍综合征(MODS)

二、流行病学

病人和带菌者是传染源。经粪－口途径传播。人群普遍易感,多见于 2~7 岁平时体格健壮、营养状况好的儿童及。全年均有发生,7~9 月为高峰季节。

三、临床表现

潜伏期通常为 1~2 天,但可短至数小时,长至 8 天。起病急骤,患儿突然高热,体温可达 40℃以上,常在肠道症状出现前发生惊厥,短期内即可出现中毒症状。肠道症状往往在数小时或十数小时后出现,故常被误诊为其他热性疾病。 根据临床特点,可将本病分为 3 种类型。

1. 休克型 以周围循环衰竭为主。患儿面色苍白、四肢厥冷、脉搏细速、血压下降、唇指发绀、皮肤花纹,可伴有心功能不全、少尿或无尿及不同程度的意识障碍。肺循环障碍时,患儿突然呼吸加深加快,呈进行性呼吸困难,直至呼吸停止,现已证实为呼吸窘迫综合征。

进步阶梯

呼吸窘迫综合征

包括急性呼吸窘迫综合征和新生儿呼吸窘迫综合征。急性呼吸窘迫综合征是指严重感染、创伤、休克等肺内外袭击后出现的以肺泡毛细血管损伤为主要表现的临床综合征,属于急性肺损伤。其临床特征为呼吸频速和窘迫,进行性低氧血症,X 线呈现弥漫性肺泡浸润。新生儿呼吸窘迫综合征多见于早产儿,是由于肺成熟度差,肺泡表面活性物质缺乏所致,表现为生后进行性呼吸困难及呼吸衰弱,死亡率高。

2. 脑型 以颅内压增高、脑水肿、脑疝和呼吸衰竭为主。此型大多无肠道症状而突然起病,患儿有剧烈头痛、呕吐、血压增高,心率相对缓慢,肌张力增高,反复惊厥及昏迷。严重者可呈现呼吸节律不齐,瞳孔两侧大小不等,对光反应迟钝。此型较重,病死率高。

3. 混合型 同时出现以上两型的征象,极为凶险,病死率更高。

四、辅助检查

1. 血常规 白细胞总数与中性粒细胞增高。当有 DIC 时,血小板减少。
2. 大便常规 大便粘液脓血样,镜检有分散的红细胞,成堆脓细胞。如发现巨噬细胞更有诊断价值。
3. 大便培养 可分离出志贺菌属痢疾杆菌。
4. 免疫学检查 可采用免疫荧光抗体等方法检测粪便的细菌抗原,有助于早期诊断。

五、治疗要点

1. 降温止惊 高热时可用物理降温、药物降温或亚冬眠疗法。反复惊厥者可用地西泮、水合氯醛止惊。
2. 病原治疗 选用对痢疾杆菌敏感的抗生素(如丁胺卡那霉素)静脉用药,病情好转后改口服,疗程不短于 5~7 天,以减少恢复期带菌。
3. 防治循环衰竭 扩充血容量,纠正酸中毒,维持水、电解质平衡;在充分扩容的基础上应用血管活性药物,改善微循环,常用药物有东莨菪碱、酚妥拉明、多巴胺等;及早使用肾上腺皮质激素。

4. 防治脑水肿和呼吸衰竭 静脉推注甘露醇脱水治疗,必要时用东莨菪碱改善脑微循环,使用呼吸兴奋剂或辅以机械通气等。

六、护理评估

1. 健康史 患儿年龄、发病季节、平时健康状况、有无不洁饮食史、痢疾病人接触史腹泻史。询问大便的性质、次数、是否排粘液脓血便,有无高热、惊厥表现。

2. 身体状况 重点检查小儿神志、肤色、皮肤温度及弹性、瞳孔、呼吸节律、血压。

3. 心理社会状况 了解家属对住院有无顾虑、对现实的态度及对患儿健康的需要。

七、常见护理诊断及合作性问题

1. 体温过高 与痢疾杆菌毒素作用有关。

2. 组织灌注量的改变 与机体的高敏状态和毒血症致微循环障碍有关。

3. 有传播感染的可能 与病原体排出有关。

4. 潜在并发症 脑水肿、呼吸衰竭。

5. 焦虑(家长) 与病情危重有关。

八、预期目标

1. 患儿体温在短时间内下降并保持正常,重要器官的组织灌流量维持正常,血压正常、抽搐停止、神志恢复。

2. 患儿大便恢复正常。

3. 患儿的家长能正确对待疾病、情绪稳定。

九、护理措施

1. 高热的护理 绝对卧床休息、监测体温、综合使用物理降温、药物降温甚至亚冬眠疗法,争取在短时间内将体温维持在 36℃~37℃,防高热惊厥致脑缺氧、脑水肿加重。

2. 惊厥、呼吸衰竭的护理 严密监测患儿生命体征、降温、保持呼吸道通畅、充分给吸氧、加强五官护理、防坠床,及时静脉注射 20%甘露醇,配合使用呋塞米及肾上腺皮质激素降低颅内压。使用地西泮、苯巴比妥钠镇静止惊、必要时行亚冬眠疗法。用大剂量东莨菪碱,加用尼可刹米或洛贝林治疗呼吸衰竭,必要时行气管插管或气管切开,使用人工呼吸机维持呼吸。

3. 休克的护理 迅速建立并维持静脉通道,保证输液通畅和药物输入。用 2:1 溶液或低分子右旋糖酐扩容并疏通微循环,待血压回升后继续输液以维持水、电解质平衡,用 5%碳酸氢钠溶液纠正酸中毒。记录好出入水量。用山莨菪碱(对呼吸衰竭伴微循环障碍者可选用东莨菪碱)解除微血管痉挛,必要时可用多巴胺或间羟胺有 DIC 者,用肝素抗凝治疗。维持有效血液循环对休克型患儿,适当保暖以改善周围循环。

4. 腹泻的护理 评估并记录大便次数、性状及量,正确估计水分丢失量作为补液参考。供给易消化流质饮食、多饮水,不能进食者静脉补充营养。勤换尿布,使后及时清洗,防臀红发生。及时采集大便标本送检,常规检查标本应取脓血部分,细菌培养标本应取粘液微带血部分(应在使用抗生素前、不可与尿混合),必要时用取便器或肛门拭子采取标本。

5. 隔离消毒措施 采取肠道隔离至临床症状消失后 1 周或 2 次粪培养阴性止。尤其要加强患儿粪便、便器及尿布的消毒处理。向家属解释隔离消毒的重要性,具体指导消毒方法,使其自觉遵守,配合好医院的各项隔离消毒制度。

6. 心理护理 保持环境安静,护理病人时冷静、耐心,及时解决病人的问题。主动向病人和家属解释病情,消除心理紧张和顾虑,使之配合治疗并得到充分的休息。

7. 健康教育 对家长及患儿进行卫生教育,讲究饮食卫生,养成良好的洗手习惯,提高保健意识。

十、护理评价

评价患儿体温、血压是否在预期时间内恢复正常并维持稳定;神志何时转清醒;病人何时腹泻停止;家属及患儿能否明白隔离消毒的重要性,并能说出饮食卫生和养成良好的个人卫生习惯的必要性及其具体做法。家长情绪稳定。

第八节　小儿结核病

一、结核病概述

结核病是由结核杆菌引起的可累及全身各脏器一种慢性传染病,其中以原发型肺结核最常见,严重病例可引起血行播散,发生粟粒型结核或结核性脑膜炎,后者是小儿结核病致死的主要原因。小儿时期的结核感染常是成人结核病的诱因。近十多年来,由于耐药结核菌株的产生,全球的结核发病呈上升趋势,结核病已成为传染病中最大的死因,使全球结核病的控制面临严重的挑战,1997 年开始 WHO 已将每年的 3 月 24 日定为"世界结核病日"。

(一)病原学及发病机制

1. 病原学 结核杆菌属分枝杆菌属,具有抗酸性。分为 4 型:人型、牛型、鸟型、鼠型。对人具有致病性的主要是人型结核杆菌,其次为牛型结核杆菌。结核杆菌对外界的抵抗力较强,在阴湿处可生存 5 个月以上,冰冻 1 年半仍保持活力,但经 65℃30 分钟或干热 100℃20分钟即可灭活。痰液内结核杆菌用 5%苯酚或 20%漂白粉处理须经 24 小时才能被杀灭,将痰吐在纸上直接焚烧是最简单的灭菌方法。

2. 发病机制 小儿对结核菌及其代谢产物具有较高的敏感性,机体初次感染结核菌4~8 周后,通过致敏的 T 淋巴细胞产生迟发型变态反应(Ⅳ型变态反应),此时如用结核菌素作皮肤试验可出现阳性反应,同时产生一些如疱疹性结膜炎、皮肤结节性红斑、一过性多发性关节炎等变态反应性表现。在发生变态反应同时获得一定免疫力,免疫力能将结核菌杀灭或使病灶局限,若免疫力较强,感染的结核菌毒力较弱,可不发病,若小儿免疫力低下或结核菌毒力较强则可致病。结核病的病情轻重与变态反应的强弱有重要关系。变态反应弱时,如在细胞免疫缺陷病时则结核病发病较多,病情较重,死亡率高。变态反应中等强度,病变局限。如病灶内结核菌多、毒力大,变态反应过分强烈时,表现为干酪样坏死或结核播散。

(二)流行病学

开放性肺结核病人是主要传染源,30%~50%的患儿有与成人开放性肺结核病人的密切接触史。呼吸道为主要传播途径,小儿吸入带结核菌的飞沫或尘埃后即可引起感染,形成肺部原发病灶。亦可经消化道传播,经皮肤或胎盘传染者极少。小儿感染后是否发病主要取决于两方面:结核菌的毒力与数量及机体抵抗力的强弱。遗传因素与本病的发生亦有一定关系。由于卡介苗的广泛接种,大大降低了小儿结核的发病率和死亡率。

(三)辅助检查

1. 结核菌素试验 可测定受试者是否感染过结核杆菌。小儿受结核感染4~8周后作结核菌素试验即呈阳性反应。结核菌素试验阳性反应属于迟发型变态反应。

(1)试验方法 方法有 OT、PPD 两种。常用的结核菌素试验为皮内注射 0.1ml 含结核菌素 5 个单位的 PPD。一般在左前臂掌侧中下 1/3 交界处作皮内注射,使之形成 6 mm ~10mm 的皮丘。若患儿结核变态反应强烈如患疱疹性结膜炎、结节性红斑或一过性多发性结核过敏性关节炎等,宜用 1 个结核菌素单位的 PPD 试验,以防局部的过度反应及可能的病灶反应。

大视野 接种卡介苗与自然感染阳性反应的主要区别

区别于接种卡介苗后结核菌素阳性反应,自然感染结核表现为:反应较强,硬结较硬、边缘清楚,为深红色,直径一般大于 10mm;阳性反应持续时间较长,短时间内无减弱倾向,可持续若干年,甚至终生;局部淋巴结多肿大。

(2)结果判断 皮内注射后 48~72 小时观察反应结果,测定局部硬结的直径(取横、纵两径的平均值)来判断其反应的强度。标准如下:硬结平均直径 <5mm 为阴性(−);5~9mm 为阳性(+),10~19mm 为中度阳性(++);>20mm 为强阳性(+++),局部除硬结外,还可见水疱、破溃、淋巴管炎及双圈反应等为极强阳性反应(++++)。

(3)临床意义

1)阳性反应见于 ①接种卡介苗后;②年长儿无明显临床症状仅呈一般阳性反应者,表示曾感染过结核杆菌,但不一定有活动病灶;③3 岁以下尤其是 1 岁以内未接种过卡介苗者,中度阳性反应多表示体内有新的结核病灶,年龄愈小,活动性结核的可能性越大;④强阳性反应,表示体内有活动性结核病;⑤两年之内由阴转阳,或反应强度从原直径 <10mm 增至 >10mm,且增加的幅度为 6mm 以上者,表示新近有感染或可能有活动性病灶。

2)阴性反应见于 ①未感染过结核;②结核迟发性变态反应前期(初次感染 4~8 周内);③机体免疫反应受抑制时,呈假阴性反应,如重症结核病、麻疹等;④技术误差或结核菌素失效。

2. 实验室检查

(1)结核杆菌检查 从痰、胃液、脑脊液、浆膜腔液中找到结核菌是确诊的重要手段。胃液检查应在患儿清晨初醒时采集标本培养。

(2)免疫学诊断及生物学基因诊断 可用酶联免疫吸附试验、聚合酶链反应等方法对病人血清、脑脊液、浆膜腔液进行检测。

(3)血沉 血沉增快为结核病活动性指标之一,但无特异性。

3. 影像学检查 胸部 X 线检查是筛查小儿结核病重要手段之一,能确定病变部位、范围、性质及发展情况,定期复查可观察治疗效果,必要时可作高分辨率 CT 扫描。

4. 其他检查　纤维支气管镜检查,有助于支气管内膜结核及支气管淋巴结结核的诊断;周围淋巴结穿刺液涂片检查,可发现特异性结核改变;肺穿刺活检或胸腔镜取肺活检对特殊疑难病例确诊有帮助。

(四)预防

1. 管理传染源　结核菌涂片阳性病人是小儿结核病的主要传染源,早期发现并合理治疗结核菌涂片阳性病人,是预防小儿结核病传播的根本措施,尤应对托幼机构及小学的教职员工定期体检,及时发现和隔离传染源,能有效地减少小儿感染结核的机会。

2. 卡介苗接种　是预防小儿结核病的有效措施。目前我国计划免疫要求在全国城乡普及新生儿卡介苗接种。接种卡介苗的禁忌证是结核菌素试验阳性者;注射部位有湿疹或全身性皮肤病;急性传染病恢复期;先天性胸腺发育不全或严重免疫缺陷病患儿。

3. 化学药物预防　对有下列指征的小儿,可用异烟肼预防性服药,每日 10mg / kg,每天不大于 300mg,疗程 6~9 个月。可达到预防儿童活动性肺结核、预防肺外结核病发生、预防青春期结核病复燃等目的。①密切接触家庭内开放性肺结核者;②新近结核菌素试验由阴性转为阳性的自然感染者;③3 岁以内未接种过卡介苗而结核菌素试验中度阳性以上者;④结核菌素试验为阳性并有早期结核中毒症状者;⑤结核菌素试验阳性小儿,新近患麻疹、百日咳等急性传染病时;⑥结核菌素试验阳性而因其他疾病需较长期使用糖皮质激素或其它免疫抑制剂治疗者。

二、治疗原则

抗结核药物治疗对结核病的控制起着决定性的作用。治疗原则:早期、适量、联合、规律、全程、分段。

(一)常用的抗结核药物

1. 全杀菌药物　如异烟肼(INH)和利福平(RFP)。对细胞内、外处于生长繁殖期的细菌和干酪病灶内代谢缓慢的细菌均有杀灭作用,且不论在酸性还是碱性环境中均能发挥作用。

2. 半杀菌药物　如链霉素(SM)和吡嗪酰胺(PZA)。SM 能杀灭在碱性环境中生长、分裂、繁殖活跃的细胞外的结核菌;PZA 能杀灭在酸性环境中细胞内的结核菌及干酪病灶内代谢缓慢的结核菌。

3. 抑菌药物　常用有乙胺丁醇(EMB)、氨硫脲(TBI)、或乙硫异烟胺(ETH)。目前国内抗结核药物的分类是第一线异烟肼、利福平、吡嗪酰胺、链霉素,第二线是乙胺丁醇、氨硫脲、卡那霉素、对氨基水杨酸钠、乙硫异烟胺等。

(二)化疗方案

1. 标准疗法　一般用于无明显症状的原发型肺结核。疗程 9~12 个月。

2. 两阶段疗法　用于活动性原发型肺结核、急性粟粒型结核病及结核性脑膜炎。分强化治疗阶段和巩固治疗阶段,强化治疗阶段需联合使用 3~4 种杀菌药物。目的在于迅速杀灭敏感菌及生长繁殖活跃的细菌与代谢低下的细菌,防止或减少耐药菌株的产生,此为化疗的关键时期。此阶段一般需 3~4 个月,短程疗法需 2 个月。巩固治疗阶段一般需 12~18 个月,短程疗法需 4 个月。

3. 短程疗法 一般为 6～9 个月，是结核病现代化疗的重大进展，直接监督下服药与短程化疗是 WHO 治愈结核病人的重要策略。

短程化疗的作用机制

短程化疗的作用机制是快速杀灭机体内处于不同繁殖速度的细胞内、外结核菌，使痰菌早期转阴并持久转阴，且病变吸收消散快，远期复发少。

三、原发性肺结核

原发型肺结核是结核菌初次侵入人体后发生的原发感染，是小儿肺结核的主要类型，包括原发综合征和支气管淋巴结结核。此型多呈良性经过，但亦可进展，导致干酪性肺炎、结核性胸膜炎，或恶化血行播散致急性粟粒型结核或结核性脑膜炎。

原发综合征(primary complex)

原发综合征(primary complex)：肺的原发病灶、淋巴管炎和肺门淋巴结结核称为原发综合征，X 线呈哑铃状阴影，临床上症状和体征多不明显。

(一)病理

肺部原发病灶多位于胸膜下，肺上叶底部和下叶的上部，右侧较多见。其基本病变为渗出、增殖、坏死。渗出性病变以炎性细胞、单核细胞和纤维蛋白为主要成分；增殖性改变以结核结节和结核性肉芽肿为主；坏死的特征性改变为干酪样病变，常出现于渗出性病变中。结核性炎症的主要特征是上皮样细胞结节和朗格汉斯细胞浸润。

原发型肺结核的病理转归：

1. 吸收好转、钙化或硬结 此种转归最常见，是小儿结核病的特点之一。

2. 病变进展 产生空洞、支气管淋巴结周围炎、支气管内膜结核和干酪性肺炎、结核性胸膜炎。

3. 病变恶化 血行播散导致急性粟粒性肺结核或全身性急性粟粒性结核病。

(二)临床表现

原发型肺结核症状轻重不一。轻症可无症状，仅在 X 线检查时被发现。一般起病缓慢，可有低热、食欲不振、消瘦、盗汗、疲乏等结核中毒症状。婴幼儿及症状较重者起病急，主要表现为突然高热，但一般情况尚好，2～3 周后转为持续低热。若有胸内淋巴结高度肿大，可产生压迫症状，出现类似百日咳样痉咳、喘鸣或声音嘶哑。部分患儿可有疱疹性结膜炎、皮肤结节性红斑或多发性、一过性关节炎等结核变态反应表现。婴儿可伴肝脾大。体检可见周围淋巴结有不同程度肿大，肺部体征不明显，与肺内病变不一致。

(三)辅助检查

1. X线检查　胸片呈典型哑铃状"双极影",支气管淋巴结结核X线表现为肺门淋巴结肿大,边缘模糊称炎症型,边缘清晰称结节型。

2. 结核菌素试验　呈强阳性或由阴性转为阳性者需作进一步检查胸部。

(四)治疗要点

1. 标准疗法　无明显症状的原发性肺结核选用标准疗法,以INH为主,配合RFP＋EMB,疗程9~12个月。

2. 短程化疗(DOTS)　活动性原发型肺结核宜采用直接督导下短程化疗(DOTS)。强化治疗阶段联用3~4种杀菌药(INH、RFP、PZA或SM),2~3个月后用INH、RFP或EMB巩固维持治疗。

(五)护理评估

1. 健康史　注意询问患儿有无与开放性肺结核病人的密切接触史,是否接种过卡介苗,患儿的生活环境和居住条件如何,患儿既往健康状况如何,近期是否患过其他急性传染病,如麻疹、百日咳等。有无结核过敏表现、佝偻病、过度疲劳的情况。

2. 身体状况　观察患儿热型,检查有无盗汗、午后低热、食欲不佳、消瘦、疲劳等结核中毒症状;有无出现百日咳样的痉挛性咳嗽等胸内淋巴结高度肿大时的压迫症状;有无疱疹性结膜炎、结节性红斑等结核过敏表现。及时了解实验室及其他检查如PPD试验、X线胸片结果。

3. 心理社会状况　了解患儿及家长的心理状态,评估家长对病情、隔离方法、服药等知识的了解程度,家庭的经济承受能力及其社会支持系统。

(六)常见护理诊断及问题

1. 营养失调　低于机体需要量,与纳差、疾病消耗过多有关。

2. 疲乏　与结核杆菌感染有关。

3. 知识缺乏　与家长及患儿缺乏隔离、服药的知识有关。

4. 有传播感染的可能　与呼吸道排出病原体有关

5. 焦虑　与需要长期治疗、隔离有关

(七)预期目标

1. 患儿的食欲及营养状况逐步改善,体重增加。

2. 患儿体力恢复,能维持日常活动。

3. 患儿及家长情绪稳定,能积极配合治疗和护理。

(八)护理措施

1. 饮食护理　结核病为慢性消耗性疾病,应给予高热量、高蛋白、高维生素、富含钙质的食物,如牛奶、鸡蛋、鱼、瘦肉、豆制品、新鲜水果、蔬菜等,以增强抵抗力,促进机体修复能力和病灶愈合。尽量提供患儿喜爱的食品,注意食物的制作,以增加食欲。

2. 生活护理　建立合理的生活制度,居室空气新鲜、阳光充足。有发热和中毒症状的小儿应卧床休息,减少体力消耗,保证充足睡眠,提供日常生活护理,满足患儿的基本需求。在病情稳定期仍应注意休息,一般不过分强调绝对卧床。可进行适当的室内、外活动,但应避免受凉引起上呼吸道感染。肺结核患儿出汗多,应及时更换干燥的衣服。

3. 用药护理 观察患儿有无胃肠道反应、耳鸣耳聋、眩晕、视力减退或视野缺损、手足麻木、皮疹等;定期复查肝功及尿常规等。使用链霉素的患儿,尤其要注意有无发呆、抓耳挠腮等听神经损害的现象,发现异常及时和医生联系,以决定是否停药。

4. 预防感染传播 结核病患儿活动期应实行呼吸道隔离措施,对患儿呼吸道分泌物、痰杯、餐具等进行消毒处理。避免与其他急性传染病如麻疹、百日咳等接触,以免加重病情。

5. 健康教育 向家长和患儿介绍肺结核的病因、传播途径及消毒隔离措施。指导家长对居室、痰液、痰杯、食具、便盆等进行消毒处理。告诉家长应用抗结核药物是治愈肺结核的关键,治疗期间应坚持全程正规服药。积极防治各种急性传染病、营养不良、佝偻病等,以免加重病情。指导家长密切观察抗结核药物的副作用,特别是治疗时间较长的患儿,如发现变化应及时就诊。指导家长做好患儿的日常生活护理和饮食护理,注意定期复查,以了解治疗效果和药物使用情况,便于根据病情调整治疗方案。

四、急性粟粒型肺结核

急性粟粒型肺结核或称急性血行播散型肺结核,常是原发综合征恶化的结果。是由于胸腔内淋巴结或原发灶内大量结核菌进入血流所引起, 多见于婴幼儿初染后 3~6 个月以内。本病早期发现、及时治疗预后良好,伴结核性脑膜炎时,预后较差。

(一)发病机制及病理

原发灶或胸腔内淋巴结干酪样坏死病变破坏血管, 致大量结核菌进入肺动脉引起粟粒型肺结核。如结核菌进入肺静脉经血行或经淋巴播散至全身引起急性全身性粟粒型结核病,可累及肺、脑、脑膜、肝、脾、腹膜、肠、肠系膜淋巴结、肾、肾上腺及心脏等。

病理改变为灰黄色、直径约 1~2mm 的粟粒样结核结节,均匀布满两肺,肺上部较多,位于间质,很少在肺泡腔内。

(二)临床表现

多数起病急,有高热和严重中毒症状,盗汗、食欲不振、面色苍白。少数患儿表现为咳嗽、气急、发绀,颇似肺炎。多数患儿同时有结核性脑膜炎症状。6 个月以下婴儿患粟粒型肺结核的特点为病情重而不典型,累及器官多,特别是伴发结核性脑膜炎者居多。病程进展快,病死率高。体格检查常缺少明显体征。表现为症状和体征与 X 线的不一致性。偶可闻及细湿啰音,全身淋巴结和肝、脾肿大。少数患儿皮肤可见粟粒疹。

(三)辅助检查

1. 胸部 X 片 对诊断起决定性作用,在起病后 2~3 周胸部摄片可发现大小一致、分布均匀的粟粒状阴影,密布于两侧肺野。

2. 结核菌素试验 重症患儿可呈假阴性。

3. 其他 痰或胃液中可查到结核菌,粟粒疹和眼底检查所见的结核结节有诊断意义。

(四)治疗原则

早期抗结核治疗甚为重要。目前主张分两阶段进行化疗,即强化治疗阶段和维持治疗阶段,此方案可提高疗效。在强化治疗阶段,即给予强有力的四联杀菌药物如 INH、RFP、PZA

及 SM,总疗程 1 年半以上。

伴严重中毒症状、呼吸困难和结核性脑膜炎时,在应用足量抗结核药物的同时,可加用肾上腺皮质激素,如泼尼松每日 1～2mg／kg,疗程 1～2 个月。

(五)护理措施

1.观察体温变化,给予降温处理。

2.卧床休息,保持安静,保持呼吸道通畅,必要时吸氧。

3.供给充足的营养。

4.密切观察病情变化,定时测体温、呼吸、脉搏及神志变化,如出现烦躁不安、嗜睡、头痛、呕吐、

五、结核性脑膜炎

结核性脑膜炎简称结脑,是结核菌侵犯脑膜所引起的炎症,常为血行播散所致的全身粟粒性结核病的一部分,是小儿结核病中最严重的一型。病死率较高,存活者亦可遗留后遗症,常在结核原发感染后 1 年内发生,尤其在初染结核 3～6 个月内最容易发生。婴幼儿多见,四季均可发病,但以冬、春季为多。

(一)发病机制及病理

由于小儿神经系统发育不成熟,血－脑屏障功能不完善,免疫功能低下,入侵的结核杆菌易通过血行播散而引起结核性脑膜炎。少数由靠近脑表面的结核病灶或微小结核结节直接蔓延而来。极少数亦可由脊柱、中耳或乳突结核病灶侵犯脑膜所致。

结核菌使软脑膜呈弥漫性特异性改变,在大脑、小脑、脑底部及沿血管形成多发结核结节;蛛网膜下腔积聚大量炎性渗出物,尤以脑底部最为明显,易引起脑神经损害和脑脊液循环受阻。脑血管亦呈炎性改变,严重者致脑组织缺血、软化出现瘫痪。

(二)临床表现

多缓慢起病,婴儿可以骤起高热、惊厥发病,典型临床表现分 3 期:

1. 早期(前驱期)　约 1～2 周。主要症状为性情改变、精神呆滞、喜哭、易怒、睡眠不安、双目凝视等,同时有低热、呕吐、便秘,年长儿可诉头痛,婴儿则表现为嗜睡或发育迟滞等。

2. 中期(脑膜刺激期)　约 1～2 周,体温进一步增高,颅内压逐步增高出现剧烈头痛、喷射性呕吐、感觉过敏、体温升高、两眼凝视,意识逐渐模糊,以后进入昏睡状态,并可有惊厥发作。脑膜刺激征阳性是结脑最主要和常见的体征。幼婴则以前囟饱满为主。此期还可出现脑神经障碍,最常见者为面神经瘫痪,其次为动眼神经和外展神经瘫痪。部分患儿出现脑炎体征。

进步
阶梯

　　脑膜刺激征

　　脑膜受激惹的体征,是脑膜病变时脊髓膜受到刺激并影响到脊神经根,当牵拉刺激时引起相应肌群反射性痉挛的一种病理反射。见于脑膜炎,蛛网膜下腔出血和颅内压增高等。包括颈强直、Kernig 征、Brudzinski 征。

3. 晚期(昏迷期) 约 1~3 周,上述症状逐渐加重,由意识朦胧、半昏迷进入完全昏迷。频繁惊厥甚至可呈强直状态。患儿极度消瘦,明显出现水、盐代谢紊乱。最终死于脑疝。

(三)辅助检查

1. 脑脊液 压力增高,外观无色透明或呈毛玻璃样,静置 12~24 小时后,可有蜘蛛网状薄膜形成,取之涂片检查,可查到结核菌。白细胞增高,分类以淋巴细胞为主;蛋白定量增加;糖和氯化物均降低是结核性脑膜炎的典型改变。脑脊液结核菌培养阳性即可确诊。

2. 胸部 X 线检查 85%的结脑患儿的胸片有结核病改变,其中 90%为活动性肺结核。胸片证实有血行播散对确诊结脑有重要意义。

3. 结核菌素试验 结核菌素试验阳性对诊断很有帮助,但晚期可呈假阴性。

4. 抗结核抗体测定 PPD-IgG、PPD-IgM 抗体测定有助于早期诊断。

5. 眼底检查 可见脉络膜上有粟粒状结节病变。

(四)治疗原则

主要抓住两个重点环节,一是抗结核治疗,二是降低颅内压。

1.抗结核治疗

(1)强化治疗阶段 联合使用 INH、RFP、PZA 及 SM,疗程 3~4 个月。开始治疗的 1~2 周,将 INH 全日量的一半加入 10%葡萄糖中静脉滴注,余量口服,待病情好转后改为全日量口服。

(2)巩固治疗阶段 继续应用 INH、RFP 或 EMB。RFP 或 EMB 9~12 个月。抗结核药物总疗程不少于 12 个月,或待脑脊液恢复正常后继续治疗 6 个月。

2.降低颅内压

(1)肾上腺皮质激素可迅速减轻结核中毒症状,抑制炎症渗出,改善毛细血管通透性,减轻脑水肿,降低颅内压,且可减轻粘连预防脑积水的发生。常用泼尼松,疗程 8~12 周。

(2)用 20%甘露醇降颅压,应于 30 分钟内快速静脉滴注。

(3)对急性脑积水或慢性脑积水急性发作者,用药物降颅压无效或疑有脑疝者,应行侧脑室引流术。

(五)常见护理诊断及合作性问题

1. 潜在并发症 颅内高压症。

2. 营养失调 低于机体需要量 与摄入不足及消耗增多有关。

3. 有皮肤完整性受损的危险 与长期卧床、排泄物刺激有关。

4. 焦虑(家长) 与患儿病程较长、疾病预后较差有关。

(六)护理措施

1. 密切观察病情变化

(1)观察体温、脉搏、呼吸、血压、神志、惊厥、双瞳大小及对光反应情况等,早期发现颅内高压或脑疝,以便于及时采取抢救措施。

(2)患儿应绝对卧床休息,保持室内安静,护理操作尽量集中进行,减少对患儿的刺激。在惊厥发作时齿间应置牙垫,防舌咬伤,并防惊厥时坠床跌伤。

(3)遵医嘱使用肾上腺皮质激素、脱水剂、利尿剂和呼吸兴奋剂。配合医师为患儿做腰椎穿刺,颅压高时腰椎穿刺应在应用脱水剂半小时后进行,腰穿后去枕平卧4～6小时,以防头痛发生。

2. 保持呼吸道通畅　对有呼吸功能障碍的患儿,应保持呼吸道通畅,取侧卧位,以免仰卧舌根后坠堵塞喉头。松解衣领,及时清除口鼻咽喉分泌物及呕吐物,防误吸窒息或发生吸入性肺炎。必要时吸氧,或进行人工辅助呼吸。

3. 皮肤、黏膜的护理　防止褥疮和继发感染,保持床单干燥、整洁。大小便后及时更换尿布,清洗臀部。呕吐后及时清除颈部、耳部残留的物质。昏迷及瘫痪患儿,每2小时翻身、拍背1次。骨突处垫气垫或软垫,防止长期固定体位、局部血循环不良,产生褥疮和坠积性肺炎。昏迷时眼不能闭合者,可涂眼膏并用纱布覆盖,保护角膜。每日清洁口腔2～3次,以免因呕吐致口腔不洁细菌繁殖,或并发吸入性肺炎。

4. 饮食护理　为患儿提供高热量、高蛋白质及富含维生素、易消化的食物,以增强机体抗病能力。进食宜少量多餐,耐心喂养。对昏迷不能吞咽者,可鼻饲和由静脉补液,维持水、电解质平衡。鼻饲时压力不宜过大,以免呕吐,吞咽功能恢复后,应尽快停用鼻饲。

5. 心理护理　结核性脑膜炎病情重、病程长,疾病和治疗给患儿带来不少痛苦。医护人员对患儿应和蔼可亲、关怀体贴。护理治疗操作时动作应轻柔,及时解除患儿不适,为其提供生活方面的周到服务,并对家长耐心解释和提供心理上的支持,以克服其焦虑心理,密切配合治疗护理。

6. 健康教育

(1)要有长期治疗的思想准备,坚持全程、合理用药。

(2)作好病情及药物毒、副作用的观察,定期门诊复查。

(3)为患儿制订良好的生活制度,保证休息时间,适当地进行户外活动。注意饮食,供给充足的营养。

(4)避免继续与开放性结核病人接触,以防重复感染。积极预防和治疗各种急性传染病,防止疾病复发。

(5)对留有后遗症的患儿,应对其瘫痪肢体进行理疗、针灸、按摩及被动活动等功能锻炼,防止肌挛缩。对失语和智力低下者,应进行语言训练和适当教育。

（徐　慧）

第八节 习题及答案

一、填空题

A1 型题

1. 可作为确定传染病检疫期的重要依据是
   A.传染期
   B.潜伏期
   C.隔离期
   D.前驱期
   E.免疫期

2. 提高人群免疫力的主要措施是
   A.加强营养
   B.锻炼身体
   C.预防接种
   D.防止感染
   E.预防服药

3. 典型麻疹出疹的顺序是
   A.四肢－躯干－面部－颈部
   B.躯干－四肢－手心－足心
   C.上肢－前胸－下肢－背部
   D.头面－耳后－躯干－四肢末端－全身
   E.耳后发际－面部－躯干－四肢－手心－足心

4. 对于早期诊断麻疹的最有价值的体征是
   A.口腔黏膜柯氏斑
   B.有斑丘疹
   C.颈部淋巴结肿大
   D.1 周前有麻疹接触史
   E.发热、呼吸道卡他症状及结膜充血

5. 关于麻疹患儿的护理措施中哪项不妥
   A.保持皮肤黏膜完整
   B.预防呼吸道感染
   C.观察有无并发症出现
   D.给予清淡易消化的饮食
   E.高热时用乙醇擦浴或药物迅速降温

6. 下列哪项是水痘典型的特点
   A.柯氏斑
   B.帕氏线
   C.同一部位皮疹分批出现
   D.退疹后色素沉着
   E.口唇苍白周

7. 无并发症的水痘患儿应隔离至
   A.体温正常
   B.发病后 1 周
   C.出疹后 3 天
   D.疱疹开始结痂
   E.疱疹全部结痂或出疹后 7 天

8. 水痘患儿应避免使用的药物是
   A.维生素 C
   B.扑热息痛
   C.糖皮质激素
   D.阿昔洛韦
   E.维生素 B_{12}

9. 猩红热患儿应隔离到
   A.体温降至正常
   B.临床症状消失
   C.应用青霉素治疗后 10 天
   D.咽拭子培养 2 次阴性后
   E.症状完全消失 1 周,咽拭子培养 3 次阴性后

10. 猩红热首选的治疗药物是
    A.红霉素
    B.氯霉素
    C.青霉素
    D.克林霉素
    E.氨苄青霉素

11. 关于流行性腮腺炎的描述哪项是错的
    A.是自限性疾病
    B.高发于儿童
    C.无特殊治疗
    D.化脓性炎症
    E.非化脓性炎症

12. 流行性腮腺炎应隔离至

A.发病后 3 周

B.体温恢复正常后 1 周

C.腮肿完全消退后 3 天

D.腮肿完全消退,再观察 7 天

E.腮肿完全消退,再观察 9 天

13. 关于中毒性菌痢哪项不正确

A.起病急

B.常有里急后重

C.病死率高

D.反复惊厥

E.主要经粪 – 口途径传播

14. 确诊中毒性痢疾的主要依据是

A.粘液脓血便

B.腹泻、呕吐

C.惊厥,昏迷

D.大便检查发现痢疾杆菌

E.夏秋季急性起病,高热

15. 小儿受结核感染至出现 PPD 阳性反应的时间是:

A.12 小时 ~ 24 小时

B.24 小时 ~ 48 小时

C.48 小时 ~ 72 小时

D.2 周 ~ 4 周

E.4 周 ~ 8 周

16. PPD 试验,皮内注射皮丘直径为

A.1 mm ~ 3mm

B.3 mm ~ 5mm

C.6 mm ~ 10mm

D.10 mm ~ 12mm

E.13 mm ~ 15mm

17. PPD 试验观察结果的时间是

A.20 分钟

B.60 分钟

C.12 小时 ~ 24 小时

D.24 小时 ~ 48 小时

E.48 小时 ~ 72 小时

18. 关于结核菌素试验结果的描述下列正确的是

A.重症肺结核的结核菌素反应阳性

B.结核菌素试验阳性,肯定有结核病

C.凡是结核菌素试验阴性都可以除外结核

D.卡介苗接种成功,结核菌素反应多呈阳性

E.初次感染结核后 4 周内,结核菌素试验阳性

19. 下列哪项不是小儿结核病活动参考指标

A.发热

B.血沉快

C.PPD 强阳性

D.痰中找到结核菌

E.胸片显示钙化灶

A2 型题

20. 患儿,4 岁,高热 5 天,皮疹 2 天,伴畏光、流泪而就诊。体查:体温 39.8℃,精神差,眼结膜充血,面部、胸背部可见密集的红色斑丘疹,压之退色,疹间皮肤正常,诊断为麻疹;病程第 7 天患儿高热 39.7℃,咳嗽加剧,有鼻扇,轻度发绀,最可能发生的并发症是

A.肺炎

B.喉炎

C.脑炎

D.中耳炎

E.心肌炎

21. 患儿,男,5 岁,3 天前发热,发热第 2 天出疹,皮肤皱褶处见线状疹,口周苍白圈,皮疹 2 天 ~ 3 天出齐后, 体温渐退,1 周来皮疹糠皮样脱屑,手脚有大片脱皮,最可能为

A.麻疹

B.水痘

C.风疹

D.猩红热

E.幼儿急疹

22. 患儿,女孩,6 岁,发热 3 天,腮腺肿痛 1 天,体查:体温 39.6℃,双侧腮腺肿大,不红

进食时疼痛加剧,下列护理措施哪项不正确

    A.局部热敷

    B.保持口腔清洁

    C.积极降温处理

    D.忌酸、辣、硬而干燥的食物

    E.呼吸道隔离患儿至腮肿完全消退后3天

23. 某3岁小儿,未接种过卡介苗,结核菌素试验阳性表示

    A.曾感染过结核

    B.近3周内感染结核

    C.对结核有抵抗力

    D.不会再感染结核

    E.体内有活动性结核病灶

24. 患儿,男孩,2岁,出生时接种过卡介苗,经常低热、盗汗,OT:1∶2000 硬结 18mm,持续1周。提示

    A.变态反应

    B.活动性结核

    C.无结核感染

    D.有过结核感染

    E.接种过卡介苗后反应

二、填空题

  1. 传染病流行的三个环节是_____、_____、_____。

  2. 麻疹主要临床特征是_____、_____、_____及全身斑丘疹。

  3. 水痘的唯一传染源是_____,皮疹呈_____分布。

  4. 猩红热的主要传染源是_____和_____为主要传播途径。

  5. 腮腺炎最常见的并发症是_____。

  6. 手足口病最为常见的病原体是_____和_____。

  7. 小儿抗结核药物的治疗原则为_____、_____、_____、_____。

三、名词解释

  1. 猩红热:

  2. 原发性肺结核:

  3. 原发综合征:

四、简答题

  1. 水痘出疹的特点是什么?

  2. 手足口病的口腔护理有哪些?

  3. 试述结核菌素试验阳性的临床意义?

答案

一、选择题

1. B　2. C　3. E　4. A　5. E　6. C　7. E 8. C　9. E　10. C　11. D　12. C　13. B　14. D 15. E　16. C　17. E　18. D　19. E　20. A　21. D 22. A　23. E　24. B

二、填空

1. 传染源、传播途径、易感人群。

2. 发热、结膜炎、上呼吸道炎、口腔麻疹黏膜斑。

3. 病人、向心性。

4. 患者、带菌者、空气飞沫传播。

5. 脑膜脑炎。

6. 柯萨奇病毒 A16 型、肠道病毒 71 型。

7. 早期、联合、适量、全程、规律、分段。

三、名词解释

1. 猩红热:是由 A 组 β 型溶血性链球菌引起的急性呼吸道传染病

2. 原发性肺结核:是指结核杆菌初次侵入肺部后发生的感染。

3. 原发综合征:肺的原发病灶、淋巴管炎和肺门淋巴结结核称为原发综合征

四、简答题

1. ①分批出现;②同一部位可见不同性状的皮疹:斑丘疹、水疱及结痂同时存在是水痘的重要特征;③皮疹呈向心性分布,首发于躯干,后至颜面、四肢。

2. ①注意保持其口腔清洁,饭前饭后用生理盐水漱口,对不会漱口的患儿,可以用棉棒蘸生理盐水轻轻地清洁口腔;②口服维生素 B_2、维生素 C;③辅以超声雾化吸入,以减轻疼痛,促使糜烂早日愈合,预防细菌继发感染。

3. ①接种卡介苗后。

②年长儿无临床表现呈一般阳性,表示曾经感染过结核。

③3 岁以下尤其是未种卡介苗者阳性,提示有活动性结核,年龄愈小意义愈大。

④强阳性,提示有活动性结核。

⑤由阴转阳或反应强度由原来的直径<10mm 增加至直径>10mm,增加的幅度>6mm,提示有活动性结核。

第十七章 常见急症患儿的护理

1. 掌握小儿急症的护理评估内容、护理诊断及护理要点。
2. 熟悉小儿急症的治疗原则。

第一节 小儿惊厥

惊厥(convulsions)是由于神经细胞异常放电引起全身或局部肌群突然发生不自主的强直性或阵挛性收缩,常伴有意识障碍。多见于婴幼儿,是儿科常见急症。惊厥发作时可增加机体氧及能量消耗,若持续时间过长可因脑缺氧而造成脑水肿甚至脑损伤,引起神经系统后遗症。

惊厥的一种暂时性神经系统功能紊乱。由于小儿大脑皮质和神经髓鞘发育不完善,因此较弱的刺激就能使大脑皮质形成强烈兴奋灶并迅速泛化,导致神经细胞突然大量、异常、反复放电引起惊厥。

一、护理评估

(一)健康史

1. 出生史 了解新生儿出生是否存在窒息,因窒息可致缺血缺氧性脑病或颅内出血。

2. 喂养史 新生儿喂养不及时易发生低血糖,婴儿维生素 D 缺乏可引起低钙血症等均易发生惊厥。

3. 感染和传染病史 多见于呼吸系统和消化系统感染;传染病多有季节性,夏、秋季节多为细菌性菌痢、乙型脑炎及其他肠道传染病;秋、冬季节多为流行性脑脊髓膜炎及其他呼吸道传染病。

4. 其他病史 中毒史(如药物、食物及一氧化碳中毒等),心或肾疾病史(如心律失常、急性肾小球肾炎等),颅脑损伤或畸形、颅内出血或肿瘤、癫痫及高热惊厥等病史。

小儿惊厥病因分类

小儿惊厥分感染性和非感染性两大类。感染性主要由颅内感染(各种病原体引起的脑膜炎、脑炎、脑脓肿等)和颅外感染(各种感染造成的高热惊厥和中毒性脑病等)所致;非感染性主要由颅内疾病(如各型癫痫、颅内占位病变、颅脑损伤、脑发育异常等)和颅外疾病(如各种中毒、窒息、代谢性疾病、肾源性疾病、严重心肺疾病等)所致。

(二)身体状况

1. **典型表现** 为突然意识丧失,头向后仰,面部及四肢肌肉呈强直性或阵挛性收缩,眼球固定、上翻或斜视,口吐白沫、牙关紧闭,面色青紫,部分患儿有大小便失禁。持续数秒至数分钟或更长,发作停止后多入睡。少数抽搐时意识清楚如手足搐搦症。

2. **高热惊厥** 6个月~3岁的小儿多见,常在上呼吸道感染的初期,体温骤然上升至38.5℃~40℃或更高时发生。据发作特点和预后分为单纯性高热惊厥和复杂性高热惊厥两型。单纯性高热惊厥的特点:①多呈全身性抽搐,持续时间短(数秒至10分钟),神志恢复快;②发作后,除原发病的表现外,一切如常;③在一次热性疾病中,大多只发作一次,发作后不留后遗症;④约有50%的患儿在以后的热性疾病中再次或多次发作。复杂性高热惊厥特点:①发作持续15分钟以上;②在24小时以内发作1次以上;③热性惊厥反复发作5次以上,发作多次后可发展为癫痫;④初次发作年龄可小于6月或大于6岁;⑤发作后清醒慢;⑥体温不高时也可出现惊厥;⑦可有高热惊厥家族史。

3. **惊厥持续状态** 惊厥持续状态是指惊厥持续超过30分钟或两次发作间歇意识不能完全恢复者。可致缺氧缺血性脑病、脑水肿甚至死亡。

小儿惊厥特征

小儿惊厥特征:①惊厥是儿科临床常见急症,儿童发病率约为4%~6%,较成人高10~15倍,且年龄愈小发生率愈高;②易出现频繁或严重发作,甚至惊厥持续状态;③新生儿及婴儿常有不典型发作,如表现为面部、肢体局灶或多灶性抽动、局部或全身性肌阵挛,或表现为突发瞪眼、咀嚼、流涎、呼吸暂停、青紫等不显性发作;④引起惊厥病因众多复杂。

(三)心理－社会状况

患儿父母缺乏对本病了解,担心疾病的严重程度、对大脑发育的影响及预后等情况,产生焦虑和恐惧心理;对惊厥发作患儿采取大喊大叫、摇晃患儿等错误方式;对惊厥频繁发作或惊厥持续状态,会产生悲观失望,甚至对医疗产生怀疑或抱怨。

(四)辅助检查

根据病情需要做血常规、脑脊液、脑电图、心电图、B超、CT、MRI、大便常规、尿常规、血糖、血钙、血磷、尿素氮等。

二、护理诊断／合作性问题

1. **急性意识障碍** 与惊厥发作有关。
2. **有窒息的危险** 与惊厥发作、咳嗽和呕吐反射减弱、呼吸道堵塞有关。
3. **有受伤的危险** 与抽搐、意识障碍有关。
4. **体温过高** 与感染或惊厥持续状态有关。

三、护理措施

(一)预防窒息的护理

1. 保持呼吸道通畅 惊厥发作时应就地抢救,立即让患儿平卧,头偏向一侧,解开衣领,松解衣服,清除患儿口鼻腔分泌物、呕吐物等;将舌轻轻向外牵拉,防止舌后坠阻塞呼吸道造成呼吸不畅;备好开口器、吸痰器、气管插管用具等;惊厥较重或时间长者给予吸氧。

2. 针刺人中、合谷、百会、涌泉、十宣、内观等穴位,紧急情况下也可用手掐人中、合谷等穴位。

3. 遵医嘱使用止惊药物,并观察用药后的反应。常用的止惊药物 ①地西泮,为惊厥的首选药,起效快,较安全。缺点是作用持续时间短暂,过量可致呼吸抑制、血压下降。半小时后可重复一次,应缓慢静脉注射;②苯巴比妥钠,为新生儿惊厥的首选药物(但新生儿破伤风首选地西泮),维持时间较长,也有呼吸抑制及血压下降;③10%水合氯醛,由胃管给药或加等量生理盐水保留灌肠;④苯妥英钠,适用于癫痫持续状态(地西泮无效时),应在心电监护下应用。

4. 针对惊厥病因,采取相应治疗及护理措施。

(二)预防外伤的护理

患儿发作时勿强力按压或牵拉患儿肢体,以免骨折或脱臼。可将纱布放在患儿手中和腋下,防止皮肤摩擦受损;床边放置床挡,在床栏杆处放置棉垫,同时将床上硬物移开,防止坠床及碰伤;必要时放置牙垫,防止咬破舌头,但牙关紧闭时不要强力撬开,以免损伤牙齿。对有可能发生惊厥的患儿要有专人守护,以防发作时受伤。

(三)观察病情,预防脑水肿

观察体温、呼吸、脉搏、血压、意识和瞳孔变化等,发现异常及时通知医生。保持安静,避免刺激患儿。对于惊厥时间长、频繁发作的患儿,如发现呼吸节律慢而不规则、血压升高、脉率减慢、双侧瞳孔散大,则提示颅内压增高,应立即通知医生,协助医生采取降压措施,以免发生脑疝。

(四)心理护理

护理人员要具有高度责任心,仔细观察病情变化,给患儿及家长以安全感和信任感;关心、同情、安慰、鼓励患儿,消除患儿内心恐惧;及时解答家长疑问,主动介绍患儿病情及治疗进展情况,减轻或消除家长的疑虑和不安,取得家长合作。

案例

高热惊厥案例

患儿,1岁,发热、流涕、咳嗽半天,半小时前突然抽搐1次,持续约5分,为全身抽搐。4个月前发热时曾抽搐1次,情况与本次类似。体检:体温39℃,神志清楚,一般情况好,咽红,呼吸音稍粗,神经系统检查阴性。该患儿抽搐原因最可能是什么?如何对该患儿进行护理评估?采取哪些措施预防患儿外伤?

第二节 颅内高压综合征

颅内高压综合征(Acute intracranial hypertension)是由多种病因引起脑实质和/或颅内液体量增加所致的一种临床综合征。

缺氧、感染、中毒可使脑组织体积增大,脑脊液循环障碍致脑积水和脑脊液量增加,颅内占位病变使颅腔内容物体积增加,均可致颅内压增高。颅内压持续上升可造成脑损伤,严重时形成脑疝。最常见病因是感染、脑缺血缺氧、颅内占位性病变、脑脊液循环异常等。

一、护理评估

(一)健康史

了解患儿有无颅内外感染性疾病(如各种脑膜炎、脑炎、脑脓肿、颅内寄生虫、中毒型痢疾、重症肺炎等)、脑缺血缺氧(如呼吸衰竭、窒息、溺水和癫痫持续状态等)、颅内占位性病变(如颅内出血、肿瘤等)、脑脊液动力学障碍(如脑外伤、脑积水和先天性颅脑畸形等)、以及高血压脑病和 Reye 综合征等。

(二)身体状况

1. 头痛 广泛性或局限性疼痛,晨起为甚,当咳嗽、用力大便或头部位置改变时头痛加剧。婴幼儿表现为烦躁不安、尖叫、拍打头部,新生儿表现为睁眼不睡和尖叫。

2. 呕吐 常为喷射性,常在剧烈头痛时发生,呕吐后头痛减轻。

3. 眼征 表现为复视、落日眼、视觉模糊、偏盲甚至失明等。眼底检查多有双侧视乳头水肿(前囟未闭的婴儿可不发生)。

4. 意识障碍 早期出现表情淡漠、反应迟钝、嗜睡或躁动,以后可发生昏迷。

5. 头部体征 婴儿可见前囟紧张、隆起,失去正常搏动,前囟迟闭,颅缝裂开等。

6. 生命体征改变 表现为血压升高,脉搏变慢,呼吸变慢且不规则,高热等。

7. 惊厥和四肢肌张力增高。

8. 脑疝 ①小脑幕切迹疝:表现为四肢肌张力增高,意识障碍加深,同侧瞳孔先缩小继而扩大,对光反射减弱或消失,两侧瞳孔不等大(早期诊断小脑幕切迹疝的一项可靠依据)。可有对侧肢体瘫痪,锥体束征阳性,呈去大脑强直,频发惊厥;②枕骨大孔疝:早期可有颈项强直,逐步发展为四肢强直性抽搐,可突然出现中枢性呼吸衰竭或呼吸骤停,双侧瞳孔先缩小后扩大、眼球固定、昏迷加深。

学科经纬

脑疝

当肿胀的脑组织容量和重量继续增加,颅内压不断增高时,迫使较容易移位的脑组织挤压到较低空间或孔隙中去形成脑疝。最常见的是颅中窝的颞叶海马沟回疝入小脑幕裂隙,形成小脑幕切迹疝(颞叶沟回疝)。如脑水肿继续加重,或以小脑肿胀为主的脑水肿继续加重,使位于颅后窝的小脑扁桃体疝入枕骨大空内,形成枕骨大空疝(小脑扁桃体疝)。

(三)心理－社会状况

年长儿因意识障碍而出现认知能力下降。家长因患儿疾病危重、担心预后而产生焦虑、沮丧心理。同时评估家庭社会支持状况、对疾病的应对能力和对医护人员的信任度。

(四)辅助检查

1. 血、尿、便常规检查及肝、肾功能等血液生化检查。

2. 腰椎穿刺 用以确定炎症、出血、肿瘤或颅内其他病变。

3. B型超声波检查 可发现脑室扩大、脑血管畸形及占位性病变。

4. CT、MRI成像、脑血管造影 有助于颅内占位性病变的诊断。

5. 眼底检查 可见视神经乳头水肿、视网膜水肿、视神经萎缩等改变。

二、护理诊断／合作性问题

1. 头痛 与颅内压增高有关。

2. 有窒息的危险 与意识障碍有关。

3. 潜在并发症 脑疝、呼吸骤停。

三、护理措施

(一)避免颅内压增高加重

1. 保持患儿绝对安静,避免刺激,检查和治疗尽可能集中进行,护理患儿动作要轻柔,不要猛力转动患儿头部和翻身;抬高床头30°左右,使头部处于正中位以利颅内血液回流,但疑有脑疝时以平卧为宜,保证气道通畅。

2. 遵医嘱使用降低颅内压的药物。降低颅内压应首选20%甘露醇,每次0.5~1 g/kg,6~8小时重复一次。重者可在两次应用脱水剂之间或与脱水剂同时应用呋塞米,也可加用肾上腺皮质激素如地塞米松治疗。使用甘露醇时应注意:①用药前要检查药液,若有结晶可将制剂瓶放在热水中浸泡待结晶消失后再用,静脉滴入时最好用带过滤网的输液器,以防结晶进入血管内;②不能与其他药液混合静脉滴注,以免产生结晶沉淀;③用药时在15~30分钟内先缓慢静脉推注以使血中尽快达到所需浓度,后静脉点滴,速度不宜过快,以免发生一时性头痛加重、视力模糊、眩晕及注射部位疼痛;④推注时不能漏到血管外,以免引起局部组织坏死,一旦发生药物外漏,需尽快用25%~50%硫酸镁局部湿敷和抬高患肢。

(二)预防窒息

及时清除气道分泌物,保持呼吸道通畅。根据病情选择不同方式供氧,以保证血氧分压维持在正常范围。备好呼吸器,必要时人工辅助通气。

(三)病情观察

严格观察病情变化,定时监测生命体征、瞳孔、肌张力、意识状态等。若发生脑疝,立即通知医生,并配合抢救。

(四)心理护理

应关心、鼓励年长患儿,使其以积极心态配合治疗和护理。应积极与家长进行沟通,向家长介绍患儿的病情及主要的处理措施,安慰、鼓励他们树立信心战胜疾病。

第三节　急性呼吸衰竭

急性呼吸衰竭(Actue Respiratory Failure,ARF)简称呼衰,是指累及呼吸中枢和/或呼吸器官的各种疾病导致呼吸功能障碍,出现低氧血症,或低氧血症与高碳酸血症并存,并由此引起一系列生理功能和代谢紊乱的临床综合征。本症预后较差,病死率高,但随着医疗水平的提高,呼吸机的使用,治愈率有所提高。

急性呼吸衰竭根据病因分为中枢性呼吸衰竭和周围性呼吸衰竭。前者由呼吸中枢病变引起,如颅内感染、颅内出血、脑损伤、肿瘤、中毒、颅内压增高等;后者由呼吸器官或呼吸肌的病变所致,如急性喉炎、异物梗阻、肺炎、哮喘、脊髓灰质炎伴呼吸肌麻痹、重症肌无力等。

呼吸衰竭的基本病理生理变化为低氧血症和高碳酸血症,并由此引起机体代谢紊乱和重要脏器功能障碍,出现酸中毒、电解质紊乱、右心衰竭、肾功能障碍、脑功能障碍等。

一、护理评估

(一)健康史

询问患儿有无颅内感染,心、脑、肺、肾脏疾病史;评估患儿呼吸困难诱因及时间,既往健康状况。新生儿以窒息、呼吸窘迫综合征、上呼吸道梗阻、颅内出血和感染比较常见;婴幼儿以支气管肺炎、急性喉炎、异物吸入和脑炎为主;儿童则以支气管肺炎、哮喘持续状态、多发性神经根炎和脑炎常见。

(二)身体状况

呼吸衰竭时除原发病的表现外,主要是呼吸系统表现和低氧血症和高碳酸血症的表现。应监测患儿生命体征、心率、心律及尿量;检查并记录患儿呼吸困难形式,呼吸节律、深浅等变化;观察患儿发绀部位、程度等。

1. 呼吸系统症状　①中枢性呼吸衰竭,主要表现为呼吸节律和频率的改变。呼吸快慢深浅不匀,可出现各种异常呼吸,如潮式呼吸、毕奥氏呼吸、双吸气等;②周围性呼吸衰竭,主要表现为呼吸困难(最早出现,有吸气性呼吸困难、呼气性呼吸困难、混合性呼吸困难三种类型)和缺氧,呼吸辅助肌参与呼吸而出现鼻翼扇动、三凹征和点头样呼吸等。

2. 低氧血症的表现　①发绀(血红蛋白低于 50g/L 时,可不出现)是缺氧的典型表现。以唇、口周、甲床等处为明显;②神经系统早期可有睡眠不安、烦躁、易激惹,继而出现神志模糊、嗜睡、意识障碍,严重时出现颅内压增高、惊厥及脑疝等;③循环系统早期出现血压升高、心率增快、心排血量增加;严重时有心音低钝、心率减慢、心律不齐、心排血量减少,甚至血压下降、休克;④肾功能障碍表现少尿或无尿,甚至发生肾功能衰竭;⑤消化系统表现食欲减退、恶心,严重时出现消化道出血等。

3. 高碳酸血症的表现　初始表现多汗、烦躁不安、四肢温暖、皮肤潮红、瞳孔缩小、脉速、血压升高、口唇暗红等;加重时出现昏睡、肢体颤动,心率增快、球结膜充血;严重时出现惊厥、昏迷、视神经乳头水肿等。

(三)心理-社会状况

由于患儿病情危重,家长常出现恐惧和焦虑。评估家长对本病预后的了解程度,对治疗和护理操作的理解程度,能否配合医院抢救。同时评估家庭经济状况和社会支持系统情况。

(四)辅助检查

1. 血气分析　可判断呼吸衰竭的类型、程度及酸碱平衡紊乱的程度。①Ⅰ型呼衰(即低氧血症呼衰):氧分压(PaO_2)<50mmHg(6.65kPa),二氧化碳分压($PaCO_2$)正常。常见于呼吸衰竭早期或轻症。②Ⅱ型呼衰(即高碳酸血症呼衰):氧分压(PaO_2)<50mmHg(6.65kPa),二氧化碳分压($PaCO_2$)>50mmHg(6.65kPa)。常见于呼吸衰竭的晚期和重症。

2. 血液　尿素氮、肌酐、转氨酶等。

3. 尿液　尿蛋白、红细胞、白细胞和管型。

二、护理诊断／合作性问题

1. 气体交换受损　与肺换气功能障碍有关。

2. 清理呼吸道无效　与呼吸道分泌物粘稠、无力咳痰、呼吸功能受损有关。

3. 恐惧　与病情危重有关。

三、护理措施

(一)改善呼吸功能

1. 保持呼吸道通畅　①鼓励患儿用力咳痰,咳痰无力者每2小时翻身1次,并经常轻拍胸背部,鼓励患儿咳嗽使痰排出;②咳嗽无力、昏迷、气管插管或气管切开的患儿应及时吸痰;③每日数次湿化和雾化吸入,每次15分钟,湿化液中可同时加入解痉、化痰和抗炎药物;④按医嘱使用支气管扩张剂和地塞米松等缓解支气管痉挛和气道粘膜水肿。

2. 合理给氧　给氧的目的是提高氧分压和氧饱和度。给氧的原则是能缓解缺氧但不抑制颈动脉窦和主动脉体对低氧分压的敏感性为准,故应低流量持续吸氧,维持PaO_2在65~85mmHg(8.67~11.33kPa)为宜。中度缺氧吸氧浓度为30%~40%,重度缺氧为50%~60%。在抢救急性呼衰时,如供给60%氧仍不能改善发绀,可用100%的纯氧(吸入的时间不宜超过4~6小时)。常选用鼻导管法吸氧,氧浓度为40%,氧流量为0.5~1 L/min,吸入的氧必须经过湿化。

(二)应用人工辅助呼吸,维持有效通气

1. 机械通气指征　①患儿经综合治疗后病情加重;②急性呼吸衰竭,$PaCO_2$>60mmHg(8.0kPa)、pH<7.3,经治疗无效;③吸入高浓度氧时,PaO_2<50mmHg(6.7kPa);④呼吸过慢、呼吸暂停达10秒以上者、新生儿呼吸暂停达20秒以上;⑤呼吸骤停或即将停止。

2. 机械通气方式　根据急性呼吸衰竭的病理生理及临床表现不同,可采用不同的方法(表17-1)。

3. 应用人工呼吸机的注意事项　①专人监护,做好解释工作;②检查各项参数,注意导管脱落、堵塞,观察胸部起伏、面色和周围循环状况,若患儿有自主呼吸,应观察是否与呼吸机同步,应进行调整;③病室消毒,定期清洁、更换气管内套管、呼吸管道、湿化器等物品,每日更换加温湿化器滤纸,雾化液要新鲜配制;限制探视人数,接触患儿前后应洗手,做好口腔和鼻腔的护理,防止继发感染。

表 17-1 各种机械通气原理及使用证

机械通气方式	原 理	适 应 证
间歇正压通气(IPPV)	为最常用的方法。呼吸机在吸气时以正压将气体压入肺内,呼气时不加压,借助胸廓和肺弹性的回缩将气体排出,能提高有效通气	适用于复苏、呼吸肌麻痹伴 CO_2 潴留的呼衰
呼气末正压通气(PEEP)	采用特别装置,使吸气时气道保持一定正压,防止肺泡及小气道萎陷,提高功能残气量和改善肺的顺应性	适用于呼吸窘迫综合征、肺不张等
连续气道正压通气(CPAP)	呼吸机在吸、呼相均保持气道有恒定的正压气流,其使用压力及作用与 PEEP 相同	适用于患儿有自主呼吸时,无须插管
间歇指令通气(IMV)	除定期得到正压通气外,在预定机械通气间歇靠自主呼吸	适用于撤离呼吸机前锻炼自主呼吸能力

4. 撤离呼吸机指征 ①患儿病情改善,呼吸循环系统功能稳定;②能维持自主呼吸 2~3 小时以上无异常改变;③吸入 50%氧时,$PaO_2>50mmHg$,$PaCO_2<50mmHg$;④在间歇指令通气等辅助通气条件下,能以较低的通气条件维持血气正常。

(三)病情观察

监测呼吸频率、节律、心率、心律、血压和意识变化,重症患儿须连续 24 小时监测;观察皮肤颜色、末梢循环、肢体温度、尿量等变化;昏迷患儿观察瞳孔、肌张力、腱反射及病理反射;观察体温及周围血白细胞的变化、咳嗽、咳痰的性质等。

(四)合理营养

选择高热量、高蛋白、易消化和富含维生素的饮食,以免产生负氮平衡。

(五)药物治疗的护理

遵医嘱用洋地黄类药、血管活性药、脱水剂、利尿剂等,密切观察药物的疗效及不良反应。呼吸兴奋剂如可拉明、洛贝林等适于呼吸道通畅而呼吸不规则或浅表者,在呼吸道梗阻、广泛肺部病变或神经肌肉疾患、心跳骤停时中枢神经系统严重缺氧、呼吸肌疲劳、低氧血症型呼吸衰竭时不宜使用。

(六)心理护理

积极主动关心患儿,护理操作熟练、准确、轻柔,增强对护理人员的信任感。向家长介绍各项检查、治疗和护理的必要性,使其主动配合抢救。

急性呼吸衰竭案例

　　患儿，2岁，发热3日，昏迷2日，以化脓性脑膜炎收入住院。身体评估：体温38.5℃，颈抵抗，呼吸快慢不均，有双吸气，两肺未闻及啰音，心率140次/分，病理反射阳性。血气PaO₂45mmHg，PaCO₂55mmHg。临床诊断急性呼吸衰竭。请问从哪些方面进行护理评估？如何保持患儿呼吸道通畅？

第四节　充血性心力衰竭

　　充血性心力衰竭(congestive heart failure)简称心衰，是指心脏工作能力(心肌收缩或舒张功能)下降，即心排血量绝对或相对不足，不能满足全身组织代谢的需要，同时出现肺循环和/或体循环瘀血的疾病状况，是小儿时期常见的危重急症之一。各年龄段均可发病，以1岁以内心衰的发病率最高。

　　心脏是主要功能是向全身组织输送足够的血液，来满足机体的正常活动和生长发育的需要。当心肌发生病损或心脏长期负荷加重，心肌收缩就会逐渐减退。早期通过加快心率、心肌肥厚和心脏扩大进行代偿，以调整心排出量来满足机体需要，次阶段临床上无症状，为心脏功能代偿期。心功能进一步减退后，以上代偿机制不能维护足够的心排血量，出现静脉回流受阻、体内水分潴留、脏器瘀血等，即为充血性心力衰竭。

一、护理评估

(一)健康史

　　询问患儿是否存在有心肌收缩力减弱所致的心血管疾病，其中以先天性心脏病为最多见，其他如心肌炎、心内膜弹力纤维增生症、风湿性心脏病、糖原累积症等；了解非心血管疾病，如支气管肺炎、毛细支气管炎、支气管哮喘、急性肾炎严重循环充血、重度贫血、甲状腺功能亢进、维生素B₁缺乏、严重电解质紊乱和酸中毒等导致心脏负荷过重发生心衰；询问本病发生的诱发因素，如急性感染、输液或输血过量或过速、体力活动过度、情绪变化、手术、严重失血及各种原因造成的心律失常等。

(二)身体状况

　　1. 年长儿心衰的症状　与成人相似，主要表现①心排血量不足：乏力、多汗、食欲减退、心率增快、呼吸浅快等；②体循环瘀血：颈静脉怒张，肝肿大、压痛，肝颈静脉回流征阳性，尿少和水肿；③肺循环瘀血：呼吸困难、气促、咳嗽、端坐呼吸、肺底部闻及湿啰音。心脏常可闻及第一心音减低和奔马律。

　　2. 婴幼儿心衰的症状　常见为呼吸增快、表浅、频率增快达50～100次/分，喂养困难、烦躁多汗、哭声低弱，肺部可闻及干啰音或哮鸣音。浮肿首先见于颜面、眼睑部位，严重时鼻唇三角区呈现青紫。

　　3. 心力衰竭的临床诊断指征　①安静时心率增快，婴儿>180次/分；幼儿>160次/分，不能用发热或缺氧解释者;②呼吸困难,青紫突然加重,安静时呼吸＞60次/分;③肝在短时间内较前肿大超过1.5cm,而不能以横膈下移等原因解释者,或肝脏肿大,超过肋缘下3cm以上;④心音明显低钝或出现奔马律;⑤突然烦躁不安,面色苍白或发灰,而不能用原有疾病解释者;⑥尿少和下肢浮肿,除外其他原因造成者。上述前4项为主要临床诊断依据。

4. 心功能分级 ①Ⅰ级:仅有心脏病体征,无症状,活动不受限,心功能代偿;②Ⅱ级:活动量较大时出现症状,活动轻度受限,亦称心衰Ⅰ度;③Ⅲ级:活动稍多即出现症状,活动明显受限,亦称心衰Ⅱ度;④Ⅳ级:安静休息时也有症状,活动完全受限,亦称心衰Ⅲ度。

(三)心理－社会状况

急性心力衰竭时因病情危重,患儿家长及年长儿感到紧张、恐惧;慢性心力衰竭者常因反复发作,病程较长,应评估患儿家庭经济情况及承受能力。

(四)辅助检查

1. 胸部X线检查 心影普遍增大,心脏搏动减弱,肺纹理增多,肺瘀血。

2. 心电图检查 心动过速不能表明有无心衰,但有助病因诊断和指导洋地黄的应用。

3. 超声心动图检查 心房和心室腔扩大,M型超声显示心室收缩时间延长,射血分数降低。

二、护理诊断/合作性问题

1. 心输出量减少 与心肌收缩力降低有关。

2. 体液过多 与心功能下降、循环瘀血有关。

3. 气体交换受损 与肺瘀血有关。

4. 焦虑 与疾病的痛苦、病情危重及环境改变有关。

三、护理措施

(一)休息

保持安静,避免刺激,以减低代谢率,减少耗氧,减轻心脏负担。患儿卧床休息,床头抬高15°～30°。有明显左心衰竭时,应取半坐卧位或坐位,使膈肌下降,有利于呼吸运动。根据心衰程度不同安排休息,心衰Ⅰ度者可起床活动,增加休息时间;心衰Ⅱ度者限制活动,延长卧床时间;心衰Ⅲ度者绝对卧床休息,病情好转后逐渐起床活动,以不出现症状为限。

(二)合理营养

轻者给低盐饮食,每日钠盐摄入量不应超过0.5～1g;重者给无盐饮食。少食多餐,防止过饱。婴儿喂奶时所用奶头柔软且开孔稍大,以避免喂奶费力,但要防止发生呛咳;吸吮困难者用滴管喂或鼻饲。鼓励患儿多吃蔬菜、水果,并保持大便通畅,避免用力排便,必要时可用开塞露通便或睡前服少量的食物油。尽量减少静脉输液或输血,必要时每日输液总量控制在75ml/kg以下,输液速度宜慢,每小时不超过5ml/kg。

(三)给氧

有呼吸困难和发绀者应给予氧气吸入。急性肺水肿患儿吸氧时,可给酒精湿化的氧气吸入,因酒精吸入后可降低肺泡内泡沫的表面张力而使泡沫破裂,增加气体与肺泡壁的接触面积,改善气体交换功能。

(四)密切观察病情

密切观察生命体征,脉搏必须数满 1 分钟;详细记录出人量,定时测量体重,了解水肿情况。

(五)用药护理

1. 洋地黄制剂 ①每次用前测量脉搏。婴儿<90 次/分,年长儿<70 次/分时暂停用药;②严格按剂量用药,一般首次应给总量的 1/2。注射毛花苷丙(西地兰)时速度要缓慢,时间大于 5 分钟,否则可引起毒性反应,严重者可危及生命。注射用药量少于 0.5ml 时要用生理盐水稀释后用 1ml 注射器吸药,口服时与其他的药物分开。服药后呕吐,要联系医生,决定补服或用其他途径给药;③当出现心率过慢、心律失常、恶心呕吐、食欲减退、黄绿视、视力模糊、嗜睡、头晕等毒性反应时,应停服洋地黄,并与医生联系及时采取措施。

2. 利尿剂 尽量在清晨或上午给予,以避免夜间多次排尿影响休息。观察水肿变化,定时测体重及记录尿量。用药期间应多食含钾丰富的食物如牛奶、柑桔、菠菜、豆类等,以免出现低钾血症而增加洋地黄的毒性反应。观察有无低血钾的表现,如四肢软弱无力、腹胀、心音低钝、心律紊乱等。

3. 血管扩张剂 密切观察心率和血压的变化,避免血压过度下降;给药时避免药液外渗,以防局部组织坏死;使用或保存硝普钠时应避光,药液要现用现配,以免硝普钠降解。

(六)健康教育

介绍心力衰竭的病因、诱因及防治措施,适当休息,避免情绪激动和过度活动;注意营养,防止受凉感冒;教会年长儿自我检测脉搏的方法,教会家长掌握出院后的一般用药和家庭护理方法。

充血性心力衰竭案例

10 个月患儿,发热、咳嗽 2 天,以肺炎收入住院。入院第 2 天,突然烦躁不安、呼吸急促、发绀。查体:T38℃,R70 次/分,P186 次/分,心音低钝,两肺细湿啰音增多,肝肋下 3cm。临床诊断为支气管肺炎合并充血性心力衰竭。请问患儿主要护理诊断是什么?应用洋地黄药物应如何护理?

第五节 急性肾衰竭

急性肾衰竭(Acute Renal Failure,ARF)简称急性肾衰,是由多种原因引起的肾生理功能在短期内急性下降或丧失的临床综合征,患儿体内代谢产物堆积,出现氮质血症、水及电解质紊乱和代谢性酸中毒等症状。

一、护理评估

(一)健康史

评估患儿有无呕吐、腹泻和胃肠减压等胃肠道液体的大量丢失、大面积烧伤、手术或创伤出血等引起的绝对血容量不足,以及休克、低蛋白血症、严重心律失常、心包填塞和心力衰竭等引起的相对血容量不足导致的肾前性肾衰。评估患儿有否肾实质病变导致的肾性肾衰竭,如急性肾小球肾炎、急性间质性肾炎、急性肾小管坏死、肾血管病变等。注意有无肾结石、肿瘤压迫、血块堵塞等原因所致的泌尿道梗阻引起的急性肾衰竭。

(二)身体状况

根据尿量减少与否分为少尿型肾衰和非少尿型肾衰,临床以前者多见。

1. 少尿型肾衰 临床一般分为三期,但小儿常无明显分期界限。

(1)少尿期 一般持续 1~2 周,持续时间越长,预后越差。表现①水潴留:全身水肿、胸水、腹水,严重者可发生心力衰竭、肺水肿、脑水肿,常为死亡重要原因;②电解质紊乱:常见高钾、高磷、高镁和低钠、低钙、低氯血症,其中以高钾血症最多见,可引起严重心律失常;③代谢性酸中毒:表现精神萎靡、乏力、嗜睡、呼吸深长、面色发灰、口唇樱桃红色,可伴心律不齐;④氮质血症:食欲减退、恶心、呕吐、腹部不适、意识障碍、躁动、谵语、抽搐、昏迷等;⑤不同程度高血压。⑥感染:是最常见的并发症,70%左右的患儿合并严重感染,以呼吸道及泌尿道感染为常见,约 1/3 患儿死于感染。

(2)多尿期 持续一般为 1~2 周。肾小球滤过功能有一定改善,但近端小管的重吸收功能尚未恢复正常,故尿量进行性增多;血尿素氮和肌酐仍可上升,当肾小球滤过率明显增加时,氮质血症才逐渐好转。由于大量排尿,可发生低钾血症、低钠血症、脱水等。

(3)恢复期 血尿素氮及肌酐逐渐恢复正常,一般肾小球滤过功能恢复快,肾浓缩功能需数月才能恢复正常。患儿体质较弱,多有消瘦、营养不良、贫血和免疫功能低下等。

2. 非少尿性肾衰 血尿素氮、血肌酐迅速升高,肌酐清除率迅速减低,不伴有少尿表现,较少见。

(三)心理 – 社会状况

由于急性肾衰竭的预后与原发病的性质、肾脏损害的程度、少尿持续时间的长短、早期诊断和治疗与否、透析与否及有无并发症等有关,故应了解家长对疾病的认识情况,是否有焦虑、恐惧心理,了解家庭经济状况和社会资助情况。

(四)辅助检查

尿液、血生化、血电解质、血肌酐和尿素氮、影像学检查、肾活体组织检查等。

二、护理诊断／合作性问题

1. 体液过多 与肾小球的滤过率降低有关。

2. 营养失调 低于机体需要量,与摄入不足及丢失过多有关。

3. 有感染危险 与免疫力低下有关。

4. 恐惧 与肾功能急剧恶化、病情危重有关。

三、护理措施

(一)密切观察病情

注意体温、脉搏、呼吸、心率、心律、血压、尿量、尿常规、肾功能等的变化。急性肾衰竭常以心力衰竭、心律紊乱、感染、水电解质紊乱等为主要死亡原因,应及时发现其早期表现,并随时与医生联系。

(二)维持体液、电解质及酸碱平衡

1. **严格控制液体入量** 每日液量＝尿量＋不显性失水＋异常损失－内生水,其中不显性失水为呼吸和皮肤蒸发的水分,无发热患儿不显性失水 $300ml/(m^2·d)$ 计算,体温升高 $1℃$ 增加水 $75 ml/(m^2·d)$。内生水在非高分解状态为 $250～350 ml/m^2$。准确记录 24 小时出入量,每日定时测体重。

2. **处理高钾血症** 血钾＞6.5mmol/L,心电图表现异常时,应积极处理。①给 5%碳酸氢钠每次 2ml/kg 静滴;②10%葡萄糖酸钙 10ml 稀释后静脉注射;③50%葡萄糖和胰岛素静滴;④以上方法无效时进行血液透析或腹膜透析。

3. **处理低钠血症** 血钠＜120mmol/L 且出现低钠综合征表现时,可给 3%NaCl 静滴。

4. **处理代谢性酸中毒** 当血 HCO_3^-＜12mmol/L 时,给碱性药物。

进步阶梯

透析方法和指征

保守治疗无效时,应尽早进行透析。透析的方法包括腹膜透析、血液透析和连续动静脉血液滤过三种技术。透析指征:①严重水潴留,有肺水肿、脑水肿倾向;②血钾≥6.5mmol/L 或心电图有高钾表现;③严重酸中毒,血浆 HCO_3^-＜12mmol/L 或动脉血 pH 值＜7.2;④严重氮质血症,血浆尿素氮＞28.6mmol/L,或血浆肌酐＞707.2umol/L,特别是高分解代谢的患儿。目前透析指征有放宽的趋势。

(三)保证营养和休息

少尿期应限制水、盐、钾、磷和蛋白质的摄入量,可给予高糖、低蛋白、富含维生素的食物。尽可能提供足够的能量,以减少组织蛋白的分解。避免食用含钾丰富的食物。透析治疗时因丢失大量蛋白质,所以不需要限制蛋白质摄入,长期透析时可输血浆、水解蛋白、氨基酸等。一般少尿期、多尿期均应卧床休息。

(四)预防感染

应采取积极措施预防感染,尽量将患儿安置单人病室,做好病室清洁和空气净化,避免不必要的检查。严格执行无菌操作,加强皮肤护理及口腔护理,保持皮肤清洁、干燥。定时翻身、拍背,保持呼吸道通畅。

(五)健康教育

给予患儿和家长精神支持,做好患儿和家长的心理护理。讲解肾衰竭各期的护理要点、早期透析的重要性,争取得到他们的理解。指导家长在恢复期给患儿加强营养和适当运动,注意个人的清洁卫生,注意保暖,防止受凉;慎用氨基糖甙类抗生素等对肾脏有损害的药物。

第六节 心跳呼吸骤停

心跳呼吸骤停(Cardiopulmonary Arrest,CPA)为儿科最危重的急症,是指患儿突然呼吸及循环功能停止,表现为呼吸、心跳停止,意识丧失或抽搐,脉搏消失,血压测不出。此时患儿面临死亡,如及时抢救可起死回生。

一、护理评估

(一)健康史

评估患儿有无引起心跳呼吸骤停的原因,如窒息、低钙喉痉挛、喉梗阻、气管异物、胃食管反流、严重肺炎及呼吸衰竭、药物、严重心律失常、中毒、青霉素过敏、淹溺、电击、代谢性疾病、心肌炎、心肌病、心力衰竭、各种意外损伤等。

(二)身体状况

意识突然丧失出现昏迷,部分有一过性抽搐,呼吸停止,面色苍白或发绀。瞳孔散大、对光反射消失。大动脉(颈、股动脉)搏动消失,血压测不出。听诊心音消失。

心跳呼吸骤停一般在患儿突然昏迷及大血管搏动消失即可诊断,不必反复触摸脉搏或听心音,以免延误抢救时机。

(三)心理 – 社会状况

家长因患儿因病情危重且濒临死亡而产生恐惧、焦虑、沮丧等情绪。应评估家长对心跳呼吸骤停的认知水平及对医护人员的要求,避免由于家长情绪激动而妨碍医护人员抢救。

(四)辅助检查

1. 心电图检查 显示等电位线、电机械分离或心室颤动。

2. 其他 根据患儿病情做血生化、血气分析等检查,必要时可进行颅脑 CT 检查等,以监测复苏,指导抢救与护理。

二、护理诊断 / 合作性问题

1. 自主呼吸受损 与呼吸、循环衰竭及脑缺氧有关。

2. 心排血量减少 与循环衰竭有关。

3. 有外伤的危险 与意识障碍及心肺复苏操作不当有关。

4. 有感染的危险 与长期机械呼吸、抵抗力低下有关。

5. 恐惧 与死亡的威胁有关。

三、护理措施

现场抢救十分必要。以保持呼吸道通畅、建立人工呼吸及建立人工循环的顺序进行,以保证心、脑等重要脏器的血液灌流及氧供应。心肺复苏的程序常推荐用 A–B–C–D–E 方法,即:气道(Airway,A),呼吸(Breathing,B),循环(Circulation,C),药物(Drugs,D),电击除颤复律(Electricity,E)。

(一)保持呼吸道通畅(A)

首先清除气道内的分泌物、异物或呕吐物。然后开放气道,可采用①仰面抬颈法:一手抬起患儿颈部,另一手以小鱼际侧下压患儿的前额,使其头后仰;②仰面举颏法:一手置于患儿前额,手掌用力向后压以使其头后仰,另一手的手指将颏部向前抬起;③托下颌法:用两手同时将左右下颌角托起,使其头后仰和下颌骨前移。

(二)建立呼吸(B)

1. 口对口人工呼吸 适合现场急救。术者一手将下颌向前上方托起,另一手捏住鼻孔,深吸气后对准患儿口内吹气,同时可见患儿的胸廓抬起。停止吹气后,立即放开鼻孔使肺内气体排出。如果是1岁以下婴儿,可将口覆盖婴儿的口和鼻吹气。重复此操作,儿童18～20次/分,婴儿30～40次/分。吹气时不可用力过猛,以免肺泡破裂。该操作若时间过长,术者极易疲劳,也有感染疾病的潜在可能,故应尽快获取其他辅助呼吸的方法替代。

2. 复苏囊的应用 在儿科急诊中,婴幼儿可用气囊面罩进行有效的通气。

3. 气管内插管人工呼吸 当需要持久通气时,或面罩吸氧不能提供足够通气时,就需要用气管内插管代替面罩吸氧。

(三)循环支持(C)

在气道通畅和建立了有效通气后检查脉搏,如无脉搏,应给予胸外心脏按压。胸外心脏按压的指征是:新生儿心率<60次/分;婴儿或儿童心率<60次/分伴有灌注不良的体征。

胸外心脏按压的方法:①新生儿或小婴儿按压方法:可用一手托住患儿背部,另一手两手指置于乳头线下一指处进行按压;或两手掌及四手指托住两侧背部,双手大拇指按压。②1～8岁的儿童按压方法:用一只手固定患儿头部,以便通气,另一手的手掌根部置于胸骨下半段(避开剑突)按压,手掌根的长轴与胸骨的长轴一致。③年长儿(＞8岁)按压方法:将患儿仰卧在硬板上,将一手掌根交叉放在另一只手背上,垂直按压胸骨下半部。每次按压与放松比例为1:1,按压深度为胸部厚度的1/3～1/2。按压频率在新生儿、婴儿和儿童为100次。胸外心脏按压与呼吸的配合在新生儿为3:1;<8岁为5:1;>8岁为15:2。

按压后1分钟判断有无改善,观察颈动脉(对于1～8岁儿童)、股动脉搏动,瞳孔大小及皮肤颜色等。心肺复苏成功标志是:扪到颈、肱、股动脉跳动;听到心音,心律失常转为窦性心律;瞳孔收缩;口唇、甲床颜色转红。

(四)药物治疗(D)

大多数患儿,尤其是新生儿在呼吸道通畅,呼吸建立后心跳可恢复。如胸外心脏按压仍无效,可遵医嘱给予药物。常用有肾上腺素、阿托品、利多卡因、钙剂、碳酸氢钠等,其中肾上腺素为最常用的药物,药物治疗可纠正心律失常、低血压、高钾血症及酸中毒等。给药途径有气道内给药、骨髓腔内注射、静脉注射、心内注射等,以静脉内给药最好。

(五)电击除颤复律(E)

在复苏过程中出现心室颤动、室性心动过速和室上性心动过速等心律失常时,可用电击除颤复律。

(六)复苏后的护理

心跳和呼吸恢复后,重要脏器因缺氧受损伤,患儿面临脑缺氧、心律失常、低血压、电解质紊乱和继发感染等威胁,因此要加强护理。密切观察生命体征,注意心率、心律、呼吸、血压、神志、精神、瞳孔及周围循环的变化,监测血气和电解质;加强呼吸道管理,定时湿化气道,及时吸痰,保持呼吸道通畅;准确记录出入量,保证热量供给,维持有效循环和水、电解质平衡;做好口腔、鼻、眼及皮肤护理,防止继发感染;关心患儿,耐心做好解释工作,安抚家长急躁不安情绪。

(周 琦)

第七节 习题及答案

一、选择题

A1 型题

1. 小儿惊厥发作时,应首先做哪项护理工作
   - A. 立即送入抢救室
   - B. 立即解松衣领,平卧头侧位
   - C. 将舌轻轻向外牵拉
   - D. 手心和腋下放入纱布
   - E. 置牙垫于上下磨牙之间

2. 控制小儿惊厥的首选药物为
   - A. 地西泮
   - B. 苯妥英钠
   - C. 苯巴比妥钠
   - D. 副醛
   - E. 水合氯醛

3. 小儿急性颅内压增高的表现不包括
   - A. 前囟隆起
   - B. 呕吐
   - C. 颅缝裂开
   - D. 发热
   - E. 视乳头水肿

4. 以下哪项是小脑幕切迹疝的主要表现
   - A. 两侧瞳孔不等大
   - B. 痛觉过敏
   - C. 咳嗽、气促
   - D. 不能平卧
   - E. 吐泡沫样痰

5. 周围性呼吸衰竭的主要表现为
   - A. 呼吸困难、缺氧
   - B. 呼吸节律不齐
   - C. 潮式呼吸
   - D. 叹息样呼吸
   - E. 毕奥呼吸

6. 护理急性呼吸衰竭患儿,下列哪项操作是错误的
   - A. 立即将患儿送入监护室
   - B. 患儿取半卧位或抬高床头
   - C. 立即给氧
   - D. 立即行气管切开术
   - E. 保持呼吸道通畅

7. 小婴儿急性心力衰竭最常见的诱因是
   - A. 过度的体力活动
   - B. 情绪激动
   - C. 输液量过多
   - D. 输液速度过快
   - E. 支气管肺炎

8. 应用强心苷治疗期间,应多给患儿进食的种类是
   - A. 含钾高的食物
   - B. 含钠高的食物
   - C. 含钙高的食物
   - D. 含碘高的食物
   - E. 含锌高的食物

9. 婴儿使用强心苷类药后心率低于多少次即应停药并及时报告医生
   - A. 70 次 / 分
   - B. 80 次 / 分
   - C. 90 次 / 分
   - D. 100 次 / 分
   - E. 120 次 / 分

10. 使用洋地黄药物,下列哪项是错误的
    - A. 准确计算洋地黄制剂剂量
    - B. 用药前测心率,婴儿<90 次 / 分停药
    - C. 观察有无恶心、呕吐及心律不齐
    - D. 可同时服用氯化钙
    - E. 可同时服用氯化钾

11. 急性肾功能衰竭高血钾症的护理措施哪项不妥
    - A. 避免食用含钾较多的食品
    - B. 不用含钾药物
    - C. 给 5%碳酸氢钠每次 2ml/kg 静滴

D. 发生高血钾时应通知医生、按医嘱给予静注 10%葡萄糖酸钙

E. 可口服甘露醇

12. 对急性肾衰竭少尿期患儿的护理,哪项措施不妥

A. 告知病人绝对卧床休息

B. 协助医生紧急处理高钾血症

C. 严格记录 24h 出入液量

D. 补液量为不显性失水量加内生水量

E. 限制水、盐的摄入

13. 为婴儿行心、肺复苏术,建立人工呼吸时,术者吹气频率为

A. 10～15 次/min

B. 15～20 次/min

C. 20～25 次/min

D. 30～40 次/min

E. 45～55 次/min

14. 下列对心跳呼吸骤停的描述,哪项不正确

A. 心跳呼吸停止

B. 昏迷或抽搐

C. 脉搏消失,血压测不到

D. 瞳孔散大

E. 心电图示 Q-T 间期延长

15. 进行心肺复苏可采取的措施不包括

A. 建立通畅气道

B. 人工呼吸

C. 胸外心脏按压

D. 复苏药物应用

E. 人工冬眠

16. 心肺复苏成功标志的标志不包括

A. 扪到颈、肱、股动脉跳动

B. 尿量减少

C. 瞳孔收缩

D. 口唇、甲床颜色转红

E. 听到心音

A2 型题

17. 患儿,10 个月,因高热惊厥入院。经治疗痊愈,准备出院,对其家长健康指导的重点是

A. 合理喂养的方法

B. 体格锻炼的方法

C. 惊厥预防及急救措施

D. 预防接种的时间

E. 小儿体检的时间

18. 患儿,3 岁,惊厥反复发作入院。为防止该患儿惊厥时外伤,以下处理哪项错误

A. 将纱布放在患儿的手中

B. 移开床上一切硬物

C. 用约束带捆绑四肢

D. 床边设置防护栏

E. 压舌板裹纱布置上下磨牙之间

19. 患儿,4 月,因患化脓性脑膜炎入院。有颅内压增高的表现,遵医嘱静脉给 20%的甘露醇,下列操作哪项是错误的

A. 用药前要检查药液是否有结晶

B. 不能与其他药液混合静脉滴注

C. 快速静脉注入

D. 若药液有结晶可加碱性夜使其消失再用

E. 静脉推注时不能漏出到血管外

20. 患儿,男,11 个月。因患病毒性脑炎住院,出现喷射性呕吐,前囟饱满,其不正确的护理措施为

A. 严密观察患儿生命体征及瞳孔的变化

B. 保持室内安静,避免一切刺激

C. 将患儿头肩抬高 15～30 度侧卧位

D. 给予甘露醇

E. 增加补液量

21. 患儿,8 岁,先天性心脏病并发充血性心力衰竭,已服用地高辛维持治疗 6 个月。当你准备给该患儿服用地高辛时,须先测量患儿的

A. 体温

B. 脉搏

C. 呼吸

D. 血压

E. 意识

22. 患儿,6 个月,支气管肺炎,现突然烦躁不安,喘憋加重,口周发绀。呼吸 68 次 /min,心率 180 次 /min,心音低钝,两肺细湿啰音增多,肝肋下 3.5cm,可能并发了

    A. 急性心力衰竭

    B. 脓胸

    C. 脓气胸

    D. 肺大泡

    E. 肺不张

23. 患儿,1 个月,确诊为先天性心脏病。哭闹时出现呼吸、心跳骤停,复苏抢救时,心脏按压的频率为

    A. 160 次 /min

    B. 140 次 /min

    C. 120 次 /min

    D. 100 次 /min

    E. 80 次 /min

A3 型题

（24~25 题共用题干）

患儿男,9 岁。发热、头痛、呕吐 2 天,抽搐 3 次、昏迷半天入院。

24. 为明确诊断,护士应配合医生做的检查是

    A. 血培养

    B. 脑电图

    C. 腰椎穿刺

    D. 头颅 B 超

    E. 头颅 CT 扫描

25. 对患儿的护理措施,错误的是

    A. 半卧位,头偏向一侧

    B. 密切观察瞳孔和呼吸

    C. 鼻饲牛奶保证营养供给

    D. 为避免病情加重,禁止翻身

    E. 保持呼吸道通畅,必要时吸痰

（26~27 题共用题干）

4 个月佝偻病患儿,突然两眼直视,反复四肢抽动数次,抽后神志清楚,一日可发作数次。体检:颅骨有乒乓球感,余无异常发现。

26. 引起该患儿惊厥的疾病可能是

    A. 婴儿痉挛症

    B. 婴儿低血糖症

    C. 维生素 D 缺乏性手足搐搦症

    D. 高热惊厥

    E. 癫痫

27. 为明确惊厥病因,需做的检查是

    A. 血钙

    B. 血糖

    C. 脑脊液

    D. 脑电图

    E. 头颅 CT

(28~30 题共用题干)

患儿,5 月,发热、咳嗽 2 天、气急 1 天。体检:体温 38.2℃,烦躁不安,发绀明显,面色苍白,呼吸 70 次 / 分,两肺广泛细湿啰音,心率 182 次 / 分,心音低钝,肝脏肋缘下 3.5cm。

28. 该患儿的临床诊断可能是

    A. 支气管肺炎合并心力衰竭

    B. 支气管肺炎合并呼吸衰竭

    C. 上呼吸道感染合并心力衰竭

    D. 上呼吸道感染合并呼吸衰竭

    E. 支气管肺炎合并中毒性脑病

29. 该患儿的治疗原则,哪项不妥

    A. 休息

    B. 吸氧

    C. 立即使用毛花苷丙（西地兰）

    D. 立即降温处理

    E. 使用呋塞米

30. 该患儿的护理措施,不包括

    A. 床头抬高 15°～30° 进行卧床休息

    B. 低盐饮食

    C. 给酒精湿化的氧气吸入

D.密切观察生命体征

E.环境安静

(31～32题共用题干)

患儿,男,6岁。学习游泳不慎误入深水区,溺水。发现心跳、呼吸已停。

31.现场首先的处理是

 A.送往医院

 B.拨打急救电话

 C.清理呼吸道积水

 D.口对口人工呼吸

 E.胸外心脏按压

32.下一步处理是

 A.拨打急救电话

 B.送往医院

 C.寻找患儿家属

 D.立即心肺复苏

 E.观察病人情况

B 型题

(33~34题共用备选答案)

 A.呼吸道感染

 B.消化道感染

 C.中毒性痢疾

 D.败血症

 E.低钙血症

33.婴儿期引起无热惊厥最常见的病因是

34.婴儿期引起高热惊厥最常见的病因是

(35~36题共用备选答案)

 A.地西泮

 B.苯巴比妥

 C.10%水合氯醛

 D.苯妥英钠

 E.硫喷妥钠

35.治疗小儿惊厥的首选药物是

36.治疗新生儿惊厥的首选药物是

(37~40题共用备选答案)

 A.建立呼吸

B.保持呼吸道通畅

C.药物治疗

D.循环支持

E.心电监护

在小儿心肺复苏"ABCDE"的步骤中

37."A"是指

38."B"是指

39."C"是指

40."D"是指

二、填空题

1.惊厥的首选药是____,新生儿惊厥的首选药物是____。

2.常见脑疝有____和____。

3.急性呼吸衰竭根据病因分为____和____。

4.急性肾衰竭根据尿量减少与否分为____和____。

5.心肺复苏程序 ABCDE 分别为____、____、____、____和____。

三、名词解释

1.惊厥持续状态

2.急性颅内压增高

3.急性呼吸衰竭

四、简答题

1.单纯性高热惊厥的特点。

2.心力衰竭的临床诊断指征。

3.对急性呼吸衰竭患儿合理用氧的方法。

4.使用甘露醇的注意事项。

5.心肺复苏成功的标志。

答案

一、选择题

1.B　2.A　3.D　4.A　5. A　6.D
7.E　8.A　9.C　10.D　11.E　12.D
13.D　14.E　15.E　16.B　17.C　18.C
19. D　20.E　21.B　22.A　23.D　24.C
25.D　26.C　27.A　28.A　29.D　30.C
31.C　32.D　33.E　34.A　35.A　36.B
37.B　38.A　39.D　40.C

二、填空题

1. 地西泮,苯巴比妥钠。

2. 小脑幕切迹疝,枕骨大孔疝。

3. 中枢性呼吸衰竭,周围性呼吸衰竭。

4. 少尿型肾衰,非少尿型肾衰。

5. 保持呼吸道通畅,建立呼吸,循环支持,药物治疗,电击除颤复律。

三、名词解释

1. 惊厥持续状态是指惊厥持续超过 30 分钟或两次发作间歇意识不能完全恢复者。

2. 是由多种病因引起脑实质和 / 或颅内液体量增加所致的一种临床综合征。

3. 是指累及呼吸中枢和 / 或呼吸器官的各种疾病导致呼吸功能障碍,出现低氧血症,或低氧血症与高碳酸血症并存,并由此引起一系列生理功能和代谢紊乱的临床综合征。

四、简答题

1. ①多呈全身性抽搐,持续时间短(数秒至 10 分钟),神志恢复快;②发作后,除原发病的表现外,一切如常;③在一次热性疾病中,大多只发作一次,发作后不留后遗症;④约有 50%的患儿在以后的热性疾病中再次或多次发作。复杂性高热惊厥特点:①发作持续 15 分钟以上;②在 24 小时以内发作 1 次以上;③热性惊厥反复发作 5 次以上,发作多次后可发展为癫痫;④初次发作年龄可小于 6 月或大于 6 岁;⑤发作后清醒慢;⑥体温不高时也可出现惊厥;⑦可有高热惊厥家族史。

2. ①安静时心率增快,婴儿＞180 次 / 分,幼儿＞160 次 / 分,不能用发热或缺氧解释者;②呼吸困难,青紫突然加重,安静时呼吸＞60 次 / 分;③肝在短时间内较前肿大超过 1.5cm,而不能以横膈下移等原因解释者,或肝脏肿大,超过肋缘下 3cm 以上;④心音明显低钝或出现奔马律;⑤突然烦躁不安,面色苍白或发灰,而不能用原有疾病解释者;⑥尿少和下肢浮肿,除外其他原因造成者。上述前 4 项为主要临床诊断依据。

3.应低流量持续吸氧,维持 PaO_2 在 65 ~ 85mmHg(8.67 ~ 11.33kPa)为宜。中度缺氧吸氧浓度为 30% ~ 40%,重度缺氧为 50% ~ 60%。在抢救急性呼衰时,如供给 60%氧仍不能改善发绀,可用 100%的纯氧(吸入的时间不宜超过 4 ~ 6 小时)。常选用鼻导管法吸氧,氧浓度为 40%,氧流量为 0.5 ~ 1 L /min,吸入的氧必须经过湿化。

4. ①用药前要检查药液,若有结晶可将制剂瓶放在热水中浸泡待结晶消失后再用,静脉滴入时最好用带过滤网的输液器,以防结晶进入血管内;②不能与其他药液混合静脉滴注,以免产生结晶沉淀;③用药时在 15 ~ 30 分钟内先缓慢静脉推注以使血中尽快达到所需浓度,后静脉点滴,速度不宜过快,以免发生一时性头痛加重、视力模糊、眩晕及注射部位疼痛;④推注时不能漏到血管外,以免引起局部组织坏死,一旦发生药物外漏,需尽快用 25% ~ 50%硫酸镁局部湿敷和抬高患肢。

5. 扪到颈、肱、股动脉跳动;听到心音,心律失常转为窦性心律;瞳孔收缩;口唇、甲床颜色转红。

参 考 文 献

1.薛辛东.儿科学. 北京:人民卫生出版社,2005

2.杨锡强,易著文.儿科学. 北京:人民卫生出版社,2004

3.崔焱.儿科护理学.第 3 版. 北京:人民卫生出版社,2006

4.张静芬,杜翠琼.儿科护理学. 上海:上海科学技术出版社,2007

5.王野坪.儿童护理.第 2 版. 北京:高等教育出版社,2009

6.范玲.儿科护理学.第 2 版. 北京:人民卫生出版社,2007

7.于海红.儿科护理. 北京:人民卫生出版社,2008

8.洪黛玲.儿科护理学. 北京:北京大学医学出版社,2005

9.朱念琼.儿科护理学. 北京:人民卫生出版社,2005

10.闵秀全.儿科学. 北京:人民卫生出版社,2003

11.肖建武.儿科护理学. 北京:中国医药科技出版社,2009

12.孙殿凤,冯玉英.儿童护理. 北京:中国科学技术出版社,2011